NOTFALLMEDIZIN

NOTFALLMEDIZIN
LEITFADEN FÜR NOTÄRZTE

Herausgegeben von

S. FITZAL, W. ENENKEL, K. STEINBEREITHNER, H. WEBER

Unter Mitarbeit von

E. Auff	K. Hruby	H. Piza
G. Bauer	A. Kaff	C. Popow
H. P. David	H. Katschnig	T. M. Radda
M. Deutsch	O. Kwasny	T. Rath
W. Enenkel	A. Laggner	H. R. Rosen
H. Feist	D. Latal	H. Schiel
E. Fertl	C. Leithner	R. Schiessel
S. Fitzal	T. Martys	M. Schlemmer
M. Frass	W. Mauritz	K. Steinbereithner
W. Hackl	N. Muzika	O. Traindl
E. Havlik	H. Nobis	H. Weber
H. Hertz	E. Ogris	B. Welleschik
H. Höfler	N. Pateisky	O. Zechner

2. erweiterte und überarbeitete Auflage

1993

VERLAG WILHELM MAUDRICH
WIEN – MÜNCHEN – BERN

Einband und Illustration Felix Medlitsch, Wien

Filmsatz und Offsetdruck: Ferdinand Berger & Söhne Gesellschaft m. b. H., 3580 Horn, Wiener Straße 80

ISBN 3 85175 595 2

Vorwort

Die Tätigkeit als Notarzt erfordert höchsten persönlichen Einsatz, vor allem aber umfassende Kenntnisse nach dem aktuellen Stand der Notfallmedizin und praktische Erfahrungen in den wichtigsten sofort notwendigen Interventionen. Der Einsatz im Notarztwagen oder im Rettungshubschrauber konfrontiert den Arzt mit Notfällen aus allen medizinischen Fachgebieten, von der Unfallchirurgie und Chirurgie über Innere Medizin (besonders Kardiologie) und Anästhesie bis zur Neurologie, Gynäkologie usw. Weder während des Studiums, noch während der Ausbildung zum praktischen Arzt oder zum Facharzt können genügend umfassende Kenntnisse und ein zu fordernder hoher Ausbildungsstandard vermittelt werden, um für die Behandlung aller möglichen Notfälle qualifiziert zu sein. Die österreichische Gesetzgebung hat dieser Tatsache 1988 Rechnung getragen und in einer Novelle zum Ärztegesetz definiert, welche Ausbildungs- und Fortbildungskriterien erfüllt sein müssen, um die Bezeichnung „Notarzt" tragen zu dürfen. Grundlage ist ein Lehrgang von 60 Stunden, darüberhinaus müssen mindestens alle 2 Jahre Fortbildungsveranstaltungen besucht werden.

In Wien fand im Jänner 1987, also noch vor der gesetzlichen Regelung der Notarztausbildung, der erste Notarztkurs statt. Die Kurse nach dem „Wiener Modell" wurden seither mehrmals wiederholt, sie wurden nach den Erfahrungen der Vortragenden und nach den Anregungen und Kriterien der (zum großen Teil schon als Notärzte tätigen) Kursteilnehmer modifiziert und inhaltlich auf den neuesten Stand gebracht.

Die Referenten der Kurse haben über unser Ersuchen ihre Vorträge als Buchbeiträge bearbeitet, alle Kolleginnen und Kollegen haben sich sofort dazu bereit erklärt, wofür wir uns sehr herzlich bedanken möchten.

Das Buch berücksichtigt, entsprechend unserem Kursprogramm, den interdisziplinären Charakter der Notfallmedizin. Es inkludiert auch Fachbereiche, in denen Notfälle eher selten auftreten. Die Praxis hat jedoch gezeigt, daß der Notarzt nicht nur Notfälle behandeln muß. Im Berufungsfall kann er sich der Therapie eines in einer Notsituation befindlichen Patienten, das heißt eines akut erkrankten Patienten ohne akute Lebensgefahr, natürlich nicht entziehen.

Dieses Buch über Notfallmedizin ist also aus der Praxis der Notarztausbildung entstanden und soll in der Praxis als Leitfaden dienen.

Dem Verlag Maudrich danken wir sehr herzlich für die gute Zusammenarbeit bei der Bearbeitung und Herausgabe des Buches.

Die Herausgeber

Vorwort zur zweiten Auflage

Erfreulicherweise war der „Leitfaden für den Notarzt " innerhalb von knapp drei Jahren vergriffen, was eine Neuauflage erforderlich machte. Bei der Neubearbeitung ergab sich die Notwendigkeit, nicht nur die einzelnen Beiträge entsprechend zu ergänzen und teilweise neu zu formulieren, die stürmisch fortschreitende Entwicklung, vor allem was die Therapie betrifft, aber auch auf technischem Gebiet, machte eine umfangmäßige Ausweitung nötig, wofür wir das geneigte Verständnis der Leser erbitten.

Den Mitarbeitern der Monographie haben wir dafür zu danken, daß sie sich fast ausnahmslos bereitwillig der mühevollen Aufgabe einer Neufassung innerhalb relativ kurzer Zeit unterzogen und auch als Lehrer den Wiener Notärztekursen unbeirrt die Treue hielten.

Die angenehme Zusammenarbeit mit dem Verlag Maudrich, speziell mit unserer Betreuerin Frau Hexel, verdient gleichfalls lobend hervorgehoben zu werden.

Wir hoffen, daß auch die Neuauflage als notärztlicher Wegweiser aus der Praxis für die Praxis eine freundliche Aufnahme im Kollegenkreis erfährt.

Wien, im Frühjahr 1993   Die Herausgeber

Inhaltsverzeichnis

VIII

Autoren

Univ.-Prof. Dr. Eduard Auff
Leiter d. Klin. Abtlg. f. Neurologische Rehabilitation
Neurologische Universitätsklinik
Währinger Gürtel 18–20
1090 Wien

Univ.-Prof. Dr. Georg Bauer
Vorstand des Institutes für Gerichtliche Medizin
Sensengasse 2
1090 Wien

Dr. Harald Peter David
2. Psychiatrische Abteilung
Psychiatrisches Krankenhaus d. Stadt Wien
Baumgartner Höhe
Baumgartner Höhe 1
1145 Wien

Prim. Univ.-Prof. Dr. Manfred Deutsch
1. Chirurgische Abteilung
Krankenhaus der Stadt Wien-Lainz
Wolkersbergenstraße 1
1130 Wien

Univ.-Prof. Dr. Wolfgang Enenkel
Ärztlicher Leiter der Confraternität
Skodagasse 32
1080 Wien

Dr. Heilfried Feist
Pulmologisches Zentrum der Stadt Wien
Sanatoriumstraße 2
1145 Wien

Dr. Elisabeth Fertl
Universitätsklinik für Neurologie
Währinger Gürtel 18–20
1090 Wien

Prim. Univ.-Prof. Dr. Sylvia FITZAL
Abteilung für Anästhesiologie, Intensiv- und Entgiftungsstation
Wilhelminenspital der Stadt Wien
Montleartstraße 37
1160 Wien

Univ.-Doz. Dr. Michael FRASS
Universitätsklinik für Innere Medizin I
Währinger Gürtel 18–20
1090 Wien

Univ.-Doz. Dr. Werner HACKL
Universitätsklinik für Anästhesie und Allgemeine Intensivmedizin
Spitalgasse 23
1090 Wien

Dr. Ernst HAVLIK
Institut für Biomedizinische Technik und Physik
Währinger Gürtel 18–20
1090 Wien

Prim. Univ.-Prof. Dr. Harald HERTZ
Unfallkrankenhaus der Allgemeinen Unfallversicherungsanstalt
Dr.-Franz-Rehrl-Platz 5
5010 Salzburg

Prim. Univ.-Prof. Dr. Heribert HÖFLER
Hals-Nasen-Ohren-Abteilung
Krankenhaus der Barmherzigen Brüder
Große Mohrengasse 9
1021 Wien

Dr. Karl HRUBY
Bundesinstitut für Gesundheit
Vergiftungsinformationszentrale
Allgemeines Krankenhaus der Stadt Wien
Währinger Gürtel 18–20
1090 Wien

Chefarzt Dr. Alfred KAFF
Magistratsabteilung 70
Wiener Städtischer Rettungs- und Krankenbeförderungsdienst
Radetzkystraße 1
1030 Wien

XII

Univ.-Prof. Dr. Heinz KATSCHNIG
Universitätsklinik für Psychiatrie
Währiger Gürtel 18–20
1090 Wien

Univ.-Doz. Dr. Oskar KWASNY
Universitätsklinik für Unfallchirurgie
Währiger Gürtel 18–20
1090 Wien

Univ.-Prof. Dr. Anton LAGGNER
Abteilung für Notfallmedizin, Universitätskliniken
Währinger Gürtel 18–20
1090 Wien

Univ.-Doz. Dr. Dieter LATAL
Universitätsklinik für Urologie
Währinger Gürtel 18–20
1090 Wien

Prim. Univ.-Prof. Dr. Christian LEITHNER
1. Medizinische Abteilung
Kaiser-Franz-Josef-Spital
Kundratstraße 3
1100 Wien

Dr. Thomas MARTYS
1. Medizinische Abteilung
Kaiserin-Elisabeth-Spital
Huglgasse 1–3
1150 Wien

Prim. Univ.-Prof. Dr. Walter MAURITZ
Institut für Anästhesiologie und Intensivmedizin
Unfallkrankenhaus Lorenz Böhler der Allgemeinen Unfallversicherungs-
anstalt
Donaueschingenstraße 13
1200 Wien

Dr. Norbert MUZIKA
4. Medizinische Abteilung mit Kardiologie
Krankenhaus der Stadt Wien-Lainz
Wolkersbergenstraße 1
1130 Wien

Dr. Hans NOBIS
4. Medizinische Abteilung mit Kardiologie
Krankenhaus der Stadt Wien-Lainz
Wolkersbergenstraße 1
1130 Wien

Prim. Univ.-Prof. Dr. Emil OGRIS
Institut für Nuklearmedizin
Sozialmedizinisches Zentrum Ost-Donauspital
Langobardenstraße 122
1220 Wien

Univ.-Doz. Dr. Norbert PATEISKY
I. Universitäts-Frauenklinik
Spitalgasse 23
1090 Wien

Prim. Univ.-Prof. Dr. Hildegunde PIZA
Abteilung für Plastische und Wiederherstellungschirurgie
Krankenhaus der Stadt Wien-Lainz
Wolkersbergenstraße 1
1130 Wien

Univ.-Doz. Dr. Christian POPOW
Universitäts-Kinderklinik
Währinger Gürtel 18–20
1090 Wien

Univ.-Prof. Dr. Thomas Michael RADDA
I. Universitäts-Augenklinik
Spitalgasse 2
1090 Wien

Dr. Thomas RATH
I. Chirurgische Universitätsklinik
Alser Straße 4
1090 Wien

Dr. Harald ROSEN
Chirurgische Abteilung
Sozialmedizinisches Zentrum Ost-Donauspital
Langobardenstraße 122
1220 Wien

Dr. H. Schiel
Bundesinstitut für Gesundheit
Vergiftungsinformationszentrale
Allgemeines Krankenhaus der Stadt Wien
Währinger Gürtel 18–20
1090 Wien

Prim. Univ.-Prof. Dr. Rudolf Schiessel
Chirurgische Abteilung
Sozialmedizinisches Zentrum Ost-Donauspital
Langobardenstraße 122
1220 Wien

Univ.-Doz. Dr. Michael Schlemmer
Universitäts-Kinderklinik
Währinger Gürtel 18–20
1090 Wien

Univ.-Prof. Dr. Dr. h.c. Karl Steinbereithner
Ludwig Boltzmann-Institut für Experimentelle Anaesthesiologie und
Intensivmedizinische Forschung
Spitalgasse 23
1090 Wien

Dr. O. Traindl
Universitätsklinik für Innere Medizin I
Währiger Gürtel 18–20
1090 Wien

Univ.-Prof. Dr. Heinz Weber
Universitätsklinik für Innere Medizin II
Klinische Abteilung für Kardiologie
Währinger Gürtel 18–20
1090 Wien

Prim. Univ.-Doz. Dr. Bruno Welleschik
Hals-Nasen-Ohren-Abteilung
Krankenanstalt der Stadt Wien-Rudolfstiftung
Juchgasse 25
1030 Wien

Prim. Univ.-Prof. Dr. Othmar Zechner
Urologische Abteilung
Wilhelminenspital der Stadt Wien
Montleartstraße 37
1160 Wien

GRUNDLAGEN

Aufgabenstellung, Definition und Voraussetzungen der Notfallmedizin

W. Enenkel

1 Aufgabenstellung und Definition

Die **Notfallmedizin** hat, wie aus dem Namen hervorgeht, primär die Aufgabe, Notfallpatienten in der Prähospitalphase medizinisch zu versorgen. Von Ahnefeld stammt die **Definition:**

> „Außerklinischer Beginn einer Intensivtherapie unter erheblich erschwerten Bedingungen mit eingeschränkten Möglichkeiten der Diagnostik und Behandlung und unter nur in sehr begrenztem Umfang verfügbarem Einsatz von Geräten und Medikamenten.“

Damit ist auch ersichtlich, daß die Notfallmedizin ihren Ursprung in der Intensivmedizin hat. Die Entwicklung der Intensivmedizin führte dazu, daß im klinischen Bereich die Ergebnisse der Versorgung von Notfallpatienten zunehmend besser wurden. Dabei stellte sich immer deutlicher heraus, daß die Qualität der präklinischen Versorgung damit nicht Schritt hält. Am Notfallort und bis zur Hospitalisierung nicht durchgeführte Therapien konnten häufig nicht nachgeholt werden, was zu einem schlechteren Verlauf und einer schlechteren Prognose führte. Aus dieser Erkenntnis heraus entwickelte sich die Notfallmedizin in den letzten Jahren praktisch in der ganzen Welt so stürmisch, daß der Bedarf an Notärzten zumindest vorübergehend nur schwer gedeckt werden konnte.

Darüber hinaus zeigte es sich, daß dort, wo ein gut funktionierender Notarztdienst zur Verfügung steht, Notärzte nicht nur zu Notfallpatienten gerufen werden, sondern auch zu Patienten Notsituationen (s. u.), ja sogar zu Bagatellfällen. Der Notarzt muß also von der Ausbildung her darauf vorbereitet sein, auch Notsituationen zu erkennen und zumindest primär zu versorgen. Er kann sich dieser Aufgabe am Berufungsort nur schwer entziehen, vor allem wenn es sich um Patienten mit Schmerzen oder um sehr ängstliche Patienten handelt.

Als **Notarzt** sind in Österreich nach § 15a des Ärztegesetzes praktische Ärzte und Fachärzte eines klinischen Sonderfaches anzusehen, die einen Lehrgang von 60 Stunden absolviert haben, der folgende Themen theoretisch und praktisch vermitteln muß:

- Reanimation, Intubation und Schocktherapie sowie Therapie von Störungen des Säure-, Basen-, Elektrolyt- und Wasserhaushaltes;
- Intensivbehandlung;
- Infustionstherapie;
- Kenntnisse auf dem Gebiet der Chirurgie, der Unfallchirurgie einschließlich Hirn- und Rückenmarksverletzungen sowie Verletzungen der großen Körperhöhlen, der abdominellen Chirugie, der Thorax- und Gefäßchirurgie;
- Diagnose und Therapie von Frakturen und Verrenkungen und
- Kenntnisse und Erfahrung auf dem Gebiet der Inneren Medizin, insbesondere Kardiologie einschließlich EKG-Diagnostik.

Darüber hinaus müssen Notärzte laut Gesetz zumindest alle zwei Jahre eine zweitägige Forbildungsveranstaltung besuchen.

Ärzte, die diese Bedingungen erfüllen und eine ärztliche Tätigkeit im Rahmen organisierter Notartzdienste (Notarztwagen bzw. Notarzthubschrauber) ausüben, dürfen die Bezeichnung „Notarzt" tragen.

In der Bundesrepublik Deutschland wurden 1982 von der DIVI Empfehlungen für die Weiter- und Fortbildung in der Notfallmedizin erarbeitet und publiziert (4). Die Empfehlungen dienten der Bundesärztekammer 1984 als Basis für den Vorschlag des Fachkundenachweises „Rettungsdienst". Dieser Fachkundenachweis wird allgemein anerkannt, obwohl die Landesärztekammern dem Vorschlag der Bundesärztekammer nur teilweise gefolgt sind (3). Eine bundeseinheitliche gesetzliche Regelung besteht nicht.

> Als **Notfallpatient** wird nach AHNEFELD jeder Patient bezeichnet, bei dem im Rahmen einer akuten Erkrankung, einer Vergiftung oder eines Traumas lebensbedrohliche Störungen der vitalen Funktionen eingetreten sind, einzutreten drohen oder nicht sicher auszuschließen sind.

Davon abzugrenzen ist die **Notsituation,** worunter man eine akute Erkrankung oder einen Unfall versteht, der zwar nicht mit lebensbedrohlichen Vitalfunktionsstörungen einhergeht, bei dem aber gravierende Organfunktionsstörungen und Schmerzen bestehen. Ein Übergang in den Notfall kann auftreten, wenn eine ausreichende Therapie nicht rechtzeitig einsetzt oder ein zusätzlicher Faktor den Zustand akut bedrohlich macht. Als **Vitalfunktion** werden jene Funktionen bezeichnet, die für die Aufrechterhaltung eines intakten Zellstoffwechsels unerläßlich sind, weil sie für die Versorgung mit Sauerstoff, normale Bedingungen im „milieu interieur", reguläre Körpertemperatur, ausgeglichenen Wasser-

und Elektrolythaushalt, Bereitstellung von Energie und Beseitigung von Stoffwechselprodukten sorgen.

Vitalfunktonen sind demnach:

- Atemfunktion,
- Herz- und Kreislauffunktion,
- Regulation von Wasser-, Elektrolyt- und Säure-Basenhaushalt inklusive Nierenfunktion,
- Temperaturregulation,
- Stoffwechselregulation.

Natürlich gibt es enge Zusammenhänge zwischen den einzelnen Vitalfunktionen und auch gegenseitige Beeinflussungen. Vor allem kommt den Vitalfunktionen nicht die gleiche Wertigkeit zu, es besteht eine klare Hierarchie. Durch die geringeren Sauerstoffreserven der Zellen sind Sauerstoffaufnahme und -transport absolut vorrangig. Fehlende Sauerstoffzufuhr führt innerhalb weniger Minuten zu irreversibler Schädigung vor allem der Gehirnzellen und zum Tod.

Störungen der Atem- und Herz-Kreislauffunktion müssen daher sofort erkannt und behandelt werden. Entgleisungen der anderen Vitalfunktionen führen demgegenüber nicht so rasch zu einer vitalen Bedrohung.

Die Störungen der Vitalfunktion entstehen als Komplikation verschiedenster Grunderkrankungen. Es gibt sozusagen nur wenige Funktionsstörungen, die zum Tode führen, aber eine große Zahl von Krankheiten, in deren Verlauf sie sich entwickeln. Vitalfunktionsstörungen nehmen den Charakter einer Zweiterkrankung an, die die Prognose bestimmen und den Arzt auch dann zum Handeln zwingen, wenn die Grundkrankheit nicht bekannt oder nicht diagnostisch abgeklärt ist.

> Alle Maßnahmen, die zur sofortigen Bekämpfung der Vitalfunktionsstörungen durchgeführt werden, bezeichnet man als „Sofortmaßnahmen". Dieser Begriff hat die ältere Bezeichnung „Erste Hilfe" abgelöst.

2 Voraussetzungen der Notfallmedizin

Eine effiziente notfallmedizinische Versorgung ist nur möglich, wenn die dafür erforderlichen organisatorischen, logistischen und personellen Bedingungen erfüllt sind. Nur dann kann die Rettungskette funktionieren. Die Rettungskette beginnt am Notfall- oder Unfallort und reicht bis zur klinischen Versorgung in einer Intensivstation. Sie ist, wie eine Kette, so stark wie ihr schwächstes Glied.

Die **Organisation** muß vor allem für einen einheitlichen und rasch funktionierenden Notruf sorgen. In Österreich wird bei Wahl der **Telefonnummer 144** bundesweit eine **Verbindung zum nächstgelegenen Notdienst** hergestellt. Darüber hinaus muß sich die Organisation damit beschäftigen, wo Notarztwagen und Rettungshubschrauber stationiert sind und welche Organisation für welche Fahrzeuge verantwortlich ist. Die flächendeckende Versorgung muß dabei angestrebt werden.

Der **Krankentransport** erfolgt im Notarztwagen bzw. Rettungshubschrauber, die im Kapitel „Allgemeine Notfallmedizin" behandelt werden.

Der **Notarzt** war in den letzten Jahren häufig das schwächste Glied in der Rettungskette. Noch 1980 berichtete SEFRIN (5) über 106 tödliche Verläufe von Notfällen, bei denen in 54% entweder grobe Fehler bei der Behandlung durch den Notarzt gemacht worden waren oder ein Notarzt fehlte. Die Situation hat sich dank der verschiedenen Ausbildungskurse ganz wesentlich verbessert. Die immer wieder geforderte Qualifikation der Notärzte im fachlichen Bereich muß in interdisziplinären Kursen vermittelt werden. Die Tätigkeit als Notarzt muß fachüberschreitend alle Bereiche der Medizin umfassen. Es ist daher nur logisch, daß ein Facharzt, der keinen Notarztkurs absolviert hat, für diese Tätigkeit nicht ausreichend qualifiziert ist. Das gleiche gilt für praktische Ärzte. Die in Österreich vorgeschriebene Notarztausbildung könnte als Modell für andere Länder dienen. Die bisherige Erfahrung mit bereits ausgebildeten Notärzten zeigt eine sprunghafte Verbesserung der Qualität der präklinischen Versorgung. Aus eigener Erfahrung und nach Aussage vieler Kollegen an Intensivstationen werden immer mehr Patienten stationär aufgenommen, die vom Notarzt erstklassig versorgt wurden, etwa erfolgreich defibrilliert, nach Intubation beatmet, mit laufender Infusion und unter Monitoring des EKG. Diese Tatsache muß uns dazu ermutigen, die Bestrebungen in der Notarztausbildung nicht nur fortzusetzen, sondern auch noch zu intensivieren (2).

Der Notarzt benötigt sehr häufig einen qualifizierten Helfer, den im Notarztwagen meist mitfahrenden **Rettungssanitäter.** Die Funktionen des Rettungssanitäters beschränken sich nicht nur auf die Assistenz des Arztes, immer wichtiger wird seine selbständige Tätigkeit. Das gilt vor allem dann, wenn kein Arzt im Wagen mitfährt, aber auch, wenn mehrere Patienten zu versorgen sind. Die Schlagworte Laienreanimation und Frühdefibrillation, also sowohl Reanimation als auch Defibrillation durch Rettungspersonal, gewinnen aufgrund der bisherigen praktischen Erfahrungen zunehmend an Bedeutung. Freilich muß man strikt fordern, daß Rettungssanitäter selbständige Tätigkeiten nur dann ausüben dürfen, wenn sie nachweislich dafür qualifiziert sind. Auch für die Tätigkeit als Helfer des Arztes muß für den Rettungssanitäter eine spezielle Ausbildung gefordert werden. Die in der BRD empfohlene Ausbildung mit 520 Stunden in vier Abschnitten (6) ist daher als absolute Notwendigkeit anzusehen und muß mit allen Mitteln angestrebt werden.

Literatur

1. AHNEFELD F. W., GORGASS B.: Aufgaben und Möglichkeiten des Notarztwagens. Wien. med. Wschr. **124**, 752 (1974)
2. ENENKEL W., STEINBEREITHNER K., WEBER H.: Notarztausbildung – Wiener Modell. Intensivmed. **26**, 152 (1989)
3. HENNES H.-J., REINHARDT T., JANTZEN J. P., DICK W.: Das Rettungswesen in der Bundesrepublik Deutschland. Intensivmed. **28**, 509 (1991)
4. LASCH H. G., HOCHREIN H., SEFRIN P.: Empfehlungen der Deutschen Interdisziplinären Vereinigung für Intensivmedizin (DIVI) zur Aus-, Weiter- und Fortbildung auf dem Gebiete der Notfallmedizin. Anästh. Intensivmed. **26**, 412 (1985)
5. SEFRIN P., ALBERT M., SCHÜTZ E.: Konsequenzen für die Primärversorgung von Notfallpatienten aus einer prospektiven Studie von 106 tödlichen Verläufen. Anaesthesist **29**, 667 (1980)
6. WAGNER K.: Qualifikation und Ausbildung von Notarzt und Rettungssanitäter in der BRD. In: DEUTSCH V. E., DIENSTL F., KLEINBERGER G., RITZ R., SCHUSTER H. P. (Hrsg.) Aktuelle Fragen der Notfallmedizin. Schattauer, Stuttgart–New York, 1988, S. 35

Rechtsmedizinische Grundlagen der Notfallmedizin

G. Bauer

1 Standesrecht

Ein Facharzt für Notfallmedizin scheint in der Ärzte-Ausbildungsordnung weder unter den klinischen Sonderfächern noch als Teilgebiet im Rahmen eines Sonderfaches auf; eine Änderung ist auch für die nächste Zukunft nicht vorgesehen.

Die Unsicherheiten über die fachlichen und formalen Voraussetzungen einer notärztlichen Tätigkeit wurden mit der Ärztegesetznovelle vom 26. Juni 1987 beseitigt. Im neu eingefügten § 15a ist nunmehr die ärztliche Tätigkeit im Rahmen organisierter Notarztdienste (Notarztwagen bzw. Notarzthubschrauber) geregelt, die Qualifikationskriterien sind genau festgelegt. Demnach können ab 1. Jänner 1994 nur noch praktische Ärzte und Fachärzte eines klinischen Sonderfaches in organisierten Notarztdiensten tätig werden, wenn sie einen Lehrgang im Gesamtausmaß von 60 Stunden, der im Gesetz (Abs. 2 Z 1–6) nach Art und Umfang genau definiert ist, besucht und erfolgreich abgeschlossen (Abs. 4) haben. Auf die Übergangsbestimmungen sei hier nicht näher eingegangen.

> Der legale Rahmen und die formalen Qualifikationskriterien für eine ärztliche Tätigkeit im Rahmen organisierter Notarztdienste sind im § 15a des Ärztegesetzes festgelegt.

2 Vertragliche Beziehungen zum Notfallpatienten

Der § 1151 ABGB stellt im Abs. 1 den Dienstvertrag dem Werkvertrag gegenüber. Ein *Dienstvertrag* liegt vor, wenn jemand sich auf eine gewisse Zeit zur Dienstleistung für einen anderen verpflichtet, ein *Werkvertrag*, wenn jemand die Herstellung eines Werkes gegen Entgelt übernimmt.

Der Vertrag zwischen Arzt und Patient ist in der Regel ein Dienstvertrag. Geschuldet wird dem Patienten die ordnungsgemäße medizinische Versorgung nach dem Stand der Wissenschaft unter Einhaltung einer zielstrebigen Sorgfalt; ein bestimmter Erfolg kann zumeist nicht garantiert werden. Dieser Vertrag über eine ärztliche Behandlung ist formfrei, kann mündlich oder konkludent geschlossen werden. Mit dem dispositionsfähigen Patienten kommt der Behandlungsvertrag wirksam bereits dann zustande, wenn der Patient durch sein Verhalten zu erkennen gibt, er wolle sich in die Observanz des Notarztes begeben. Nur wenn ein solches Vertragsverhältnis begründet wurde, ist auch eine vertragliche Haftung möglich. Aus Vertrag haftet regelmäßig für den Spitalspatienten der Krankenhausträger, für den ambulanten Patienten etwa der praktizierende Arzt. Wer nun bei der notfallmedizinischen Versorgung eines Akutpatienten vertraglich einzustehen hat, hängt im einzelnen von der Strukturierung der Hilfs- und Rettungsorganisation und der jeweiligen Stellung des Notarztes ab. Gerade die vertragliche Haftungssituation wird sich meist nach den konkreten Vereinbarungen zwischen den Beteiligten richten.

Nach LIPPERT (9) kann dabei Vertragspartner des Notfallpatienten derjenige Krankenhausträger sein, welcher den Notarzt stellt, aber auch z. B. der Notarzt selbst, sofern er als niedergelassener Arzt im Notarztdienst tätig wird oder diesen Dienst als angestellter Arzt in genehmigter Nebentätigkeit durchführt. Bei einer festen Anstellung des Arztes beim Rettungsdienst ist er dessen Erfüllungshilfe und nicht selbst Vertragspartner des Patienten. Mit dem bewußtlosen Patienten kann kein Transport- und Behandlungsvertrag zustandekommen. Man wird von der mutmaßlichen Einwilligung des Unfallopfers auszugehen haben. Eine „Geschäftsführung ohne Auftrag" kann dem Eingreifen der Hilfsorganisation bzw. des Arztes oder Sanitäters zugrundegelegt werden.

> Dem Patienten wird die ordnungsgemäße medizinische Versorgung nach dem Stand der Wissenschaft unter Einhaltung einer zielstrebigen Sorgfalt geschuldet. Ein bestimmter Erfolg kann zumeist nicht garantiert werden (3b).

3 Der „Standard of Care"

Die Verpflichtung zur Einhaltung der Sorgfalt ergibt sich bereits aus dem Codex des Hippokrates.

Der einzuhaltende Standard läßt sich nicht nur aus den Bestimmungen des Strafgesetzes und des Allgemeinen Bürgerlichen Gesetzbuches (ABGB), sondern auch aus dem Ärztegesetz (ÄG) ableiten. So verpflichtet der § 22 Abs. 1 ÄG den Arzt ganz allgemein, nach Maßgabe der ärztlichen Wissenschaft und Erfahrung sowie unter Einhaltung der bestehenden Vorschriften das Wohl der Kranken und den Schutz der Gesunden zu wahren; wie auch nach § 8 Abs. 2 Krankenanstaltengesetz (KAG)

Pfleglinge von Krankenanstalten nur nach den Grundsätzen und anerkannten Methoden der medizinischen Wissenschaft behandelt werden dürfen. Aus derartigen Bestimmungen ergibt sich die Verpflichtung des Arztes zur ständigen Fort- und Weiterbildung.

Der § 6 des Strafgesetzbuches (StGB) gibt eine Rahmendefinition der Fahrlässigkeit. Das Maß der Sorgfalt bestimmt sich dabei nach einem objektiven und einem subjektiven Maßstab. Aus objektiver Sicht ist jene Sorgfalt aufzuwenden, zu welcher der Täter nach den Umständen des einzelnen Falles verpflichtet ist. Die objektiv gebotene Sorgfaltspflicht kann sich aus Rechtsvorschriften sowie aus Verkehrsnormen (Kunstregeln), aber auch aus der typisierten Maßfigur – hier des Rettungsarztes – ergeben.

Gerade für die Tätigkeit des Notfallmediziners gibt uns das Allgemeine Bürgerliche Gesetzbuch mit dem § 1299 eine sehr plastische und eben für den Notarzt passende und brauchbare Definition der Diligenzpflicht. Denn wer sich (gemäß § 1299 ABGB) zu einem Amte, zu einer Kunst, zu einem Gewerbe oder Handwerke öffentlich bekennt; oder wer ohne Not freiwillig ein Geschäft übernimmt, dessen Ausführung eigene Kunstkenntnisse oder einen nicht gewöhnlichen Fleiß erfordert, gibt dadurch zu erkennen, daß er sich den notwendigen Fleiß und die erforderlichen, nicht gewöhnlichen Kenntnisse zutraue; er muß daher den Mangel derselben vertreten.

Wer wissen mußte oder konnte, daß er den möglichen Anforderungen des Notarztdienstes nicht gewachsen ist, diese Aufgabe aber dennoch übernimmt, begeht eine Einlassungs- oder Übernahmsfahrlässigkeit und macht sich im Falle eines Fehler-bedingten kausalen Patientenschadens straf- und zivilrechtlich haftbar. Das Gesetz verlangt aber nichts Unzumutbares, denn der objektive Maßstab richtet sich nach einem Verhalten, das vom Notarzt in der konkreten Situation billigerweise verlangt werden kann. Man orientiert sich dabei an der typisierten Maßfigur eines Rettungsarztes oder Arztes im Notdienst. Und dabei ist eben nicht nur zu prüfen, ob etwa gegen eine ärztliche Kunstregel verstoßen wurde, sondern auch zu untersuchen, ob die Einhaltung dieser Kunstregel in der konkreten Situation unter den herrschenden Umständen überhaupt möglich und zumutbar gewesen wäre.

Von Berufsverbänden niedergelegte und allgemein anerkannte Richtlinien, z. B. für die Notarztausrüstung, haben wesentlichen Anteil an der Bildung des Sorgfaltsmaßstabes auch aus rechtlicher Sicht. Mehr als 20 Jahre nach der endgültigen Einführung der unblutigen kardiopulmonalen Wiederbelebung ist deren fundierte Kenntnis und Beherrschung ohne Zweifel eine Conditio sine qua non für jeden Notarzt, der sich gerade in diesen fundamentalen Bereichen der Notfallmedizin zudem auch ständig weiterbilden muß. Weltweit anerkannt sind die Richtlinien zur kardiopulmonalen Wiederbelebung der American Heart Association, der in den USA richtungweisenden Organisation für Fragen der Herz-Lungen-Wiederbelebung. Zuletzt wurden auf der vom 10.–13. Juli 1985 anberaumten Tagung dieser Gesellschaft neue Richtlinien festgelegt. Der Notarzt ist nun keineswegs dazu verhalten, alle Neuheiten sofort anzuwenden; gesicherte und anerkannte Ergebnisse bzw. Fortschritte der medizinischen Wissenschaft dürfen hingegen nicht unberücksichtigt bleiben. Vor allem, wenn divergierende Ansichten über Indikation und Gefahren einer Methode bestehen, wie etwa beim präkordialen Schlag, muß das Prozedere den eigenen Erfahrungen und der persönlichen Ansicht des Arztes überlassen bleiben.

4 Komplikations- und Fehlermöglichkeiten

Komplikationen bei der notfallmedizinischen Versorgung, besonders auch im Zuge der Reanimationsmaßnahmen, sind nicht immer vermeidbar. Nach 42 primär erfolgreichen Reanimationsmaßnahmen im Notarztwagen wurden acht Rippenserienfrakturen, viermal ein Pneumothorax, zwei retrosternale Hämatome und eine Magenperforation nach Fehlintubation beschrieben. Als weitere Beispiele massiver Organverletzungen seien eine zentrale Leberruptur, ein Serienrippenbruch links mit fast kompletter Durchquetschung der Leber über der Wirbelsäule und eine subtotale Abquetschung der unteren Hohlvene mit Herzbeuteltamponade genannt (16). Verletzungen der Halswirbelsäule nach Intubation betreffen vor allem die Bandscheiben und Wirbelbogengelenke; epidurale Blutungen des Wirbelkanals kommen ebenfalls vor, während knöcherne Läsionen selten sein dürften. Das unmittelbare Intubationstrauma kann neben den Zähnen sämtliche Weichteilstrukturen der Mund- und Rachenhöhle betreffen, eine schwere direkte Schädigung der oberen Speiseröhre wurde vereinzelt beschrieben, eine Läsion des Larynx durch die Intubation stellt keinen seltenen Befund dar. Intimarupturen der Karotiden dürften auf eine Traktion und Hyperextension des Halses während der Intubation zurückgehen (12).

Auch Beobachtungen zur Qualifikation des Notarztes liegen vor. Es wurden Fehler der Hilfeleistung bei 7% aller Ruhigstellungsmaßnahmen, bei 10% der Blutstillungsversuche und bei 24% der Lagerungen verzeichnet (13). Trotz klarer Indikation unterblieb in 20% die Sicherung der Atemwege durch Intubation. Von anästhesiologischer Seite wird berichtet, daß nur in 12% der Fälle, die zu 61% den Schwer- und

Schwerstverletzten zuzuordnen waren, eine Intubation und in 11% eine Beatmung durchgeführt wurde.

Die Durchsicht von 20 Haftungsfällen in den USA nach Wiederbelebung im Krankenhaus ergab als Anlaß der Ansprüche vor allem ein fehlendes Monitoring und mangelnde Vorkehrungen für den Fall eines Herzstillstandes, aber auch Mängel in der raschen Diagnose und Behandlung des Herzstillstandes.

Aus den eigenen Erfahrungen im Einzugsgebiet des Wiener Gerichtsmedizinischen Institutes ist kein Fall strafrechtlicher Haftung wegen eines Fehlers bei der kardiopulmonalen Reanimation an sich in Erinnerung.

Bei rechtsmedizinischer Beurteilung schwerer, reanimationsbedingter Verletzungen sind zweifellos immer die gesamten Umstände und eben vor allem die Extremsituation zu berücksichtigen. Fragwürdig müssen aber jene im Rahmen der Sektion aufgedeckten Organverletzungen erscheinen, die an und für sich – also auch ohne das der ärztlichen Intervention zugrundeliegende Ereignis – mit einem Weiterleben des „Versorgten" nicht vereinbar gewesen wäre. Nach einer Zusammenstellung durch Kliniker und Rechtsmediziner waren in 54% der Notversorgung Fehler durch Laien, Rettungssanitäter und Ärzte zu konstatieren, allerdings wurde nur in 5,8% die unzureichende Hilfe im ursächlichen Zusammenhang mit dem Ableben des Patienten gesehen, da in den meisten Fällen der erlittene Unfallschaden als mit dem Leben primär nicht vereinbart beurteilt wurde.

5 Kompetenzverteilung

Verantwortung und Vertrauen haben in der medizinischen Zusammenarbeit heute ihren festen Platz. Dies gilt auch für die notfallmedizinische Versorgung durch Rettungs- oder Notarztdienst. Regelmäßig wird der Notarzt keinen Einfluß darauf haben, wie der Träger der Rettungs- oder Hilfsorganisation seine Verantwortung für das Personal, Fahrzeuge, Geräte und Medikamente ausübt. Der Notarzt kann sich daher, solange keine schwerwiegende Qualifikations- und Sorgfaltsmängel auftreten, nach dem Vertrauensgrundsatz darauf verlassen, daß die im Rettungsdienst tätig werdenden Organisationen ihren jeweiligen Bereich ordentlich verwalten. Im Einsatz kann sich der Notarzt darauf verlassen, daß ihm fähiges Personal in einem einsatzfähigen Fahrzeug zur Verfügung steht, daß die Gerätschaften funktionsfähig und daß die notwendigen Medikamente in ausreichenden Mengen vorhanden sind. Stellt der Notarzt allerdings im Zuge seines Einsatzes irgendwelche Mängel fest, dann ist er verpflichtet, diese zu beanstanden, dem Träger der Organisation über eine Insuffizienz, etwa des Rettungssanitäters, Mitteilung zu machen und auf Abhilfe zu bestehen. Umgekehrt kann sich der Organisationsträger bei Vorliegen der dem jeweiligen Standard entsprechenden fachlichen Voraussetzungen des Notarztes darauf verlassen, daß dieser über die notwendigen Kenntnisse und Fähigkeiten tatsächlich verfügt, solange nicht Hinweise auf das Gegenteil vorliegen. Die Überwachungspflicht von seiten der Hilfsorganisation wird im einzelnen vor allem auch von deren Gliederung und Strukturierung abhängen. Jedenfalls sollten Kompetenz und Weisungsbefugnisse gerade für den Bereich der notfallmedizinischen Zusammenarbeit möglichst klar abgegrenzt sein.

Intubation, Infusion und Medikamentengabe sind Maßnahmen, die grundsätzlich von Ärzten wahrgenommen werden sollen. Der auf sich allein gestellte Rettungssanitäter übernimmt in der für die Überlebenschance des Notfallpatienten so entscheidenden Phase der Erstversorgung gleichwohl auch spezifisch ärztliche Aufgaben. UNTERKOFLER et al. (17) haben in einer prospektiven Fragebogenstudie die tatsächliche Tätigkeit des Rettungssanitäters untersucht. Demnach führen die Rettungssanitäter aus einer Zwangs- und Notlage heraus ärztliche Maßnahmen wie Intubation, Infusion und Medikamentengabe durch, wenn der Notarzt verspätet am Notfallort eintrifft oder keine Möglichkeit besteht, diesen zu rufen. Dabei wurde gerade der Einsatz von Notfallmedikamenten aus ärztlicher Sicht als nicht vertretbar beurteilt.

Ähnlich problematisch ist die Frühdefibrillation durch den Rettungssanitäter. In der BRD sind die Meinungen dazu geteilt. Eine Befürwortung wird mit der Verpflichtung des Rettungsdienstpersonals zur Durchführung aller erforderlichen und beherrschten Maßnahmen begründet. Nach einem Pilotprojekt in Berlin sollen fünf Feuerwehrwachen mit Defibrillatoren ausgestattet werden, 100 Feuerwehrmänner einen zwölfstündigen Fortbildungskurs mit Abschlußprüfung ablegen und damit eine wesentlich verbesserte Reanimation ermöglichen, vor allem mit der Begründung, daß die Rettungswagen der Feuerwehr bereits drei bis vier Minuten nach dem Alarm am Einsatzort sind. Von medizinischer Seite wurde darauf hingewiesen, daß gerade die Indikationsstellung dafür entscheidend sei, ob eine bestimmte medizinische Maßnahme notwendig und sinnvoll ist. Der Rechtsausschuß des Deutschen Roten Kreuzes konnte sich bisher nicht dazu entschließen, klare Aussagen und Anweisungen darüber zu verabschieden. Immerhin hat sich auch SEFRIN (14) zur Frage der Notkompetenz des Rettungssanitäters dahingehend ausgesprochen, daß dieser jene Rettungsmaßnahmen selbständig und eigenverantwortlich durchführen darf, ja muß, die er beherrscht, auch wenn er sich damit auf ein Gebiet vorwagt, das sonst dem Arzt vorbehalten ist.

> Die Übernahme spezifisch ärztlicher Aufgaben durch den Sanitäter hängt vor allem von der Dringlichkeit des Falles ab.

BOCKELMANN (6), ein besonderer Kenner des Arztrechtes, meint, das einzige Mittel anzuwenden, das Hoffnung gewährt, sei, wo der Tod drohe, immer noch richtiger, als nichts zu tun.

6 Die Hilfspflicht des Notarztes

Nach herrschender Rechtsmeinung hat der Arzt gegenüber dem freiwillig übernommenen Patienten eine sog. Garantenstellung, wenn er den Patienten faktisch in seine Obhut genommen hat. Denn der Kranke hat dann andere ärztliche Hilfe praktisch nicht zur Verfügung. Der Arzt übernimmt eine Schutzfunktion, die ihn verpflichtet, die Gefahr des Todes, des Kränkerwerdens oder des Krankbleibens von dem ihm anvertrauten Patienten abzuwenden. Eine solche Garantenpflicht zur Übernahme medizinischer Hilfe trifft auch den Notarzt im Rettungsdienst oder in einem Notfall- oder Bereitschaftsdienst. Aus dieser Garantenschaft ergibt sich die rechtsdogmatische Konsequenz, daß der Notarzt für eine pflichtwidrige Unterlassung genauso einzustehen hat wie für tätiges Handeln. Gleichwohl kann der Rettungsarzt nach Verletzung dieser Garantenpflicht sowohl straf- wie zivilrechtlich einer Haftung entgehen, wenn es zu keinem Schaden für den Patienten gekommen ist.

Eine Verpflichtung zur Hilfeleistung ergibt sich für den Arzt auch aus § 95 StGB. Mit diesem Paragraphen wurde seit Inkrafttreten des neuen Strafgesetzbuches im Jahr 1975 auch in Österreich eine allgemeine, jedermann treffende Hilfeleistungspflicht verankert, das Gebot der Nächstenhilfe unterstrichen, jedermann habe bei Unglücksfällen und Gemeingefahr ein Mindestmaß an mitmenschlicher Solidarität aufzubringen und die zur Rettung eines anderen aus Todes- oder beträchtlicher Leibesgefahr offensichtlich erforderliche Hilfe zu leisten. Dabei richtet sich aber das Ausmaß der gebotenen Hilfeleistung nach den Fähigkeiten des Helfers, das Sonderwissen und -können des Arztes ist, wie auch seine Hilfsmittel – soweit zumutbar und erforderlich –, voll einzusetzen. Rechtsdogmatisch handelt es sich bei § 95 um ein sog. echtes Unterlassungsdelikt, sodaß sich die Tat bereits in der Nichtvornahme der vom Gesetz geforderten positiven Handlung, nämlich der offensichtlich erforderlichen Hilfeleistung, erschöpft. Tatsächlich kann somit ein Fehler des Arztes in Ausübung seines Berufes auch dann zur strafrechtlichen Verurteilung führen, wenn der Zusammenhang mit dem eingetretenen Schaden des Patienten nicht beweisbar ist. Im Fall der Verurteilung eines Spitalsarztes nach § 95 StGB war das Gericht bei Nichtaufnahme eines gestürzten, alkoholisierten und nicht mehr ansprechbar eingelieferten alten Mannes von einem Unglücksfall ausgegangen. Im Rettungs- und Notarztdienst wird regelmäßig ein Unglücksfall im Sinne des § 95 StGB vorliegen, zumal nach einem Urteil des Obersten Gerichtshofes unter einem Unglücksfall jedes plötzlich eingetretene Ereignis zu verstehen ist, das erheblichen Schaden verursacht oder besorgen läßt (OGH 17. 10. 1978, 9 Os 209/77) und auch jede akute Verschlechterung einer bestehenden Erkrankung die Gefahr des Todes oder eines beträchtlichen Körperschadens besorgen lassen kann.

Zum Thema Notarzt und Hilfeleistungspflicht, vor allem im Hinblick auf § 95 StGB, sei hervorgehoben: Eine strafrechtliche Haftung ist bei eingetretenem Patientenschaden auch dann möglich, wenn für diesen Schaden mit dem vorgeworfenen Verhalten des Arztes kein ursächlicher Zusammenhang nachweisbar ist. Im Gerichtsverfahren wird unter Anhörung allfälliger Zeugen geprüft, ob der Notarzt eine offensichtlich erforderliche Hilfeleistung bei Todes- oder beträchtlicher Leibesgefahr des Patienten unterlassen hat. Die Aussagen des Arztes unterliegen dann, wie diejenigen medizinischer Laien der freien Beweiswürdigung durch das Gericht. Schon deshalb sollte der Arzt, auch wenn er keine Gefahr für den Patienten sieht, was sich eben im nachhinein als Fehldiagnose herausstellen kann, eine möglichst gründliche Untersuchung vornehmen und ein kooperatives Verhalten zeigen.

> § 95 StGB statuiert auch für den Notarzt eine Hilfeleistungspflicht. Ein Kausalzusammenhang zwischen Verhalten des Arztes und eingetretenem Patientenschaden muß zur Strafbarkeit nach § 95 nicht bestehen.

Eine Konfliktsituation kann sich für den Rettungsarzt beim Selbstmörder ergeben, der bewußtlos angetroffen wird, aber eindeutig, etwa in schriftlicher Form, zu erkennen gegeben hat, daß er im Falle seiner Auffindung nicht gerettet werden möchte. Das legistische Spannungsfeld liegt vor allem zwischen der „Unterlassenen Hilfeleistung" (§ 95 StGB) und der „Eigenmächtigen Heilbehandlung" (§ 110 StGB). Besonders in der BRD wird diese zweifellos schwerwiegende Problematik seit langem und eingehend diskutiert, zumal die Suizidbeihilfe in der BRD nicht unter Strafsanktion steht. Dem Selbstbestimmungsrecht wird dort nach dem Grundsatz „voluntas aegroti suprema lex" ein sehr hoher Stellenwert eingeräumt, das Wohl des Kranken habe gegenüber dem Willen des Kranken zurückzutreten. Das Urteil des Bundesgerichtshofes vom Juli 1984 (3 StR 96/84), in dem es eben um die Frage ging, ob sich ein Arzt, der nichts zur Rettung eines Suizidpatienten unternimmt, strafbar macht, zeigt aber recht deutlich, daß selbst in der BRD keine einhellige Meinung zum Primat des Selbstbestimmungsrechts besteht. Berücksichtigt man die Ergebnisse der neueren Suizidforschung, wonach wenigsten 75% geretteter Suizidenten letztlich froh über ihre Rettung waren, kann es, wie BLICK et al. (5) feststellen, aus ärztlicher Sicht keinen Zweifel darüber geben, daß der Arzt bei gegebener Möglichkeit versuchen muß, das Leben zu erhalten. Freilich besteht auch in Österreich ein volles Dispositionsrecht, ärztliche Hilfe anzunehmen oder abzulehnen. Aber der Selbstmord ist, wie sich aus der Strafbarkeit der Mithilfe am Selbstmord (§ 78 StGB) ergibt, rechtswidrig. Damit ergibt sich zumindest für das unmittelbare Krankenlager nach einem Suizidversuch ein Behandlungsgebot, nach MOOS (11) auch die mögliche Anwendung von Gewalt zur gebotenen Verhinderung eines Selbstmordes, während BERTEL (4) die Meinung vertritt, daß eine ärztliche Behandlung zu unterbleiben habe, wenn der Patient nach einem mißglückten Selbstmordversuch bei vollem Bewußtsein therapeutische Maßnahmen verweigert.

7 Die Feststellung des Todes

Die Diagnose des Todes kann im speziellen Fall äußerst schwierig sein, eine Problematik, der vor allem medizinische Laien weitgehend verständnislos gegenüberstehen. Dabei geht es nicht um die Routinefälle der Leichenbeschau, sondern vor allem für den Rettungsarzt um die Frage, wie dies von den Amerikanern formuliert wurde, „how much CPR is enough CPR?", also wann die Bemühungen des Arztes zur Lebensrettung einzustellen sind. Am bereits toten Patienten besteht sicher keine Indikation zur Weiterführung von Wiederbelebungsmaßnahmen. Aber welches sind die Kriterien, die eine Feststellung des Todes mit der notwendigen Sicherheit erlauben (3a)?

Die modernen Methoden der Wiederbelebung und Intensivpflege ermöglichen es heute in gar nicht so wenigen Fällen, den bevorstehenden Tod hinauszuschieben und über eine Verlängerung der Agonie einen Menschen scheinbar noch am Leben zu erhalten, indem Kreislauf und Atmung mehr oder weniger gestützt bzw. substituiert werden, obwohl der völlige und anhaltende Ausfall von Bewußtsein, Intellekt und Persönlichkeit solche Individuen auf eine primitive und nur noch vegetative Ebene reduziert hat. Unter dem Eindruck dieser immer häufiger gewordenen Fälle mußte die bis in die frühen sechziger Jahre gültige Konzeption der **klinischen Todeszeitbestimmung** anhand der Herztätigkeit zunehmend in Frage gestellt werden. Es konnte Einigkeit erzielt werden, daß nunmehr auf den **Organtod des Gehirns** abzustellen sei. Zur Hirntoddiagnose werden Befundkonstellationen gefordert, die eine Erholung von auch nur Teilfunktionen des Gehirns ausschließen lassen; es muß – basierend auf den Erkenntnissen und Erfahrungen der medizinischen Wissenschaft – feststehen, daß der „point of no return" überschritten ist.

Unter den Bedingungen, denen sich der Not- und Rettungsarzt täglich gegenübersieht, sind die Kriterien des Hirntodes allerdings wenig brauchbar. Denn im Notfall ist der Nachweis des endgültigen Erlöschens aller Funktionen des Zentralnervensystems kaum möglich, zumal sich die Diagnose Hirntod in der Regel auf eine klinische Längsschnittuntersuchung unter Einschluß diagnostischer Hilfsmethoden stützt. Denn hier geht es um die Ad-hoc-Entscheidung, ob an dem nur leblos Scheinenden sofort und intensiv Reanimationsmaßnahmen zum Einsatz kommen bzw. noch weitergeführt werden sollen oder ob an dem tatsächlich Toten nur noch die Leichenbeschau zu veranlassen ist.

Der „klinische Tod" ist ein Zustandsbild, welches klinisch den äußeren Anschein des Todes bietet und durch Pulslosigkeit, tiefes Koma ohne Reaktion, Fehlen zentraler Reflexe und Muskelerschlaffung, totale Apnoe und Pupillenerweiterung gekennzeichnet ist (7). Diese Merkmale sind ebenso wie eine Abkühlung, Leichenblässe und Vertrocknung (an Schleimhäuten, Wunden und zarten Hautstellen) lediglich als unsichere Todeszeichen zu werten, die im Rahmen einer Leichenbeschau niemals Grundlage zur Ausstellung der Todesbescheinigung sein dürfen. Erst die gesetzmäßig im toten Organismus sich ausbildenden Leichenerscheinungen erweisen gewissermaßen nachträglich den eingetretenen Individualtod, denn das Leben hat tatsächlich schon vorher unmerklich und zeitlich nicht exakt registrierbar aufgehört (10). Damit ist der Kern des Problems angesprochen, welches darin besteht, daß der Eintritt des Todes mit Herz-Kreislauf- und Atemstillstand nicht sicher erfaßbar ist und eben erst später durch die sicheren Todeszeichen wie Totenflecke, Totenstarre und Fäulnis manifestiert wird. Es steht heute fest und kann als gesichert gelten, daß alle klinischen Zeichen der „Leblosigkeit" für den eingetretenen Tod nicht beweisend sind, sondern eben erst nachträglich die zitierten sicheren Todeszeichen zur Annahme berechtigen, daß ein Leichnam vorliegt. Dennoch wird sich die Untersuchung zunächst darauf richten, ob Kreislauf und Atmung tatsächlich sistieren. Beim Herzstillstand ist kein Puls mehr tastbar. Fehlerquellen können ein sehr schwacher Puls an der A. carotis - wie etwa bei kurzem, dickem Hals –, ein atypischer Verlauf der Arterien oder der eigene Puls des Untersuchers sein. Weitere sofortige Zeichen der Kreislaufunterbrechung sind das Aussetzen der Herztöne, das Erblassen der Haut, der Blutdruck ist nicht mehr meßbar, der Pulsmonitor zeigt nicht mehr an, das EKG wird stumm. Die konsekutiven zerebralen Symptome der Kreislaufunterbrechung sind Bewußtlosigkeit innerhalb von sechs bis zwölf Stunden, Atemstillstand nach ein bis zwei Minuten, unter Umständen Krämpfe, weite, reaktionslose Pupillen ebenfalls innerhalb der ersten zwei Minuten und nach etwa 30 Sekunden ein stummes EEG (8). Eine Erholung des Patienten im Zuge der CPR-Maßnahmen kann an den wieder enger werdenden Pupillen und einer sich bessernden Hautdurchblutung erkannt werden, ohne daß die Reanimation unterbrochen werden muß.

Wie bei der Diagnose des Hirntodes, kann auch das Sistieren von Kreislauf und Atmung nur dann als Kriterium des Todes angesehen werden, wenn dieser Stillstand irreversibel ist, was letztlich wieder davon abhängt, ob eine Erholung von wenigstens Teilfunktionen des Gehirns noch möglich ist. Die Wiederbelebungszeit des Gehirns als die eben noch tolerierte Zeitspanne der Kreislaufunterbrechung, ist jedoch von zahlreichen Faktoren wie Alter, vorbestehendem Sauerstoffversorgungszustand und vor allem auch der Zeitspanne, für welche die Atmung den Herzstillstand noch überdauert hat, abhängig und daher in jedem Fall anders. Für den Arzt besteht somit keine Möglichkeit, die reversibel von den irreversibel Geschädigten ad hoc auseinanderzuhalten; er muß im Zweifel davon ausgehen, daß die Funktionen normalisiert bzw. restituiert werden können und unverzüglich Wiederbelebungsmaßnahmen einleiten. Aber wie lange muß diese Reanimation dann weitergeführt werden – etwa nach der bereits erwähnten prägnanten Formulierung „**how much CPR is enough CPR?**"

Dazu gibt es nun verschiedene *Empfehlungen:*

– Wenn zwischen Herzstillstand und Reanimationsbeginn mehr als 15 Minuten vergangen sind, kein Ausnahmefall wie etwa ein Neugeborenes oder eine Unterkühlung vorliegt, dann ist kein Erfolg mehr zu erwarten.

– Wenn während der Herzmassage kein Puls tastbar, kein Blutdruck meßbar ist, daß Herz zunehmend schlaffer wird und weder auf mechanische noch pharmakologische Reize reagiert, die zerebrale Schädigung zunimmt, dann können die Wiederbelebungsversuche nach 30 Minuten aufgegeben werden (8).

– SPANN (15) hat auf extrem weite, lichtstarre Pupillen bei fehlendem Karotispuls und einer Nullinie im EKG für mindestens 15 Minuten bei nicht wesentlich abgefallener Temperatur abgestellt, eben als Entscheidungsgrundlage für den Notarzt, Reanimationsmaßnahmen abzubrechen, während sich

– von chirurgischer Seite die Angabe findet, vor Ort sollten die Wiederbelebungsversuche eingestellt werden, wenn nach Einsatz aller physikalischen und medikamentösen Möglichkeiten innerhalb von 20 bis

18

30 Minuten keine Änderung der Pupillenweite eintritt, keine Atmung einsetzt und keine Herzstromkurve zu erhalten ist.

Die oft geäußerte Meinung, man solle die Reanimationsmaßnahmen bis zum Auftreten der ersten sichern Todeszeichen, eben der Totenflecke, weiterführen, scheint kaum praktikabel, da diese Leichenerscheinung erst 20 bis 60 Minuten nach dem Kreislaufstillstand auftritt, zudem aber die Ausbildung von Totenflecken unter laufenden Reanimationsmaßnahmen hinausgezögert wird. Es ist daher nicht verwunderlich, selbst in den im Kapitel „Spezielle Notfallmedizin" erwähnten „Standards and Guidelines for Cardiopulmonary Resuscitation (CPR) and Emergency Cardiac Care (ECC)" der American Heart Association die Feststellung zu finden, daß kaum tragfähige Kriterien zur Ad-hoc-Diagnose des Todes bestehen. Als gewöhnlich verläßliche Befunde werden Dekapitation, Totenstarre und allenfalls Zeichen einer Gewebsdekomposition und extremer „dependent lividity", also eine Blutfülle im Sinne beginnender Totenflecke in den abhängigen Körperpartien, genannt. Die Entscheidung, Reanimationsmaßnahmen zu beenden, darf – wie die amerikanischen Richtlinien weiter aussagen – gleichwohl nicht willkürlich getroffen werden, etwa bloß nach dem Alter des Patienten, der Dauer der Reanimationsbemühungen oder des neurologischen Status, weil eben etwa das Fehlen neurologischer Lebenszeichen eine Erholung des Gehirns nicht ausschließt. Die „Standards and Guidelines" zielen letztlich auf die kardiovaskuläre „Unresponsiveness" bei Durchführung der BLS (Basic Life Support) and ALS (Advanced Life Support) als einzige nicht willkürliche Entscheidungsgrundlage zur Beendigung der Reanimationsbemühungen ab.

Die zitierten Empfehlungen sind also nicht sehr einheitlich. Der Entschluß zur Einstellung der Reanimationsbemühungen hat daher meist die gesamte Notfall- und Patientensituation zu berücksichtigen. Das Problem liegt vor allem darin, daß während der Reanimation durch längere Zeit die Zeichen der Leblosigkeit bestehen bleiben, andererseits aber keine sicheren Todeszeichen auftreten müssen. Daraus ergibt sich klar: Es kann keine definitive Zeitspanne angegeben werden, nach der die Wiederbelebung abgebrochen werden darf. Wie so oft in der gesamten Medizin hängt die Entscheidung vom Einzelfall ab.

Ob und wie lange Reanimationsmaßnahmen durchzuführen sind, hängt davon ab, ob der Stillstand von Kreislauf und Atmung irreversibel ist. Der Entschluß zur Einstellung von Reanimationsbemühungen hat in der Regel die gesamte Notfall- und Patientensituation zu berücksichtigen. Eine definitive Zeitspanne, nach welcher Wiederbelebungsversuche abgebrochen werden dürfen, gibt es daher nicht.

8 Totenbeschau

Zu unterscheiden ist zwischen der bloßen Feststellung des Todes und der eigentlichen Totenbeschau.

Die Konstatierung des Todes fällt immer dann auch in den Aufgabenbereich des Notarztes, wenn der Patient im Zuge der notärztlichen Versorgung stirbt oder am Einsatzort bereits tot vorgefunden wird. In eine Leichenkammer darf eine Leiche jedenfalls erst dann gebracht werden, wenn der Tod durch einen Arzt vorher mit Sicherheit festgestellt wurde (§ 6 Wiener Leichen- und Bestattungsgesetz).

Zweck der Totenbeschau ist die Feststellung des eingetretenen Todes, der Art und Ursache des Todes, ferner – bei ungeklärter Todesart oder Todesursache – ob Umstände vorliegen, die die Einleitung eines Obduktionsverfahrens nach dem Gesetz oder die Einleitung von Maßnahmen erforderlich machen, die in anderen Rechtsvorschriften vorgesehen sind (vgl. § 1 Abs. 3 Wiener Leichen- und Bestattungsgesetz). Daraus ergibt sich, daß die eigentliche Totenbeschau über die Diagnose des Todes weit hinausgeht.

> Rettungs- und Notärzte haben also keine Totenbeschau im Sinne des zitierten Gesetzes vorzunehmen.

Die gesetzlich vorgeschriebene Totenbeschau wird in einer öffentlichen Krankenanstalt vom Prosektor oder einem Stellvertreter, in der privaten Krankenanstalt durch eigens bestellte Totenbeschauärzte des Gesundheitsamtes durchgeführt. Außerhalb des Krankenhauses sind die vom Magistrat bzw. den zuständigen Gesundheitsbehörden ernannten Totenbeschauärzte zuständig. (Als Totenbeschauärzte kommen daher in Wien nur Amtsärzte, Polizeiärzte in ihrem Bereich und die eigens vom Magistrat bestellten Ärzte in Betracht.)

Literatur

1. BAUER G.: Sterbehilfe – Brennpunkt ärztlicher Verantwortung im Spiegel rechtlicher Normen. Wien. med. Wschr. **136**, 357 (1986)

2. BAUER G.: Rechtsmedizinische Gesichtspunkte der Wiederbelebung. Wien. med. Wschr. **137**, 533 (1987)

3.a BAUER G.: Diagnose des Todes, Transplantation, Obduktionswesen. In: BAUER G. (Hrsg.): Gerichtsmedizin, Wien – München – Bern, Verlag Maudrich, 1991, S. 1

3.b BAUER G.: Ärztliche Rechts- und Standeskunde. In: BAUER G. (Hrsg.) Gerichtsmedizin, Wien – München – Berlin, Verlag Maudrich, 1991, S. 229

4. BERTEL C. H.: Eigenmächtige Heilbehandlung – § 110 StGB. In: FOREGGER E., NOWAKOWSKI F. (Hrsg.): Wiener Kommentar zum Strafgesetzbuch, 14. Lieferung 1982

5. BLICK U., FISCHER M., SPANN W.: Katamnestische Untersuchungen zur Problematik ärztlicher Hilfeleistungen beim Suizid. MedR **2**, 217 (1984)

6. BOCKELMANN P.: Strafrecht des Arztes. Georg Thieme, Stuttgart–New York 1968

7. FORSTER B., ROPOHL D.: Rechtsmedizin, 2. Auflage. Enke, Stuttgart 1979

8. KÖRNER M.: Der plötzliche Herzstillstand. Heidelberger Taschenbücher, Berlin–Heidelberg–New York–Tokyo, 1967

9. LIPPERT H. D.: Die Stellung des Notarztes bei der Durchführung von Rettungs- und Notarztdienst. MedR **2**, 41 (1984)

10. MASSHOF W.: Zum Problem des Todes. Münch. med. Wschr. **43**, 2473 (1968)

11. MOOS R.: Mitwirkung am Selbstmord – § 78 StGB. In: FOREGGER E., NOWAKOWSKÍ F. (Hrsg.): Wiener Kommentar zum Strafgesetzbuch, 22. Lieferung 1984

12. SATERNUS K. S., FUCHS U.: Verletzungen der A. carotis communis durch Rehabilitationsmaßnahmen. Z. Rechtsmed. **88**, 305 (1982)

13. SEFRIN P.: Notfalltherapie im Rettungsdienst, 3. Auflage. Urban & Schwarzenberg, München–Wien–Baltimore 1985

14. SEFRIN P., SKROBEK W.: Qualifikation des Notarztes. Dt. med. Wschr. **105**, 666 (1980)

15. SPANN W.: Problematik der Leichenschau. In: KONZERT-WENZEL I., PROKSCHA W., THEISINGER W. (Hrsg.): Erstversorgung im Notarztdienst. Urban & Schwarzenberg, Wien–München–Baltimore 1985

16. UMACH P., UNTERDORFER H.: Massive Organveränderungen durch Reanimationsmaßnahmen. Beitr. z. ger. Med. **38**, 29 (1980)

17. UNTERKOFLER M., WOLLINSKY K. H., MEHRKENS K. H.: Welche Aufgaben haben Rettungssanitäter im Rettungsdienst? Notfallmedizin **9**, 674 (1983)

Organisationsformen des Notarztdienstes – Grundsätze der Ausstattung (Geräte und Medikamente)

A. Kaff

1 Begriffe aus dem Rettungswesen

1.1 Der Notarzt

Der Notarzt ist ein im Rettungsdienst tätiger Arzt, der für seinen Einsatz über eine besondere Qualifikation verfügt.

Leitender Notarzt: Der leitende Notarzt übernimmt besondere ärztliche Aufgaben wie Sicherung und Fachberatung der technischen Einsatzleitung. Er benötigt eine spezielle Qualifikation.

1.2 Der Notfall

Der Notfall ist ein Ereignis, das durch eine akute Bedrohung gekennzeichnet ist und unverzüglich Hilfeleistung notwendig macht.

1.3 Primäreinsatz (Primärtransport)

Der Primäreinsatz beginnt mit der Alarmierung am Einsatzort und endet mit der Rückkehr der (des) Rettungstransportmittel(s) zum Standort oder mit neuerlicher Alarmierung (schließt den Transport mit ein).

1.4 Sekundäreinsatz (Sekundärtransport)

Der Sekundäreinsatz ist der Einsatz zur Beförderung von Notfallpatienten von einer Gesundheitseinrichtung – Krankenhaus – unter sachgerechter Betreuung, einschließlich der Einhaltung und Überwachung der lebenswichtigen Körperfunktionen, zur Weiterversorgung in Spezialeinrichtungen (schließt den Transport mit ein).

1.5 Rettungshubschrauber

Der Rettungshubschrauber wird unter strenger medizinischer Indikation dort eingesetzt, wo eine weite Anfahrtsstrecke in das Spital erwartet wird, ein rascher Transport erforderlich ist oder die Verkehrssituationen für ein bodengebundenes Einsatzfahrzeug ungünstig sind.

Die Besatzung besteht aus einem Piloten, einem Notarzt und einem Rettungssanitäter.

1.6 Katastrophenzug

Der Katastrophenzug besteht aus den Einheiten K I – K VI

K I – Leitstellenfahrzeug stellt eine Einheit dar, die über vier Intensivbehandlungsplätze zur Erstversorgung schwerstverletzter Patienten bei Großunfällen oder Katastrophen verfügt und sofort ohne großen Personalaufwand eingesetzt werden kann; das Fahrzeug ist mit einem Mann jederzeit einsatzbereit, und das benötigte Personal wird von dem im Dienst befindlichen Notarztwagen beigestellt.

K II – Nachrüstwagen wird benötigt, um unverzüglich größere Mengen an Verbands- und Infusionsmaterial sowie dringend benötigte Tragbahren (passend für alle Einsatzfahrzeuge in Wien), Bergetücher und Decken sofort beistellen zu können, da die eingesetzten Rettungsfahrzeuge jeweils nur die für den Transport benötigten Tragbahren und Decken mitführen.

K II führt ein Notstromaggregat mit Flutlichtanlage mit.

K III – Einsatzwagen ist ein Spezialfahrzeug, das bis zu 20 Leichtverletzte erstversorgen kann. Er bietet auch bei Evakuierungen, Wohnungsbränden usw., speziell in der kalten Jahreszeit, Unterkunft.

K IV – Versorgungswagen – in dieser Einheit können Patienten und Mannschaften bei länger dauernden Einsätzen versorgt werden.

K V – Bergefahrzeug – ist ein geländegängiges, allradbetriebenes, mit Differentialsperre versehenes Fahrzeug, das im unwegsamen Gelände, bei morastigem Boden, bei hoher Schneelage usw. Patienten zu dem für den Abtransport bereitgestellten Fahrzeug herbeiholen kann.

K VI – Mobiles Leitstellenfahrzeug – ist ein ebenfalls allradbetriebenes Fahrzeug mit Spezialausrüstung im funktechnischen Bereich, um bei Großeinsätzen mit mehreren Organisationen eine Einsatzleitung vor Ort nicht nur aufrechtzuerhalten, sondern auch auf direktem Wege mit den Einsatzleitstellen anderer, in Wien tätiger Organisationen eine problemlose Kommunikation zu ermöglichen.

Ferner bietet dieses Fahrzeug die Möglichkeit, auf direktem Weg dem Katastrophenstab der Stadt Wien schnell und genau Auskunft über die Anzahl und den Zustand der Patienten sowie einen Gesamtüberblick über die Katastrophe zu geben und evtl. auch anwesenden Mitgliedern des Krisenstabes zur Verfügung zu stehen.

1.7 Spezialfahrzeuge

Bettenintensivwagen, Transporter für Jod-Transporte, Desinfektionsfahrten und Neugeborenennotfälle.

2 Organisationsformen des Notarztdienstes

2.1 Träger des Notarztdienstes

Wer in Österreich ein Notarztwagensystem unterhält, ist bundesweit sehr unterschiedlich geregelt. Es liegt in der Kompetenz des Landes oder der Gemeinde, die finanzielle Grundlage für ein Notarztwagensystem zu schaffen.

In Österreich sind die Organisationen des Roten Kreuzes, des Arbeiter-Samariter-Bundes, der Johanniter-Unfall-Hilfe und die Malteser im Rettungswesen tätig.

Für Wien gilt das am 24. September 1965 vom Wiener Landtag verabschiedete Rettungsgesetz, welches die Stadt Wien verpflichtet, Einrichtungen zur Ersten Hilfe für Personen aufrechtzuerhalten, die

– außerhalb ihrer Unterkunft eine erhebliche Verletzung oder eine andere erhebliche Gesundheitsstörung erlitten haben,

– einen lebensbedrohlichen Unfall in ihrer Unterkunft erlitten haben,

– in ihrer Unterkunft wegen unmittelbarer Lebensgefahr sofortiger ärztlicher Hilfe bedürfen, die anders nicht gewährleistet ist.

Die Erste Hilfe umfaßt, wenn es unbedingt notwendig ist, auch die Beförderung in eine Krankenanstalt oder in die Unterkunft.

In Wien ist der Notarztdienst vom **Ärzte-Funkdienst,** welcher unter der **Rufnummer 141** in der Zeit von 19–7 Uhr, an Wochenenden und Feiertagen jeweils von 7–7 Uhr früh erreichbar ist, abzugrenzen. Der Ärzte-Funkdienst führt als verlängerter Arm des niedergelassenen Arztes eine Visitentätigkeit durch. Die Verantwortung über den Organisationsablauf liegt bei der Länderärztekammer und den zuständigen Gebietskrankenkassen.

Die Rufnummer des **Patientenservice** der Ärztekammer ist **1771.** Diese Einrichtung gibt Informationen über diensthabende, niedergelassene Ärzte.

2.2 Verschiedene Notarztsysteme

Unabhängig davon, welches Notarztmittel angefordert wird, ist **österreichweit** die **Notrufnummer 144** zu wählen.

Folgende Organisationsformen haben sich herausgebildet:

2.2.1 Stationssystem
Gemeinsamer Standort von Notarztwagen (NAW) und Notarzt.

– Die Notarztwagenbesatzung ist mit ihrem Fahrzeug in einer Klinik oder im Spital stationiert. Der Notarzt ist jederzeit aus dem klinischen Betrieb abrufbereit. In den meisten Fällen ist er für diesen Dienst eigens eingeteilt.

Vorteile: Rasche Verfügbarkeit der Notarztwagenbesatzung; die Besatzung kann in ihrer einsatzfreien Zeit Aufgaben im Krankenhaus erfüllen (Ambulanz-, Stationsdienst); routinierte Teamarbeit; Kontinuität des Einsatzes bleibt gewahrt; optimale Einsatzanalyse und Fehlerkorrektur.

Nachteile: Eventuell personelle Engpässe und u. U. lange Anfahrtswege, Blockierung des Notarztes bei Fehleinsatz.

– Der Notarzt befindet sich in der Rettungsstation und rückt gemeinsam mit der Mannschaft aus.

Vorteil: Rasche Verfügbarkeit der gesamten Mannschaft.

Nachteile: Spezielle Weiterbildung der NAW-Besatzung muß zumeist an einem anderen Ort erfolgen. Oft Kooperationsschwierigkeiten mit der Kollegenschaft im Krankenhaus.

2.2.2 Rendezvoussystem
Getrennter Standort von NAW und Notarzt.

– Der Notarzt ist ein Klinikarzt oder ein Praktiker mit Notarztausbildung. Der NAW befindet sich mit seiner Besatzung in einer Rettungsstation oder im Einsatz und holt den Notarzt ab. Dieses System ist nur dann zu vertreten, wenn relativ wenige Einsätze in diesem Gebiet zu erwarten sind.

Vorteil: In den Stehzeiten kann der Arzt einer anderen Beschäftigung nachgehen.

Nachteile: Lange Einsatzzeit. Kostenintensiv, unterschiedliche Ankunftszeiten von Notarzt und Rettungssanitäter, Umweltbelastung.

– Der Notarzt ist ein Klinikarzt oder ein Praktiker mit Notarztdekret, der mit einem gesonderten Rendezvousfahrzeug zum Einsatzort gebracht wird und am Notfallort mit der Besatzung des NAW zusammentrifft.

Vorteil: Zumeist kürzere Anfahrtszeiten; trifft die Rettungsmannschaft vor dem Notarzt ein, kann sie u. U. einen unnötigen Einsatz des Notarztes verhindern und umgekehrt.

Nachteil: Kostenintensiv, unterschiedliche Ankunftszeiten von Notarzt und Rettungssanitäter.

2.2.3 Pickupsystem

Die NAW-Besatzung holt den Notarzt vom Spital oder der Ordination ab. Wird wegen des großen Zeitaufwandes nur in Sondersituationen praktiziert.

2.2.4 Luftrettungssystem

Für den Einsatz des Rettungshubschraubers und seiner Besatzung mit einem Notarzt gelten die gleichen Voraussetzungen. In Österreich betreuen die AUVA, der ÖAMTC, das Innenministerium und das Bundesheer die Hubschraubereinsätze. Sie sind jeweils über den **Notruf 144** der zuständigen Rotkreuz-Stelle des Bezirkes zu erreichen bzw. anzufordern. Für einen gut funktionierenden Flugrettungsdienst wird jedoch immer ein gut funktionierender bodengebundener Rettungsdienst Voraussetzung sein.

Vorteil: Rascher Antransport des Notarztes in weiter entfernte Regionen, Rettungsmöglichkeiten auch im unwegsamen Gelände (Gebirge, Meer).

Nachteil: Witterungsbedingte Einsatzmöglichkeiten, Einsätze sind zumeist nur bei Tageslicht möglich, während des Fluges sind nur schwer therapeutische Maßnahmen durchführbar.

2.3 Aufgaben des Notarztes am Notfallort
- Erkennung von Leitsymptomen, die auf einen lebensbedrohlichen Zustand hinweisen.
- Anordnung der richtigen Reihenfolge der Hilfsmaßnahmen an der Unfallstelle.
- Durchführung spezieller ärztlicher Hilfemaßnahmen (z. B. Infusion, Intubation, kardiopulmonale Reanimation, Beatmung).
- Überwachung der technischen Rettung.
- Verordnung und Überwachung eines adäquaten Transportes.

2.3.1 Leitender Notarzt

Der leitende Notarzt soll beim Massenanfall von Verletzten – akut Erkrankten – und bei besonderen Gefahrenlagen als ersteintreffender Notarzt nachstehende Aufgaben wahrnehmen:

- Beurteilung der Lage:
  - taktische Lage
  - eigene Lage
- Feststellung der Art und der Schwerpunkte des medizinischen Einsatzes
- Durchführung des medizinischen Einsatzes
- Koordination mit der Einsatzleitung
- Beratung in medizinischen Fragen

Der ersteintreffende Arzt bleibt solange leitender Notarzt, bis ein Fachkollege am Einsatzort eintrifft und mit ihm die weiteren Aufgaben zusammen koordiniert. Dieser Arzt hat nur eine unterstützende Funktion, weil sein Informationsdefizit nicht mehr aufzuholen ist.

2.4 Vorgehen an der Notfallstelle

- Orientierender Überblick
- Sicherung der Notfallstelle, Schutz vor Selbstgefährdung
- Retten des Notfallpatienten
- Beurteilung des Notfallpatienten
- lebensrettende Sofortmaßnahmen
- präklinische notfallmedizinische Versorgung, Herstellung der Transportfähigkeit
- Durchführung des Notfalltransportes.

2.4.1 Indikationsliste für den Einsatz des Notarztes nach Notfallsituationen:

- Scheintod
- tiefe oder plötzliche Bewußtlosigkeit
- schwere Atemnot
- starke Blutung
- starke Schmerzen über Herz und Lunge
- starkes Erbrechen
- Schockzustand
- starke Krampfanfälle.

3 Grundsätze der Ausstattung

Lagerung

Hebetisch mit Hebevorrichtung für Kippmöglichkeit
Krankentrage (Ferno-Krankentrage)
Bergetuch, Vakuummatratze, Schaufeltrage, je zwei Arm- und Beinschienen (Vakuum- oder pneumoplastische Armschienen).

Freilegung und Freimachen der Atemwege

Tragbare Sekretabsaugpumpe (Jet-suction oder Handpumpe), Absaugkatheter in verschiedenen Größen,
GUEDEL-Tuben 2-3-5, Gummikeil, Mundtubus für Atemspende, Beatmungsbeutel mit O_2-Anschluß, Beatmungsgerät für automatische Lungenbeatmung, Ösophagusobturatortubus (FRASS-Tubus), Beatmungsmasken verschiedener Größen, Intubationsbesteck für Kinder und Erwachsene (Laryngoskop, Tubusführungsdraht, 10er Spritze und Klemme),
PEEP-Ventil,
Oro(Naso)trachealtuben,
Tracheotomiebesteck,
Nasenbrillen, Fremdkörperzange, Xylocainspray.

Blutstillung

Verbandmaterial für Druckverbände, Gefäßklemmen, Dreieckstücher, Inzisionsfolie.

Schockbehandlung

Blutersatzflüssigkeiten, Venenkatheter, Einmalkanülen, Ellenbogenimmobilisator, Venenkatheter für zentralvenösen Zugang.

Wiederbelebung

Defibrillator mit Oszilloskop und Einkanal-EKG-Schreiber
Schrittmacher.

Spezielle Eingriffe

Notamputationsbesteck, Pleurapunktionsbesteck
Schlauch für Magenspülung und Trichter.

Geburten

Zwei Geburtenpakete, Einmal-Nabelschnurklemmen, Einmal-Gesichts-masken, drei Alubabydecken, Unterlage für die Mutter, Handschuhe, Oro-Sauger,
(1 Fläschchen Silbernitrattropfen).

Diverse Geräte

Verbandskoffer für Behandlung außerhalb des Fahrzeuges, Augensprüh-flasche, Gurtenmesser, Lederschneidegerät, Kleiderschere, Schutzanzüge und Helme für die Mannschaft, Leichenhülle, Ohrentrichter, Stirnspiegel, Haemo-Gluco-Test, Sengstakensonde, Fieberthermometer, Kerntem-peratursonde, Nasentamponzange, Kaffeelöffel, OP-Handschuhe, Rasiermesser, Nasenspekulum, Splitterpinzette, Kehlkopfspiegel, Einmal-skalpelle, Scheren und Pinzetten, Blasenkatheter, Blutdruckmanschette, Stethoskop, Taschenlampe, Infusionsarmschiene, Staubinde, Magen-schlauch mit Trichter.

Lenker

Brecheisen, tragbares Funkgerät, Handlampe, Pläne.

Giftfach

Kühlfach bzw. Thermofach

Medikamente

Orale Medikamente
Ampullen
Desinfektionsmittel

3.1 Spezielle Beschreibung einzelner Geräte

3.1.1 Vakuummatratze

Die Vakuummatratze besteht aus einer luftundurchlässigen, sehr biegsa-men und doch außerordentlich strapazfähigen Hülle aus Gummi oder ähnlichem Stoff. Sie ist mit kugelförmigem Material (Styropor) gefüllt, mechanisch außerordentlich widerstandsfähig, nicht alternd und für Röntgenstrahlen durchlässig. Durch ein Ventil ist der Innenraum der Hülle mit der Atmosphäre verbunden.

Wenn durch das Ventil die Luft aus der Hülle evakuiert wird, härtet sich die Matratze durch den atmosphärischen Druck und umschließt die Körperformen. Der Patient wird immobilisiert. Je nach Grad der Evakuierung wird der Körper leicht gestützt oder gänzlich ruhiggestellt.

Die Vakuummatratze gewährleistet in idealer Weise einfach und schonend eine allgemeine und dosierte Immobilisation, insbesondere bei Verdacht auf Frakturen in allen Abschnitten der Wirbelsäule und des Beckens. Aber auch bei allen anderen Verletzungen und selbst bei einem Schock empfiehlt sich die Immobilisierung, weil dadurch das Transporttrauma gemildert werden kann. Analog hiezu die Vakuum-Arm- und -Beinschiene.

3.1.2 Absaugeinheiten

– **Jet-Sauger:** Sehr kleines und leichtes Absauggerät, mit einer eigenen Energiequelle (Treibgaspatrone).

– **Oro-Sauger:** Oro-Sauger und Handsauger sind die kleinsten und einfachsten Absauggeräte, da sie keine eigene Energiequelle benötigen, sondern mit Körperkraft betrieben werden.

– **Handsauger:** Ähnlich wie der Oro-Sauger, doch wird der erforderliche Sog durch schnelles regelmäßiges Zusammendrücken eines Gummiballes erreicht.

– **Sekretabsaugeinheit LAERDAL (auch Vakuumextraktor):** Ist ein tragbares Gerät für Rettungseinheiten. Das Gewicht beträgt ca. 4 kg. Der Absaugschlauch kann jederzeit mittels eines Adapters für das Evakuieren einer Vakuummatratze verwendet werden (Fassungsvermögen 500 ccm).

– **Absaugpumpen (Ambu):** Absaugpumpen sind ca. 1 kg schwer, relativ klein und können daher mühelos an jeden Einsatzort gebracht werden. Die Pumpe kann mit der Hand oder mit dem Fuß bedient werden. Im Auffanggefäß der Pumpe, das mit einem Gummistopfen fest verschlossen ist, wird durch Betätigung des Balges ein Vakuum erzeugt.

– **Elektrische Absaugpumpe:** Wird überwiegend als stationäres Gerät eingesetzt, mit variablem Fassungs- und Saugvermögen.

3.1.3 Defibrillator

Es handelt sich dabei um ein transportables, nicht über 10 kg schweres, akkumulatorbetriebenes Wiederbelebungsgerät. Die Akkus müssen alle zwei Jahre getauscht werden, die Betriebsdauer beträgt in der Regel zwei Stunden.

Ausführung: Das Gerät soll auf Gleichstrombasis arbeiten und Energiepegel bis 360 Joule liefern, über ein Speicheroszilloskop und eine Patienten-EKG-Aufzeichnung verfügen (evtl. Bandaufzeichnung).

Automatische Entladung des Gerätes, wenn innerhalb von 20 Sekunden nach Aufladen kein Defibrillationsstoß erfolgt. Zwischen der Hand des Arztes und dem Metallteil der Schockelektrode müssen ein möglichst großer Sicherheitsabstand und eine Schutzvorrichtung bestehen.

Es ist sorgfältig darauf zu achten, daß die Defibrillationselektroden nicht mit anderen Elektroden des Patienten in Kontakt oder mit Metallteilen in Berührung kommen.

Die Anschlüsse aller elektromedizinischen Geräte, deren Eingang nicht gegen Defibrillationsstöße geschützt ist, müssen während der Defibrillation vom Patienten entfernt werden. Ferner ist darauf zu achten, daß der Körper des Patienten während der Defibrillation nicht in Kontakt mit Metallgegenständen oder mit Metallkonstruktionen, wie z. B. einem Bettgestell oder einer Tragbahre, steht, da sonst unerwünschte Ableitungspfade für den Defibrillationsstrom entstehen. Vorsicht ist geboten in feuchten Wiesen und Naßräumen (Schwimmbad etc.).

3.1.4 Oxylog (vgl. auch S. 102)

Verwendungszweck

Der Oxylog ist ein Beatmungsgerät für den mobilen Einsatz in Rettungsfällen, für den Transport in Rettungsfahrzeugen oder im Hubschrauber zur Klinik, für Verlegungsflüge, für die Beatmung in der Notaufnahme und für die Verlegung von Beatmungspatienten innerhalb der Klinik, z. B. vom OP zur Intensivstation.

Es eignet sich ausschließlich zur kontrollierten Beatmung von Erwachsenen und Kindern ab einem Atemminutenvolumen von 2 l/min. Umschaltung auf manuelle Beatmung oder Spontanatmung ist nicht möglich.

Funktionsbeschreibung

Es handelt sich um ein zeitgesteuertes Gerät mit pneumatischem Antrieb (Gasverbrauch 0,8 l/min), der Respirator arbeitet als „Flow-Zerhacker". Durch einen eingebauten Druckminderer werden Vordruckschwankungen ausgeglichen. Die Beatmungsfrequenz ist stufenlos einstellbar von 10–35 min, ebenso das Atemminutenvolumen (AMV) über einen Flow von 2–20 l/min, das Atemzeitverhältnis ist fix und beträgt I : E = 1 : 1,5.

Der maximale Beatmungsdruck ist vom Hersteller auf 45–75 mbar einge-stellt, die momentanen Beatmungsdrucke sind an einem Manometer di-rekt zur optischen Atemwegsdruckkontrolle abzulesen.

Inbetriebnahme

Reduzierventil der O_2-Flasche öffnen und Bedienung der an der Front-seite befindlichen vier Einstellknöpfe:

a) Ein-/Ausschalter,

b) „Airmix" bzw. „No Airmix" (Stellung „Airmix" liefert 60% O_2 in Luft, „No Airmix" liefert 100% O_2). **In toxischer Atmosphäre darf nur in „No-Airmix"-Einstellung beatmet werden.**

c) Drehknopf zur Einstellung der Beatmungsfrequenz,

d) Drehknopf zur Einstellung des AMV.

Durch ein Zusatzventil ist die Beatmung mit PEEP möglich. Es gibt kein Monitoring einfacher Beatmungsparameter mit Ausnahme des Inspira-tionsdruckes.

Einstellung der Beatmung

	Beatmungsfrequenz/min	AMV l/min
Grüner Bereich für Kleinkinder (5–20 kg Körpergewicht)	28–35	2 – 3,5
Blauer Bereich für Kinder (20–40 kg Körpergewicht)	18–28	3,5– 7
Brauner Bereich für Erwachsene (ab 40 kg Körpergewicht)	10–18	7 –20

Die inspiratorischen Beatmungsdruckwerte liegen im Normalfall bei etwa 20 mbar.

Wird ein zu hoher Beatmungsdruck angezeigt, so ist zunächst die AMV-Einstellung zu prüfen und die Funktion des Beatmungsventils zu kon-trollieren.

Ist der angezeigte Beatmungsdruck zu niedrig, muß ebenfalls die AMV-Einstellung überprüft werden.

Ebenso sind die Schlauchanschlüsse auf festen und dichten Sitz zu unter-suchen, die Funktion des Beatmungsventils ist zu prüfen.

Wartung

Praktisch wartungsfrei; vom Hersteller wird halbjährliche Wartung emp-fohlen. Das Gerät darf nur desinfiziert werden.

Pannenhilfe

Fehler	mögliche Ursache	Abhilfe
Gerät baut keinen Druck auf	Gasvorrat der Flasche verbraucht	Gerät umgehend an andere volle Gasflasche anschließen
	Gasdruck am Geräteeingang zu gering	Ausreichenden Versorgungsdruck herstellen: 2–6 bar
	Gelbe Steuermembran im Beatmungsventil verspannt oder verformt	Beatmungsventil öffnen und korrekt zusammenstellen
Gerät bleibt auf „Inspiration" stehen	Versorgungsdruck unzureichend	Ausreichenden Versorgungsdruck herstellen: 2–6 bar
	Oxylog defekt	DRÄGER-Inspektions-Dienst anrufen
Patient kann nicht bzw. nur schwer ausatmen	Beatmungsschlauch abgeknickt	Für knickfreie Schlauchführung sorgen
	Rotes Rückschlagventil in der gelben Steuermembran fehlt oder ist „verknittert"	Beatmungsventil öffnen und korrekt zusammenstellen

3.1.5 Pulsoxymeter (vgl. auch S. 56, 103 ff)

Das Pulsoxymeter dient zur kontinuierlichen Überwachung der arteriellen Sauerstoffsättigung (PaO_2) und der Pulsfrequenz.

Das Gerät kommt im Notarzthubschrauber und einigen Notarztwagen zum Einsatz.

3.2 Arzneimittel

3.2.1 Ampullen

Akineton®	5 mg/1 ml	Dopamin®	50 mg/5 ml
Alupent®	0,5 mg/ml, 10 ml	Dormicum®	15 mg/3 ml
Anexate®	0,5 mg/5 ml	Ebrantil®	25 mg/5 ml
Atropin	0,5 mg/1 ml	Effortil®	10 mg/1 ml
Bricanyl®	0,5 mg/1 ml	Euphyllin®	0,24 g/10 ml
Calcium Sandoz®	10 %/10 ml	Fortecortin®	100 mg/Fertigsp. 10 ml
Cedilanid®	0,4 mg/2 ml	Gastrosil®	10 mg/2 ml
Dobutrex®	250 mg/Durchstichfl. 20 ml	Gewacalm®	10 mg/2 ml

Gilurytmal®	50 mg/10 ml	Rytmonorma®	70 mg/20 ml
Hypnomidate®	20 mg/10 ml	Solu-Volon®	80 mg/2 ml
Isoptin®	5 mg/2 ml	Spasmium®	40 mg/2 ml
Ketalar®	Durchstichfl., 10 mg/ml	Suprarenin®	(1:1000) 1 mg/1 ml
Lasix®	40 mg/4 ml	Tavegyl®	2 mg/2 ml
Lysthenon®	0,1 g/5 ml	Torecan®	6,5 mg/1 ml
Methergin®	0,2 mg/1 ml	Tramal®	100 mg/2 ml
NaCl	10 ml	Truxal®	50 mg/1 ml
Narcanti®	0,4 mg/1 ml	Visken®	0,4 mg/2 ml
Nitronal®	5 mg/5 ml	Voltaren®	3 ml
Novalgin®	2,5 g/5 ml	Xylocain®	2%, 100 mg/5 ml
Rivotril®	1 mg/1+1 ml	Xyloneural®	10 mg/5 ml

3.2.2 Suchtgifte

Fentanyl® 0,1 mg Ampulle 2 ml
Morphinum hydrochl. 0,01 mg, 1 ml

3.2.3 Infusionen

Glucose 10% Plastikflasche 500 ml
Elo-Häst-Infusionsbeutel 500 ml
Na-Biocarbonat Durchstichfl. 100 ml
NaCl 0,9% Durchstichflasche 100 ml
Ringer-Lösung Infusionsbeutel 500 ml

3.2.4 Desinfektionsmittel

Antiseptica Flächenspray
Isozid-H®-Tupfer 100 Stk.
Isozid-H®-Tinktur 100 ml
Lysoform® Raumspray
Melsitt®
Sterillium®

3.2.5 Orale Medikamente

Adalat Kapseln®	10 mg	Gewadal® Tabletten	
Alucol Tabletten®		Inalgon® Tropfen	15 ml
Aspirin Tabletten®	500 mg	Leukichtan® Salbe	20 g
Baralgin Zäpfchen®	2,4 g	Nitrolingual® Spray	
Becotide® DA	20 g	Novalgin® Tabletten	
Betaisodona® Lösung	15 ml	Orpec® Sirup	
Betaisodona® Salbe	30 g	PH 5 Eucerin® Salbe	
Chloralhydrat Rectiole		Psychopax® Tropfen	
Effortil® Tropfen	7,5 mg	Rhinon® Lösung	10 ml
Gewacalm®	5 mg	Xylocain® Spray	

3.3 Verbandstoffe

Alutex	10 × 9	Elastomull Binde	6 cm, 4 m lang
Alutex	40 × 60	Elastomull Binde	8 cm, 4 m lang
Alutex	73 × 120	Elastomull Binde	10 cm, 4 m lang
Alutex	73 × 250	Elastomull Haftbinde	4 cm, 4 m lang
Dreiecktücher		Elastomull Haftbinde	8 cm, 4 m lang

Filmulin		Mullkompressen	10×10 cm
Hansaplast	4 cm	Mullkompressen	20×40 cm
Hansaplast	6 cm	Stryphnon-Binden	
Hansaplast	8 cm	Universalbinde	8 cm, 5 m lang
Leukosilk	2,5 cm	Verbandwatte	
Leukostrip	13×102 mm	Zellstoff	
Leukostrip	$6,4 \times 76$ mm	Zellstofftupfer (Rolle)	

Anhang für Wiener Notärzte

1 Sanitätsfahrzeuge (Begriffsdefinitionen)

1.1 Notarztwagen (NAW)

Unter einem Notarztwagen versteht man ein Sanitätsfahrzeug, das zur primären Erstversorgung und zum Transport eines Notfallpatienten fährt und immer mit einem Notarzt, einem Rettungssanitäter, einem Sanitätsgehilfen und einem Lenker besetzt ist, die aufgrund einer entsprechenden Ausrüstung im Notarztwagen erweiterte lebensrettende Sofortmaßnahmen durchführen können.

Die medizinische Ausrüstung beinhaltet einen Notarztkoffer, Intubationsbesteck, Sauerstoffversorgung, Beatmungsmöglichkeiten, Defibrillator, Schrittmacher, Absaugvorrichtung, Infusionshalterung, Notfallmedikamente, Verbands- und Schienenmaterial.

1.2 Rettungswagen

Unter einem Rettungswagen versteht man ein Sanitätsfahrzeug, das zur primären Versorgung von Patienten ohne Arzt mit zwei Rettungssanitätern eingesetzt wird. Der Rettungswagen ermöglicht von der Ausrüstung her alle Maßnahmen der erweiterten Ersten Hilfe.

1.3 Krankentransportwagen

Unter einem Krankentransportwagen versteht man ein Sanitätsfahrzeug, das für den Transport nicht gehfähiger Patienten vorgesehen ist, wo keine medizinischen Maßnahmen während des Transportes erforderlich und nicht zu erwarten sind. Es ist mit zwei Sanitätsgehilfen besetzt.

2 Vierstufiges notfallmedizinisches Versorgungssystem

2.1 Allgemeines

Aufgrund der jahrelangen Erfahrung aus dem Rettungsdienst der Stadt Wien, aber auch aufgrund der Zahlen der internationalen Fachliteratur ergibt sich, daß die akuten Anforderungen bei echten Notfällen nur etwa 10–15% der Gesamteinsätze ausmachen. Darüber hinaus sind alle anderen medizinischen Leistungen auf verschiedenste Schweregrade von Akuterkrankungen zurückzuführen.

Diese Erfahrungswerte machen es notwendig, ein darauf abgestimmtes mehrstufiges System aufzubauen.

Aufgrund der in Wien vorhandenen Gesundheitseinrichtungen sowie der in Wien vorhandenen niedergelassenen Ärzte wird in Zukunft in Wien ein **vierstufiges Notfallversorgungskonzept** realisiert.

Stufe 1: Regionale Abdeckung von Tages- und Nachtvisiten durch niedergelassene Ärzte.

Stufe 2: Transporte von nicht gehfähigen Patienten in Gesundheitseinrichtungen über Auftrag eines Krankenhauses oder eines niedergelassenen Arztes durch einen Krankenbeförderungswagen.

Stufe 3: Transporte von Akutfällen nicht lebensbedrohlich erkrankter Patienten durch einen Rettungswagen über Auftrag der Rettungsleitstelle.

Stufe 4: Versorgung von Notfallpatienten durch den Notarztwagen über Auftrag der Rettungsleitstelle.

Das wesentlich Neue an diesem Versorgungssystem im Bereich des Rettungs- und Krankenbeförderungsdienstes ist folgendes:

- Gemeinsame Einsatzleitstelle für den Notarztwagen, Rettungswagen und Krankenbeförderungswagen und Verfügbarkeit des aktuellen Bettenstandes (Bettenzentrale).
- Im Bereich der Leitstelle ein diensthabender Arzt, der die Aufgabe hat, unter Zuhilfenahme von Journalbeamten einlangende Notrufe zu sichten und je nach Schwere des Falles entsprechende Einsatzmittel an den Einsatzort zu schicken.
- Die im Notarztwagen tätigen Ärzte erhalten eine laufende Fort- und Weiterbildung auf dem Gebiet der Notfall- und Katastrophenmedizin.
- Die im Notarzt- und Rettungswagen tätigen Sanitäter erhalten eine ergänzende Ausbildung, damit sie in der Lage sind, Erste-Hilfe-Maßnahmen unter Anleitung eines Arztes – oder nach Rücksprache mit dem Journalarzt in der Leitstelle – durchzuführen.

2.2. Einsatzkriterien

- Ist vom Notruf her klar ein lebensbedrohlicher Zustand abzuleiten, wird primär ein Notarztwagen entsandt.
- Ist vom Notruf her klar zu erkennen, daß eine akute Erkrankung, aber nicht ein lebensbedrohlicher Zustand abzuleiten ist (z. B. Verrenkung eines Knöchels), wird ein Rettungswagen entsandt.
- Bei all jenen Notrufen, bei denen eine eindeutige Zuordnung nicht möglich ist, hat die Funktion des Journalarztes größte Bedeutung: Er muß versuchen, durch gezielte Fragen nähere Umstände zu eruieren, um eine Zuordnung durchzuführen. Im Zweifelsfall wird das jeweils höherwertige Rettungsmittel eingesetzt.

- Die Einsatzleitstelle hat die Möglichkeit, bei Erkrankungen, die nur eine ärztliche Visite in der Wohnung erfordern, eine Weitergabe an die niedergelassenen Ärzte – **Stufe 1** – zu veranlassen.
- Bei akuter Änderung des Erkrankungsbildes des Patienten (Verschlechterung–Verbesserung) ist es jederzeit möglich, daß die weitere Versorgung durch eine höhere oder niedrigere Versorgungsstufe gewährleistet wird.

3 Rettungsfahrzeuge in Wien

In Wien spricht man von einem flächendeckenden Rettungssystem, da, der internationalen Norm entsprechend, binnen 12 Minuten ein Notarztwagen an der Berufungsstelle eintreffen kann.

In Wien fahren in der sogenannten Rettungsgemeinschaft 16 Notarztwagen und 7 Rettungswagen rund um die Uhr. Das entspricht, gemessen an der Einwohnerzahl, einem Notarztwagen pro 90.000 Einwohner.

An Krankentransportwagen sind von allen Organisationen tagsüber rund 80 Fahrzeuge im Dienst und 20 Fahrzeuge während der Nachtstunden in Betrieb.

Alle 15 Rettungsstationen Wiens sind auch als ambulante Erste-Hilfe-Stationen eingerichtet.

Das soziale Netz in Wien mit Patientenservice, Ärztefunkdienst, psychosozialem Notruf, sozialem Notruf, mobiler Krankenschwester, Essen auf Rädern, Heimhilfe, Apothekenabholdienst, PKW-Krankentransport ist weit gespannt.

4 Rettungsjournal

Über den **Notruf 144** werden alle Notarzt- und Rettungswagen der Rettungsgemeinschaft gesteuert. Die Krankentransporte werden in den Journalen der jeweiligen Organisation abgewickelt.

Die Leitstelle der Wiener Rettung arbeitet mit einem computerunterstützten System. Die Annahmestelle in der Leitstelle bietet neben der Möglichkeit der Datenweiterleitung über Bildschirm und Datenfunk auch die Möglichkeit des Sprechfunkverkehrs.

Die Wiener Rettung arbeitet als einzige Institution nicht im sogenannten Behördenband, Frequenzbereich 168–173 MHz, sondern im unteren Bereich des 2-Meter-Bandes.

Durch diese Umstellung, die 1974 erfolgte, fällt die Störanfälligkeit durch Funkwagen und Polizei weg.

In Wien werden pro Tag insgesamt etwas über 1000 Einsätze gefahren. Für einen Einsatz benötigt man bei der Funkübermittlung etwa 1 Minute. In der Praxis hat sich gezeigt, daß durchschnittlich nicht mehr als 40 Fahrzeuge von einer Leitstelle funktionsrichtig geführt werden können. Durch die computerunterstützte Leitstelle ist es möglich, den aktuellen Status aller Fahrzeuge zu erkennen, den örtlichen Standpunkt der Fahrzeuge festzustellen, genaue Anrufzeiten und Ablaufzeiten des Einsatzes zu rekonstruieren, Auskunftserteilung bei Vermißtensuche zu geben, statistische Aufzeichnungen zu führen und eine schnelle Verrechnung durchzuführen.

In der Wiener Rettungszentrale befindet sich neben der Leitstelle für den Notruf 144 und dem Journal der Krankenbeförderung auch die Bettenzentrale für die Verteilung der Betten aller Wiener Spitäler.

5 Standortfrage

Vier verschiedene Faktoren sind für die Wahl des günstigsten Standortes einer Rettungsstation von besonderer Bedeutung:
- der Zeitfaktor,
- die Straßenverkehrssituation,
- Gefahrenschwerpunkte,
- ärztlicher Versorgungsbereich.

6 Richtlinien beim Wiener Rettungsdienst

Eine Intervention hat auch dann zu erfolgen, wenn eine ärztliche Intervention nicht mit Sicherheit ausgeschlossen werden kann.

Die Ausfahrt hat schnellstens, bei Tag spätestens innerhalb von 2 Minuten, bei Nacht spätestens innerhalb von 3 Minuten nach Alarmierung zu erfolgen.

Bei der Intervention entscheidet der Notarzt oder – bei Intervention ohne Arzt – der Transportführer, ob der Patient aufgrund seines Zustandes
- hospitalisiert
  - normal,
  - mit Voranmeldung,
  - in weiterer Folge mit einer Krankenbeförderung abtransport wird;
- in die Wohnung gebracht,
- am Berufungsort belassen oder
- auf die Station zur Beobachtung gebracht wird.

7 Hospitalisierung in Wien

Die Leitstelle der Wiener Rettung ist mittels Computer in der Lage, über alle freien Bettenkapazitäten Auskunft zu geben. Liegt keine Bettenzusage vor, muß unbedingt die Leitstelle um Zuteilung ersucht werden.

7.1 Hospitalisierung bei Unfällen

Wilhelminenspital Unfallchirurgische Abteilung: Montag und Donnerstag.
Allgemeines Krankenhaus: täglich.
Sozialmedizinisches Zentrum Ost (Donauspital): täglich.
Lorenz-Böhler-Krankenhaus (LBK): speziell für Arbeitsunfälle täglich.
Unfallkrankenhaus Meidling (UKH): speziell für Arbeitsunfälle täglich.
Hanusch-Krankenhaus: täglich.
Ferner versorgt jede chirurgische Abteilung in den Krankenhäusern leichtere Verletzungen (Rißquetschwunden etc.). Achtung Röntgenzeiten! Die Krankenanstalt Rudolfstiftung versorgt unfallmäßig keine Personen unter 14 Jahren.
Verletzungen im HNO-Bereich und Augenverletzungen auf die entsprechende Abteilung.
Arbeitsunfälle in erster Linie LBK und UKH Meidling.
Kinder bis 14 Jahre können in das Preyersche Kinderspital oder in das Mautner Markhofsche Kinderspital gebracht werden (kein Polytrauma) und nach Anfrage in das Sozialmedizinische Zentrum Ost.

7.2 Hospitalisierung bei Verbrennungen

7.2.1 Erwachsene

Allgemeines Krankenhaus:
Anlaufstelle ist die Station 32 (Wasserbettstation), die nominell ein Bestandteil der 1. Chirurgie ist. Sie kann 4–6 Verbrennungen versorgen.

Krankenhaus Lainz:
Bei schweren Verbrennungen stehen jederzeit 1–2 Betten zur Verfügung; Aviso über die Aufnahmestation – Journalarzt.

Wilhelminenspital:
Es stehen 1–2 Betten in der Intensivstation der Anästhesie-Abteilung zur Verfügung. Ein Voraviso hat über den Journalarzt zu erfolgen.

Krankenanstalt Rudolfstiftung:

Aufgrund der personellen Struktur können keine Verbrennungsfälle, wenn diese das Ausmaß von etwa 30% Verbrennungen übersteigen, versorgt werden. Kleine Verbrennungen kann die Hautabteilung selbständig versorgen.

7.2.2 Kinder

Bei Verbrennungsfällen von Säuglingen und Kleinkindern besteht die Möglichkeit zur Erstversorgung im Mautner-Markhof- und Preyer-Kinderspital sowie in der Kinderklinik des AKH.

7.3 Hospitalisierung bei internen Erkrankungen

Grundsätzlich wird das nächste öffentliche, im Einzugsbereich liegende Krankenhaus und die der Krankheit entsprechende Abteilung angefahren.

Kinder bis zum 14. Lebensjahr in die entsprechenden Kinderspitäler.

Nach Rücksprache mit dem Rettungsjournal können auch folgende Abteilungen angefahren werden:

7.3.1 Kardiologische Fälle

AKH – Notfallaufnahme

Barmherzige Brüder – CCU

Elisabethspital – CCU

KH Floridsdorf – CCU

KFJ – CCU

KA Rudolfstiftung – CCU, Angio

Wilhelminenspital, III. Med. – CCU und Angio

KH Lainz – CCU und Angio

SMZ-Ost (Donauspital)

Hanusch-Krankenhaus

7.3.2 Dialysestationen

AKH, I. Med.

AKH, II. Med.

Wilhelminenspital

KH Lainz – I. Med. (Überwachungsstation)

KH Lainz – III. Med. (Überwachungsstation)

7.4 Hospitalisierung bei neuro-chirurgischen Fällen

AKH

Rudolfstiftung

Für alle zerebralen Blutungen, CT und Subtraktionsangiographie kann das Neurologische KH Rosenhügel Pav. A (Überwachungsstation) angefahren werden.

7.5 Hospitalisierung bei Psychosen

Im Einzugsbereich des 10. Bezirkes – Kaiser-Franz-Josef-Spital, ansonsten in das Psychiatrische Krankenhaus der Stadt Wien, Baumgartner Höhe.

7.6 Hospitalisierung bei Strahlenunfällen

Krankenhaus Lainz.

7.7 Hospitalisierung bei Vergiftungsfällen

Wilhelminenspital, Entgiftungsstation der Anästhesie-Abteilung

AKH – Arbeitsmedizin

Vergiftungszentrale: Tel. Nr. 43 43 43 (keine Hospitalisierung! Nur Auskunft!)

7.8 Hospitalisierung bei Berufserkrankungen

AKH – Arbeitsmedizin.

Voranmeldung von Patienten in ein Krankenhaus

Bei Voranmeldungen in ein Krankenhaus ist folgende Vorgangsweise zu beachten: Dem Rettungsjournal wird bekanntgegeben: anzufahrendes KH, Geschlecht und Alter des Patienten sowie Erstdiagnose.

Die Voranmeldung hat unmittelbar nach der Abfahrt zu erfolgen und nicht erst vor dem Krankenhaus. Ausnahmeregel: während des Transportes verschlechtert sich der Zustand des Patienten.

8 Todesfälle

Allgemeines

Oberste Priorität kommt der Hilfeleistungspflicht zu. Personen, deren Tod nicht feststeht, können daher vom Ort der Auffindung entfernt und in das Rettungsfahrzeug gebracht werden. Wird ihr Tod danach festgestellt, so wird die Leiche in das Gerichtsmedizinische Institut verbracht.

Alle möglichen Kriterien des Todes (Todeszeit usw.) sind in jedem Fall durch den Notarzt zu erfassen.

8.1 Tod innerhalb einer festen Unterkunft

8.1.1 Natürlicher Tod

– Ist ein Angehöriger (Lebensgefährte) anwesend, wird der Zentrale Totenbeschaudienst über unser Rettungsjournal verständigt. Die Verständigung der Polizei kann unterbleiben. Die Leiche kann belassen werden. Die Angehörigen sind aufzuklären, den Behandlungsschein über den praktischen Arzt nachzureichen.

  Ausnahme: Leichen von Feten, Säuglingen und Kleinkindern bis zum vollendeten 2. Lebensjahr sind in jedem Fall der Polizei anzuzeigen.

  In beiden Fällen ist die Durchschrift unseres Transportscheines für die Bestattung oder die Polizei zu hinterlegen.

– Ist kein Angehöriger anwesend, ist zum Schutze des Eigentums die Polizei zu verständigen und ihr Eintreffen abzuwarten. Ist eine dringende Intervention des RD's in unmittelbarer Nähe erforderlich, muß das Eintreffen der Polizei nicht abgewartet werden. Die Polizei ist vor dem Abrücken des RD's vom Rettungsjournal in Kenntnis zu setzen.

  Der Zentrale Todenbeschaudienst ist über das Rettungsjournal zu verständigen. Die Leiche kann belassen werden. Die Durchschrift unseres Transportscheines ist zu hinterlegen.

– Lassen die sozialen Umstände (beengte Wohnung, Kleinkinder) die Belassung einer Leiche nicht zu, ist ausschließlich der Zentrale Totenbeschaudienst telefonisch zu kontaktieren und zwar, wenn möglich, aus der betreffenden Wohnung, falls dies nicht möglich ist, über das Rettungsjournal. Der Notleichenbegleitschein wird ab sofort **nicht** mehr in der Wohnung zurückgelassen. Das Prozedere der Leichenabholung wird zwischen Angehörigen und dem zentralen Totenbeschaudienst vereinbart.

– Feststellung des Todes durch die Polizei: Wird eine Leiche durch die Polizei oder die Feuerwehr in einer festen Unterkunft aufgefunden und sind eindeutig Zeichen des bereits eingetretenen Todes, wie Verwesung oder Skelettierung vorhanden, ist der RD **nicht** zu verständigen.

8.1.2 Gewaltsamer Tod (Vorsatztat eines anderen, Selbstmord oder Unfall)

In jedem Fall ist die Polizei zu verständigen, die Leiche muß belassen werden, die Kommissionierung ist durchzuführen. Eine Durchschrift unseres Transportscheines ist für die Polizei zu hinterlegen.

8.2 Tod außerhalb einer festen Unterkunft – Polizei ist zu verständigen

8.2.1 Natürlicher Tod (kein Hinweis auf Fremdverschulden)

– Der Auffindungsort ist allgemein zugänglich, aber auch tatsächlich frequentiert und kein augenfälliger Hinweis auf Fremdverschulden liegt vor:

Wird der Patient zur Untersuchung in das Fahrzeug eingeladen und der Tod festgestellt, so wird die Leiche nicht mehr ausgeladen, sondern in das Gerichtsmedizinische Institut verbracht.

Wird der Tod außerhalb des Fahrzeuges durch den Notarzt festgestellt, ist die Leiche zu belassen.

Über Ersuchen der Polizei ist über das Rettungsjournal der **Notleichenbegleitschein** bei dem Zentralen Totenbeschaudienst anzufordern (d. h. die Leiche wird unverzüglich von der Bestattung abgeholt). Die Durchschrift unseres Transportscheines ist der Polizei zu übergeben.

– Der Auffindungsort ist nicht frequentiert oder nicht allgemein zugänglich: Stellt der Notarzt den Tod fest, ist die Leiche zu belassen.

Ergibt sich eine Möglichkeit wie bei der U-Bahn, die Leiche an einen nicht von der Bevölkerung einsehbaren und nicht frequentierten Ort zu verbringen, kann die Leiche bis zum Eintreffen der Bestattung an diesem Ort verwahrt werden.

8.2.2 Gewaltsamer Tod (Vorsatztat eines anderen, Selbstmord oder Unfall)

– **Verkehrsunfall:** Ist der Auffindungsort allgemein zugänglich und die Lage der Leiche wurde von der Polizei festgehalten, kann die Leiche geborgen werden (FW). Über Ersuchen der Polizei kann der **Notlei-**

chenbegleitschein über das Rettungsjournal angefordert werden. Die Durchschrift des Transportscheines ist der Polizei zu übergeben. Eine polizeiliche Kommissionierung erfolgt im Gerichtsmed. Institut.

- **Sonstiger Unfall:** Der Tod wird vom Notarzt festgestellt und die Leiche ist zu belassen. Die Kommissionierung der Leiche erfolgt an Ort und Stelle.
- **Selbstmord:** Liegt offensichtlich ein Selbstmord vor, ist die Leiche am Auffindungsort möglichst ohne Veränderung zu belassen.

Ergibt sich eine Möglichkeit wie bei der **U-Bahn,** die Leiche an einen nicht von der Bevölkerung einsehbaren und nicht frequentierten Ort zu verbringen, kann die Leiche bis zum Eintreffen der Bestattung an diesem Ort verwahrt werden.

- **Tod durch Vorsatztat eines anderen (Mord):** Die Leiche ist am Auffindungsort möglichst ohne Veränderung zu belassen. Die Durchschrift des Transportscheines ist zu hinterlegen.
- **Tod durch Ertrinken:** Besteht **ein unmittelbarer** zeitlicher Zusammenhang zwischen dem Tod und dem Zeitpunkt der Bergung der Leiche, ist über Ersuchen der Polizei über das Rettungsjournal der **Notleichenbegleitschein** beim Zentralen Totenbeschaudienst anzufordern. Die Leiche wird von der Bestattung in das Gerichtsmed. Institut verbracht und dort kommissioniert. Die Durchschrift unseres Transportscheines ist der Polizei zu übergeben.

Besteht **kein unmittelbarer** zeitlicher Zusammenhang zwischen eingetretenem Tod und Auffindung, erfolgt die **Kommission** an Ort und Stelle, die Leiche ist möglichst unversehrt zu belassen, um erkennungsdienstliche Maßnahmen der Polizei nicht unmöglich zu machen.

9 Psychosen

9.1 Definition

Vorübergehende oder sich stetig verschlechternde psychiatrische Erkrankung mit erheblicher Beeinträchtigung psychischer Funktionen, gestörtem Realitätsbezug, mangelnder Einsicht und der Unfähigkeit, üblichen sozialen Normen bzw. Lebensanforderungen zu genügen.

9.2 Tobender psychotischer Patient

Definition: Dieser ist ein Patient, bei dem infolge der akuten Selbst- oder Gemeingefährlichkeit und wegen der damit verbundenen Gefahr im Verzug das Eintreffen des Amtsarztes zwecks Untersuchung des Erkrankten nicht abzuwarten ist.

Ohne Parere ist der Patient auch gegen seinen Willen unter Assistenzleistung der Polizei in ein Psychiatrisches Krankenhaus zu verbringen; dies kann auch geschehen, wenn sich der Patient bereits in Krankenhauspflege befindet.

9.3 Nicht akute Psychosen

Liegt Selbst- oder Gemeingefährlichkeit, aber keine Gefahr im Verzug vor, ist die Polizei zu verständigen (z. B. angedrohter Selbstmord).

9.4 Psychotisches Verhalten ohne Selbst- und Gemeingefährlichkeit

Liegt keine Selbst- oder Gemeingefährlichkeit vor und ist der Patient aber durch sein Verhaltensmuster gestört und auffallend, liegt also kein Grund für eine akute Hospitalisierung vor, kann der **Psychosoziale Notruf, Tel. Nr.: 31 84 19 oder 31 84 20** eingeschaltet werden (Sklerotiker).

9.5 Mangelnde Krankheitseinsicht bei drohender Gefahr

Der Patient darf **gegen** seinen Willen nicht hospitalisiert werden, wenn er die Folgen seiner Erkrankung in vollem Umfang erkennen kann.

Eine Berufung des Amtsarztes ist nicht zielführend.

Es ist danach zu trachten, die Zustimmung des Patienten für eine Hospitalisierung zu erlangen. Nach dem Prinzip größtmöglicher Sorgfalt ist zu verfahren, eine intensive Aufklärung des Patienten ist durchzuführen.

Nach Möglichkeit sind die Angehörigen in Kenntnis zu setzen.

10 Alkoholismus

Alkoholisierte Verletzte oder Erkrankte sind immer und unverzüglich einer Spitalsbehandlung zuzuführen. In den meisten Fällen ist eine Schädelprellung nicht auszuschließen.

Bei chronischen Alkoholikern ist wegen des Auftretens von Blutungen (intestinal, pachymeningeal) besondere Vorsicht walten zu lassen.

Es hat sich aus der Praxis des Rettungsdienstes als günstig erwiesen, den unverletzten und nicht erkrankten Alkoholisierten in drei Schweregrade einzuteilen:

10.1 Leicht Alkoholisierter

Ist zum Zeitpunkt der Untersuchung voll orientiert, kein schwankender Gang, typischer Alkoholgeruch feststellbar, keine lallende Sprache, jedoch Grundstimmung verändert.

Anamnestisch ist kein schwerer Alkoholisierungsgrad zu erwarten, somit ist der Patient:

a) zu belassen,

b) durch den RD (Ausnahmefall – am Einrückungsweg) in seine Unterkunft zu verbringen,

c) in die Obhut von Angehörigen zu übergeben.

10.2 Mittelgradig Alkoholisierter

Zeichnet sich durch Koordinationsschwierigkeiten, wie schwankenden Gang, lallende Sprache, gerötete Konjunktiven, Ausatemluft wie nach Alkohol, Orientierungsvermögen eingeschränkt, aus. So kein schwerer Alkoholisierungsgrad zu erwarten ist, kann der Patient:

a) belassen werden,

b) in die Obhut von Angehörigen oder Begleitpersonen (nüchtern) übergeben werden,

c) durch den RD (Ausnahmefall – am Einrückungsweg) in seine Unterkunft verbracht werden.

10.3 Schwer Alkoholisierter (Intoxikation – Polytoxikomanie)

Eingeschränkte Bewußtseinslage, schwankender Gang, lallende Sprache, gerötete Konjunktiven, Ausatemluft wie nach Alkohol, Orientierungsvermögen stark eingeschränkt.

Der Schweralkoholisierte ist auf jeden Fall zu hospitalisieren und keinesfalls zur Ausnüchterung der Polizei zu übergeben.

11 Einschreiten des Amtsarztes

Das Krankenanstaltengesetz ermöglicht das Einschreiten des Amtsarztes der Bundespolizei lediglich dann, wenn der Verdacht besteht, die Selbst- oder Gemeingefährlichkeit sei durch **Geisteskrankheit** verursacht worden.

12 Berufungen des RD durch die Polizei

Die Entscheidung, welches Rettungsmittel (NAW, RTW oder Kranken-beförderung) eingesetzt wird, trifft der in der Notrufzentrale dienstversehende Arzt oder Journalbeamte.

Der Polizeibeamte sollte bei Anruf im Rettungsjournal immer die Anzahl der Verletzten und einen voraussichtlichen Schweregrad der Verletzung bzw. die Bewußtseinslage des Verletzten bekanntgegeben. Bei Eintreffen der Polizei vor dem RD sollte unverzüglich ein Situationsbericht an unser Journal erfolgen.

Eine Intervention des Rettungsdienstes sollte vermieden werden, wenn es sich

a) offensichtlich um geringfügige Verletzungen handelt, die keineswegs einer sofortigen ärztlichen Behandlung bedürfen;

b) um Verletzte handelt, besonders bei Verkehrsunfällen, die sich offenkundig ohne weiteres in ein Spital oder ein Ambulatorium begeben können.

Bei fernmündlichem Ersuchen der Polizeidienststellen um Intervention des Rettungsdienstes kann seitens der Polizeiorgane keine Feststellung über die Notwendigkeit der Intervention erfolgen. In solchen Fällen soll der Patient bei Anwesenheit im Wachzimmer mit dem Journal selbst sprechen.

Sollte aber aus dem Gespräch zu entnehmen sein, daß ein polizeiliches Einschreiten auf Grund gesetzlicher Vorschriften oder zur Abwehr einer unmittelbar drohenden Gefahr geboten erscheint, ist selbstverständlich entsprechend vorzugehen.

Personen, die sich in ihren Wohnungen (zu Hause) befinden und weder in ihren Unterkünften einen lebensbedrohenden Unfall erlitten haben, noch wegen unmittelbarer Lebensgefahr sofortiger ärztlicher Hilfe bedürfen, sind bei Anfragen untertags an das Patientenservice der Ärztekammer (Tel.-Nr. 17 71) und zwischen 19.00–7.00 Uhr sowie an Samstagen, Sonn- und Feiertagen an den Ärztenotdienst (Tel.-Nr. 141) zu verweisen.

Werden Personen in ein Spital gebracht, so gibt die Rettungszentrale über Anfrage den Aufenthaltsort und den Namen der Verletzten der Funkstelle, ID oder einer Polizeidienststelle bekannt.

13 Auskunftserteilung über Diagnosen

Es ist ausschließlich den Sicherheitsorganen Auskunft über Art und Schweregrad der Verletzung bzw. Erkrankung zu erteilen.

Eine Diagnoseweitergabe an die Wiener Verkehrsbetriebe, Bundesbahnen etc. soll unterbleiben.

Es kann jedoch den anderen Organisationen mitgeteilt werden, wohin der Patient verbracht wurde.

14 Effekten

Im Vordergrund steht die ärztliche und medizinische Versorgung des Patienten. Es ist nicht unsere primäre Aufgabe, Patienten nach Effekten zu durchsuchen.

Die Feststellung der Identität und die Sicherstellung von Bargeld und Wertgegenständen, besonders bei nicht ansprechbaren Patienten obliegt dem Spital. Verstreute Effekten sind einzusammeln und mitzunehmen (VU).

Ist aufgrund des Krankheitsbildes des Patienten zu erwarten, daß der Patient ein Ausweispapier bei sich trägt, welches Aufschluß und Hinweis für seinen dzt. Gesundheitszustand gibt, z. B. Diabetesausweis, Schrittmacherausweis, Allergieausweis etc., sollen in diesen **Ausnahmefällen** Kleider und Handtaschen vom Sanitätspersonal in Anwesenheit des Arztes durchsucht werden.

Die Effekten werden im Spital mit dem Krankenhauspersonal gemeinsam aufgenommen und übergeben.

15 Abtransport nach Wohnungsinterventionen

Sind Angehörige anwesend, keine Haustiere zu versorgen und keine verderblichen Waren vorhanden, so entfällt eine Verständigung der Polizei.

Sind Haustiere und verderbliche Waren vorhanden und ist der Patient alleine und ansprechbar, ist die Berufung der Polizei nur über Ersuchen des Patienten erforderlich.

Ist in einem solchen Fall der Patient nicht ansprechbar, übergibt die Polizei den Wohnungsschlüssel dem Sanitätspersonal und das Sanitätspersonal gibt den Schlüssel wie gehabt im KH ab.

Ist ein dringender Abtransport erforderlich und das Eintreffen der Polizei kann nicht abgewartet werden, ist dies über unsere Leitstelle der Funkstelle des ID mitzuteilen, die Wohnung zu verschließen und der Schlüssel im KH ebenfalls abzugeben.

Ist kein Schlüssel auffindbar und die Wohnungstür nicht versperrbar, ist dies der Funkstelle des ID unter besonderem Hinweis auf die Dringlichkeit mitzuteilen.

16 Abtransporte von Wachzimmern

Wird der Patient aus polizeilichem Gewahrsam übernommen, sind die Effekten bereits von der Polizei übernommen und festgehalten worden. Diese Effekten werden dem Sanitätspersonal ausgehändigt und der Polizei muß die Übernahme bestätigt werden.

Es darf vorausgesetzt werden, daß eine genaue Visitierung stattgefunden hat.

ALLGEMEINE NOTFALLMEDIZIN

Erstuntersuchung von Notfallpatienten – Dokumentation

A. Laggner

Ziel der Erstuntersuchung von Notfallpatienten ist das unverzügliche Erfassen einer lebensbedrohlichen Störung. Die Zeit, die für das Erkennen des Grades der Bedrohung vom Notarzt benötigt wird, ist für die Einleitung einer adäquaten Therapie und auch für die Prognose des Patienten entscheidend.

> Die diagnostische Tätigkeit des Notarztes beginnt bereits bei der Anfahrt zum Berufungsort. Anhand des eingelangten Notrufes wird die Vorinformation verarbeitet:
> Wer ist betroffen? (Alter, Mann oder Frau)
> Was hat er? (Trauma, Intoxikation, Krankheiten)

Auf Grund dieser Informationen wird die **Einsatztaktik** mit den Rettungssanitätern abgesprochen. Dabei stellt der Notarzt fest, welche **Ausrüstung** (Defibrillator, Beatmungsgerät, Bergehilfen) mitgenommen wird und wer für welche diagnostischen und therapeutischen Maßnahmen zuständig ist. Sind Kinder betroffen, werden die Tubusgrößen und die Medikamentendosierungen vorbesprochen.

Beim Eintreffen am Berufungsort gilt es, rasch die **Gesamtsituation** abzuschätzen und zu prüfen, ob der Notruf den Notfall richtig beschrieben hat. **Situationsänderungen** sind unverzüglich der Leitstelle zu melden. Insbesondere gilt es **Gefahrenmomente** zu erfassen, die die Arbeit des Rettungsteams und der Feuerwehr bedrohen (z. B. Silounfall, Gefahrstoffunfall). Weiters sind, falls erforderlich, **zusätzliche Rettungsmittel** (Notarztwagen, Rettungswagen oder Rettungshubschrauber) anzufordern.

Erstbegutachtung des Notfallpatienten

Bei der Erstbegutachtung des Nofallpatienten gilt es, möglichst rasch eine lebensbedrohliche Störung zu erkennen und ihre Ursachen zu erfassen. Damit nicht mit unnötigen Maßnahmen wertvolle Zeit verloren geht, empfiehlt es sich nach einem Schema vorzugehen, welches mit dem Merkwort „BAKTIK" beschrieben werden kann (Tab. 1).

Tabelle 1: Prinzipielles Vorgehen bei der Notfalldiagnose

B	Bewußtseinslage?
A	Atmung?
K	Kreislauf?
T	Trauma?
I	Intoxikation?
K	Krankheit?

Bewußtseinslage?

Man ruft den Patienten laut an. Ist er nicht wach und ansprechbar, so setzt man z. B. durch kräftiges Kneifen in die Wange einen Schmerzreiz. Wacht er nun auf und reagiert adäquat (korrekte Antwort auf Wochentag), so spricht man von Somnolenz. Antwortet er inadäquat, so wird sein Zustand als Sopor bezeichnet. Reagiert er weder auf Zuruf noch auf Schmerzreize, so liegt ein Koma vor.

Atmung?

Die Beurteilung der Atmung erfolgt nach Austasten und Reinigen der Mundhöhle und Überstrecken des Kopfes. Durch Sehen, Hören und Fühlen beurteilt man, ob eine Atmung vorhanden ist.

Ist keine Atmung vorhanden, wird der **Atemstillstand** diagnostiziert. Eine präterminale Schnappatmung wird, da damit der Gasaustausch bereits ineffektiv ist, ebenfalls als Atemstillstand bezeichnet.

Der Atemstillstand kann zentral durch Hypoxie bzw. Schädigung des Atemzentrums oder peripher ausgelöst werden. Für die peripheren Ursachen kommen neurogene Störungen wie bei GUILLAIN-BARRÉ-Syndrom, zervikaler Querschnittsläsion und Tetanus und eine muskuläre Schädigung wie bei Myasthenia gravis, Alkylphosphatvergiftung, Applikation von Muskelrelaxantien und Botulismus in Frage. Zusätzlich muß auch eine Obstruktion der Atemwege durch Fremdkörper in Betracht gezogen werden.

Eine erhöhte **Atemfrequenz** (Tachypnoe; Atemfrequenz > 20/min) ist ein unspezifisches Zeichen und kann bei Fieber, Schmerzen, Erregung,

54

Schock, Azidose, Pneumonie und Pulmonalembolie auftreten. Eine verminderte Atmung (Bradypnoe < 10/min) ist Hinweis auf eine zerebrale Schädigung bzw. eine Intoxikation. Darüberhinaus gibt es noch besondere Atemtypen (KUSSMAUL, CHEYNE-STOKES, BIOT), die eventuell Rückschlüsse auf das ursächliche Krankheitsgeschehen liefern können. Auch der Geruch der Exspirationsluft kann für die Notfalldiagnose verwertbar sein (Foetor alcoholicus, Azetongeruch bei diabetischer Ketoazidose, Erdgeruch bei Coma hepaticum, Knoblauchgeruch bei E 605-Vergiftung).

Die **Perkussion** der Lunge kann beim Pneumothorax (tympanitischer Klopfschall) und beim Pleuraerguß bzw. Hämatothorax (Dämpfung) hilfreich sein.

Die **Auskultation** der Lunge ergibt beim Lungenödem und bei Pneumonie fein-mittelblasige Rasselgeräusche und beim Asthmapatienten ein Giemen und Pfeifen. Beim schweren Lungenödem und beim Status asthmaticus sind diese Geräuschphänomene meist schon auf Distanz und ohne Stethoskop wahrnehmbar. Schleimfäden im Bereich der Stimmritze verursachen ein brodelndes Geräusch, welches als Lungenödem mißinterpretiert werden kann!

Die Effektivität des **Gasaustausches** kann klinisch beurteilt werden. Ein rosiges Hautkolorit weist auf eine gute Oxygenierung in der Lunge und eine gute Gewebsperfusion hin. Livide, zyanotische Akren können bei schweren Lungenfunktionsstörungen und Pumpversagen des Herzens zu beobachten sein. Als objektive Methode für die Beurteilung der pulmonalen Sauerstoffaufnahme und der Gewebsperfusion ist heute die *Pulsoximetrie* für die Überwachung von Notfallpatienten unersetzlich geworden.

Die **Kapnometrie** (endexspiratorische Kohlendioxidmessung, et-CO_2), dient der Kontrolle der alveolären Ventilation und der pulmonalen Perfusion. Diese Meßmethode wird meist nur bei maschinell Beatmeten eingesetzt und dient als nicht-invasive Kontrolle der Beatmungstherapie. Bei Hyperventilation und verminderter pulmonaler Perfusion (Herz-Kreislaufstillstand, Low Output Failure, Pulmonalembolie) finden sich niedrige, und bei Hypoventilation erhöhte et-CO_2-Werte.

Kreislauf?

Durch Tasten des Karotispulses wird geprüft, ob der Patient einen funktionierenden Kreislauf aufweist. Dabei tastet man die A. carotis communis rechts und links hintereinander je 5 Sekunden lang. Der Karotispuls muß beidseits geprüft werden, weil ein einseitiger Karotisverschluß vorliegen könnte. Bei Säuglingen ist wegen des kurzen Halses die A. axillaris zu palpieren. Ist kein

Puls palpabel, wird die Diagnose **Herz-Kreislaufstillstand** gestellt und mit Reanimationsmaßnahmen unverzüglich begonnen (s. ABC-Regel), soferne nicht schon die sicheren klinischen Todeszeichen (Totenflecke und Totenstarre) eingetreten sind. Im Zweifelsfall muß ein EKG zur Dokumentation der Asystolie geschrieben werden.

Ist ein Puls vorhanden, so kann ein geübter Untersucher aus den Pulsqualitäten (Frequenz, Rhythmus, Äqualität, Anstiegssteilheit, Amplitude, Härte) wichtige diagnostische Rückschlüsse ableiten:

Pulsus irregularis et inaequalis:	Vorhofflimmern und Extrasystolie
Pulsus celer et altus:	Aorteninsuffizienz
Pulsus frequens parvus et molle:	Schock
Pulsus durus:	hypertone Krise.

Wesentlich ist die Erfassung und Dokumentation der Pulsfrequenz (manuell, Pulsoximeter, EKG-Monitor). Bei Notfallpatienten muß in der Regel eine kontinuierliche Puls-/EKG-Überwachung durchgeführt werden.

Die Blutdruckmessung ist ebenfalls für die Erfassung des Schweregrades eines Notfalles unabdingbar (manuelle oder automatische Messung nach RIVA-ROCCI, blutige Messung). Pulsfrequenz dividiert durch systolischen Blutdruck ergibt den Schockindex. Wichtig ist zu wissen, daß die Blutdruckmessung mit der Cuff-Methode (RIVA-ROCCI) bei zentralisierten Patienten (high resistance shock bei Hypovolämie und Pumpversagen) falsch niedrige und bei Patienten mit adipösem Oberarm falsch hohe Werte liefert.

Der **Perkussion** des Herzens wird nur in Ausnahmefällen beim Notfallpatienten diagnostische Bedeutung zukommen (Verbreiterung der Herzdämpfung bei Kardiomyopathie, Perikarderguß und Herzbeuteltamponade).

Die **Auskultation** des Herzens wird ebenfalls eher selten für den Notarzt wichtige Hinweise liefern (systolische Geräusche bei Aortenstenose, Mitralinsuffizienz und Septumruptur, diastolische Geräusche bei Aorteninsuffizienz und Mitralstenose).

56

Trauma?

Bei dieser Frage wird durch gewissenhafte **Inspektion** und **Palpation** geprüft, ob eine Kontusion, eine offene Fraktur, eine geschlossene Fraktur, Gefäßverletzung, Nervenverletzung bzw. eine Amputation vorliegt. Thermische Läsionen oder Verbrennungen werden meist leicht erkannt. Schwieriger ist die Situation beim stumpfen Trauma und bei geschlossenen Frakturen. (Typisches Verletzungsmuster beim Verkehrsunfall durch Sicherheitsgurt, Schädel-Hirn-Trauma oft mit HWS-Fraktur kombiniert, stumpfes Bauchtrauma).

Bei allen Unfällen kann aber eine sorgfältige **Analyse der Gesamtsituation** vor Ort (Unfallhergang, Beschädigungsausmaß der involvierten technischen Einrichtungen, z. B. Autos) wertvolle Hinweise für das Verletzungsmuster liefern.

Intoxikation?

Ist der Notfallpatient offenbar nicht durch ein Trauma geschädigt, so gilt zu prüfen, ob eine Intoxikation vorliegt. Bei Vergifteten weisen die Patienten typische **Leitsymptome** und **Toxidrome** auf (s. Kap. Intoxikationen), wertvolle Informationen kommen aus der Umgebung (Medikamentenschachteln, Gasexposition bei Zimmerbrand, im Weinkeller und bei Silounfällen). Bei Gefahrstoffunfällen (Lastentransport auf der Autobahn) gibt die KEMLER-**Nummer** Aufschluß über das transportierte Gift (s. Intoxikationen).

Die **klinische Untersuchung** von Intoxikierten wird in erster Linie darauf abzielen, den **Ingestionsmodus** des Giftes zu erfassen (perorale, parenterale oder inhalative Giftaufnahme). In zweiter Linie muß auf Sekundärfolgen (z. B. Aspiration, Hautblasen) geachtet werden. Offensichtlich **Alkoholisierte** sind wegen verminderter Schmerzreaktion genau zu untersuchen, ob zusätzlich auch eine traumatische Läsion vorliegt (z. B. Frakturen, Subduralhämatom).

Krankheit?

Von den Angehörigen aus der Umgebung des Patienten kommen meist Hinweise auf präexistierende Erkrankungen (Diabetes mellitus, Herzprobleme, immunsuppressive Therapie, Antikoagulantientherapie, Antihypertensiva, Allergien, Operationen). Insbesondere ist zu erfragen, welche Medikamente der Patient eingenommen hat und ob er die vorgeschriebenen Dosierungen eingehalten hat. Notfälle durch mangelnde Patienten-Compliance (z. B. hypertensive Krisen) sind daher zu erwägen.

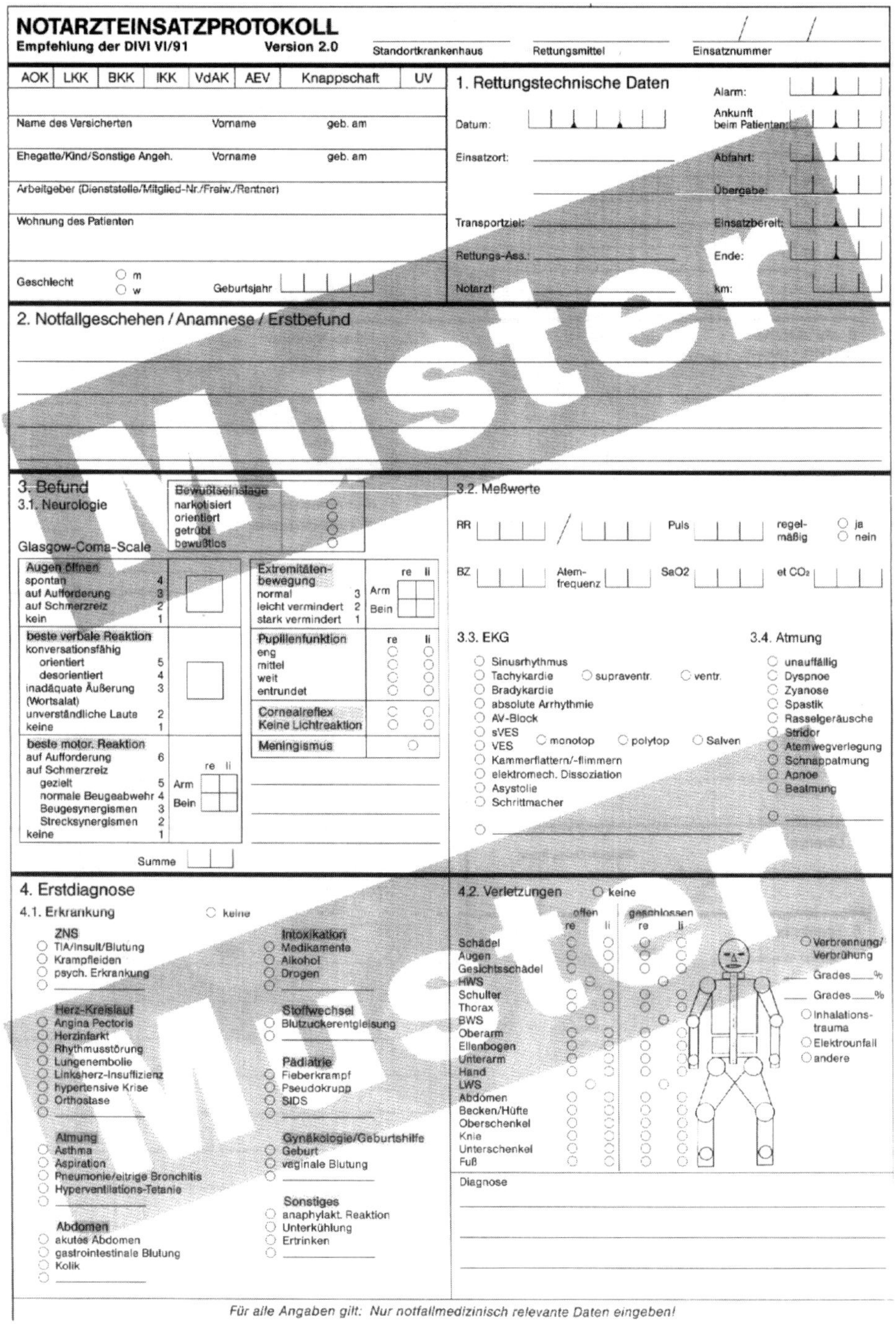
NOTARZTEINSATZPROTOKOLL
Empfehlung der DIVI VI/91 **Version 2.0**

Standortkrankenhaus | Rettungsmittel | Einsatznummer / /

AOK	LKK	BKK	IKK	VdAK	AEV	Knappschaft	UV

Name des Versicherten | Vorname | geb. am
Ehegatte/Kind/Sonstige Angeh. | Vorname | geb. am
Arbeitgeber (Dienststelle/Mitglied-Nr./Freiw./Rentner)
Wohnung des Patienten
Geschlecht ○ m ○ w | Geburtsjahr

1. Rettungstechnische Daten
Datum: | Einsatzort: | Transportziel: | Rettungs-Ass.: | Notarzt:
Alarm: | Ankunft beim Patienten: | Abfahrt: | Übergabe: | Einsatzbereit: | Ende: | km:

2. Notfallgeschehen / Anamnese / Erstbefund

3. Befund
3.1. Neurologie

Bewußtseinslage: narkotisiert ○, orientiert ○, getrübt ○, bewußtlos ○

Glasgow-Coma-Scale

Augen öffnen	
spontan	4
auf Aufforderung	3
auf Schmerzreiz	2
kein	1
beste verbale Reaktion	
konversationsfähig	
orientiert	5
desorientiert	4
inadäquate Äußerung (Wortsalat)	3
unverständliche Laute	2
keine	1
beste motor. Reaktion	
auf Aufforderung	6
auf Schmerzreiz	
gezielt	5
normale Beugeabwehr	4
Beugesynergismen	3
Strecksynergismen	2
keine	1

re li: Arm, Bein
Summe

Extremitätenbewegung (re li): normal 3, leicht vermindert 2, stark vermindert 1 — Arm, Bein
Pupillenfunktion (re li): eng, mittel, weit, entrundet
Cornealreflex, Keine Lichtreaktion
Meningismus ○

3.2. Meßwerte
RR / | Puls | regelmäßig ○ ja ○ nein
BZ | Atemfrequenz | SaO2 | et CO_2

3.3. EKG
○ Sinusrhythmus
○ Tachykardie ○ supraventr. ○ ventr.
○ Bradykardie
○ absolute Arrhythmie
○ AV-Block
○ sVES
○ VES ○ monotop ○ polytop ○ Salven
○ Kammerflattern/-flimmern
○ elektromech. Dissoziation
○ Asystolie
○ Schrittmacher
○ ______

3.4. Atmung
○ unauffällig
○ Dyspnoe
○ Zyanose
○ Spastik
○ Rasselgeräusche
○ Stridor
○ Atemwegverlegung
○ Schnappatmung
○ Apnoe
○ Beatmung
○ ______

4. Erstdiagnose
4.1. Erkrankung ○ keine

ZNS: ○ TIA/Insult/Blutung ○ Krampfleiden ○ psych. Erkrankung ○ ______
Herz-Kreislauf: ○ Angina Pectoris ○ Herzinfarkt ○ Rhythmusstörung ○ Lungenembolie ○ Linksherz-Insuffizienz ○ hypertensive Krise ○ Orthostase ○ ______
Atmung: ○ Asthma ○ Aspiration ○ Pneumonie/eitrige Bronchitis ○ Hyperventilations-Tetanie ○ ______
Abdomen: ○ akutes Abdomen ○ gastrointestinale Blutung ○ Kolik ○ ______
Intoxikation: ○ Medikamente ○ Alkohol ○ Drogen ○ ______
Stoffwechsel: ○ Blutzuckerentgleisung ○ ______
Pädiatrie: ○ Fieberkrampf ○ Pseudokrupp ○ SIDS ○ ______
Gynäkologie/Geburtshilfe: ○ Geburt ○ vaginale Blutung ○ ______
Sonstiges: ○ anaphylakt. Reaktion ○ Unterkühlung ○ Ertrinken ○ ______

4.2. Verletzungen ○ keine
offen (re li) | geschlossen (re li)
Schädel, Augen, Gesichtsschädel, HWS, Schulter, Thorax, BWS, Oberarm, Ellenbogen, Unterarm, Hand, LWS, Abdomen, Becken/Hüfte, Oberschenkel, Knie, Unterschenkel, Fuß

○ Verbrennung/Verbrühung
Grades ___%
Grades ___%
○ Inhalationstrauma
○ Elektrounfall
○ andere

Diagnose

Für alle Angaben gilt: Nur notfallmedizinisch relevante Daten eingeben!

Abb. 1: Notarzteinsatzprotokoll der Deutschen Interdisziplinären Vereinigung für Intensivmedizin (DIVI).

5. Verlauf

	Puls •⁎•	HDM	In/Extubation ⬇⬆	○ Spontanatmung	Verlaufsbeschreibung:
	RR ᵛᵥ ᴧᴬ	Defibrillation ⚡	Transport T	⊙ assistierte Beatmung	
				● kontrollierte Beatmung	

220
200
180
160
140
120
100
80
60
40
SaO2/Temp

-- 15 30 45 -- 15 30 45 -- 15 30

6. Maßnahmen

6.1. Herz/Kreislauf

○ keine
○ Herzdruckmassage
○ Defibrillation/Kardioversion

    Anzahl ▢

    Joule ▢
    letzte Defibrillation

○ Schrittmacher (extern)
○ peripher venöser Zugang Anzahl ▢

Ort: _____

○ zentral venöser Zugang Anzahl ▢

Ort: _____

○ Spritzenpumpe Anzahl ▢

6.3. Weitere Maßnahmen

○ keine

○ Anästhesie
○ Blutstillung
○ Magensonde
○ Verband
○ Reposition
○ besondere Lagerung, Art: _____
○ Thoraxdrainage/Punktion
    ○ re   ○ li
              Ch ▢

Ort: _____

○ sonstiges

6.2. Atmung

○ keine
○ Sauerstoffgabe   l/min ▢
○ Freimachen der Atemwege
○ Absaugen
○ Intubation
    ○ oral   ○ nasal
                Größe
                Ch ▢
○ Beatmung
    ○ manuell   ○ maschinell

    AMV ▢   AF ▢

    PEEP ▢   FiO2 ▢

6.4. Monitoring

○ keine

○ EKG-Monitor
○ 12-Kanal-EKG
○ SaO2
○ Kapnometrie
○ manuelle RR
○ oszillometrische RR
○ Temperatur
○ sonstiges

6.5. Medikamente

		Medikamente	Dosis
	○ keine		
01	○ Analgetika		
02	○ Antiarrhythmika		
03	○ Antidota		
04	○ Antiemetika		
05	○ Antiepileptika		
06	○ Antihypertensiva		
07	○ Bronchodilatantien		
08	○ Diuretika		
09	○ Glucose		
10	○ Katecholamine		
11	○ Kortikosteroide		
12	○ Muskelrelaxantien		
13	○ Narkotika		
14	○ Sedativa		
15	○ Vasodilatantien		
16	○ Sonstige		
21	○ kristalloide Infusion		
22	○ kolloidale Infusion		
23	○ Pufferlösung		
24	○ Sonstige		

7. Übergabe

Zustand
○ verbessert
○ gleich
○ verschlechtert

Glasgow Coma Scale ▢

8. Ergebnis

8.1. Einsatzbeschreibung

○ Transport ins Krankenhaus
○ Sekundäreinsatz
○ Fehleinsatz
○ Patient lehnt Transport ab
○ nur Untersuchung/Behandlung
○ Übergabe an anderes Rettungsmittel
○ Übernahme von arztbesetztem Rettungsmittel,
    Art:

○ Reanimation primär erfolgreich
○ Reanimation primär erfolglos
○ Tod auf dem Transport
○ Todesfeststellung

8.2. Ersthelfermaßnahmen

○ suffizient
○ insuffizient
○ keine

8.3. Notfallkategorie

○ kein Notfall
○ akute Erkrankung
○ Vergiftung
○ Verletzung
Unfall
    ○ Verkehr
    ○ Arbeit
    ○ Sonstiger

8.4. NACA-Score

○ I geringfügige Störung
○ II ambulante Abklärung
○ III station. Behandlung
○ IV akute Lebensgefahr nicht auszuschließen
○ V akute Lebensgefahr
○ VI Reanimation
○ VII Tod

9. Bemerkung

Unterschrift:

Abb. 1: Fortsetzung Notarzteinsatzprotokoll

Nach der Anamneseerhebung ist bei diesen Patienten eine gewissenhafte **klinische Untersuchung** durchzuführen. Sicher wird sich diese bei Notfallpatienten in erster Linie auf das Beschwerdebild konzentrieren: Bei Abdominalschmerzen Inspektion, Palpation, Perkussion und Auskultation des Abdomens; bei Schmerzen in einer Extremität ist zu prüfen, ob Zeichen einer akuten Ischämie (5 p: pulseless, palor, pain, plegia, paresthesia) oder einer Venenthrombose (Hyperthermie, Zyanose, Druckschmerz und HOMANsches Zeichen) vorliegen.

Bei Patienten mit kardio-pulmonalen Beschwerden und Synkopen liefert das **Notfall-EKG** wichtige diagnostische Hinweise. Das Notfall-EKG erlaubt das Erkennen von tachykarden und bradykarden Herzrhythmusstörungen und erhärtet die klinische Diagnose Myokardinfarkt/Koronarischämie bzw. Pulmonalembolie.

Eine **Blutzuckerbestimmung** (Reflocheck®, Dextrostix®) ist beim Koma ungeklärter Genese (hypoglykämisches Koma beim Diabetiker, Alkoholiker und Leberkranken) vor Ort dringend indiziert, weil sie unmittelbare therapeutische Konsequenzen hat.

Notfalldokumentation

Jeder Notarzteinsatz muß entsprechend dokumentiert werden. Eine gute Dokumentation ist aber eine Zeitfrage und je schwerer der Notfall, desto weniger bleibt Zeit für die Dokumentation. In solchen Fällen muß der Notarzteinsatz im nachhinein dokumentiert werden. Dies ist jedoch gerade bei zeitlich aufeinanderfolgenden Maßnahmen oft nur mehr mit großer Unsicherheit möglich. Optimal wäre, alle Informationen mittels Voice-Recorders aufzuzeichnen bzw. die Dokumentation durch einen begleitenden Assistenten durchführen zu lassen.

Zur Dokumentation des Notarzteinsatzes gibt es von den verschiedenen Rettungsorganisationen und Einsatzorten verschiedene Protokolle. Das zur Zeit umfassendste Protokoll ist das Notarzteinsatzprotokoll der **Deutschen Interdisziplinären Vereinigung für Intensivmedizin (DIVI)** (Abb. 1). Das DIVI-Notarzteinsatzprotokoll enthält (Tab. 2):

1 Rettungstechnische Daten

Datum, Einsatzort, Transportziel, Rettungsassistent, Notarzt, Alarmierung (Zeitpunkt des Notrufes), Ankunft (Zeitpunkt des Eintreffens des Notarztes am Berufungsort), Abfahrt (Beginn des Transportes ins Krankenhaus), Übergabe (Zeitpunkt der Übergabe im Krankenhaus), Einsatzbereitschaft (Zeitpunkt, ab dem der Notarztwagen wieder einsatzbereit ist) und die gefahrenen Kilometer werden erfaßt.

Tabelle 2: Notarzteinsatzprotokoll der DIVI zur Notfalldokumentation

1	**Rettungstechnische Daten**
2	**Notfallgeschehen/Anamnese/Erstbefund**
3	**Befunde**
3.1	Neurologie
3.2	Meßwerte
3.3	EKG
3.4	Atmung
4	**Erstdiagnose**
4.1	Erkrankung
4.2	Verletzung
5	**Verlauf**
6	**Maßnahmen**
6.1	Herz/Kreislauf
6.2	Atmung
6.3	Weitere Maßnahmen
6.4	Monitoring
6.5	Medikamente
7	**Übergabe**
8	**Ergebnis**
8.1	Einsatzbeschreibung
8.2	Ersthelfermaßnahmen
8.3	Notfallkategorie
8.4	NACA-Score

Der Zeitraum zwischen Alarmierung und Ankunft am Notfallort gibt Aufschluß über die Effektivität eines Rettungssystems. Alle übrigen Zeitintervalle sind vom Notfallpatienten abhängig. Für den Reanimationserfolg ist der Zeitraum vom Herz-Kreislaufstillstand bis zum Eintreffen des Notarztes maßgeblich, außerdem natürlich auch die Frage, ob und wie bereits Laienhilfe geleistet wurde.

2 Notfallgeschehen/Anamnese/Erstbefund

Angabe in einem Freitextfeld.

3 Befunde

3.1 Neurologie (Bewußtseinslage, Glasgow-Coma-Scale, Extremitätenbewegung, Pupillenfunktion, Cornealreflex, Meningismus),

3.2 Meßwerte (Blutdruck, Puls, Blutzucker, Atemfrequenz, SaO_2, et-CO_2),

3.3 EKG,

3.4 Atmung.

4 Erstdiagnose.

4.1 Erkrankungen (ZNS, Herzkreislauf, Atmung, Abdomen, Intoxikation, Stoffwechsel, Pädiatrie, Gynäkologie/Geburtshilfe, sonstiges),

4.2 Verletzungen (offen und geschlossen).

5 Verlauf

In dieser Rubrik erfolgt die Protokollierung notfallmedizinischer Maßnahmen wie Herzdruckmassage, Defibrillation, Intubation, Extubation, Transport und Beatmung unter Berücksichtigung des Puls- und Blutdruckverlaufs.

6 Maßnahmen

6.1 Herzkreislauf (Herzmassage, Defibrillation, Schrittmacher, peripher-venöser Zugang, zentralvenöser Zugang, Spritzenpumpe),

6.2 Atmung (Sauerstoff, Freimachen der Atemwege, Absaugen, Intubation, Beatmung manuell bzw. Beatmung maschinell),

6.3 Weitere Maßnahmen (Anästhesie, Blutstillung, Magensonde, Verband, Reposition, besondere Lagerung, Thoraxdrainage),

6.4 Monitoring (EKG, 12-Kanal-EKG, SaO_2, Kapnometrie, RR, RR oszillometrisch, Temperatur),

6.5 Medikamente (Analgetika, Antiarrhythmika, Antidota, Antiemetika, Antiepileptika, Antihypertensiva, Bronchodilatantien, Diuretika, Glukose, Katecholamine, Kortikosteroide, Muskelrelaxantien, Narkotika, Sedativa, Vasodilatantien, kristalloide Infusionen, kolloidale Infusionen, Pufferlösungen).

7 Übergabe

Nach klinischen Kriterien ist der Zustand des Notfallpatienten bei Übergabe gebessert, gleich oder verschlechtert; nochmalige Erhebung des Glasgow-Coma-Scale.

8 Ergebnis

8.1 Einsatzbeschreibung: Transport ins Krankenhaus (Primärtransport oder Sekundäreinsatz), Fehleinsatz, Patient lehnt Transport ab, nur Untersuchung/Behandlung, Übergabe an anderes Rettungsmittel, Übergabe von anderem Rettungsmittel, Reanimation primär erfolg-

reich, Reanimation primär erfolglos, Tod auf dem Transport, Todesfeststellung.

8.2 Ersthelfermaßnahmen: suffizient, insuffizient, keine.

8.3 Notfallkategorie (kein Notfall, akute Erkrankung, Vergiftung, Verletzung, Arbeitsunfall, Verkehrsunfall).

8.4 NACA-Score (National Advisory Comittee for Aeronautics, s. Anhang): I = geringfügige Störung, II = ambulante Abklärung, III =
stationäre Behandlung, IV = akute Lebensgefahr nicht auszuschließen, V = akute Lebensgefahr, VI = Reanimation, VII = Tod)

In Österreich sind derzeit verschiedene Notarzteinsatzprotokolle, die
sich mehr oder weniger an das vorgestellte Protokoll anlehnen, in Verwendung. Sowohl für die weitere Patientenbetreuung, als auch aus legisti-
scher Sicht, ist eine gewissenhafte Dokumentation der Notfalldiagnose
und Therapie durch den Notarzt absolut erforderlich. Durch den vermehrten Einsatz von kontinuierlichen Überwachungsmethoden und Da-
tenspeicherung (EKG-Monitor, Defibrillator, Blutdruck-Monitor, Pulsoximeter, Beatmungsparameter und Infusionsgeräte) ist zu erhoffen,
daß in Zukunft ein großer Teil der Dokumentation automatisch und
ohne großen Aufwand für den Notarzt erfolgen wird.

Anhang: NACA-Score zur Beurteilung der Notarzteinsätze

Schweregrad I:
Verletzungen und Erkrankungen geringfügiger Art, die keiner akuten ärztlichen
Therapie bedürfen.
(**Verletzungen:** Prellung, Schürfung, Stauchung, Verbrennung 1. Grades, Schä-
delprellung; **Erkrankungen:** Orthostase, Hypotonien.)

Schweregrad II:
Verletzungen und Erkrankungen, die zwar einer weiteren Abklärung bzw. The-
rapie bedürfen, aber in der Regel keine notärztlichen Maßnahmen erfordern.
(**Verletzungen:** Größere Schürfwunden und Kontusionen, Rißquetschwunden,
Verbrennungen, Nasenbeinfraktur; **Erkrankungen:** Tetanie, komplikationsloser
Asthmaanfall, Koliken ohne Komplikationen.)

Schweregrad III:
Verletzungen und Erkrankungen, die in der Regel einer stationären Abklärung
bzw. Therapie bedürfen, bei denen jedoch akut keine Vitalgefährdung zu erwarten ist. Notärztliche Maßnahmen sind aber erforderlich.
(**Verletzungen:** Schädel-Hirn-Trauma 1. Grades mit Bewußtlosigkeit von weniger als 15 Minuten, penetrierende Augenverletzung, einfache Mittelgesichtsfrak-
turen, offene Wunden mit Nerven- und Gefäßverletzung, Verbrennung 2. Grades
bis 30% und 3. Grades bis 20%, Schenkelhalsfrakturen, Bandrupturen, Amputa-
tionen; **Erkrankungen:** Hypothermie Stadium I, akute Psychosen, supraventrikuläre paroxysmale Rhythmusstörungen, einfacher zerebraler Anfall, Appendizitis, Koliken, Fieber.)

Schweregrad IV:
Verletzungen und Erkrankungen ohne Lebensgefahr, die aber eine kurzfristige Entwicklung einer Vitalgefährdung nicht ausschließen.
(**Verletzungen:** Offene Schädelfraktur, Schädel-Hirn-Trauma 2. Grades mit Bewußtlosigkeit von mehr als 15 Minuten, Thoraxverletzungen mit Hämato- bzw. Pneumothorax und Lungenkontusion, Rippenserienfraktur, Myokardkontusion, stumpfes Bauchtrauma, Verbrennungen 3. Grades bis 30%, Schockindex 1 bis 1,5, geschlossene Femurfraktur, Beckenfraktur, Amputation der unteren Extremitäten, Hängen im Seil; **Erkrankungen:** Verdacht auf Herzinfarkt, Rhythmusstörungen mit Puls unter 40 oder über 180, apoplektischer Insult ohne Hirndruckzeichen, Alkoholdelir, Intoxikationen mit Bewußtlosigkeit, Hypothermie im Stadium II [Adynamie], Lungenödem ohne massive Ateminsuffizienz, periphere Embolie, akutes Vorhofflimmern, Abortblutung, Verdacht auf Extrauteringravidität, vorzeitige Plazentalösung, Insektenstich im Rachenbereich.)

Schweregrad V:
Erkrankungen und Verletzungen mit akuter Vitalgefährdung, die ohne baldige Therapie wahrscheinlich letal enden, Transport in Reanimationsbereitschaft.
(**Verletzungen:** Schädel-Hirn-Trauma, Bewußtlosigkeit von mehr als 15 Minuten und pathologisch-neurologischem Befund, Verdacht auf Halswirbelfraktur mit neurologischen Ausfällen, stumpfes Bauchtrauma mit Schocksymptomen, Serienrippenfraktur mit Atembehinderung, offene Thoraxverletzungen, Verbrennungen 3. Grades über 30%, multiple Frakturen der großen Röhrenknochen, Extremitätenamputation mit Schocksymptomen, Aortenruptur, Myokardruptur, Schockindex größer als 1,5, offene Beckenfrakturen; **Erkrankungen:** Akute gastrointestinale Blutung, Infarkt mit Rhythmusstörungen, Status epilepticus, apoplektischer Insult, bradykarde und tachykarde Herzrhythmusstörungen mit einem Puls unter 30 bzw. über 200, zentrale Embolie, akute Stoffwechselentgleisung mit Koma, AV-Block 3. Grades, Atmungsfremdkörper, akute Ateminsuffizienz, schwerer Asthamaanfall, Eklampsie, vorzeitige Plazentalösung bzw. Extrautcringravidität mit Schock, Elektrounfall mit Herzrhythmusstörungen, akutes Lungenödem, Höhenlungenödem mit Ateminsuffizienz; ADAM-STOKESsche Anfälle, anaphylaktischer Schock, kardiogener Schock, Hypothermie im Stadium III [Paralyse].)

Schweregrad VI:
Erkrankungen und Verletzungen, wo nach Wiederherstellung der Vitalfunktionen oder nach erfolgreicher Reanimation die Patienten ins Spital gebracht werden können.
(**Verletzungen:** Thoraxverletzungen mit Ateminsuffizienz, Aortenruptur, Luftwegseinengung, die Intubation oder Tracheotomie erforderte; **Erkrankungen:** Komplette Atemwegsverlegung, Herzstillstand, Kammerflimmern, Atemlähmung, Notfallschrittmacher.)

Schweregrad VII:
Tödliche Verletzungen und Erkrankungen mit und ohne Reanimationsversuch, auch wenn die Reanimation auf dem Transport erfolglos weitergeführt wurde.

Weiterführende Literatur

American Heart Association: Standards and Guidelines for Cardiopulmonary Resuscitation (CPR) and Emergency Cardiac Care (ECC). JAMA **268,** 2171–2198

DIVI: Das bundeseinheitliche Notarzteinsatzprotokoll der Deutschen Interdisziplinären Vereinigung für Intensivmedizin (DIVI). Notarzt **5,** 91 (1989)

HERDEN, H.-N., MOECKE, H. P.: Qualitätssicherung in der Notfallmedizin. Blackwell, Berlin 1991

ROSSI, R., KEHRBERGER, E.: Möglichkeiten und Grenzen der Pulsoximetrie im Notarztdienst. Intensivmedizin **27,** 270 (1990)

TINTINALLI, J. E., KROME, R. L., RUIZ E.: Emergency Medicine: A Comprehensive Study Guide. McGraw Hill, New York 1992

TRYBA, M.: Beurteilung des Schweregrades von Erkrankungen und Verletzungen (nach NACA). Notfallmedizin **6,** 725 (1980)

Rettung, Lagerung und Transport bei Unfällen (Unfallchirurgische Basisversorgung)

O. Kwasny und H. Hertz

1 Definition

Aus Gründen der Klarheit soll zuerst eine exakte Definition der verwendeten Begriffe gegeben werden. Unter einem **Unfall** versteht man im medizinischen Sinn ein plötzlich einwirkendes, zeitlich begrenztes, verschuldet oder unverschuldet, überall und jederzeit auftretendes, von außen oder durch Krankheit hervorgerufenes Ereignis, wodurch Menschen bedroht, verletzt oder getötet werden. Unter **Retten** wird die Befreiung von Personen aus einer Lebensgefahr, der sie sich nicht selbst entziehen können, verstanden. Im Gegensatz dazu versteht man unter

- *„In Sicherheit bringen"* das Befreien von Personen oder Tieren aus einer Notlage (ohne Lebensgefahr) und unter
- *„Bergen"* das Einbringen von leblosen Personen.

2 Rettung

Der Begriff „Retten" umfaßt die lebensrettenden ärztlichen Sofortmaßnahmen sowie die Befreiung von Personen aus einer lebensbedrohenden Zwangslage (technische Erste Hilfe). Um einen optimalen Rettungseinsatz zu gewährleisten, ist einerseits die Durchführung lebensrettender medizinischer Sofortmaßnahmen durch Ärzte, entsprechend ausgebildete Sanitäter und gegebenenfalls auch Laien notwendig, andererseits die entsprechende technische Erste Hilfe zur Befreiung des Verunglückten aus einer Zwangslage. Diese hat nur dann vor der ärztlichen Versorgung Priorität, wenn erst ein Zugang zum Verunglückten geschaffen werden muß. Im notärztlichen Bereich besteht die Rettung meist darin, den Verunfallten aus dem Gefahrenbereich an einen Ort zu bringen, an dem die weiteren ärztlichen Maßnahmen durchgeführt werden können. Dabei kommt meist der **Rautekgriff** (Abb. 1), der sowohl bei sitzenden als auch bei liegenden bewegungsunfähigen Patienten angewendet werden kann, zum Einsatz.

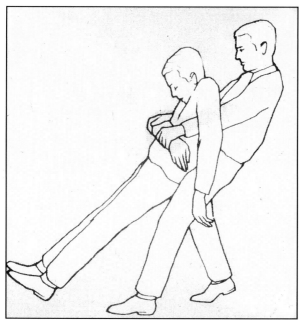

Abb. 1: Richtige Durchführung des Rautekgriffes

Das oberste Prinzip jeder Rettung muß sein, dem Patienten keinen weiteren Schaden zuzufügen und sich selbst durch die Rettungsaktion nicht unnötig in Gefahr zu begeben.
Auf den Selbstschutz durch geeignete Kleidung bzw. Handschuhe muß geachtet werden.

Besonders beim schwerverletzten Patienten mit Verdacht auf eine Wirbelsäulenverletzung muß die Rettung möglichst schonend erfolgen. Die Standardversorgung von Schwerverletzten und vor allem von Patienten mit Verdacht auf Wirbelsäulenverletzung besteht im Abtransport mit **Schaufeltrage** (Abb. 2) und **Vakuummmatratze.** Diese beiden Rettungsmittel erlauben einen schonenden Abtransport selbst in schwierigem Gelände. Bei Fehlen dieser Rettungsmittel kommen bei mehreren Helfern der **Schaufelgriff** und der **Brückengriff** (Abb. 3) zur Anwendung.

Das Retten darf nur dann erfolgen, wenn es notwendig ist, den Verunfallten aus einer Gefahrensituation zu bringen. Ein unnötiger, eventuell unsachgemäßer Transport gefährdet den Patienten und kann weitere Schäden verursachen. Um sowohl den Verunfallten als auch den Helfer vor weiteren Schäden zu schützen, ist ein entsprechendes **Absi-**

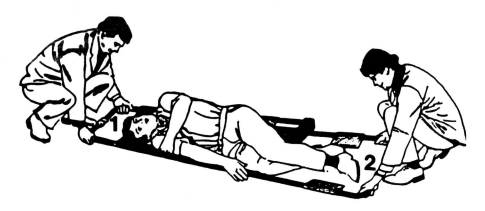

Abb. 2: Zeigt die Anwendung der Schaufeltrage. Nach Scherentechnik wird zuerst der Verschluß an der Kopfseite, dann der am Fußende geschlossen. Dabei muß darauf geachtet werden, daß keine Körperteile eingeklemmt werden.

chern der Unfallstelle notwendig. Es muß darauf geachtet werden, daß die Absicherungsmaßnahmen in entsprechender Entfernung vom Unfallort erfolgen, wobei auf Bundesstraßen mindestens 300 Meter in beiden Richtungen empfohlen werden. Auf Autobahnen und Schnellstraßen gilt die Devise: Möglichst schnell weg von der Fahrbahn und hinter die Leitschiene.

Schonender Transport, wenn notwendig.
Verwendung von Schaufeltrage und Vakuummatratze.
CAVE: Sekundärschäden.

Um bei einem Verunfallten das Verletzungsausmaß beurteilen zu können, ist ein Entkleiden der beteiligten Körperregionen notwendig. Hierzu gehört vor allem das Abnehmen des Sturzhelmes beim bewußtlosen Patienten. Nur bei abgenommenem Helm können die vitalen Funktionen entsprechend beurteilt und notwendige weitere Maßnahmen gesetzt werden. Außerdem ist eine eventuell verletzte Halswirbelsäule einerseits durch das zusätzliche Gewicht des Helms, andererseits durch die schlechtere Lagerungsmöglichkeit mit Helm gefährdet. Das richtige Abnehmen des Helms zeigt Abbildung 4. Verletzte Extremitäten müssen zur Beurteilung von Durchblutung und Sensibilität, und um eventuelle Repositionsmanöver durchzuführen, entkleidet werden, dazu müssen auch die Schuhe (Schischuhe) ausgezogen werden.

Helmabnehmen – aber richtig.

68

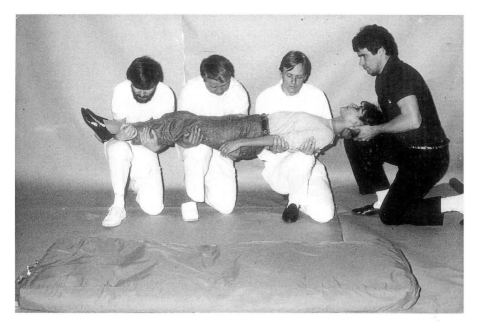

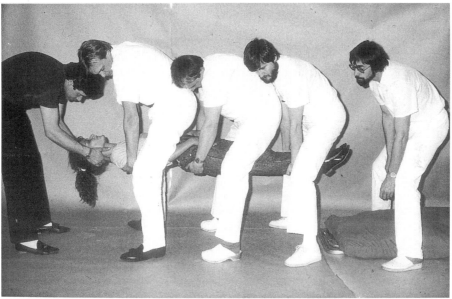

Abb. 3: Richtige Durchführung des Schaufelgriffes (oben) und des Brückengriffes (unten)

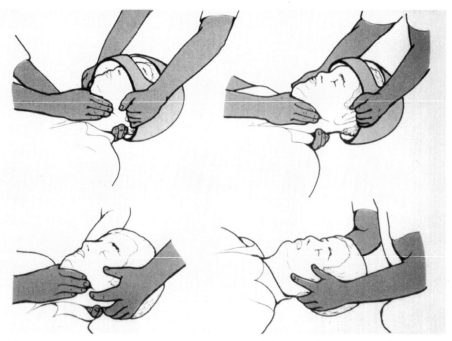

Abb. 4: Richtiges Abnehmen des Helmes bei Schwerverletzten (Zweihelfermethode). Bei der Abnahme sind folgende Punkte zu berücksichtigen:
1. Öffnen des Visiers.
2. Öffnen bzw. Durchtrennen des Kinngurtes.
3. Helm von beiden Seiten umgreifen und auseinanderziehen.
4. Der Helm wird jetzt vorsichtig unter möglichster Wahrung der Körperachse
   nach oben hin abgezogen, während gleichzeitig vom zweiten Helfer die
   Halswirbelsäule abgestützt und das Kinn stabilisiert wird.
5. Ist die Helmabnahme durchgeführt, erfolgt das Umgreifen und die Stabilisierung der Halswirbelsäule unter leichtem Zug durch den Halsschienengriff.

3 Lagerung

Bewußtlose	– Seitenlagerung / Intubation
Volumenmangelschock	– Hochlagerung der unteren Extremitäten
Thoraxtrauma	– Lagerung auf verletzter Seite / Rückenlage
Schädel-Hirn-Trauma	– 15° Oberkörperhochlage ohne Verdrehung des Halses
CAVE: Verletzungskombinationen	

Die erste Maßnahme nach der Rettung eines Verunfallten besteht in der
Beurteilung der vitalen Funktionen (Bewußtseinslage, Atmung, Kreislauf). Kann ein bewußtloser Patient nicht intubiert werden (aus welchen

70

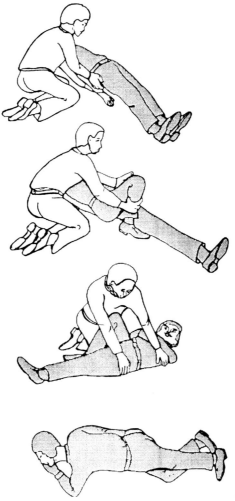

Abb. 5: Stabile Seitenlagerung. Das Schema zeigt das Vorgehen bei Durchführung der stabilen Seitenlagerung (NATO-Lagerung)

1. Der Helfer kniet neben dem Bewußtlosen. Der ihm zugewandte Arm des Patienten wird in ausgestreckter Haltung eng an den Rumpf angelegt. Dann wird dieser Arm möglichst weit unter das Gesäß des Patienten geschoben.
2. Das dem Helfer naheliegende Bein wird durch Beugung im Kniegelenk aufgestellt, sodaß der Fuß möglichst dicht an das Gesäß kommt.
3. Nun faßt der Helfer die Schulter und die Hüftpartie der gegenüberliegenden Seite und dreht den Bewußtlosen zu sich hinüber auf die Seite.
4. Der untenliegende Arm wird jetzt etwas nach dorsal herausgezogen und im Ellbogengelenk leicht abgewinkelt.
5. Der Kopf des Patienten **muß im Nacken leicht überstreckt werden,** der obenliegende Arm wird ebenfalls angewinkelt und die Hand unter die Kinnspitze des Patienten geschoben.

Gründen auch immer), so muß unbedingt eine **stabile Seitenlagerung (Natolagerung, „RK-Lagerung")** durchgeführt werden. Es besteht sonst die Gefahr, daß der Bewußtlose in Rückenlage einerseits an eventuellen Fremdkörpern, andererseits durch die nach hinten gerutschte Zunge bei fehlenden Schluckreflexen erstickt. Daher muß die erste Maßnahme das **Säubern des Mund-Nasen-Rachenraumes** von Fremdkörpern sein. Auch Zahnprothesen sollen entfernt werden. Dann wird die stabile Seitenlagerung durchgeführt und nachfolgend der Kopf nach hinten überstreckt (Abb. 5).

Grundsätzlich soll jeder bewußtlose Patient mit schwerem Schädel-Hirn-Trauma frühzeitig intubiert und beatmet werden, um der Entwicklung eines Hirnödems vorzubeugen. Die Lagerung erfolgt dann mit erhöhtem Oberkörper (15°) und nicht verdrehtem Kopf, um den venösen Rückstrom nicht zu behindern . (Abb. 6b)

Wenn, aus welchen Gründen auch immer, der Bewußtlose nach **Schädel-Hirn-Traumen** nicht intubiert werden kann, erfolgt die stabile Seitenlagerung mit gleichzeitiger Hochlagerung des Oberkörpers. Der Kopf darf nicht verdreht werden, um den venösen Blutstrom nicht zu behindern (Abb. 6a). Besteht ein Schädel-Hirn-Trauma ohne Bewußtseinsverlust bei erhaltenen Reflexen, genügt die Hochlagerung des Oberkörpers auf einer Trage um etwa 15° (Abb. 6b).

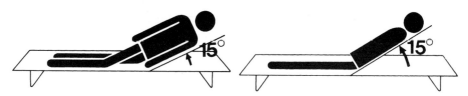

Abb. 6a: Lagerung des bewußtlosen Schädel-Hirn-Traumatisierten (ohne Intubation)
Abb. 6b: Lagerung des Schädel-Hirn-Traumatisierten ohne Bewußtseinsverlust oder nach Intubation

Beim **Volumenmangelschock** erfolgt die Lagerung mit erhöhten Beinen und gleichzeitiger Kopftieflagerung. Ist der Patient bewußtlos, muß er intubiert werden. Ist dies nicht möglich, wird er auf der hochgestellten Bahre gleichzeitig in Seitenlage gebracht (Abb. 7a). Besteht kein Bewußtseinsverlust, so genügt das reine Hochlagern der Beine bzw. die Lagerung auf einer am Beinende hochgestellten Bahre (Abb. 7b, c).

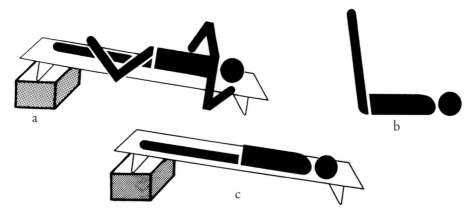

Abb. 7a, b, c: Lagerung bei Volumenmangelschock
a: bewußtloser, nicht intubierter Patient
b und c: nicht bewußtloser oder intubierter Patient

Beim **Thoraxtrauma** erfolgt die Rückenlagerung, außer wenn bei Bewußtlosigkeit keine Intubation möglich ist. Dann erfolgt die Lagerung auf der verletzten Seite eventuell mit erhöhtem Oberkörper, damit eine bessere Belüftung der unverletzten Lungenseite möglich ist (Abb. 8). Ist der Patient nicht bewußtlos, erleichtert ein erhöhter Oberkörper die Atmung durch die Atemhilfsmuskulatur. Hier ist entweder die Lagerung auf dem Rücken oder die Seitenlagerung möglich.

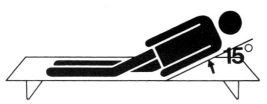

Abb. 8: Lagerung des Bewußtlosen mit Thoraxtrauma (auf der verletzten Seite)

Beim **Abdominaltrauma** beim nicht bewußtlosen Patienten erfolgt die Lagerung in Rückenlage mit angezogenen Beinen und Knierolle, um eine Entspannung der Bauchdecke und dadurch Schmerzlinderung zu erreichen (Abb. 9.).

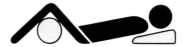

Abb. 9: Lagerung des Patienten mit Abdominaltrauma

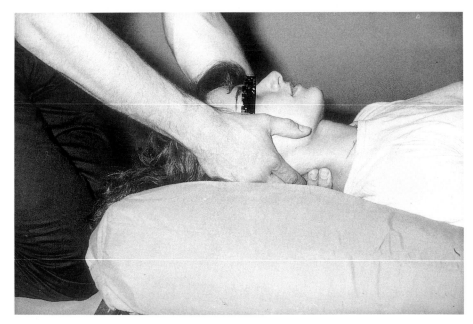

10a

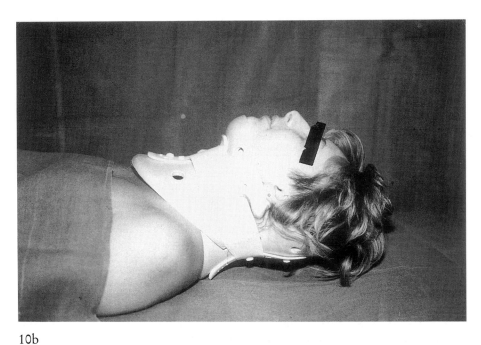

10b

Abb. 10a, b: Durchführung des Halsschienengriffes (a) und Schienung mittels Schanz-Krawatte für den Transport (b)

74

Liegt eine **Halswirbelsäulenverletzung** vor, muß die Lagerung des Patienten möglichst schonend erfolgen. **Vakuummatratze** und **Schaufeltrage** sind für den schonenden Transport des Schwerverletzten besonders geeignet. Bei vermuteter HWS-Verletzung muß diese bei jeder Umlagerung durch den Halsschienengriff exakt abgestützt und für den Transport mit einer Schanz-Krawatte geschient werden (Abb. 10a, b). Zur Lagerung sollten 4–5 Helfer herangezogen werden. Besonders schonend sind **Brücken-** und **Schaufelgriff** (Abb. 3). Ist der Verletzte nicht bewußtlos, so erfolgt die Lagerung in Rückenlage.

Bei der **Extremitätenfraktur** stellt die Ruhigstellung nach Reposition eine wirksame Maßnahme zur Schmerz- und Schockbekämpfung dar. Die Ruhigstellung erfolgt entweder durch aufblasbare Schienen oder auf der Vakuummatratze. Dadurch werden die Schmerzen des Patienten reduziert, weitere Schäden an den Weichteilen verhindert und der Blutverlust minimiert.

4 Transport

Einen wichtigen Bestandteil der Unfallrettung stellt der entsprechende Transport dar.

> Es ist falsch, den Patienten möglichst schnell, aber unversorgt in ein Krankenhaus zu bringen. Vielmehr ist zu fordern, daß ein entsprechend ausgebildeter Arzt mit seinem Team möglichst schnell zum Verunfallten kommt.

Die meisten Patienten sind daher nicht *„trotz rasender Fahrt ins Krankenhaus"*, sondern meistens *„wegen (unversorgter) rasender Fahrt ins Krankenhaus"* verstorben. Für die Bergung aus schwierigem Gelände bzw. bei polytraumatisierten Patienten bietet sich als schonendstes Transportmittel der **Hubschrauber** an. Die Abb. 11 zeigt die derzeitigen Hubschrauberstandplätze in Österreich (Stand März 1993). Aufgrund der kurzen Wegzeiten kann damit auch ein schwerverletzter Patient in ein entsprechend ausgerüstetes Krankenhaus gebracht werden. Insbesondere bei Polytraumatisierten mit eventuell gleichzeitigem Vorliegen von neurochirurgischen Verletzungen (Schädel-Hirn-Trauma, Wirbelsäulenverletzung) entscheidet sich das weitere Schicksal des Patienten oft durch die Auswahl einer entsprechend spezialisierten Abteilung. So ist der Patient einerseits schnell in qualifizierten Händen, andererseits werden unnötige Sekundärtransporte und etwaige Verzögerungen in der Versorgung vermieden.

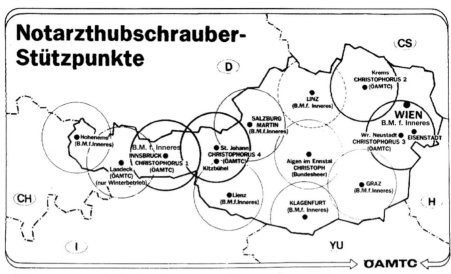

Abb. 11: Notarzthubschrauberstützpunkte in Österreich mit Einsatzbereich (Stand März 1993)

Zusammenfassend kann gesagt werden, daß nicht ein schneller Transport, sondern eine möglichst optimale Erstversorgung an der Unfallstelle das Ziel der Unfallrettung ist.

Aufgaben des erstversorgenden Arztes sind auch die Wahl des richtigen Transportmittels sowie der entsprechenden weiterversorgenden Stelle.

Qualifizierter Arzt möglichst schnell zum Patienten.

CAVE: Transport an ungenügend ausgerüstete Abteilungen.

Literatur

BEHAM, M.: Notfallmedizin für den präklinischen Bereich. ÖÄK-Verlag, Wien 1987

HERTZ, A., KAFF, A. (Hrsg.): Notfallmedizin heute. Kongreßband des 1. Internat. Notfallkongresses der Wr. Rettung, Äskulap Median, Wien 1990

KONZERT-WENZEL, J., PROKSCHA, G., THEISINGER, W.: Erstversorgung im Notarztdienst. Urban und Schwarzenberg, Wien–Baltimore 1991

LIK, R. F., SCHLÄGER, H.: Unfallrettung. Schattauer, Stuttgart–New York 1985

SEFRIN, S., GAAB, M.: Schädel-Hirn-Trauma: Welche Sofortmaßnahmen ergreifen? Notfallmed. **9**, 413 (1983)

Katastrophe und Sichtung (Triage)

H. Hertz und O. Kwasny

Definition: Unter **Katastrophe** verstehen wir ein außergewöhnliches, meist nicht vorhersehbares Schadensereignis, welches das Leben einer großen Zahl von Menschen vernichtet oder bedroht, wobei meist noch eine Zerstörung des sozialen Gefüges hinzukommt. Mit den örtlich zur Verfügung stehenden Ressourcen kann dieses Ereignis nicht oder nur unzureichend beherrscht werden.

Es muß fremde Hilfe von außen angefordert werden, um mit dem großen Anfall von Verletzten und deren Rettung zurechtzukommen. Es besteht also ein Mißverhältnis zwischen der Anzahl an Verletzten und den Rettungs- bzw. Behandlungsmöglichkeiten. Unter einem **Massenunfall** verstehen wir ein Ereignis, bei dem eine große Zahl von Personen verletzt wird. Durch entsprechende Koordination der Hilfsmittel können aber, bei erhaltener sozialer Struktur, innerhalb kurzer Zeit ausreichend Hilfsmittel herangeschafft werden, um in der Versorgung auf die Richtlinien der Individualmedizin übergehen zu können.

In der Katastrophenmedizin muß von den allgemein gültigen Richtlinien der Individualmedizin abgerückt und die Gesamtsituation (Ausmaß der Katastrophe) bei der Behandlung von Verletzten mitberücksichtigt werden.
Das ärztliche Ziel der Bewältigung von Katastrophen muß es sein, den Schaden bzw. die Verluste so gering wie möglich zu halten und einer großen Anzahl von Verletzten das Überleben zu sichern.

Dies ist jedoch nur dann möglich, wenn bewußt auf die Maximalversorgung des einzelnen zugunsten der Minimalversorgung vieler verzichtet wird. Das kommt auch im Leitsatz von BOWERS zum Ausdruck, der sagt: „Im Katastrophenfalle soll das Bestmögliche für die größtmögliche Anzahl von Patienten zur richtigen Zeit am richtigen Ort durchgeführt werden."

1 Ursachen von Katastrophen

Naturkatastrophen: Dazu zählen Erdbeben und Überschwemmungen, die etwa 80% aller Naturkatastrophen ausmachen. Weiters Sturmfluten, Lawinen, Bergstürze und Vulkanausbrüche sowie Feuersbrünste bzw. Orkane und Taifune.

Von den Naturkatastrophen unterschieden werden die von Menschen verursachten Katastrophen, das sind **Kriege** und Zivilisationskatastrophen. Bei den **Zivilisationskatastrophen** stehen Verkehrsunfälle an erster Stelle der Katastrophenliste. Dazu zählen Abstürze von Großraumflugzeugen, Eisenbahnzusammenstöße, Schiffsuntergänge und Massenunfälle auf der Autobahn. Weiters sind Industriekatastrophen wie Explosionen, Verstrahlungen oder Giftgasunfälle zu erwähnen. Schließlich fallen auch Großbrände in Warenhäusern, Spitälern oder Hochhäusern in die Kategorie der Zivilisationskatastrophen.

Unter **Sekundärkatastrophen** versteht man jene Zustände, die nach einer Primärkatastrophe durch den Wegfall von lebensnotwendigen Gütern und durch zerstörte Infrastruktur entstehen.

2 Maßnahmen des Arztes am Katastrophenort

Neben den ärztlichen Aufgaben als Notarzt muß der Arzt im Katastrophenfall auch organisatorische Tätigkeiten übernehmen.

Folgende Maßnahmen müssen vom ersten an der Katastrophenstelle eingetroffenen Arzt gesetzt werden:
- Medizinische **Lagebeurteilung** und **Meldung** an die nächstgelegene Leitstelle.
- Bestimmung von **Räumlichkeiten zur Triage,** zur dringlichen Erstversorgung sowie zur Lagerung Verstorbener bzw. Moribunder.
- **Organisation und Aufgabeneinteilung** für nachkommende Ärzte und medizinisches Hilfspersonal.
- **Durchführung der Triage,** das heißt Prioritätenbestimmung für Sofortmaßnahmen und Transport.

Sichtung (Triage)

Die Triage oder Sichtung dient zur Feststellung der Dringlichkeitskategorien bei Behandlung und Transport.

Wir unterscheiden vier Kategorien bzw. Dringlichkeitsstufen:

Kategorie 1: Behandlungszwang am Behandlungsort

Lebensrettende Sofortmaßnahmen sind notwendig bei Störungen der Atmung, Erstickungsgefahr, offenem oder geschlossenem Pneumothorax, Spannungspneumothorax, mechanischer Atemwegsverlegung, bei starken äußeren Blutungen, bei schweren Schockzuständen und bei Kreislaufstillstand. Nach der ersten Notbehandlung ist eine neuerliche Triagierung und Einteilung erforderlich.

Kategorie 2: Transportvorrang – Krankenhausbehandlung notwendig

- **Kategorie 2a:** Nach Notversorgung ist ein **Soforttransport** notwendig bei Verletzung innerer Organe, Hirndruck mit Pupillendifferenz, inkompletter Querschnittsverletzung, schweren Durchblutungsstörungen der Extremitäten, ausgedehnten Extremitätenzertrümmerungen, schweren Augenverletzungen, Polytrauma mit Überlebenschance, schweren Verbrennungen zweiten und dritten Grades.
- **Kategorie 2b: Verzögerter Transport** bei Schädel-Hirn-Trauma ohne Hirndruckzeichen, bei Knochenbrüchen und Verrenkungen ohne Durchblutungsstörungen, offenen Gelenksverletzungen, ausgedehnten Weichteilverletzungen sowie eindeutigen Amputationsfällen, weiters bei primär kompletter Querschnittslähmung.

Kategorie 3: Leichtverletzte – Wartefälle

Ambulante Behandlung ist auch nach einigen Stunden möglich. Das Sammeln und das Registrieren dieser Leichtverletzten muß abseits der Schadenszone erfolgen, da „Panikgefahr" besteht. Die Behandlung übernehmen niedergelassene Ärzte im umgebenden Raum.

Kategorie 4: Hoffnungslos Schwerverletzte, Moribunde, Wartefälle

Die Einstufung eines Patienten in Kategorie 4 ist für den recherchierenden Arzt wohl die schwerste Tätigkeit, da sie der individuellen Notfallmedizin zuwiderläuft. In diese Kategorie müssen jene Patienten eingestuft werden, bei denen ein Überleben unter den gegebenen Umständen und Voraussetzungen unwahrscheinlich ist. Neben einer adäquaten Schmerztherapie müssen diese Patienten regelmäßig überprüft werden, ob nicht doch eine Änderung des Zustandes eingetreten ist oder mehr Hilfsmittel vorhanden sind und sie eventuell in Kategorie 2 triagiert werden können. Eine entscheidende Bedeutung hat die räumliche Trennung der Patienten der Kategorie 3 und der Kategorie 4 von den beiden anderen Kategorien. Dies zum einen, um die Leichtverletzten aus dem Gefahrenbereich zu bringen und zweitens um zu verhindern, daß diese die medizinischen Maßnahmen an ihren mitverletzten, eventuell angehörigen Personen stören.

Neben der Triage ist es auch Aufgabe des Arztes, die **Organisation des Abtransportes** der Verletzten zu bewerkstelligen. Er hat zu entscheiden, ob Verletzte mittels Helikopter, Notarztwagen oder Sanitätskraftwagen abtransportiert werden können oder müssen. Für diese organisatorische Tätigkeit ist es wichtig, über die Aufnahmefähigkeit der umliegenden Spitäler informiert zu sein und die Patienten adäquat in die dafür vorgesehenen Krankenhäuser transportieren zu lassen. Zwischenverlegungen und Falschanlieferungen müssen unbedingt, im Sinne der Einsatzfähigkeit der Sanitätskräfte, vermieden werden.

Da alle diese Aufgaben in den ersten Stunden nicht allein von einer einzelnen Person durchgeführt werden können, muß ein Team von Triage- bzw. Organisationsärzten gebildet werden. Dabei ist von entscheidender Bedeutung, daß die einzelnen Aufgaben klar verteilt sind und eine Befehlshierarchie besteht.

In letzter Zeit hat sich der Einsatz von sogenannten mobilen Equipen bewährt, diese bestehen aus einem Arzt und mehreren Sanitätern, die mittels Funk mit der Sanitätshilfsstelle, die die zentrale Anlieferung für alle Schwerverletzten darstellt, verbunden sind. Diese mobilen Equipen durchstreifen das Katastrophengebiet und triagieren die Verletzten bzw. beginnen mit den Maßnahmen der Kategorie 1. Dadurch werden die Behandlungen dezentralisiert und die Sanitätshilfsstelle kann bereits triagierte Patienten zur weiteren Behandlung übernehmen.

Das Hauptaugenmerk ist bei den medizinischen Maßnahmen im Katastrophenfall darauf zu legen, möglichst viele Patienten vor großem Schaden zu bewahren. Zusammenfassend unterscheidet sich die Katastrophenmedizin dadurch von der Notfallmedizin (Abb. 1).

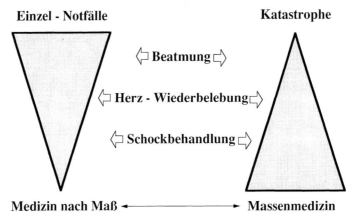

Abb. 1: Medizinische Maßnahmen im Individual- und im Katastrophenfall

Weiterführende Literatur

BOWERS C. In: Evrem L. W. (ed): Handbook of Emergency Care and Rescue, Glenco-Press, Beverly Hills, Calif., 1976

KIRCHHOFF R., LINDE H. J.: Katastrophenfall – Strategie ärztlichen Handelns. Perimed, Erlangen 1990

LANZ R.: Grundsätze für die ärztliche Versorgung von Verletzten unter Katastrophenbedingungen – die drei „T": Triage – Taktik – Technik, Unfallchirurgie **5**, 93 (1979)

LANZ R., ROSETTI M.: Katastrophenmedizin, Stuttgart 1980

Basisreanimation „A" und „B": Atemstillstand und Beatmung

W. Hackl und W. Mauritz

Die folgende Darstellung basiert auf den **„Standards and Guidelines for Cardiopulmonary Resuscitation and Emergency Cardiac Care"** der American Heart Association (AHA). Diese Richtlinien wurden erstmals 1986 im Journal of the American Medical Association (JAMA) publiziert und stellen ein Konzept **(ABC-Schema)** zur raschen Diagnose und sofortigen Therapie des **Atem- und Kreislaufstillstandes** dar. Bei primär vorliegendem Atemstillstand kann durch sofortige Durchführung der Schritte „A" und „B" ein Kreislaufstillstand verhindert werden (siehe Tab. 1), bei bereits bestehendem Zirkulationsstillstand müssen die unter „B" beschriebenen Maßnahmen umgehend mit der Thoraxmassage („C": siehe S. 106 ff) kombiniert werden.

Tabelle 1: Stufen „A" und „B" der Reanimation

Stufe	Sofortmaßnahmen	erweiterte Sofortmaßnahmen
	Bewußtseinslage feststellen	
	Lagerung des Opfers	
	eigene Position einnehmen	
Airway control „A"	Mundöffnung u. Entfernung von Fremdmaterial	Pharynx absaugen
	Kopf überstrecken, Unterkiefer vorziehen	
	Spontanatmung prüfen; wenn negativ:	
	Esmarchscher Handgriff	oropharyngeale-, nasopharyngeale Intubation Laryngoskopie endotracheale Intubation
	Sonderfall: Heimlich-Manöver	Sonderfall: Koniotomie
	Spontanatmung prüfen	

82

Stufe	Sofortmaßnahmen	erweiterte Sofortmaßnahmen
Breathing support „B"	Mund zu Mund Mund zu Nase	Mund zu Maske Mund zu Tubus Beatmungsbeutel-Maske Beatmungsbeutel-Tubus (mit Sauerstoff) maschinelle Beatmung

Systematische Darstellungen jener Störungen, die unmittelbar zum Atem- und Kreislaufstillstand führen können, werden in den Kapiteln „Respiratorische Notfälle" (vgl. S. 251 ff) und „Herzrhythmusstörungen im Notfall" (vgl. S. 197 ff) gegeben.

1 Sofortmaßnahmen

Sofortmaßnahmen sind definiert als jene Handlungen, die ohne technische Hilfsmittel jederzeit und überall eingesetzt werden können.

Einleitend muß betont werden, daß diese Maßnahmen sowohl diagnostische als auch therapeutische Schritte in festgelegter Reihenfolge umfassen. **Nur das streng schrittweise Vorgehen kann verhindern, daß Handlungen** (z. B.: Beatmung, Thoraxmassage) **bei fehlender oder falscher Indikation erfolgen:**

1.1 Beurteilung der Bewußtseinslage

Zunächst erfolgt die Beurteilung der Bewußtseinslage durch Anruf und Berührung (evtl. Setzen eines Schmerzreizes) des Opfers (Abb. 1). Ist der Patient nicht erweckbar (= bewußtlos), darf er vorerst nicht verlassen werden, zusätzliche Hilfe ist durch Rufen herbeizuholen.

1.2 Lagerung des Opfers

Ist der Patient zwar bewußtlos, Atmung (und Kreislauf) jedoch offensichtlich suffizient, so kann unter Bedachtnahme auf eventuelle Verletzungen eine spezielle Lagerung des Opfers erfolgen (Seitenlagerung, Schocklagerung etc.; vgl. Kap. „Rettung, Lagerung und Transport bei Unfällen"). Das Verlassen des Opfers, um Hilfe herbeizuholen, ist nun möglich.

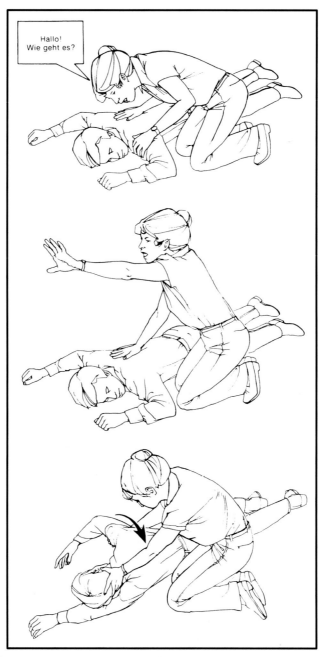

Abb. 1*): Feststellen der Bewußtlosigkeit und richtige Lagerung

*) Die Abb. 1, 2, 3, 5, 6, 7 und 8 sind dem JAMA vom 6. Juni 1986, Vol. 255, Nr. 21, S. 2916, 2917, 2918, 2924 entnommen. Copyright 1986, American Medical Association.

Beim geringsten Zweifel an der Suffizienz der Eigenatmung ist der bewußtlose Patient sofort in Rückenlage flach auf eine harte Unterlage zu lagern.

Wenn dabei das Wenden des Opfers notwendig ist, so muß der Helfer darauf achten, daß Kopf, Schultern und Rumpf gleichzeitig bewegt werden (Abb. 1). Liegt der Patient am Rücken, sollen seine Arme an den Körper angelegt werden.

1.3 Position einnehmen

Der Helfer soll in Höhe der Schultern des Patienten neben diesem knien, um gegebenenfalls Beatmung und Thoraxmassage ohne Stellungswechsel durchführen zu können.

1.4 „A" = Atemwege freimachen und freihalten

1.4.1 Mundöffnung

Der Kopf des Opfers wird zur Seite gedreht, der Mund wird mit den Fingern einer Hand geöffnet, und die Mundhöhle unter Sicht inspiziert. Fremdkörper werden umgehend entfernt, Flüssigkeiten (Blut, Erbrochenes) rinnen seitlich ab oder werden „ausgewischt".

1.4.2 Kopf überstrecken

Beim Bewußtlosen in Rückenlage (oder inkorrekter Seitenlage) behindert die zurückfallende Zunge die Luftpassage. Daher muß zum Freimachen der Atemwege das Kinn des Patienten mit den Fingern einer Hand umfaßt werden, während die andere Hand flach auf die Stirn gelegt wird. Der Unterkiefer wird nach vorne gezogen, gleichzeitig wird der Kopf mit der anderen Hand überstreckt (Abb. 2). Der Mund des Opfers bleibt dabei geschlossen. Durch diesen Handgriff wird der Zungengrund von der Pharynxhinterwand abgehoben, bei intaktem Atemantrieb wird die Ventilation wieder möglich.

1.4.3 Beurteilung der Spontanatmung

Nun soll der Helfer bei freigehaltenen Atemwegen (= überstrecktem Kopf) sein Ohr über Mund und Nase des Opfers halten und gleichzeitig seinen Blick auf den Thorax richten. (Abb. 3):

Sehen – Thorax hebt und senkt sich?
Hören – Atemgeräusche?
Fühlen – Ausatemluft an der Wange fühlbar?

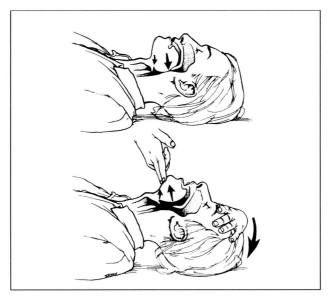

Abb. 2: Überstrecken des Kopfes

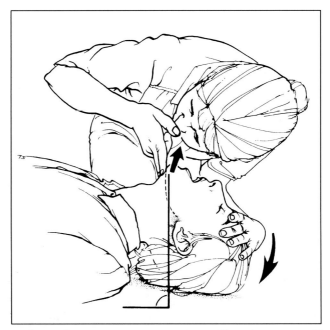

Abb. 3: Beurteilung der Spontanatmung: Feststellen des Atemstillstandes mit: Atemwege Freihalten, Sehen, Hören und Fühlen

Bei vorhandener Atmung sind die Atemwege weiter freizuhalten. Setzt keine Atmung ein, so können folgende Störungen vorliegen:
- Überstreckung des Kopfes nicht ausreichend, Luftpassage über Nase nicht möglich.
- Fehlende Spontanatmung.
- Verlegung der Atemwege durch Fremdkörper im Hypopharynx oder in der Trachea.

In jedem Fall muß nun versucht werden, die **Kopf- und Kieferhaltung** zu **korrigieren** und dabei den Mund des Opfers etwa querfingerbreit zu öffnen, um die Passage der Luft durch die Mundhöhle zu ermöglichen. Zur Öffnung des Mundes dient (auch) der ESMARCHsche Handgriff (Abb. 4):

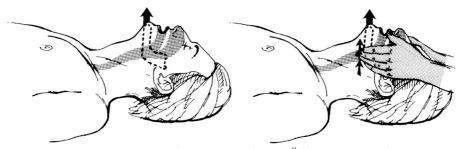

Abb. 4: ESMARCHscher Handgriff zum Öffnen des Mundes

Die Finger umgreifen den Kieferwinkel, der Daumen liegt am Kinn. So wird der Unterkiefer nach vorne geschoben und mit dem Daumen der Mund geöffnet.

Ist so nach wenigen Sekunden kein Erfolg zu erzielen, muß unverzüglich ein Beatmungsversuch unternommen werden (siehe 1.5). Ist die Beatmung nicht möglich, sind zum Ausschluß einer weiterbestehenden Verlegung der Atemwege durch Fremdmaterial spezielle Maßnahmen anzuwenden.

1.4.4 Spezielle Maßnahmen zum Freimachen der Atemwege

Aspirierte Fremdkörper (Speisebissen) können zum sog. „**Bolusgeschehen**" führen, das durch primäre Asphyxie, reflektorische Bradykardie mit rasch eintretender Bewußtlosigkeit und Kreislaufstillstand charakterisiert ist. Wenn der Fremdkörper die Atemwege nur partiell verlegt und der Patient (noch) bei Bewußtsein ist, kann der Fremdkörper durch kräftiges Husten mobilisiert und ausgespuckt werden. Gelingt dies nicht, so wird der sog. **HEIMLICH-Handgriff** (Abb. 5 u. 6) empfohlen. Dabei umfaßt der Helfer den stehenden Patienten von hinten, legt eine Faust mit der Daumenseite zwischen Xiphoid und Nabel an, faßt die Faust mit der anderen Hand und preßt das Abdomen ruckartig nach hinten oben. Bei eventuell wiederholter Anwendung kann der Bolus mobilisiert werden. Bei Bewußtseinsverlust wird am liegenden Patienten der Mund geöffnet und die digitale Entfernung des Fremdkörpers versucht. Wie in Abbildung 6 dargestellt, ist der HEIMLICH-Handgriff auch am liegenden Patienten möglich.

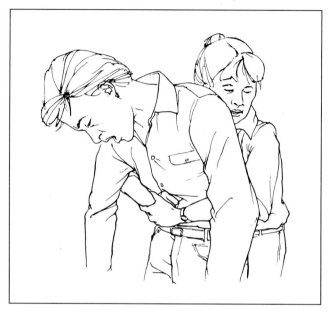

Abb. 5: HEIMLICH-Handgriff im Stehen

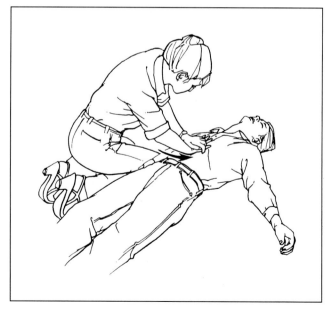

Abb. 6: HEIMLICH-Handgriff im Liegen

Der HEIMLICH-Handgriff darf nur nach strenger Indikationsstellung durchgeführt werden!
Komplikationen: Regurgitation und Organrupturen (Leber, Magen, Aorta).
Kontraindikationen: fortgeschrittene Schwangerschaft, extreme Adipositas, Säuglinge.

Nach dem Freimachen der Atemwege durch die angeführten Maßnahmen, ist – wie schon oben angeführt – die Spontanatmung neuerlich zu beurteilen und bei fehlender oder insuffizienter Atmung mit der Beatmung zu beginnen.

1.5 „B" = Beatmen

Für die **Mund-zu-Mund-Beatmung** (Abb. 7) liegt eine Hand des Helfers auf der Stirn des Opfers, die andere umfaßt die Kinnspitze. Der Kopf wird überstreckt, der Unterkiefer nach vor gezogen und der Mund etwas geöffnet. Daumen und Zeigefinger der auf der Stirn liegenden Hand verschließen die Nase des Opfers. Der Helfer kniet neben dem Patienten, atmet tief ein, dichtet mit seinem Mund den Mund des Opfers ab und

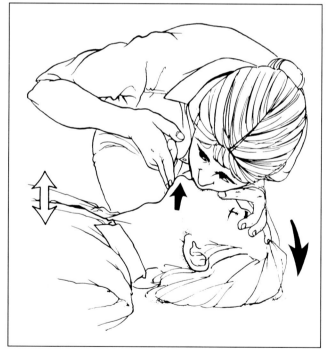

Abb. 7: Mund-zu-Mund-Beatmung

bläst seine Ausatemluft in den Patienten. Danach hebt er den Mund ab und überprüft den Beatmungseffekt: „**Sehen** (Senken des Thorax), **Hören, Fühlen** (Entweichen der Ausatemluft)". Ein zumindest gleichwertiges Verfahren ist die **Mund-zu-Nase-Beatmung** (Abb. 8). Bei geschlossenem Mund des Opfers sind dessen Atemwege möglicherweise sogar besser geöffnet. Der Helfer kann seinen Mund sicherer über der Nase aufsetzen, sodaß bei gleichem Beatmungsvolumen der entstehende Druck geringer ist. Dadurch wird die Gefahr der Magenüberblähung reduziert. Prinzipiell spricht nichts dagegen, diese Technik als primäres Verfahren einzusetzen. Die Durchführung erfolgt analog zur Mund-zu-Mund-Beatmung mit dem Unterschied, daß über die Nase des Opfers insuffliert wird und die am Kinn liegende Hand den Mund dicht verschließt.

Die Atemspende wird mit **zwei Insufflationen** begonnen, wobei die zweite Inspiration erst nach vollständiger Ausatmung beginnt. In der Folge muß beim Erwachsenen eine Beatmungsfrequenz von 12/min angestrebt werden. **Die Insufflationsdauer soll 1–1,5 s betragen, das Beatmungsvolumen zwischen 600 und 1200 ml betragen.** (Die Thoraxexkursionen sollen der Größe des Patienten angepaßt sein). Durch Druck auf den Ringknorpel (SELLICKscher Handgriff) kann der Ösophagus komprimiert und dadurch die Blähung des Magens verhindert werden.

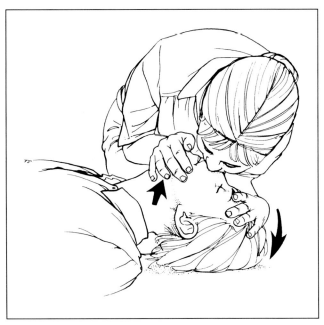

Abb. 8: Mund-zu-Nase-Beatmung

Komplikationen der Atemspende:

- Kopf nicht richtig überstreckt: hoher Beatmungsdruck begünstigt die Magenüberblähung und Regurgitation.
- Atemzugvolumen zu groß: Magenüberblähung.
- Atemzugvolumen zu klein: Fortbestehen der respiratorischen Insuffizienz durch Hypoventilation.
- Beatmungsfrequenz zu hoch: Ermüdung und evtl. Hypokapnie des Helfers.
- Gefahr gegenseitiger Infektion (Effektiver Schutz ist durch die Verwendung von Schutzfolien mit Bakterienfilter möglich).

2 Erweiterte Sofortmaßnahmen

Als Weiterführung der Sofortmaßnahmen, wo der Atemstillstand durch Kopfüberstreckung und Mund-zu-Mund/Nase-Beatmung behandelt wird, sehen die erweiterten Sofortmaßnahmen den Einsatz von technischen Hilfsmitteln vor (Tab. 2). Die erweiterten Sofortmaßnahmen sind daher von gut ausgerüsteten, medizinisch geschulten Personen (Notarztteam) durchzuführen.

Tabelle 2: Ziele der technischen Hilfsmittel bei der Durchführung der erweiterten Sofortmaßnahmen

---

Rasches, effektives Freimachen der Atemwege:
  - Saugvorrichtung
  - Fremdkörperzange (MAGILLzange; Anwendung unter Laryngoskopie)
Offenhalten und Sicherung der Atemwege:
  - Oropharyngeale Tuben (GUEDEL, SAFAR)
  - Nasopharyngeale Tuben (WENDEL)
  - Endotracheale Tuben
  - Ösophagusobturatoren, Kombituben
Beatmung mit hoher Sauerstofffraktion:
  - Atembeutel mit Ansatzstück für Maske und Tubus
  - Respiratoren

2.1 Freimachen der Atemwege

2.1.1 Absaugen

Bei Ansammlung von Flüssigkeit (Blut, Mageninhalt, Schleim) im Pharynx ist das Absaugen mittels Pumpe indiziert. Dafür konzipierte Geräte sind mechanisch (Hand- und Fuß-betrieben), elektrisch oder mittels Gasstrom betrieben.

Absauggeräte sollen:
- einen Sog von 300 mm Hg erzielen,
- einen maximalen Flow von über 30 l/min aufweisen,
- aus starren Schläuchen, die nicht kollabieren, bestehen.

Der Absaugkatheter wird ohne Sog durch den Mund bis in den Hypopharynx (ca. 10–15 cm) eingeführt und danach langsam unter Sog zurückgezogen. Ist die Mundöffnung unmöglich, muß der Katheter durch die Nase eingeführt werden, dabei kann es jedoch leichter zu Verletzungen und Blutungen im Rachen kommen! Blutkoagula und zäher Schleim können den Absaugkatheter leicht verlegen. In diesem Fall kann die Anwendung eines „suction boosters" empfohlen werden. Als „Sauger" fungiert ein Endotrachealtubus, an den ein Sekretfänger angeschlossen ist.

Sind die Atemwege durch größere Fremdkörper verlegt, muß zur Entfernung eine spezielle Greifzange (MAGILLzange) verwendet werden. Dabei wird ein Laryngoskop wie zur Intubation in den Mund eingeführt (Details dazu im gesonderten Abschnitt) und der Fremdkörper unter Sicht gefaßt.

2.1.2 Koniotomie (s. S. 536)

Bei kompletter Verlegung der Atemwege oberhalb der Glottis (Tumor, Ödem, Bolus), wenn weder Maskenbeatmung noch Intubation möglich sind, muß als ultima ratio eine Koniotomie versucht werden. Dazu wird der Patient mit maximal überstrecktem Kopf gelagert und das Ligamentum conicum zwischen Unterrand des Schildknorpels und Ringknorpel getastet. Die Haut wird in Längsrichtung eingeschnitten, das Ligament quer durchtrennt und in die Öffnung ein Tubus eingelegt. Die Industrie bietet auch Punktionskanülen an, die in die Trachea transkutan eingestochen werden können.

2.2 Freihalten der Atemwege

Zum Freihalten der Atemwege können Tuben aller Art eingesetzt werden:

2.2.1 Oropharyngealtubus (GUEDEL, SAFAR)

Es handelt sich um einen, den anatomischen Gegebenheiten des Zungengrundes angepaßten, starren Tubus mit ovalem Querschnitt (Abb. 9). Dieser Tubus wird mit nach kranial gerichteter Spitze in den Mund eingeführt und unter Drehung um 180° über den Zungengrund vorgeschoben. Der Zungengrund wird dadurch von der Pharynxhinterwand abgehoben und die Luftpassage auch ohne wesentliche Überstreckung des

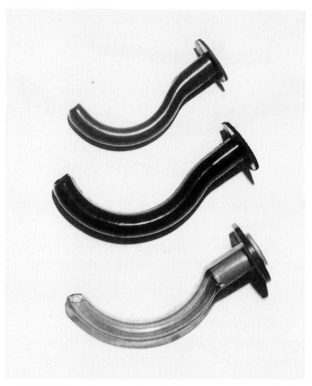

Abb. 9: Oropharyngealer Tubus (GUEDEL-Tubus)

Kopfes ermöglicht. Die Tubuslänge soll dem Abstand Mundwinkel-Ohrläppchen entsprechend gewählt werden. Die Beatmung wird mittels Maske durchgeführt.

Nachteile: kein Aspirationsschutz! Auslösung von Würgereflexen (Erbrechen) bei nicht tief bewußtlosen Patienten.

2.2.2 Nasopharyngealtubus (WENDEL)

Dieser ist als flexibler Gummischlauch zu beschreiben (Abb. 10). Nasopharyngealtuben heben den Zungengrund und werden von Patienten mit erhaltenem Schluckreflex gut toleriert. Die empfohlene Länge entspricht dem Abstand Naseneingang-Ohrläppchen.

Nachteile: kein Aspirationsschutz! Blutungen durch Verletzung der Nasenschleimhaut.

2.2.3 Ösophageale Tuben (esophagus obturator airway = EOA)

Diese werden blind eingeführt und verschließen den Ösophagus (Abb. 11 und 12). Die Ventilation erfolgt über seitliche Öffnungen. Diese Tuben

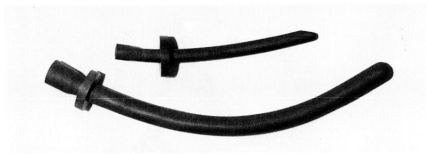

Abb. 10: Nasopharyngealer Tubus („WENDEL-Tubus")

eliminieren das Aspirationsrisiko insofern, als die Regurgitation von Magensaft sicher verhindert wird.

Nachteile: kein Aspirationsschutz gegen Blutungen und Schleim aus dem Pharynx, endotracheale Absaugung und Medikamentengabe nicht sicher möglich.

2.2.4 Endotracheale Tuben

Die Atemwegsicherung mit endotrachealen Tuben ist als optimales Verfahren anzusehen, da hier die Forderungen nach völliger Ausschaltung

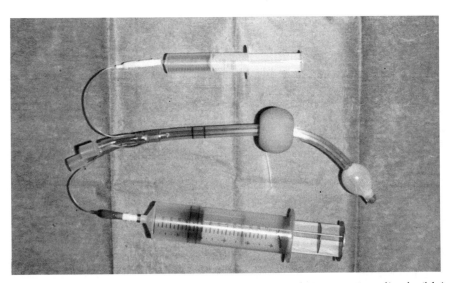

Abb. 11: Ösophagealer Tubus (EOA, modifiziert nach FRASS): Der distale (kleinere) Ballon verschließt den Ösophagus, der proximale (größere) Ballon füllt die Mundhöhle aus. Die Beatmung kann sowohl über das distale Lumen (bei endotrachealer Intubation) wie auch über die proximalen Lumina (bei ösophagealer Intubation) erfolgen.

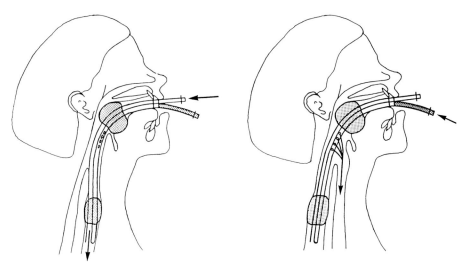

Abb. 12: Positionierung des EOA (modifiziert nach Frass). Rechts: Tubuslage im Ösophagus; links: Tubuslage in der Trachea (Beatmungsroute durch Pfeile markiert).

des Aspirationsrisikos und sicherer Beatmung erfüllt sind. Unter den gängigen Modellen ist den Plastiktuben zur Einmalverwendung mit „high volume-low pressure"-Cuff-Manschetten der Vorzug zu geben (Abb. 13). Diese Tuben sind für längere Liegedauer konzipiert. Der Cuff-Ballon hat ein großes Füllvolumen. Der Auflagedruck zum Abdichten der Trachea verteilt sich auf eine große Fläche und ist daher niedrig.

> Die primäre Verwendung von high-volume – low-pressure – Cuff-Tuben am Notfallort vermeidet die riskante Umintubation bei Patienten, die eine längere Beatmungstherapie benötigen.

Die Technik der endotrachealen Intubation muß jedem Notarzt geläufig sein. (Diese Technik wird in erster Linie durch praktisches Demonstrieren vermittelt und durch Üben erlernt und perfektioniert, die theoretische Abhandlung an dieser Stelle soll daher kurzgehalten werden):

– Vorbereitung des Instrumentariums (Abb. 14):
Die Tubusgröße muß vor dem ersten Versuch festgelegt werden. Als Richtlinie kann gelten, daß der Tubus nicht dicker sein soll als der Kleinfinger des Patienten. Für Frauen entspricht dies etwa 30 bis 34 Charriere (7–8 mm Innendurchmesser, für Männer ca. 34 bis 38 Char-

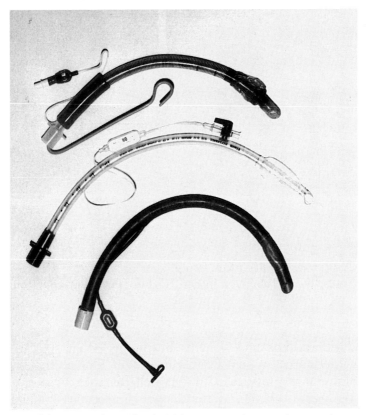

Abb. 13: Endotracheale Tuben (von oben nach unten):
– Gummitubus (low volume high pressure cuff) mit Metallkrümmer und Spiral-
  verlängerung
– Plastiktubus (high volume low pressure cuff)
– Spiraltubus mit Führungsdraht

riere (8–9 mm Innendurchmesser). Die Cuff-Manschette ist vor der Intubation auf Dichtigkeit zu überprüfen. Weiters müssen Absauggerät
und MAGILLzange bereitstehen.

– Öffnen des Mundes mit der rechten Hand (Abb. 15a)

– Einführen des Laryngoskopes mit der linken Hand (Abb. 15b)

– Vorschieben des Spatels bis zur Epiglottis

– Abdrängen der Zunge nach links

– Anheben des Spatels (Zug in „Griffrichtung")

– Orale Intubation unter Sicht (Abb. 15c)
  Die orotracheale Route ist der Intubationsweg der Wahl für Notfallsituationen. Die nasale Intubation ist technisch etwas schwieriger, sie

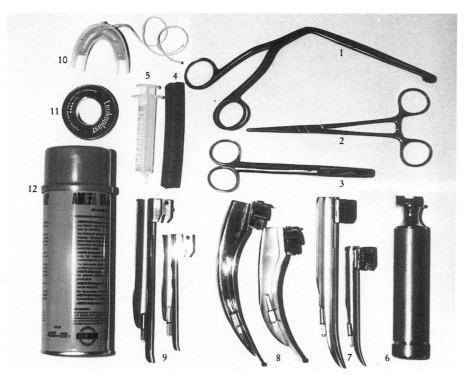

Abb. 14: Intubationsinstrumentarium: 1: MAGILLzange, 2: Klemme, 3: Schere, 4: Beißblock, 5: Spritze, 6: Laryngoskop mit verschiedenen Spateln: 7: PHILLIPS-, 8: MACINTOSH-, 9: FOREGGER-Spateln, 10: Zahnschutz, 11: Klebestreifen, 12: Silikonspray.

kann auch heftige Blutungen der Nasenschleimhaut hervorrufen (erhöhtes Aspirationsrisiko)!

– Aufblasen des Cuff-Ballons
– Lagekontrolle des Tubus (beidseitige Auskultation während Beatmung)
– Fixierung unter Verwendung eines „Beißblocks" (Abb. 15c)

Die Intubation sollte immer erst nach ausreichender Präoxygenierung des Patienten (Maskenbeatmung mit Sauerstoff) erfolgen. Bei Intubationsschwierigkeiten soll **kein Intubationsversuch länger als 20 bis 30 Sekunden** dauern. Danach muß wieder mit der Maske beatmet und so eine ausreichende Oxygenierung gewährleistet sein. Bei intubationspflichtigen Patienten mit erhaltenen Schutzreflexen oder erhöhtem Muskeltonus kann die Gabe von Sedativa und/oder Narkotika notwendig sein, um passable Intubationsverhältnisse zu erzielen (siehe S. 177).

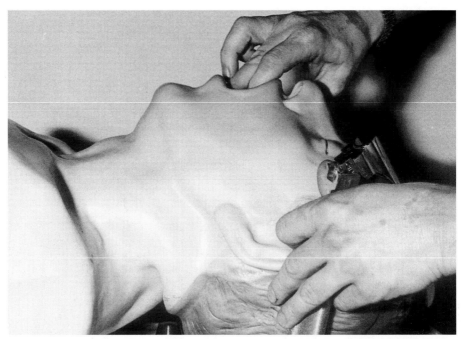

15 a) Öffnen des Mundes mit der rechten Hand

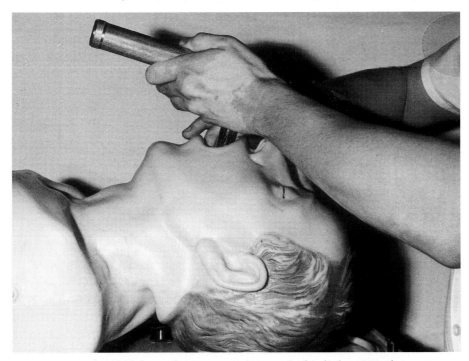

15 b) Einführen des Laryngoskops mit der linken Hand

Abb. 15: Intubation

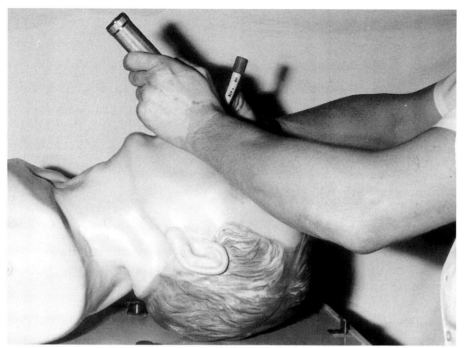

15 c) Einführen des Endotrachealtubus

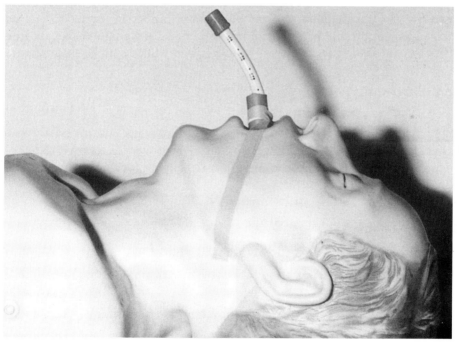

15 d) Fixierung des Tubus mit Beißblock

Zusammenfassend können folgende Hilfsmittel zum Freihalten der Atemwege empfohlen werden:

> – Nasopharyngeale Tuben bei spontan atmenden, bewußtlosen Patienten mit erhaltenen Schutzreflexen sowie zur Erleichterung der Maskenbeatmung.
> – Endotracheale Tuben bei respiratorischer Insuffizienz, Atemstillstand oder tiefer Bewußtlosigkeit mit fehlenden Schutzreflexen.
> – Die anderen genannten Hilfsmittel sind eher als weniger geeignete Alternativen einzuordnen und sollten von Notärzten nicht primär verwendet werden.

2.3 Sauerstoffgabe

Sauerstoff ist als Notfall- „Medikament" bei respiratorischen und zirkulatorischen Störungen unverzichtbar. Während bei spontan atmenden Patienten die Zufuhr über Sauerstoffmaske, -brille oder -nasenkatheter erfolgen kann, muß bei Atemstillstand der Sauerstoff mit Beatmungsgeräten appliziert werden. Als Sauerstoffquelle kommen Flaschen oder Festsauerstoffgeräte in Frage. Die in der Notfallmedizin häufig verwendeten 2,5-Liter-Flaschen beinhalten bei 200 atü 500 l Sauerstoff und sind mit Reduzierventil, Druckanzeige und Flowmeter ausgestattet. Bei der Gabe von 8 l/min reicht dieser Vorrat über eine Stunde. Festsauerstoffgeräte setzen Sauerstoff aus Natriumchlorat frei. Sie sind wenig effektiv, da eine Patrone nur 60 l liefert und bei Minusgraden sind sie nicht einsetzbar.

2.4 Beatmung

2.4.1 Handbeatmungsgeräte

Diese auch Beatmungsbeutel genannten Geräte werden von verschiedenen Herstellern (AMBU, LAERDAL, DRÄGER) angeboten; sie sollten folgende Anforderungen erfüllen:

– selbstfüllend,

– Inhalt 1 Liter,

– genormtes Ansatzstück für Maske und Tubus,

– störungsfreie Ventilfunktion (Nicht-Rückatmungs-Ventil einschließlich PEEP-Ventil),

– Erzielung von 100% Sauerstoff im Atemgas (Reservoir).

Die Beatmung mittels eines Atembeutels ist wesentlich effektiver als die Atemspende, weil:

100

– statt Ausatemluft zumindest Raumluft oder mit Sauerstoff angereichertes Atemgas verabreicht werden kann,
– höhere Atemvolumina ohne Ermüdung des Helfers erzielbar sind.

Die Beatmung mittels Atembeutel über einen endotrachealen Tubus ist unter Notfallbedingungen als optimale Technik zu bezeichnen. Der Notarzt kann den Beatmungbeutel mit beiden Händen fassen und so in jedem Fall ausreichend hohe Beatmungsvolumina erzielen. Weiters ist die Anwendung von **PEEP (Positive End-Exspiratory Pressure)** möglich. Dabei wird das Ausatemventil gegen ein PEEP-Ventil ausgetauscht, an dem PEEP-Werte zwischen 0 und 10 mm Hg gewählt werden können. Der Atemwegdruck sinkt dann am Ende der Ausatemphase nicht auf null, sondern „nur" auf den eingestellten Wert ab.

Wirkung des PEEP: Erhöhung der funktionellen Residualkapazität (Atelektasenprophylaxe, Verbesserung der Oxygenierung)
Indikationen: Thoraxtrauma, Lungenödem, Beinahe-Ertrinken etc.
Kontraindikationen: Asthmaanfall, Kreislauflabilität (Die Druckerhöhung im Thorax wirkt dem Blutrückstrom zum Herzen entgegen).

Beim nicht intubierten Patienten kann der Beatmungsbeutel an eine **Beatmungsmaske** angeschlossen werden. Beatmungsmasken sind aus Gummi oder Kunststoff so gefertigt, daß Mund und Nase des Opfers umschlossen werden. Ein luftgefüllter Wulst erlaubt das luftdichte Anpressen. Zur **Maskenbeatmung** steht (kniet) der Helfer oberhalb des Kopfes des Patienten. Der Kopf des Patienten wird überstreckt (Schnüffelposition); durch Vorziehen des Unterkiefers mit Mittel- und Ringfinger der linken Hand werden die Atemwege freigemacht (Die Plazierung eines GUEDEL- oder WENDELtubus kann hilfreich sein). Die Maske wird nun mit der rechten Hand über Mund und Nase gesetzt und mit Daumen und Zeigefinger der linken Hand fest an das Gesicht gepreßt (Abb. 16). Die Beatmung erfolgt durch Auspressen des Beutels mit der rechten Hand.

Die Beatmung muß ohne Widerstand möglich sein; bei jedem Atemhub ist auf das regelrechte Heben des Brustkorbes zu achten, da sonst die Gefahr der Magenüberblähung besteht.

Maskenbeatmung sollte zur Vermeidung von Hypoxie vor jedem endotrachealen Intubationsversuch angewendet werden!

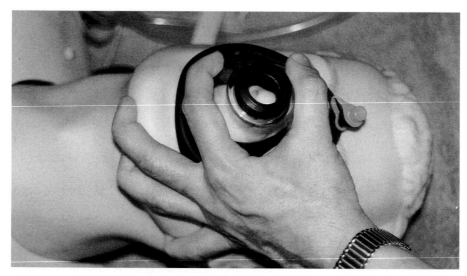

Abb. 16: Richtige Handhaltung bei der Beatmung mit Beatmungsbeutel und Maske

2.4.2 Respiratoren für den Noteinsatz

Diese tragbaren Geräte (z. B. Oxylog [DRÄGER], Medumat [WEINMANN], transPAC 2 [Transpac Medical Corporation; Fa. SANITAS]) übernehmen die Beatmung, sodaß sich der Notarzt anderen Aufgaben widmen kann. Alle genannten Geräte sind einfach bedienbar, kaum störanfällig und halten das gewählte Beatmungsvolumen auch bei schlechter Lungenfunktion.

> Die Überprüfung der Funktionsfähigkeit des Gerätes und die Einstellung der Beatmungsparameter muß vor Anschluß des Respirators an den Patienten durchgeführt werden.

Einstellungsparameter am Notfallrespirator

- Sauerstoffkonzentration: wahlweise 50 oder 100%; wenn die Konzentration von 100% gewählt wird, verkürzt sich die Betriebszeit durch den höheren Sauerstoffverbrauch (Sauerstoff dient auch als Antriebsgas des Gerätes).
- Beatmungsfrequenz: Erwachsene ca. 12/min; Kinder 15 bis 30/min, entsprechend Alter und Körpergröße.
- Atemminutenvolumen: 100 bis 150 ml/kg/min

- Atemzugvolumen: ist entweder direkt einstellbar (statt Minutenvolumen) 10 bis 15ml/kg/min oder wird durch Einstellung von Atemminutenvolumen und Beatmungfrequenz festgesetzt (AZV = AMV/Beatmungsfrequenz).
- Atemwegsdruckbegrenzung: sollte zwischen 30 und 40 mm Hg gewählt werden. Überschreitet der Atemwegsdruck den eingestellten Wert, ertönt ein Alarmton, da der Patient das vorgegebene Beatmungsvolumen nicht erhält (Leak!).
- PEEP: am Ausatemventil einzustellen; Erwachsene 5 bis 10, Kinder 2 bis 5 mm Hg.

2.4.3 Überwachung des beatmeten Patienten

Zur Überwachung des beatmeten Patienten sind folgende Parameter regelmäßig zu prüfen:

- regelrechte Tubuslage durch Auskultation,
- Oxygenierung anhand der Hautfarbe (evtl. Pulsoximeter),
- Ventilation durch Beobachtung der Thoraxexkursionen (evtl. Kapnometrie),
- Atemwegsspitzendruck und PEEP am Manometer,
- Kreislaufverhalten (Rekapillarisationszeit, Blutdruck, EKG),
- Sauerstoffreserve an der Anzeige am Flaschenventil.

Pulsoximetrie und Kapnometrie sind im anästhesiologischen und intensivmedizinischen Alltag zu Routineverfahren geworden und sind auch für die Transportüberwachung überaus geeignet.

Das Pulsoximeter bestimmt transkutan die arterielle Sauerstoffsättigung und die Pulszahl des Patienten durch Absorptionsmessungen bestimmter Lichtwellenlängen. Die Funktionsweise basiert auf der Tatsache, daß sauerstoffangereichertes (HbO_2) und reduziertes Hämoglobin (Hb) verschiedene Absorptionseigenschaften für rotes (660 nm) und für infrarotes Licht (940 nm) aufweisen und daher vom Gerät getrennt erfaßt werden können. Neben der Absorption wird auch die Modulation des Lichtes durch den Pulsschlag verarbeitet. Diese Modulation tritt in der „stehenden" Gewebsflüssigkeit nicht auf, sodaß die Schwächung der Lichtenergie selektiv für das arterielle Kapillarbett bestimmt werden kann. Die Sauerstoffsättigung wird vom Gerät errechnet ($SaO_2 = HbO_2/HbO_2 + Hb$ + sonstige Hb-Formen). Unter „sonstigen" Hb-Formen werden Methämoglobin, CO-Hämoglobin etc. zusammengefaßt. Letztere können durch die gängigen Zweiwellenlängengeräte nicht spezifisch gemessen werden.

Fehlerquellen der Pulsoximetrie:

- lokale venöse Stauung oder Ischämie der zur Messung verwendeten Extremität,
- generalisierte periphere Vasokonstriktion (Schock, Kälte),
- Vergiftungen, die zu pathologischen Veränderungen des Hämoglobins führen.

Das Kapnometer mißt die endexspiratorische CO_2-Konzentration mittels Infrarotlichtabsorptionstechnik (für CO_2 bei 4,3 nm). Der Infrarotlichtstrahl durchdringt eine Meßkammer, die entweder direkt in den Atemgasstrom oder über eine Gaszuleitung parallel dazu geschaltet ist. Ein Filter eliminiert sämtliche Strahlungen, ausgenommen die Absorptionsbreite von CO_2. Der CO_2-Gehalt wird in den Maßeinheiten „%" und/oder umgerechnet in „mm Hg" angegeben. Mit der Kapnometrie läßt sich die CO_2-Abgabe über die Lunge verläßlich bestimmen, es ist aber zu bedenken, daß diese nicht nur von der Ventilation, sondern auch ganz erheblich von der Lungenperfusion abhängt. Das Kohlendioxid kann ja nur abgeatmet werden, wenn es durch einen adäquaten Blutfluß auch an die Alveolen herangebracht wird. **Wenn die endexspiratorische CO_2-Konzentration rasch absinkt, muß als Differentialdiagnose zur Hyperventilation auch an einen Kreislaufzusammenbruch (evtl. -stillstand) gedacht werden.**

Die Komplikationen der Beatmung und Hinweise zu deren Beherrschung sind abschließend in Tabelle 3 zusammengefaßt.

Tabelle 3: Komplikationen der Beatmung, Ursachen und eventuelle Abhilfe

Komplikation	Ursachen	Abhilfe
keine Druckanzeige	Schlauchdiskonnektion	rekonnektieren
	Cuff undicht	Cuff neu füllen
		evtl. umintubieren
hoher Spitzendruck	Tubus geknickt	
	Tubus verstopft	absaugen
		evtl. umintubieren
	„Cuffhernie"	Cuff entlüften
	Tubus zu tief	Lagekorrektur
	Patient atmet „dagegen"	Handbeatmung, Sedierung
	Bronchospasmus	Spasmolyse
	Fluido-, Pneumothorax	Punktion, Drainage

Komplikationen	Ursachen	Abhilfe
Blutdruckabfall	Schock PEEP zu hoch Fluidothorax Spannungspneumothorax	Schockbehandlung PEEP reduzieren Punktion, Drainage

Basisreanimation »C«:
Kreislaufstillstand, Herzmassage

H. WEBER

Nach exakter Durchführung der Basisreanimation A und B (Freimachen und Freihalten der Atemwege, Feststellen des Atemstillstandes, Beatmen) folgt, dem Alphabet entsprechend, Punkt »C« der Basisreanimation, der sich mit dem Kreislaufstillstand beschäftigt („Circulation").

Die hier angeführten Schritte halten sich strikt an die von der American Heart Association vorgegebenen Standards der Basisreanimation.

1 Einhelfermethode

1.1 Feststellen des Kreislaufstillstandes

Maßnahme (Was?)

Der Kreislaufstillstand wird festgestellt, indem man beim Tasten der Halsschlagader keinen Puls spürt. Er ist die diagnostische Voraussetzung vor Einsetzen der Herzmassage.

Durchführung (Wie?)

Auf den Kehlkopf, knapp unter dem Kinn, werden die drei mittleren Finger gelegt, mit denen man in die Grube zwischen dem Kehlkopf und der Halsmuskulatur seitlich hinunterrutscht (Abb. 1). Der Puls kann an den Fingern gespürt werden oder nicht. Er wird je 3 Sekunden (zählen 21, 22, 23 . . .) auf jeder Seite getastet.

Theoretische Grundlagen (Warum?)

Die Beurteilung des Pulses (vorhanden/nicht vorhanden) muß sorgfältig erfolgen. Es ist dies die einzige Möglichkeit, im Rahmen der Basisreanimation den Kreislaufstillstand exakt festzustellen. Diese Handlung benötigt maximal fünf bis zehn Sekunden. Der Puls selbst kann sehr langsam oder sehr schwach, aber auch sehr rasch sein.

> „Kein Puls" bedeutet Kreislaufstillstand, die Herzmassage hat unverzüglich zu folgen!

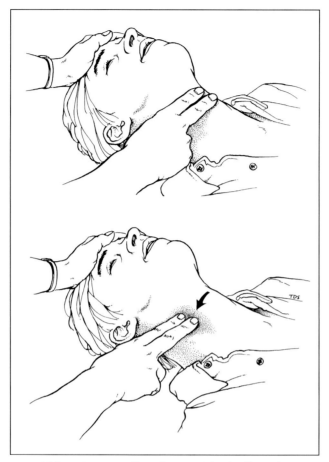

Abb. 1*): Feststellen des Kreislaufstillstandes

1.2 Aufsuchen des Massagepunktes

Maßnahme (Was?)

Nach Feststellen des Kreislaufstillstandes und **vor** Beginn der Herzmassage muß der Massagepunkt exakt aufgesucht werden, um eine effektive und möglichst patientenschonende Herzmassage zu gewährleisten.

Durchführung (Wie?)

Tasten entlang des unteren Randes des Rippenbogens mit den Fingern einer Hand bis zum Schwertfortsatz des Brustbeines (Abb. 2, rechte Hand). Der Handballen der anderen Hand wird oberhalb des auf dem

*) Die Abb. 1 und 2 sind dem JAMA vom 6. Juni 1986, Vol. 255, Nr. 21, S. 2919, 2920, entnommen. Copyright 1986, American Medical Association.

Brustbein liegenden Fingers positioniert (= exakter Massagepunkt, kaudales Drittel des Brustbeines). Die eine Hand, die den Schwertfortsatz tastet (Abb. 2, rechte Hand) wird nunmehr auf die andere, exakt über dem Massagepunkt liegende Hand (Abb. 2, linke Hand) gelegt.

Grundlagen (Warum?)

Exaktes Auflegen der Hand und exakte Durchführung der Herzmassage sind die wesentlichen Voraussetzungen, um beim Opfer schwere Verletzungen durch die Herzmassage zu vermeiden. Rippenbrüche kommen vor, sind aber nicht als Regel bei der Herzmassage anzusehen!

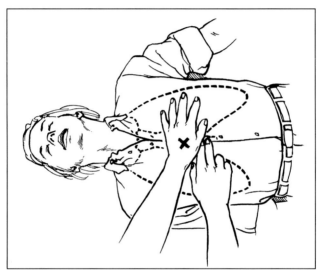

Abb. 2*): Aufsuchen des Massagepunktes

1.3 Durchführung der Herzmassage

Maßnahme (Was?)

Durch rhythmische Kompression des Herzens zwischen Brustbein und Wirbelsäule erfolgt die Entleerung und Wiederauffüllung der Herzkammern, so daß ein Minimalkreislauf durch die externe Herzmassage gewährleistet ist.

Durchführung (Wie?)
Körperposition bei Herzmassage
Der Helfer kniet neben dem Patienten. Die Ellbogen des Helfers sind gestreckt, die Schultern befinden sich senkrecht über den Händen, die Mas-

sagebewegungen erfolgen aus der Hüfte. Das Gewicht wird senkrecht auf den Brustkorb des Opfers übertragen.

Durchführung der Herzmassage
- Es wird weich (nicht ruckartig!) und gleichmäßig massiert.
- Der Helfer muß genug Kraft anwenden, um das Brustbein eines Erwachsenen 3 bis 5 cm (Kompressionstiefe) mit einer Kompressionsfrequenz von 80 bis 100/min gegen die Wirbelsäule zu pressen.
- Um rasch in den Rhythmus zu kommen und eine annähernd richtige Frequenz der Herzmassage zu erzielen, bewährt sich das **laute Mitzählen** „eins und zwei und drei und . . . und fünfzehn und".
- Kompressionszeit gleich lang wie Relaxationszeit (50:50%)!
- Nach 15 Herzmassagen zwei Atemstöße.

Theoretische Grundlagen (Warum?)

Es wird der Brustkorb nicht mehr ruckartig komprimiert, da dies einerseits leichter zu Rippenfrakturen führt (geringere Elastizität bei rascherer Druckänderung), andererseits aus hämodynamischen Gründen: Die Hälfte des Massagezyklus ist notwendig, um das Herz zu entleeren, die andere Hälfte, um es wieder zu füllen.

Die Beatmung muß unbedingt aufrechterhalten bleiben.

Beachte:
- Beatmungsfrequenz
- Krompressionsfrequenz (80–100/min)
- Korrekter Zyklusablauf
Nach 4 Wiederbelebungszyklen:
- Puls und Atmung prüfen
- Notruf absetzen

1.4 Praktikumsziel

Vom Beginn der Basisreanimation („Feststellen der Bewußtlosigkeit") bis zum Ende des ersten Massagezyklus („. . . fünfzehn und") sollen maximal 60 Sekunden vergehen.

Herzmassage fortsetzen, wenn kein Puls vorhanden ist; Beatmung fortsetzen, wenn wohl Puls, aber keine Atmung festzustellen ist.

2 Basisreanimation – zwei Helfer

2.1 Vorstellen

Ein zweiter Helfer kommt, stellt sich vor und sagt: „Ich kenne mich bei der Reanimation aus, kann ich Ihnen helfen?" Er kniet beim Kopf des Opfers, an der dem ersten Helfer **gegenüberliegenden** Seite nieder und tastet den Puls an der Halsschlagader.

2.2 Beurteilung der Effektivität der Herzmassage

Der zweite (neu hinzugekommene) Helfer tastet den Puls an der Halsschlagader *während* der Herzmassage und beurteilt, ob er einen Puls verspürt, also die Massage „durchkommt" (Abb. 3a).

Wird der Puls vom zweiten Helfer verspürt, dann meldet er dem ersten Helfer: „Massage effektiv, stopp Massage!"

Tastet der zweite Helfer keinen Puls während der Herzmassage, dann wird

– entweder die Herzmassage nicht sachgerecht durchgeführt (sofortiges Überprüfen der Handposition bzw. der Durchführung der Massage!),

– oder es liegt inneres Verbluten vor (Aneurysmenruptur, Aortenabriß, Herzbeuteltamponade etc.).

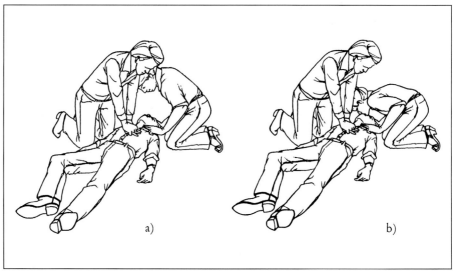

Abb. 3: Basisreanimation – zwei Helfer
a) Pulstasten durch den zweiten Helfer
b) Beatmung übernimmt der zweite Helfer
(Aus: Student Manual for Basic Life Support. American Heart Association.)

2.3 Beurteilung des spontanen Pulses

Der zweite Helfer ruft aus: „Stopp Massage!" (s. 2.2). Der erste Helfer unterbricht die Herzmassage für fünf Sekunden, *während* der zweite Helfer weiterhin den Puls an der Halsschlagader tastet. Der zweite Helfer informiert den ersten über die derzeitige Situation des Opfers: „Kein Puls, Massage fortsetzen!" – und die Herzmassage wird unverzüglich fortgesetzt (Abb. 3a).

2.4 Zweiter Helfer beurteilt Spontanatmung

Atemwege freihalten (Kopf überstrecken), sehen, hören und fühlen – wenn Atemstillstand, dann beatmet der zweite Helfer einmal (Abb. 3b).

2.5 Rhythmuswechsel

Nunmehr wird vom Rhythmus 15 : 2 der Einhelfermethode auf einen Rhythmus von 5 : 1 der Zweihelfermethode gewechselt.
Nicht vergessen, laut mitzuzählen!!
Es wird keine Pause zwischen Massage und Beatmung gemacht, sondern die Massage rhythmisch durchgezählt.

Warum?
Während der ersten fünf Herzmassagen wird ein Minimalkreislauf aufgebaut. Dieser fällt bei einer Pause, die zur Durchführung der Beatmung eingelegt wird, völlig in sich zusammen und muß neuerlich aufgebaut werden. Es kann praktisch niemals ein kontinuierliches, wenn auch niedriges Blutdruckplateau erreicht werden.
Da außerdem die Insufflation nicht durch einen Atemstoß erfolgen soll, sondern kontinuierlich über eine Dauer von etwa zwei Sekunden, erscheint auch das Argument nicht stichhaltig, daß während der Kompression eine Insufflation von genügend Luft in die Atemwege unmöglich ist.

2.6 Positionswechsel bei Zweihelferreanimation (Abb. 4)

Voraussetzung für einen klaglosen Wechsel ist, daß beide Helfer nicht auf derselben Seite des Opfers reanimieren!

Externe Herzmassage wirkt ermüdend und wird dann auch weniger effektiv ausgeführt. Daher ist der Wechsel zwischen den beiden Positionen notwendig. Dieser muß exakt und rasch durchgeführt werden:
- **Wechsel ankündigen („einzählen"):** Der die Herzmassage durchführende Helfer (A) möchte wechseln. Er ändert seine Ansage nunmehr in: „Wechsel zwei und drei und vier und fünf und", unter Beibehaltung der bisherigen Frequenz (Abb. 4a).

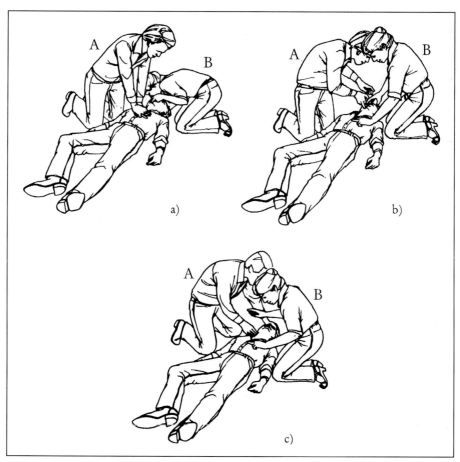

Abb. 4: Wechsel bei Zweihelferreanimation
(Aus: Student Manual for Basic Life Support. American Heart Association.)

– **Beatmer übernimmt Herzmassage:** Bei „fünf und" verabreicht der
Beatmer (B) noch einen Atemstoß (Abb. 4a), rutscht anschließend
zum Brustkorb des Opfers und sucht den Massagepunkt auf
(Abb. 4b). Er beginnt, laut zählend, unverzüglich mit der Herzmassage.

– **Herzmassage durchführender Helfer (A) übernimmt die Beatmung:**
Nach dem Zählen „fünf und" bewegt sich der die Herzmassage durchführende Helfer zum Kopf des Opfers, er sucht unverzüglich die Halsschlagader auf und tastet den Puls (Abb. 4c). Falls kein Puls ohne Massage gefühlt werden kann, gibt er das Kommando „Kein Puls – Massage
fortsetzen!", wobei er selbst mit einem **Atemstoß** beginnt. Der andere
Helfer setzt mit der Herzmassage im Rhythmus 5 : 1 unter **lautem Mitzählen** fort.

Basisreanimation Erwachsener (ABC) – Zusammenfassung

- Bewußtlosigkeit feststellen.
- Nach Hilfe rufen! Patienten **nicht** alleine lassen!
- Lagerung des Opfers (benötigte Zeit: 4–10 Sekunden).
- **ABC-Regel anwenden.**

»A« Atemwege freimachen:
- Drehen des Kopfes zur Seite,
- Öffnen des Mundes und Entfernen von Fremdkörpern (Blut, Erbrochenes, Erde etc.),
- dann erst Überstrecken des Kopfes oder Vorziehen des Kinns.
- Atemstillstand feststellen:
  Sehen (Thoraxexkursionen), Hören und Fühlen (Wange), ob das Opfer atmet (3–5 Sekunden).

»B« Beatmen:
- Mund-zu-Mund- oder Mund-zu-Nase-Beatmung.
- Beginn mit zwei Atemstößen.
- Dabei Thoraxexkursionen beobachten.
  Beatmungsfrequenz: 12mal/min.
- Langsames Einblasen eines großen Volumens (2 Sekunden Dauer).

»C« Äußere Herzmassage („Circulation"):
- Feststellen des Kreislaufstillstandes (A. carotis) beidseits je 3 Sekunden.
- Festlegen des Massagepunktes (Entlangtasten am Rippenbogen bis zum Schwertfortsatz des Brustbeines mit einer Hand, die andere Hand oberhalb mit dem Handballen auf das Brustbein legen).
- Herzmassage: Sternum 3–5 cm Richtung Wirbelsäule bewegen, gestreckte Ellenbogen!
- Kompressionszeit gleich lang wie Relaxationszeit (50:50%).
- Massagefrequenz: 80–100/min.
- Laut mitzählen („eins und zwei und drei und . . .").
  EIN HELFER: 15 Herzmassagen, 2 Beatmungen.
  ZWEI HELFER: 5 Herzmassagen, 1 Beatmung, ohne Pause.
- Dauer vom Beginn bis zum Ende des ersten Zyklus: < 60 Sekunden.
- Nach 4 Massagezyklen Puls und Atmung prüfen, Notruf absetzen.

Literatur

Standards des Arbeitskreises Basisreanimation der Österreichischen Gesellschaft für Notfall- und Katastrophenmedizin

Student Manual for Basic Life Support – Cardiopulmonary Resuscitation. American Heart Association 1981

Basisreanimation bei Säuglingen und Kindern

M. Schlemmer, C. Popow und H. Weber

1 Definition

Behandlung des Herz-Kreislauf- und/oder Atemstillstandes ohne Hilfsmittel.

2 Pathophysiologie

Im Säuglings- und Kleinkindesalter ist der Herzstillstand meist eine Folge von Hypoxie und Hyperkapnie. Selten rein kardiales Versagen, z. B. bei angeborenen Herzfehlern, Digitalisüberdosierung, Elektrolytentgleisung, schweren Durchfallerkrankungen.

3 Symptomatik

Fehlende Atmung, evtl. Schnappatmung, fehlender Karotispuls, maximal weite Pupillen, grau-zyanotische Hautfarbe.

4 Akutdiagnostik

Kardinalsymptome ohne Hilfsmittel (Stethoskop, Lampe) zu erkennen.

5 Therapie

Bewußtlosigkeit feststellen (Kind bei den Schultern rütteln), Lagerung des Kindes (Tisch oder Boden).

Beginn mit ABC-Regel:

»A« Freimachen und Freihalten der Atemwege
Kopf sanft nach hinten beugen durch Anheben des Nackens bzw. des Kinns. Zu starkes Überstrecken des Kopfes führt zu Kollaps der Trachea und Verlegung der Atemwege bzw. zu Verletzungen der Wirbelsäule.
Erkennen des Atemstillstandes (Sehen, Hören, Fühlen) (Abb. 1).

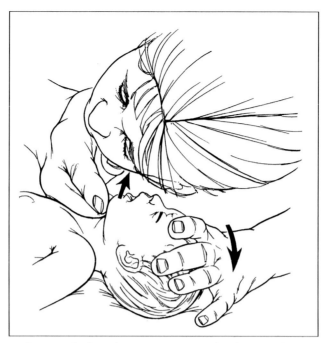

Abb. 1*): Säugling: Freihalten der Atemwege und Erkennen des Atemstillstandes

»B« Beatmen

Beim Säugling: **Mund und Nase** des Säuglings werden mit dem Mund des Helfers verschlossen (Abb. 2).

Beim Kind: Mit den Fingern wird die Nase des Kindes und der Mund des Kindes mit dem des Helfers verschlossen (Abb. 3).

Verabreichen von **zwei sanften** Atemstößen.

> CAVE: Das Lungenvolumen des Säuglings und des Kleinkindes ist viel kleiner als das des Helfers, Gefahr der Lungenzerreißung; weiters Gefahr der Magenüberblähung.

Brustkorb hebt sich bei Beatmung → Atemwege sind frei, richtige Beatmung.

»C« Circulation

Feststellen der Pulslosigkeit:

Säuglinge – Oberarmarterie (Abb. 4),

Kind – A. carotis.

---

*) Die Abb. 1 bis 5 sind dem JAMA vom 6. Juni 1986, Vol. 255, Nr. 21, S. 2956 bis 2958, entnommen. Copyright 1986, American Medical Association.

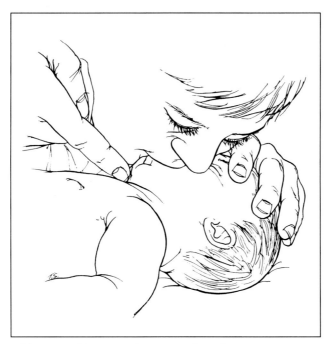

Abb. 2: Säugling: Mund-zu-Mund- und -Nase-Beatmung

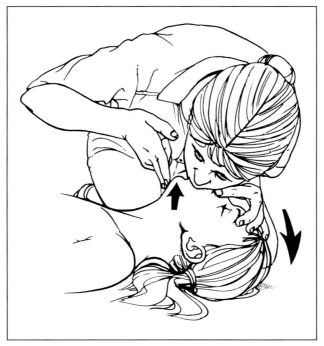

Abb. 3: Kind: Mund-zu-Mund-Beatmung

Herzmassage:

Säugling:

– Thorax mit beiden Händen umgreifen, beide Daumen auf die Mitte des Brustbeins in Höhe der Intermamillarlinie legen.
– Zwei Finger werden unterhalb einer Verbindungslinie der Mamillen gelegt = Massagepunkt (untere Hälfte bis kaudales Drittel des Sternums).

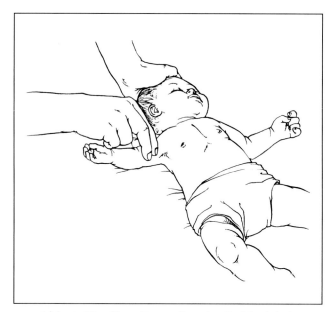

Abb. 4: Säugling: Feststellen der Pulslosigkeit

Kind:

Handballen auf die untere Sternumhälfte zwei Querfinger oberhalb des Schwertfortsatzes legen. Aufsuchen des Massagepunktes wie bei Erwachsenen (s. dort).

Sternum gegen die Wirbelsäule bewegen:
    Säugling: 1,5–2,5 cm, *Kind:* 2,5–4 cm.

Frequenz:
    Säuglinge: 120/min (laut mitzählen: „Eins, zwei, drei, . . .")
    Kinder: 80–100/min

Verhältnis Beatmung : Herzmassage:
    Säuglinge und *Kinder:* 1 : 5
    dabei Herzmassage nicht unterbrechen!

Kinder älter als acht Jahre – Erwachsenen-Methode verwenden.

118

6 Verlegung der Atemwege

Wie eingangs festgestellt, ist der Herzstillstand häufig eine Folge von Hypoxie und Hyperkapnie, die bei Säuglingen und Kleinkindern sehr oft durch mechanisches Verlegen der Atemwege (Aspiration von Fremdkörpern) hervorgerufen werden (lt. JAMA 90% der Todesfälle bei Kindern bis zum fünften Lebensjahr).

Die Atemwege können durch Speisen wie Zuckerl, Nüsse, Trauben etc. und durch andere kleine Gegenstände (Spielzeug) verlegt werden.

6.1 Symptome

Plötzliches Husten, Würgen, Stridor.

6.2 Maßnahmen

- Nicht-bewußtloses *Kind* muß zum **Weiterhusten** angehalten werden; die Rettung wird unverzüglich verständigt, insbesondere dann, wenn Fremdkörper als Ursache der Verlegung der Atemwege unwahrscheinlich und eine Infektion bzw. ein Larynxödem als Ursache der akuten Atemwegsobstruktion möglich sind.
- *Säugling:* Dieser wird über den Arm gelegt, Kopf tiefer als der Rumpf, wobei der Kopf mit einer Hand am Kinn abgestützt wird. Mit der anderen Hand werden mit dem Handballen **vier Schläge zwischen die Schulterblätter** versetzt (Abb. 5).

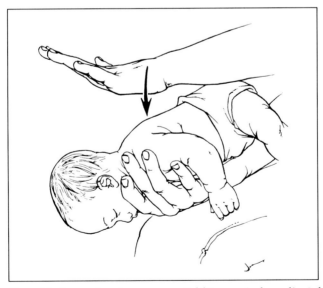

Abb. 5: Säugling: Verlegen der Atemwege, Schläge zwischen die Schulterblätter

– *Kind:* Verhalten wie beim Erwachsenen:
  – HEIMLICH-Manöver,
  – Schläge zwischen Schulterblätter.

– Das forcierte Entfernen eines Fremdkörpers mit dem Finger soll bei nicht bedrohlicher Atemnot-Symptomatik beim Säugling und beim Kind vermieden werden. Gefahr: Fremdkörper wird tiefer in die Atemwege geschoben.

Literatur

Standards and Guidelines for Cardiopulmonary Resuscitation (CPR) and Emergency Cardiac Care (ECC). JAMA **268**, 2171–2198 (1992)

Erweiterte Reanimation »D«: Pharmakologische Reanimation

T. Martys

1 Definition

Unter der „Pharmakologischen Reanimation" versteht man jene medikamentösen Maßnahmen, die als Punkt »D« (= drugs) dem ABC-Schema (= Basisreanimation) unmittelbar zu folgen haben. Ihre Indikation ist lediglich der Herz-Kreislaufstillstand, unabhängig von dessen – in der prähospitalen Phase meist noch unbekannten – Ursache.

Ihr alleiniges Ziel ist die Wiederherstellung einer suffizienten spontanen Herz-Kreislauffunktion. (Nicht gemeint ist damit der Einsatz jener Medikamente, die gegen ganz spezifische Situationen gerichtet sind, wie Antiarrhythmika, Analgetika, positiv inotrope Substanzen etc.!)

2 Pathophysiologische und pharmakologische Aspekte

Im Gegensatz zu der noch vor wenigen Jahren häufig betriebenen medikamentösen Polypragmasie im Rahmen der kardiopulmonalen Reanimation (CPR) ist die moderne „pharmakologische Reanimation" ein wissenschaftlich fundiertes Konzept, das lediglich auf zwei Maßnahmen beruht:
1. Gabe eines Sympathikomimetikums.
2. Azidoseausgleich.

2.1 Gabe eines Sympathikomimetikums

Die mechanischen Maßnahmen im Rahmen der Basisreanimation – Beatmung und externe Herzmassage – können nur einen Minimalkreislauf oxygenierten Blutes aufrechterhalten. Es gelingt nur äußerst selten, alleine mit diesen Maßnahmen eine spontane Herz-Kreislauffunktion in Gang zu bringen. Für die Wiederaufnahme einer spontanen Pumpfunktion des Herzens ist eine entsprechende Koronarperfusion die Voraussetzung. Diese ist abhängig von einem ausreichenden Druckgradienten zwischen der Aorta und dem rechten Vorhof, also dem Einfließen des Blutes in die Koronararterien und dem Ausfließen über den Sinus coronarius. Während der Kompressionsphase der externen Herzmassage kommt es zu keinem Druckgradienten, die Drucke im linken Ventrikel, in der Aorta und im rechten Vorhof sind in dieser Phase annähernd gleich groß. Nur in der Relaxationsphase kann es zu einem Koronarfluß kommen. Dieser ist von der Höhe des Perfusionsdruckes, d. h. von der Höhe des „diastolischen" Aortendruckes abhängig.

> Das Ziel muß es daher sein, durch die Gabe eines Sympathikomimetikums mit alpha-mimetischer Wirkung den peripheren Widerstand und damit den „diastolischen" Aortendruck zu heben, um eine Verbesserung der Koronarperfusion zu erreichen.

Adrenalin zeigt aufgrund seiner alpha-mimetischen Komponente diesen erwünschten Effekt, der beta-mimetische Effekt am Herzen spielt wahrscheinlich eine untergeordnete Rolle. Dennoch zeigen reine Alpha-Sympathikomimetika eine schlechtere Wirksamkeit. Orciprenalin führt aufgrund seiner beta-mimetischen Wirkung zu einer peripheren Vasodilatation und damit zu einem weiteren Absinken des diastolischen Aortendruckes und zu einer Verschlechterung des koronaren Perfusionsdruckes.

2.2 Azidoseausgleich

Die während des Herz-Kreislaufstillstandes und der Reanimationsmaßnahmen auftretende Hypoxie und Minderdurchblutung des Gewebes führen zu einer gesteigerten Laktatproduktion bzw. einer eingeschränkten Laktatverwertung mit Entwicklung einer metabolischen Azidose. Diese wurde noch bis vor kurzem möglichst rasch und mit großen Mengen Natriumbikarbonat auszugleichen versucht. Dieses Vorgehen hat sich grundlegend geändert, vieles jedoch ist noch in Diskussion.

In der metabolischen Azidose gelangen eigene Kompensationsmechanismen zur Wirkung, vor allem eine Verbesserung der Sauerstoffabgabe an das Gewebe durch Rechtsverschiebung der Sauerstoffdissoziationskurve. Deshalb ist eine metabolische Azidose bis zu einem pH-Wert von 7,2 durchaus noch zu tolerieren.

Die vorrangigsten Maßnahmen, um eine Vertiefung der metabolischen Azidose durch verminderte Gewebsperfusion zu verhindern, sind die **frühzeitige Intubation mit Verbesserung der Ventilation und Oxygenation,** die Gabe von Adrenalin zur Optimierung der externen Herzmassage sowie eine evtl. Defibrillation. Bei weiterem Abfall des pH-Wertes kommt es jedoch zu einer Verschlechterung der myokardialen Kontraktilität, zu einer Schwellenerniedrigung für Kammerflimmern und zu einer Verminderung der Katecholaminwirkung. In dieser Situation ist eine Pufferung notwendig. Die Gabe großer Mengen von Natriumbikarbonat führt jedoch zu nicht weniger großen Gefahren.

122

Bedingt durch den unter der externen Herzmassage lediglich aufrechter-
haltenen Minimalkreislauf und den damit verbundenen kleinen Verteilungsraum kann eine überschießende Gabe von Natriumbikarbonat zu
einer metabolischen Alkalose führen und damit die Sauerstoffabgabe an
das Gewebe verschlechtern. Erschwerend kann durch eine eingeschränkte Lungenfunktion ein Anstieg des CO_2-Partialdruckes resultieren. Da
CO_2 die Zellmembran rascher durchdringt als das Bikarbonation, können der intrazelluläre pH-Wert und der pH-Wert im Liquor sogar abfal-
len. Durch das kleine Verteilungsvolumen kann die Gabe von Natriumbikarbonat ebenso die Serumnatriumkonzentration und damit die
Serumosmolalität so erhöhen, daß der zerebrale Reanimationserfolg verschlechtert wird.

Es soll auch nicht unerwähnt bleiben, daß die Wirksamkeit von Natriumbikarbonat zur Verbesserung des Reanimationserfolges nie bewiesen
wurde und es Autoren gibt, die sogar über schädliche Wirkungen von
Natriumbikarbonat bei der Behandlung der hypoxisch bedingten Laktat-
azidose berichten.

3 Therapeutisches Vorgehen

3.1 Adrenalin

Die Applikation von Adrenalin muß rasch erfolgen, unmittelbar nach den
Punkten A-B-C. Die erste Gabe sollte von keiner EKG-Diagnostik abhängig gemacht werden. Als zu bevorzugender Applikationsweg ist die
intratracheale Gabe über den Tubus zu wählen, da eine frühzeitige Intubation zur Verbesserung der Ventilation und Oxygenation und zur Vermeidung einer Aspiration ohnedies gefordert werden muß, die periphere
intravenöse Gabe fraglich wirksam ist, das Anlegen eines zentralen Venenkatheters Erfahrung und Zeit benötigt und die intrakardiale Gabe
als obsolet anzusehen ist (Tab. 1).

Tabelle 1: Pharmakologische Reanimation – Adrenalin

- rasche Gabe von Adrenalin
  i. v. 0,5 bis 1 mg (Verdünnung unnötig)
  intratracheal 1–2 mg (Verdünnung mit 10 ml Aqua bidest. oder NaCl)
- Wiederholung alle 3–5 min in gleicher Dosis bei Weiterbestehen des Herz-
  Kreislaufstillstandes
- Mischung mit Natriumbikarbonat vermeiden

3.2 Natriumbikarbonat

Trotz der kritischen Überlegungen wird Natriumbikarbonat, wenn auch äußerst zurückhaltend und in niedrigerer Dosierung, im Rahmen der CPR angewandt. **Eine intratracheale Gabe darf wegen der schleimhautschädigenden Wirkung von Natriumbikarbonat nicht vorgenommen werden** (Tab. 2).

Tabelle 2: Pharmakologische Reanimation – Natriumbikarbonat

- Natriumbikarbonat ist kein primäres Medikament der CPR! Intubation, Adrenalin und Defibrillation haben Vorrang!
- Bei kurzdauerndem Kreislaufstillstand ist eine Gabe von Natriumbikarbonat nicht notwendig.
- Bei längerdauerndem Kreislaufstillstand (über 10 min): initial 1 mval/kg KG.
- Wiederholung nach jeweils 10–15 min bei Weiterbestehen des Kreislaufstillstandes mit 0,5 mval/kg KG.

4 Zusammenfassung

Die „Pharmakologische Reanimation" muß als medikamentöse Unterstützung der rein mechanischen Maßnahmen der Basisreanimation dem »ABC«-Schema als Punkt »D« (= drugs) unmittelbar nach der Frühintubation angeschlossen werden.

Ihr Ziel ist die Wiedererlangung einer spontanen Herz-Kreislauffunktion. Sie bedarf daher keiner vorausgehenden EKG-Diagnostik, welche lediglich einen Zeitverlust darstellen würde.

Adrenalin muß rasch verabreicht werden, der günstigste Applikationsweg ist der Tubus. Natriumbikarbonat ist keine primäre Maßnahme und sollte nur bei einem länger bestehenden Herz-Kreislaufstillstand über 10 min in einer zurückhaltenden Dosierung verabreicht werden.

Es bleibt abzuwarten, ob in Zukunft andere Puffersubstanzen, wie z. B. Dichloroazetat (DCA), die derzeit noch bestehende Natriumbikarbonat-Empfehlung verdrängen werden.

Erst nach dem Punkt »D« (= drugs) folgt der Punkt »E« (= EKG bzw. Elektrotherapie) – die erst zu diesem Zeitpunkt durchgeführte EKG-Diagnostik hat vorwiegend den Sinn der Früherkennung eines evtl. bestehenden Kammerflimmerns, um mit einer möglichst raschen Defibrillation die relativ gute Prognose dieser Situation nicht zu verschlechtern.

Literatur

American Heart Association. Standards and Guidelines for Cardiopulmonary Resuscitation and Emergency Cardiac Care. JAMA **268**, 2171–2198 (1992)

MAURITZ W., STEINBEREITHNER W.: Cardiopulmonale und cerebrale Reanimation (CPCR). Beitr. Anaesth., Intensivmed. Bd. 22, Verlag Maudrich, Wien–München–Bern (1987)

MEURET G. H.: Pharmakotherapie in der Reanimation nach Herz-Kreislaufstillstand. Anaesth. Intensivmed. Bd. 162, Springer, Berlin–Heidelberg–New York (1984)

Erweiterte Reanimation »E«: EKG, Defibrillation und Schrittmacher

H. Weber und N. Muzika

Im Rahmen der Notmaßnahmen erfolgen die Registrierung des EKGs bzw. daraus abzuleitende „elektrische" Maßnahmen wie Defibrillation und Notfallschrittmacherimplantation erst nach Durchführung der standardisierten Basisreanimation (»ABC«) und der Frühintubation mit pharmakologischer Reanimation (»D«) als Schritt »E«.

Im Gegensatz zu den Standards der Basisreanimation (»ABC«), von denen Abweichungen in der hierarchischen Durchführung der Maßnahmen laut American Heart Association nicht gestattet sind, basieren die erweiterten Reanimationsmaßnahmen (ab dem Buchstaben »D« Frühintubation und phamakologische Reanimation) auf „Richtlinien".

Von diesen ist daher selbstverständlich ein Abweichen in der Reihenfolge und Anpassung der erweiterten Reanimationsmaßnahmen an den individuellen Fall durch den Notarzt möglich.

Im Klartext heißt dies: Sind EKG und Defibrillator rascher griffbereit als das Intubationsbesteck, so kann selbstverständlich das »E« auch vor dem »D« durchgeführt werden.

1 EKG

Zur raschen Orientierung über den, einer Bewußtlosigkeit zugrundeliegenden Herzrhythmus im Rahmen der erweiterten Reanimationsmaßnahmen genügt die Registrierung eines EKG-Rhythmusstreifens, unabhängig von der Ableitung. Zu fordern ist hingegen auch in dieser Akutsituation die **Dokumentation** des akut registrierten Rhythmus. (Das 12-Ableitungs-EKG bleibt einem Patienten mit Spontanatmung und halbwegs suffizientem Kreislauf vorbehalten!)

Achtung! Elektroden und Kabel richtig angelegt?
Funktioniert EKG-Gerät einwandfrei?

In der Praxis erweisen sich die Fragen als überaus wichtig, da ein fehlerhaftes EKG-Gerät Kammerflimmern vortäuschen kann und in der Folge zur Defibrillation führt!

126

2 Defibrillation

Unter Defibrillation versteht man das Beseitigen von Kammerflimmern (Abb. 1) mit Hilfe eines über die Körperoberfläche (extern) oder intraoperativ (epikardial) oder automatisch über epikardiale bzw. transvenöse Elektroden (automatischer implantierbarer Defibrillator, ICD) abgegebenen Stromstoßes.

Durch die asynchrone Erregung der Herzmuskelfasern bei Kammerflimmern besteht nicht nur ein chaotischer Rhythmus, sondern es läßt sich auch keine synchrone Kontraktion der Kammermuskulatur erzielen.

Daher ist Kammerflimmern hämodynamisch völlig unwirksam. Um einen Notkreislauf aufrechtzuerhalten, muß unverzüglich Herzmassage durchgeführt werden. Das Kammerflimmern selbst kann nur durch Defibrillation beseitigt werden. Wenn ein Defibrillator zur Hand ist, soll eine sofortige Defibrillation ohne vorhergehende Herzdruckmassage angestrebt werden, da diese zumindest eine relative Kontraindikation für eine Fibrinolysetherapie darstellt.
Die Defibrillation wird mit einem **Defibrillator** durchgeführt.

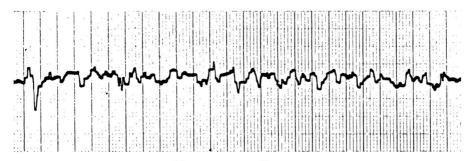

Abb. 1: Kammerflimmern

2.1 Elektrische Grundlagen und Aufbau eines Defibrillators

Wechselstrom-Defibrillatoren wurden durch die effektiveren, leichter tragbaren und weniger gefährlichen monophasischen Gleichstrom-Defibrillatoren ersetzt.

Der **Gleichstrom-Defibrillator** besteht aus einer verstellbaren Hochspannungsgleichstromzufuhr (Kondensator). Der Kondensator ist über einen stromstärkelimitierenden Induktor mit den Elektroden verbunden. Die an den Patienten abgegebene elektrische Ladung ist monophasisch, mit einer Spannung von mehreren 1000 Volt und einer Dauer von 4–12 ms. Die Stärke des Elektroschocks wird gewöhnlich in Energie ausgedrückt (Joule oder Watt-Sekunden).

Es gibt zwei bei Defibrillatoren angewandte Kurvenformen: Eine gedämpfte Halbsinuskurve und eine beinahe quadratische Rechteckkurve. Wenn die Dauer zwischen 4 und 12 ms beträgt, ist jede der beiden Formen effektiv. Andere Kurvenformen können nicht empfohlen werden.

Die beschriebenen elektrischen Eigenschaften sind Variable des Defibrillators. Der Widerstand zwischen den Elektroden ist patientenabhängig (siehe unten).

> Jeder Defibrillator soll außer der Defibrillationseinheit auch ein Sichtgerät (Scope) und eine EKG-Registriereinheit zur Dokumentation des Rhythmus vor und nach der (den) Defibrillation(en) beinhalten!

2.2 Faktoren, die bei einer elektrischen Defibrillation beachtet werden müssen:

– **Dauer des Kammerflimmerns:** Die Chance einer erfolgreichen Defibrillation sinkt, je länger das Kammerflimmern andauert. Durch möglichst rasches Einsetzen einer effektiven Reanimation (»ABC«) kann diese Zeitspanne verlängert werden.

– **Myokard:** Hypothermie (Lawinen) und Hyperthermie, Elektrolytstörungen, Medikamentenvergiftung (Digitalis), Azidose und bereits vorher bestehende Erkrankungen können dazu beitragen, daß das Myokard gegenüber der elektrischen Defibrillation refraktär ist.

– **Herzgröße:** Je größer das Herz, desto größer der Energiebedarf.

– **Körpergewicht:** Die erforderliche Energie ist abhängig vom Körpergewicht (2–5 J/kg KG!).

– **Vorangegangene E-Schocks:** Der transthorakale Widerstand sinkt bei wiederholten E-Schocks. Die Aussicht auf Erfolg einer Defibrillation nimmt mit wiederholten Schocks zu.

– **Elektrodengröße:** 10–13 cm Durchmesser.

– **Elektrodenposition:**
  a) „Standard" (Abb. 2): Eine Elektrode über dem Sternum, die andere links im Bereich der Herzspitze bis vordere Axillarlinie.
  b) Anterior-posterior: Eine Elektrode wird rechts-präkordial, die andere links-posterior am Rücken positioniert.

128

– **Übergangswiderstand Elektroden/Haut:** Haut und Thoraxwand haben einen hohen Widerstand, der durch Verwendung von Elektrodengelplatten („Defipad") herabgesetzt wird.

– **Anpreßdruck der Elektroden:** Der transthorakale Widerstand kann duch höheren Kontaktdruck der Elektroden um bis zu 25% vermindert werden. Es wird daher empfohlen, daß bei der Defibrillation ein Druck von ca. 10 kg auf eine Elektrode ausgeübt werden soll.

– **Synchronisationsschalter:** Bei der synchronisierten Kardioversion erkennt der Defibrillator QRS-Komplexe. Ist der Synchronisationskreis aktiviert, kann ein E-Schock nicht ausgelöst werden, bevor nicht QRS-Komplexe vom Monitor erkannt werden können. Der Defibrillator kann daher bei Vorliegen von Kammerflimmern nicht aktiviert werden. Der Synchronisationskreis muß vorher ausgeschaltet werden!

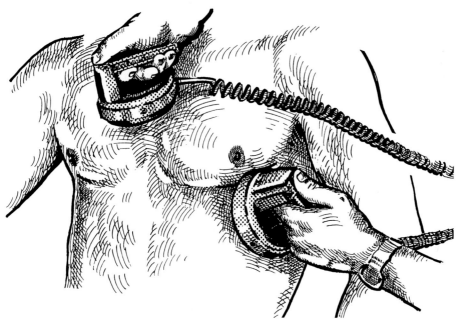

Abb. 2: Elektrodenposition bei externer Defibrillation

– **Testempfehlungen für Defibrillatoren:** Regelmäßig (1 × wöchentlich) mit Testapparat (Widerstand 50 Ohm) testen, mit einer Energie von 50 J. Zu häufiges Testen mit zu großen Energien kann zu frühzeitiger Ermüdung verschiedener Defibrillatorteile und somit zum technischen Versagen im Notfall führen.

2.3 Technik und Durchführung der Defibrillation

– **Sofortiges Einsetzen der Reanimation** – (»ABC«), Defibrillator bereitstellen lassen. Wenn Defibrillator **sofort** zur Hand, dann vor Herzdruckmassage defibrillieren = „Frühdefibrillation".

– **Verantwortung** für die Reanimation **delegieren** (ein anderer muß nun Herzmassage und Beatmung übernehmen!).

– **Beurteilung des Herzrhythmus:** Monitor wird eingeschaltet, Ableitung des Herzrhythmus über den Kontakt der „Defipads" mit den Defibrillatorpaddles und Dokumentation am, im Defibrillator eingebauten Schreiber. Eine kontinuierliche EKG-Überwachung des Patienten (über EKG-Ableitungen) sollte so bald als möglich, ohne Unterbrechung der Reanimation, begonnen werden.

Die Dokumentation der zugrundeliegenden Rhythmusstörungen ist für weitere diagnostische und therapeutische Maßnahmen wesentlich!

– **Kammerflimmern** (siehe Abb. 1):
Die folgenden Schritte sollten bei Kammerflimmern durchgeführt werden, wobei die Reanimation nur so kurz als nötig unterbrochen werden darf.
  – Gelplatten (Defipad) auf Elektroden.
  – Defibrillator einschalten und sicherstellen, daß der Synchronisationskreis ausgeschaltet ist (sonst keine Entladung bei Kammerflimmern).
  – Vorwählen und Kondensator laden.
  – Elektroden plazieren.
  – **Rhythmus am Monitor nochmals überprüfen und dokumentieren** (Papier, Speicher).
  – **Umfeld räumen** (keine Person darf direkt oder indirekt mit dem Patienten in Kontakt sein!). **„ACHTUNG, ALLES WEG!"**
  – evtl. Beatmungsbeutel vom Tubus **diskonnektieren** (Tubus kann sonst herausgezogen werden).
  – Fest auf die Elektroden drücken (jede Elektrode mit ca. 10 kg), in Form einer Zangenbewegung (nicht an die Elektroden anlehnen, weil sie sonst verrutschen können).
  – E-Schock auslösen, indem **beide Entladungsknöpfe** an den Elektroden gleichzeitig gedrückt werden. Falls keine Skelettmuskelkontraktion beobachtet werden kann, Gerät nochmals überprüfen.
  – **Überprüfen von EKG und Puls** nach der Defibrillation.

Erforderliche Energie:
- 2–5 J/kg!
- Bei der ersten Defibrillation 200 J.
- Falls der erste E-Schock erfolglos, unverzüglich eine zweite Defibrillation mit 200 J (der transthorakale Widerstand fällt mit zunehmenden E-Schocks).
- Falls der zweite E-Schock ebenfalls erfolglos, Fortsetzen der Reanimation und Verabreichung von Adrenalin über einen orotrachealen Tubus.
- Neuerlicher E-Schock nach einer adäquaten Zirkulation (Herzmassage) mit maximaler Energie (360–400 J).

2.4 Defibrillation bei Schrittmacherträgern:

Um den Schrittmacher (SM)-Generator durch eine Defibrillation möglichst wenig zu stören oder zu zerstören, sollte der Abstand der Defibrillations-Elektroden vom SM-Generator 30 cm betragen!

2.5 Automatischer externer Defibrillator – Frühdefibrillation

Die Wertigkeit der **Frühdefibrillation,** also der frühestmöglichen Durchführung einer Defibrillation, ist derzeit durch eine Reihe von Arbeiten belegt und nicht mehr umstritten.

Dies führte dazu, daß Defibrillatoren entwickelt wurden, die **selbständig** den zugrundeliegenden **Rhythmus erkennen** können und in Abhängigkeit dieses Resultates eine **Defibrillation automatisch** oder **semi-automatisch** durchführen.

Für den Bediener dieses Gerätes, das dem normalen Defibrillator sehr ähnlich ist, stellt sich daher nur noch die Aufgabe, Gel auf die Elektroden zu streichen und diese auf dem Brustkorb des Patienten zu plazieren. Alles weitere übernimmt nunmehr das Gerät: das Erkennen des Rhythmus, das Aufladen des Gerätes, das Kommando an den Helfer (der in Zukunft, nach Änderung der derzeitigen Gesetzeslage, nicht immer ein Arzt sein muß), daß nunmehr eine Entladung folgt, und schließlich die Entladung selber.

Diese Geräte sind häufig mit einem Sprechmodul verknüpft, das automatisch die Anweisungen an den Bediener gibt. Außerdem besteht die Möglichkeit der **automatischen Aufzeichnung** des Rhythmus vor und nach der Defibrillation, der dann auf einem handelsüblichen EKG-Gerät ausgeschrieben werden kann. In verschiedenen Ländern sind solche Geräte nicht nur im Notarztwagen im Einsatz, sondern auch in Feuerwehr- und Sanitätsfahrzeugen, zum Teil bereits auch bei gefährdeten Patienten zu Hause.

Es werden in Zukunft daher nicht nur Mediziner in der Handhabung dieses Gerätes trainiert, sondern auch Sanitäter und Laien. Es ist zu erwarten, daß diese externen Defibrillatoren in Zukunft auch in die Laienreanimation – nach entsprechender gesetzlicher Regelung – Einzug halten werden.

2.6 Implantierbarer Cardioverter Defibrillator (ICD)

In zunehmendem Ausmaße wird der ICD bei Patienten mit rezidivierendem therapiefraktärem Kammerflimmern oder rezidivierenden ventrikulären Tachykardien implantiert. Es ist daher auch damit zu rechnen, daß Patienten, bei denen dieses Gerät einen Funktionsausfall aufweist, reanimiert werden müssen.

Funktion

- Generator: Dieser ist 250 Gramm schwer und meistens rechts abdominell (wie früher die normalen Schrittmacher) implantiert.
- Über Sonden ist dieser Generator mit zwei epikardial implantierten Sensing-Elektroden (zur Erkennung des Grundrhythmus des Patienten) und (meistens heute noch) mit zwei epikardial aufgenähten, flächenförmigen „Patch"-Elektroden verbunden.
- Vom Beginn einer ventrikulären Tachykardie bzw. von Kammerflimmern über das Erkennen des Rhythmus bis zum Auslösen der ersten Defibrillation vergehen 30 bis 60 Sekunden!
- Die entladene Energie beträgt 10 bis 30 Joule.
- Nach der dritten Entladung benötigt der Generator einige Minuten Zeit zum Wiederaufladen.
- Daher besteht hier, wenn eine Dysfunktion vorliegt, die Möglichkeit, durch externe Defibrillation einen normalen Rhythmus wiederherzustellen, wobei erwähnt werden muß, daß – sollte im Anschluß an diese Defibrillation eine Asystolie auftreten – derzeit die meisten Geräte noch nicht mit einem Schrittmacher selbst ausgestattet sind, sondern anschließend Herzmassage angewandt werden muß.

Nach derzeitigen Erkenntnissen ist die Reanimation solcher Patienten für den Reanimator völlig ungefährlich! Das heißt, Patienten mit einem ICD können ganz normal nach der »ABC«-Regel reanimiert werden.

132

Achtung!

– Durch die Patch-Elektroden kann ein FARADAYscher Käfig um das Myokard aufgebaut werden. Bei erfolglosen externen Defibrillationen muß eine Modifikation der Elektrodenposition vorgenommen werden! Die anterior-posteriore Elektrodenposition ist der Standardposition (s. Abb. 2) unbedingt vorzuziehen!

PDC: „Pacer-Cardioverter-Defibrillator",
AICD: „Automatischer-Implantierbarer-Cardioverter-Defibrillator".

Diese Weiterentwicklung der implantierbaren Defibrillatoren impliziert zusätzlich die Möglichkeit eines antitachykarden Pacings, um bei monomorphen ventrikulären Tachykardien die Applikation eines internen Schocks zu vermeiden. Zusätzlich sind diese Aggregate mit einem antibradykarden System ausgestattet.

3 Synchronisierte Kardioversion

Sie wird zur Unterbrechung von ventrikulären und supraventrikulären Tachykardien angewendet. Ein Synchronkreis ermöglicht eine „programmierte" Auslösung des E-Schocks R-getriggert.

Die synchronisierte Kardioversion hat einerseits den Vorteil einer Reduktion der erforderlichen Energie, andererseits treten seltener sekundäre Rhythmuskomplikationen wie Kammerflimmern auf.

3.1 Durchführung

Im wesentlichen wie die Kardioversion, mit wenigen Ausnahmen:

– Wenn Patient bei Bewußtsein, dann Kurznarkose (z. B. Diazepam 10 mg i. v. – zentrale Dämpfung).

– Der QRS-Komplex am Monitor muß positiv sein, mit maximaler, monophasischer Amplitude. (Inverse QRS-Komplexe und solche mit niedriger Amplitude triggern möglicherweise nicht den Synchronisationskreis und verursachen eine Entladung während der T-Welle!)

– Der **Synchronschaltkreis muß eingeschaltet** werden.

– Initialer Schock bei Erwachsenen 200 J, obwohl bekannt ist, daß einige Rhythmen bereits mit einer Energie von weniger als 50 J unterbrochen werden können.

– Der Auslöseknopf an den Elektroden muß gedrückt und gehalten werden, bis der E-Schock ausgelöst wird!

– Sollte der erste E-Schock nicht erfolgreich sein, müssen für die nachfolgenden Versuche Energien wie bei der Defibrillation verwendet werden.

– Falls Kammerflimmern während der Vorbereitung oder im Anschluß an die Kardioversion auftritt:
  – Synchronisationskreislauf ausschalten,
  – Defibrillator auf 200–300 Joule,
  – defibrillieren.

4 Präkordialer Faustschlag

Der präkordiale Faustschlag, aber auch **Husten** wird immer wieder zur Terminierung einer ventrikulären Tachykardie, aber auch von Kammerflimmern empfohlen.

Durch Umsetzung der mechanischen Energie des Faustschlages in elektrische kann eine Asystolie und in weiterer Folge ein Sinusrhythmus erzielt werden.

Nach anfänglicher Euphorie bei Anwendung dieser Manöver konnte beobachtet werden, daß eine ventrikuläre Tachykardie dadurch auch in Kammerflimmern übergeführt werden kann.

> Daher ist derzeit der präkordiale Faustschlag nur
> – unter laufender EKG-Kontrolle und
> – unter Bereitstellung eines Defibrillators
> erlaubt!
> Er darf daher nicht mehr in Laienreanimationskursen gelehrt oder empfohlen werden!!

5 Notfallschrittmacher

Die Notfallstimulation wurde zunächst über **externe** Brustelektroden durchgeführt. Die dabei notwendigen hohen Stromstärken verursachten Muskelkontraktionen, Verbrennungen und Schmerzen, sodaß diese Methode aufgegeben wurde, neuerdings jedoch mit dem ZOLL-**Schrittmacher**" wieder erfolgreich angewandt wird (s. u.).

Die **interne** Stimulation kann entweder epikardial oder endokardial durchgeführt werden. Das epikardiale Pacing ist der temporären Stimulation im Anschluß an einen herzchirurgischen Eingriff vorbehalten.

Bei der **endokardialen Stimulation** werden die Schrittmacherelektroden **transvenös** in den rechten Vorhof, den Koronarsinus oder den rechten Ventrikel gelegt. Dies erfolgt meist unter Röntgensicht (Durchleuchtung) und benötigt einige Minuten, bis die Elektrode entsprechend plaziert ist.

5.1 Schrittmachersysteme

Ein Schrittmachersystem besteht aus einem **Generator** und der (den) am distalen Ende eines Katheters befindlichen **Elektrode(n)**.

a) Externer Schrittmachergenerator

Er soll folgende Eigenschaften haben:

- Impulsabgabe mit variabler Amplitude (in mA) – zur Überprüfung der Reizschwelle.
- Möglichkeit zu fix frequenter Stimulation (Abgabe der Impulse ohne Rücksichtnahme auf die Eigenaktivität des Herzens).
- „Demand-Mode" mit variabler Sensitivität für spontane Herzerregungen: Im Bedarfs-Mode schaltet der Schrittmacher automatisch ab, wenn die Herzeigenaktion die vorgewählte Schrittmacherfrequenz übersteigt.
- Variable Frequenzeinstellung, wobei auch sehr hohe Frequenzen zum Unterbrechen von Tachykardien (300–400/min) empfehlenswert sind.
- Anzeigen für jeden abgegebenen Impuls ebenso für jeden inhibierten Schrittmacherschlag.

b) Transvenöser Schrittmacher

Schrittmacherelektrode

Sie kann entweder bipolar oder unipolar sein. Das unipolare System verwendet die im Herz befindliche Elektrode als Kathode. Der elektrische Kreislauf wird durch eine subkutane Elektrode (Anode) geschlossen, die in einiger Entfernung zum Herzen plaziert wird.

Bei einem bipolaren Katheter haben beide Elektroden mit dem Herzen Kontakt. Die distale Elektrode ist die Kathode, die proximale die Anode. Die Reizschwelle ist bei unipolaren Systemen niedriger. Dieses System ist auch sensitiver, sowohl für herzeigene Impulse als auch für äußere elektrische Interferenzen und hat daher eine empfindlichere Demand-Funktion. Die bipolaren Katheter sind üblicherweise stabiler zu positionieren (eine transthorakale SM-Sonde ist bipolar).

Katheter für die blinde Insertion

- **Ballonkatheter:** Dieser kann bei intaktem Kreislauf leicht und schnell in den rechten Vorhof und den rechten Ventrikel eingeführt werden.

Während eines Herzstillstandes ist die Einführung eines solchen Katheters schwierig bis unmöglich.

– **Semischwemmkatheter:** Er besitzt zwei bipolare Elektroden an der distalen Spitze, hat aber keinen Ballon. Dieser Katheter ist flexibel, besitzt jedoch genug Steifheit, daß er ausreichend kontrolliert und geführt werden kann. Da er keinen Blutfluß für die Positionierung benötigt, kann er auch während eines Herzstillstandes in das Herz eingeführt werden.

– **Reguläre Schrittmacherkatheter:** Sie werden generell unter Durchleuchtung plaziert. Ein Blutfluß ist für das Einführen dieser steifen Katheter nicht erforderlich.

Wahl des Gefäßes für die blinde Insertion

– **Vena cubitalis:** Die mediale Kubitalvene wird wegen ihrer Nachteile selten verwendet, insbesondere als mit Armbewegungen die Elektrode häufig disloziert; außerdem Sepsis- und Phlebitisgefahr.

– **Vena jugularis interna** oder **Vena subclavia:**
Vorteil: Stabile Sondenlage, wobei der Patient in seiner körperlichen Aktivität wenig beeinträchtigt ist.
Nachteil: Gefahr des Pneumothorax, Punktion der A. carotis bzw. A. subclavia sowie Verletzungen des Plexus brachialis.

– **Femoralvene:** Da weiche Katheter während der Passage durch die V. cava inferior Winkel oder Schleifen bilden können, werden steife Katheter für die Insertion über die Femoralvene verwendet – daher üblicherweise nur unter Röntgensicht implantieren. Weitere Nachteile: Thrombosegefahr, Thromboembolie.

Bestimmung der Reizschwelle

Nach Plazierung der Sonde soll immer die Reizschwelle bestimmt werden. Die Amplitude der abgegebenen Impulse wird schrittweise vermindert, bis der Schrittmacherstimulus nicht mehr von einem QRS-Komplex gefolgt wird. Dieser Wert wird als **Reizschwelle** bezeichnet und **sollte kleiner als 1,5 mA sein,** was einen optimalen Kontakt zum Endokard beweist. Falls die Reizschwelle höher als 3–4 mA und eine Stimulation im Augenblick nicht unbedingt notwendig ist, sollte die Sonde bis zum Erreichen einer niedrigen Reizschwelle repositioniert werden.

Die Stromstärke für die dauernde Stimulation sollte das Zwei- bis Dreifache der Reizschwellstromstärke betragen. Ist der Patient nicht bewußtlos, kann er durch tiefe Inspiration, Husten oder Änderung der Körperhaltung zum Erreichen einer stabilen Sondenlage beitragen.

c) Externer Notfallschrittmacher (Zoll)

Für die Praxis ist daher nur ein System geeignet: Der **externe Zoll-Schrittmacher.**

Zoll-Schrittmacher

Der Zoll-Schrittmacher ist ein externer „thransthorakaler" Schrittmacher.

– Großflächige Einmalelektroden werden auf den Brustkorb bzw. auf den Rücken des Patienten aufgeklebt.

– Zur Feststellung eines möglichst geringen Übergangswiderstandes werden die Elektroden zunächst nur leicht aufgelegt und anschließend die Stimulationsschwelle bestimmt (Output des Stimulators auf ca. 60 bis 80 mA), bis die Schrittmacherimpulse die Kammerkomplexe eingefangen haben (Stimulationsfrequenz über die Eigenfrequenz des Patienten drehen, Abb. 3). Anschließend die Stromstärke langsam vermindern, bis die Stimulationsimpulse keine Kammerkomplexe mehr auslösen (Reizschwelle).

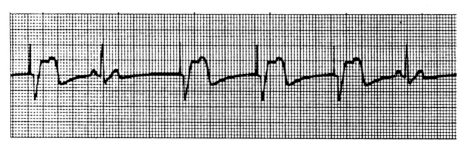

Abb. 3: Schrittmacherinduzierte QRS-Komplexe beim Zoll-Schrittmacher.

– Wenn Stelle mit niedriger Reizschwelle gefunden (ca. 40 bis 60 mA), dann Elektroden aufkleben.

– Einstellen der Stimulationsfrequenz.

– Einstellen des Outputs, der über der Reizschwelle liegen soll, normalerweise 50 bis 60 mA.

– Je höher die Stromstärke, desto stärker werden bei nicht bewußtlosen Patienten die unter Umständen schmerzhaften Muskelkontraktionen verspürt. Daher ist das Suchen eines Platzes mit niedriger Reizschwelle für den Patienten günstig.

So leicht und gefahrlos dieser externe Schrittmacher plaziert werden kann, so sehr ist die Anwendung bei nicht bewußtlosen Patienten limitiert.

Vom Handel werden bereits Kombinationsgeräte zwischen Defibrillator (mit Sichtgerät und EKG-Schreiber) und ZOLL-Schrittmacher angeboten.

> **Achtung!**
> Von schrittmacherinduzierten QRS-Komplexen läßt sich deren hämodynamische Effektivität nicht ableiten! Bei ausreichender elektrischer Aktivität ist daher immer die mechanische Aktivität an einer zentralen Arterie zu überprüfen!

5.2 Indikation zur Notfallschrittmacher-Implantation

Grundsätzlich muß die Notfallschrittmacher-Implantation vom elektiven, temporären Pacen unterschieden werden. Letzteres wird bei symptomatischen Bradyarrhythmien, aber auch prophylaktisch eingesetzt.

Eine Notfallschrittmacher-Implantation ist im Rahmen von erweiterten Reanimationsmaßnahmen bei therapierefraktärer ventrikulärer Asystolie indiziert, insbesondere dann, wenn mit einer SM-Implantation nicht mehr so lange zugewartet werden kann, bis diese – wenn auch temporär – elektiv unter Röntgensicht erfolgen kann.

5.3 Internationaler Schrittmacher-Code (für permanent implantierte SM):

Vier Buchstaben:
1. Was wird stimuliert? A = Atrium, V = Ventrikel, D = beides.
2. Was wird erkannt (sensing)? A = Atrium, V = Ventrikel, D = beides.
3. I = inhibiert, T = pos. getriggert, O = fix frequent.
4. Programmierbarkeit, M = 3 Parameter, P = mehr als 3 Parameter programmierbar.

Häufigste Typen: VVI – M (P)
DDD = sequentielle Systeme

Literatur

KERBER R. E.: Energy Requirements for Defibrillation. Circ. **74**, IV, 117 (1986)

Standards and Guidelines for Cardiopulmonary Resuscitation (CPR) and Emergency Cardiac Care (ECC) Part III: Adult Advanced Cardiac Life Support. JAMA **268**, 2171–2198 (1992)

ZOLL P. M., ZOLL R. H., FALK R. H. et al.: External noninvasive temporary cardiac pacing: Clinical trials. Circulation **71**, 937 (1985)

Venöser, endobronchialer und intraossärer Zugang

S. Fitzal

1 Einleitung

Zur gezielten Notfallbehandlung ist die Applikation von Medikamenten und Infusionen in den meisten Fällen erforderlich. Dies ist im allgemeinen über einen periphervenösen Zugangsweg zu erreichen. Daher muß jeder notfallmedizinisch tätige Arzt mit der Praxis der Venenpunktion und -kanülierung gründlich vertraut sein. Da aber gerade in Notfallsituationen der periphervenöse Zugangsweg mit erheblichen Schwierigkeiten verbunden sein kann, wären ebenso gute Kenntnisse für die Punktion zentraler Venen erforderlich. Jedoch auch alternative Zugangswege erlangen gerade in letzter Zeit zunehmende Bedeutung und eröffnen für den notfallmedizinischen Bereich weitere Möglichkeiten zur Medikamenten(Infusions-)applikation.

2 Periphervenöse Zugänge

Vorzugsweise Punktionsstellen sind die Venen der oberen Extremitäten im Bereich des Handrückens oder Unterarmes, da in gelenksfernen Punktionsbereichen die Dislokationsgefahr der Venenverweilkanüle am geringsten ist. Bei Venenpunktionen der Ellenbeugengegend besteht neben der Möglichkeit einer Dislokation auch die Gefahr einer arteriellen Punktion (anatomische Nähebeziehung der A. brachialis zur V. cubitalis!). Auch Beinvenen können punktiert werden (z. B. im Bereich der medialen oder lateralen Malleolargegend), sofern der Zugangsweg über die oberen Extremitäten nicht möglich ist.

In jedem Fall soll eine möglichst **großlumige Venenverweilkanüle** gewählt werden, um die rasche Volumenzufuhr zu gewährleisten. Auf eine sichere Fixation der Kanüle – gegebenenfalls mit Unterarmschiene bzw. Unterarm- und Oberarmschiene bei Kindern – ist zu achten und die Verbindung zum Infusionssystem zu sichern, welches keinen Zug auf die Venenverweilkanüle ausüben soll (Fixation des Infusionsbesteckes am Patientenarm bzw. -bein und Sicherung vor Zug durch Schlaufenbefestigung).

Für den Notfalleinsatz gilt: Punktionsort erster Wahl sind periphervenöse Venen, da dieses Verfahren am komplikationsärmsten ist und
eine hohe Durchflußrate gewährleistet.

Sind periphervenöse Punktionsversuche erfolglos, so kann evtl. die
Punktion der V. jugularis externa als Mittelweg zwischen peripher-
und zentralvenösem Zugangsweg vorgenommen werden. Es ist allerdings zu beachten, daß diese – wie alle großen Halsvenen – an den
mediastinalen Unterdruck angeschlossen ist, weshalb Gefahr einer
Luftembolie besteht! Punktiert wird sie daher zumeist in Schocklagerung, wobei eine gute Füllung durch Pressenlassen des Patienten oder
leichten Druck auf die Vene kaudal von der Punktionsstelle erreicht
werden kann.

3 Zentralvenöse Zugänge

3.1 Kathetermaterial

Prinzipiell stehen zwei verschiedene Kathetertechniken zur Verfügung:
1. die SELDINGERtechnik und
2. die direkte Einführung des Venenverweilkatheters über die Punktionskanüle.

Mittels SELDINGERtechnik ist mehr Sicherheit für die richtige intravasale
Katheterlage gegeben, jedoch durch etwas komplizierte Handhabung
eine möglichst sterile Vorgangsweise vor allem am Notfallort erschwert.
Die direkt über die Punktionskanüle einführbaren Katheter sind einfach
in der Handhabung, oft mit einer Plastikhülle umgeben, sodaß die Sterili-
tät besser gewahrt bleibt; sie sind jedoch mangels Schienung mittels
Mandrin manchmal schwieriger zu positionieren.

3.2 Punktion der V. femoralis

Als komplikationsärmste Methode ist die Punktion der V. femoralis als
zentralvenöser Zugangsweg **primär zu empfehlen,** insbesonders unter
Reanimationsbedingungen, da bei Kanülierung dieses Gefäßes keine Unterbrechung der CPR-Maßnahmen erforderlich ist.

Technik (Abb. 1)

Hautdesinfektion; Palpation der A. femoralis (unter Reanimationsbedingungen und bei effektiver Herzdruckmassage ebenfalls als Leitgebil-
de brauchbar) unterhalb des Leistenbandes. Etwa 1 cm medial davon

140

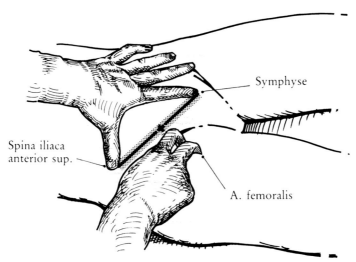

Symphyse

Spina iliaca
anterior sup.

A. femoralis

Abb. 1: Auffindung der V. femoralis: Palpation der A. femoralis knapp unterhalb des Leistenbandes (Verbindungslinie von der Symphyse zur Spina iliaca anterior superior), medial davon liegt die V. femoralis

in leicht schräger, proximaler Richtung perkutane Punktion bis frei Blut aspiriert werden kann. Vorschieben des Katheters in die V. cava inferior.

3.3 Punktion der V. subclavia

Dieser zentralvenöse Zugangsweg ist Punktionsort erster Wahl unter Notfallbedingungen, sofern die V. femoralis nicht zugänglich gemacht werden kann bzw. nicht rasch punktierbar ist. Die Treffsicherheit ist gut, nachteilig ist die hohe Komplikationsrate (s. u.).

> Eindringlich ist vor beidseitigen Punktionsversuchen zu warnen (beidseitiger Pneumothorax möglich!), bei Thoraxverletzungen ist die traumatisierte Seite als Zugangsweg zu bevorzugen!

Topographie (Abb. 2)

Die V. subclavia zieht als direkte Fortsetzung der V. axillaris vom lateralen Rand der ersten Rippe nach hinten zum medialen Drittel der Klavikula, wo sie sich mit der gleichseitigen V. jugularis interna zur V. brachiocephalica (anonyma) vereinigt. Die beiden Vv. brachiocephalicae bilden dann zusammen die V. cava superior. Die A. subclavia liegt dorsokranial bzw. dorsolateral der Vene.

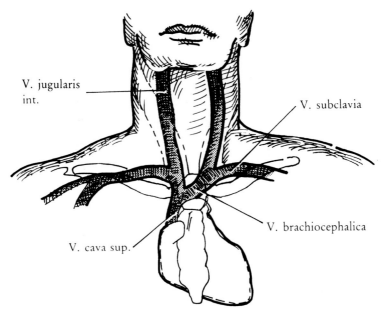

V. jugularis int.

V. subclavia

V. brachiocephalica

V. cava sup.

Abb. 2: Topographie der V. subclavia

Technik der infraklavikulären Punktion (Abb. 3)

Schocklagerung zur besseren Venenfüllung und Prophylaxe der Luftembolie; dabei die Arme angelegt. Eventuell leichter Zug am Arm nach kaudal, Kopf leicht zur Gegenseite gedreht. Hautdesinfektion, bei wachen Patienten Lokalanästhesie. Punktionsort etwa in der Medioklavikularlinie (MOHRENHEIMsche Grube) dicht unterhalb der Klavikula: Stichrichtung flach zur Haut (praktisch parallel zur Patientenauflage) in Richtung auf den kranialen Anteil des Sternoklavikulargelenkes. Kanüle vorschieben bis zum eindeutigen Knochenkontakt mit der Klavikula, dann (immer in Knochenkontakt mit dem Schlüsselbein!) Kanüle durch leichtes Tieferdrücken unter bzw. hinter die Klavikula gleiten lassen. Unter ständiger Aspiration gleitet die Nadel dabei zwischen erster Rippe und Klavikula hindurch auf die Rückseite des medialen Klavikulardrittels. Schlagartiges Füllen der aufgesetzten Spritze mit Blut in einer Tiefe von ca. 4 bis 6 cm zeigt den Erfolg der Punktion an. Einführen des Venenkatheters bis in die V. cava superior. Hierbei muß das Eindringen von Luft unter allen Umständen vermieden werden (evtl. tödliche Luftembolie).

Auf die **supraklavikuläre Punktion** wird nicht näher eingegangen, da diese Punktionstechnik noch seltener beherrscht wird und daher nur von jenen Notärzten angewendet wird, die in dieser Technik ausgebildet und erfahren sind.

142

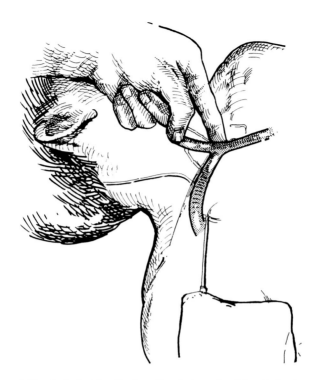

Abb. 3: Infraklavikuläre Punktion der V. subclavia

3.4 Punktion der V. jugularis interna

Als Zugangsweg am Notfallort für gewöhnlich als zentralvenöser Punktionsort zweiter bzw. dritter Wahl zu nennen, da technisch etwas schwieriger als die Punktion der V. subclavia, allerdings mit geringeren Komplikationen behaftet. Möglicherweise führt ein V. jugularis-Katheter zu einer Behinderung der zerebralvenösen Drainage, weshalb bei Vorliegen eines Schädel-Hirn-Traumas von diesem Zugang im allgemeinen eher abgeraten wird.

Topographie (Abb. 4)

Die V. jugularis interna zieht im Gefäßnervenstrang des Halses vom Foramen jugulare zunächst durch das Trigonum caroticum, wird dann im weiteren Verlauf vom M. sternocleidomastoideus bedeckt und vereinigt sich hinter dem Stenoklavikulargelenk mit der V. subclavia zur V. brachiocephalica. Dabei liegt die Vene lateral der A. carotis communis und oberflächlicher. Der Zugang über die rechte Vene sollte wegen des geradlinigen Gefäßverlaufes bevorzugt werden.

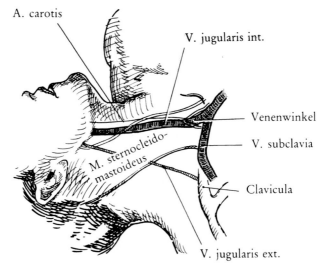

Abb. 4: Topographie der V. jugularis interna

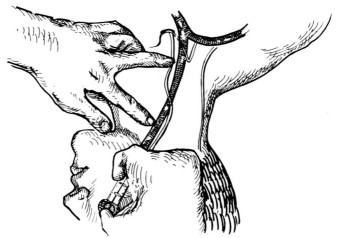

Abb. 5: Vorderer (peripherer) Zugangsweg zur V. jugularis interna

Technik (Abb. 5)

Schocklagerung zur besseren Venenfüllung und Prophylaxe der Luftembolie. Kopf leicht dorsal flektiert und etwas zur Gegenseite gedreht. Mit der einen Hand Identifizierung und Fixierung der A. carotis. Einstichpunkt am Vorderrand des M. sternocleidomastoideus oder transmuskulär in Höhe der den Muskel kreuzenden V. jugularis externa. Punktion unter laufender Aspiration etwa in einem Winkel von 30 bis 40 Grad zur Hautoberfläche in Richtung auf den medialen Rand des klavikulären Muskelansatzes, paral-

144

lel zu den die A. carotis fixierenden Fingerkuppen. Einströmen von dunklem Blut in die aufgesetzte Spritze in einer Tiefe von etwa 3,5 bis 4,5 cm zeigt den Erfolg. Einführen des Venenkatheters bis in die V. cava superior.

3.5 Komplikationen des zentralvenösen Zuganges

Lokales **Hämatom** durch Punktion der A. carotis mit teilweise erheblicher Schwellung. Ein beidseitiger Punktionsversuch sollte daher aus diesen Gründen auch eher vermieden werden, da schlußendlich die Hämatombildung so ausgeprägt sein kann, daß es durch Trachealeinengung zu einer Behinderung der Atmung kommen kann.

Luftembolie infolge des gegenüber dem Umgebungsdruck niedrigeren intrathorakalen Druckes, insbesonders während der Inspiration. Deshalb ist bei Diskonnektionen immer darauf zu achten, daß die Punktionsnadel- oder Katheteröffnung nach außen zu verschlossen bleibt. Zur Herabsetzung dieses Risikos dienen 3-Weg-Hähne zwischen Katheter und Injektions- bzw. Infusionssystem.

Pneumo-Hämato-Infusionsthorax nach Punktion der V. subclavia am häufigsten, aber auch bei V. jugularis interna-Katheterisierung möglich, weshalb bei Verwendung beider Methoden hintereinander von einem Seitenwechsel abzuraten ist.

Gefäß(Herzwand-)perforation, meist infolge unsachgemäßer Handhabung bei der Katheter- bzw. Mandrineinführung. Daher ist ein Vorschieben von Mandrin oder Katheter gegen einen Widerstand streng verboten!

Herzrhythmusstörungen durch Katheterirritation bei zu tiefer Katheterlage sind durch Zurückziehen desselben meist einfach zu beheben.

Katheterembolie wird ebenfalls durch unsachgemäße Vorgangsweise verursacht, d. h. ein Zurückziehen des Mandrins oder des Katheters über die liegende Punktionskanüle (insbesonders gegen einen Widerstand) birgt diese Gefahr in sich und soll daher vermieden werden.

Thrombose- und Kathetersepsis als Spätkomplikationen zentralvenöser Katheter für den Akuteinsatz zunächst nicht von Bedeutung. Ein präklinisch gelegter Katheter sollte aber wegen üblicherweise ungünstigen sterilen Bedingungen am Notfallort nach Klinikaufnahme zum frühestmöglichen Zeitpunkt neu gelegt werden.

Die Technik der zentralen Venenpunktion setzt Übung voraus und sollte daher am Notfallort nur von Erfahrenen durchgeführt werden. Nur so ist die Komplikationsrate, die am Notfallort ohnehin höher liegt als bei Katheterlegung unter klinischen Bedingungen, so gering als möglich zu halten.

3.6 Allgemeine Hinweise zur zentralvenösen Katheterisierung

Die korrekte Lage eines am Notfallort gelegten zentralvenösen Katheters ist nur indirekt zu sichern. Gute Hinweise dafür sind der freie Rückfluß venösen Blutes und atemsynchrone Schwankungen der Blutsäule. Nach Klinikaufnahme ist die radiologische Kontrolle des am Notfallort gelegten zentralvenösen Katheters obligat, um allfällige Komplikationen (s. o.) auszuschließen bzw. aufzudecken. Nicht zu vergessen ist eine gute Fixation des Katheters, am besten durch Hautnähte.

3.7 Venenpunktion bei Säuglingen und Kleinkindern

Diese verlangt besondere Geschicklichkeit und Übung, aber auch entsprechendes Material. Die für Erwachsene handelsüblichen Kanülen sind bereits bis zu einem Außendurchmesser von 0,6 mm erhältlich und eignen sich daher auch für die Punktion kleinerer Venen. Weiters gibt es Punktionssets (Butterfly, Venofix), die ebenfalls aus einer sehr dünnen Nadel mit angeschweißtem Plastikschlauch bestehen (diese müssen vor der Punktion mit physiologischer Kochsalzlösung gefüllt werden). An der Stahlkanüle sind zwei biegsame Kunststoffgriffe von schmetterlingsflügelartiger Form. Zur Punktion werden diese hochgeklappt und ermöglichen dadurch ein sicheres Halten und Führen der Kanüle. Nach der Punktion (erkennbar am Zurückfließen des Blutes im Schlauch) werden die Griffchen der Haut glatt angelegt und mit Pflaster befestigt.

Bei Säuglingen und Kleinkindern sollen vorzugsweise Venen des Unterarmes, des Handrückens, des Fußes oder des Kopfes punktiert werden.

Wegen der oft erheblichen Schwierigkeiten bei der Auffindung eines venösen Zugangsweges bei Säuglingen und Kleinkindern bieten sich gerade für diese Altersklasse alternative Zugänge wie die endobronchiale Applikation, v.a. aber auch die intraossäre Punktion an (s.u.). Die im angloamerikanischen Sprachraum ebenfalls favorisierte **Venaesectio** am Notfallort (Simon) hat sich in unseren Breiten bislang nicht durchsetzen können, wäre aber eine denkbare Maßnahme, da es sich hierbei bei einiger Übung um ein relativ sicheres, schnelles und komplikationsarmes Verfahren handelt. Hierfür wird die Venenfreilegung der V. saphena magna vor dem medialen Knöchel empfohlen.

4 Endobronchialer Zugang

Kann ein intravenöser Zugangsweg nicht oder nicht schnell genug hergestellt werden bzw. ist bereits eine endotracheale Intubation vorgenommen worden, so stellt der endobronchiale Zugang – vor allem für Notfallmedikamente beim Kreislaufstillstand – eine gute Alternative dar. Dies wird auch von der American Heart Association (AHA) seit langem empfohlen (12).

Der medikamentöse Wirkeintritt erfolgt nach endobronchialer Gabe ähnlich rasch wie nach intravenöser Verabreichung, jedoch kommt es teilweise zu einer beträchtlichen Wirkungsverlängerung, was mit dem Begriff „Depoteffekt" beschrieben wird (6). Dadurch kann es nach Wiedereintritt der Spontanzirkulation zu unerwünschten Nebenwirkungen, v.a. Tachykardie, Hypertension und Arrhythmien kommen. Die Bioverfügbarkeit endobronchial applizierter Substanzen liegt jedenfalls mit 80–85% hoch.

4.1 Applikationstechnik

Um möglichst die gesamte applizierte Dosis zur Wirkung zu bringen, ist eine Verdünnung mit mindestens 5, besser 10 ml physiolog. Kochsalzlösung vorzunehmen. Aqua dest. hingegen wird – trotz des besseren osmotischen Gradienten – wegen ungünstiger Effekte auf den pulmonalen Gasaustausch weniger empfohlen.

Anhand von Kontrastmitteluntersuchungen wiesen GREENBERG und SPIVEY (3) nach, daß die direkte Verabreichung einer Lösung über den Tubus in ihrer Wirkung völlig ausreicht, sofern anschließend einige kräftige Insufflationen folgen. Ebenso besteht die Möglichkeit, endobronchiale Applikationssonden zu verwenden, die jedoch eine einseitige Deposition mit Wirkungsverlust begünstigen können. Die rasche Resorption bei tief endobronchialer Applikation ist jedenfalls auf die große Oberfläche und minimale biologische Barriere zurückzuführen. Diese Resorptionsfläche kann natürlich bei pathologischen Zuständen (Emphysem, Lungenödem, Pneumonie) verändert sein.

4.2 Geeignete Medikamente zur endobronchialen Applikation und Dosierung

Neben Adrenalin sind Atropin, Lidocain und auch Narcan für den endobronchialen Zugang geeignet. Alle genannten Medikamente sollen in 2–3fach höherer Dosierung als i. v. verabreicht werden. Die endobronchiale Dosierungsempfehlung der AHA für Adrenalin liegt bei 1 mg, entsprechend der Empfehlung zur i.v.-Gabe, die mit 7,5–15 µg/kg KG, d.h. 0,5–1 mg für den normalgewichtigen Erwachsenen angegeben wird (12). Jedoch dürfte diese zur i.v.-Applikation empfohlene Adrenalindosis um das 3–6fache zu niedrig sein (7). Bleibt daher erst recht zu erörtern, um wieviel die gängige intravenöse Dosierung bei endobronchialer Applikation zu steigern ist, um entsprechende Blutspiegel bzw. Effekte zu erzielen. Und dies dürfte erst mit der 10fachen Dosis der Fall sein. Wegen des bereits erwähnten Depoteffekts jedoch ist unter derartigen Dosen mit deutlicher Wirkungsverlängerung und unerwünschten Nebeneffekten zu rechnen, weshalb sich die Kombination einer nur um das 2–3fach höheren Dosis für die initiale endobronchiale Gabe mit nachfolgender intravenöser „Feinregulierung" über einen zwischenzeitlich gelegten venösen Zugang abzeichnet (10). Die endobronchiale Dosierungsempfehlung der AHA von 1 mg erscheint demgegenüber zu gering. Die empfohlene endobronchiale Adrenalindosis bei Kindern liegt zwischen 10 und 30 µg/kg KG.

Für Atropin werden 2 mg für Erwachsene empfohlen, für Lidocain 1–1,5 mg/kg KG. Auch für diese Medikamente gilt, daß mit Erhöhung der Dosis eine Verlängerung der Wirkdauer einhergeht.

Ungeeignet sind die in ihrer notfallmedizinischen Bedeutung ohnehin weit zurückgedrängten Kalziumsalze und Natriumbikarbonat. Letzteres führt zu einer massiven Gasaustauschstörung, weshalb von der endobronchialen Verabreichung von Natriumbikarbonat dringend abgeraten werden muß.

5 Intraossärer Zugang

Diese bereits vor 50 Jahren häufig angewendete Methode erlebt heute in den USA ein Comeback. Dort ist sie bereits vielerorts notfallmedizinischer Standard (2, 4), aber auch in Europa wird ihre Bedeutung zunehmend erkannt, insbesonders wenn intravaskuläre Punktionsversuche versagen (1) und kein endobronchialer Zugang möglich ist. Letzterer ist ja auch nur für die Applikation einiger weniger Medikamente geeignet und nicht für Infusionen. Da bei Säuglingen und Kleinkindern der intravenöse Zugang bekanntlich schwieriger ist und daher am Notfallort seltener funktioniert (5), sind auch die Reanimationserfolge in dieser Altersklasse deutlich schlechter als bei Erwachsenen (9). Eine brauchbare Alternative stellt dann der intraossäre Zugang dar.

Die Wirkung von intraossär verabreichten Medikamenten und Infusionen ist derjenigen nach intravenöser Gabe vergleichbar, da das rote Knochenmark reichlich vaskularisiert ist. Diese Gefäße (der sogenannten Marksinus), die auch bei Schockzuständen bzw. Hypovolämie nicht kollabieren, münden in die die Kompakta durchbohrenden Venen und anschließend in die großen Venenstämme ein.

5.1 Technik

5.1.1 Punktionsnadeln

Die speziellen intraossären Punktionskanülen (COOK, Critical Care; österr. Vertretung: Fa. Limbeck) (Abb. 6) bestehen aus einem Handgriff und einem breiten kurzen Schaft zur besseren Druckanwendung. Die Nadeln sind an der Spitze lanzetten- oder trokarförmig geschliffen, um besser durch den Knochen penetrieren zu können. Eine Positionsmarke dient zur Lokalisierung der Einstichtiefe. Unterschiede bestehen in der Schaftlänge und -dicke, im Schraubengewinde, im Schliff der Nadelspitze und eventuellen zusätzlichen seitlichen Öffnungen für einen besseren Flüssigkeitsaustritt. Der Handgriff dient zur Führung der Kanüle und wird nach gesicherter Positionierung entfernt.

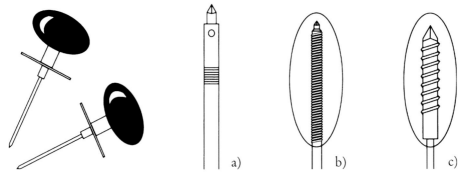

Abb. 6: Intraossäre Punktionskanülen nach COOK™ in verschiedenen Modifikationen: a) DIECKMANN-Modifikation mit zusätzlicher seitlicher Öffnung b) SUSSMANE-RASZYNSKI mit engem Schraubengewinde c) SURFAST-Kanüle™ mit breitem Schraubengewinde (gebräuchliche Form)

5.1.2 Punktionsorte (Abb. 7)

Zur Punktion eignen sich alle oberflächlich gelegenen Knochenabschnitte, denen keine gefährdeten Strukturen, wie Nerven oder Gefäße vorgelagert sind und die eine möglichst dünne Kompakta sowie geräumige Markhöhle aufweisen. Dies ist im Kindesalter natürlich eher gegeben als beim Erwachsenen, aber auch bei letzteren eignet sich nach oben beschriebenen Kriterien die Darmbeinschaufel nahe der Spina iliaca ant. sup. Bei Kindern wird der intraossäre Zugang über die Tibia bevorzugt, da eine Punktion der in diesem Alter noch relativ dünnen Darmbeinschaufel eher zu intraabdominellen Verletzungen führen könnte. Im Alter bis zu etwa 6 Jahren wählt man das proximale Tibiaende, wo

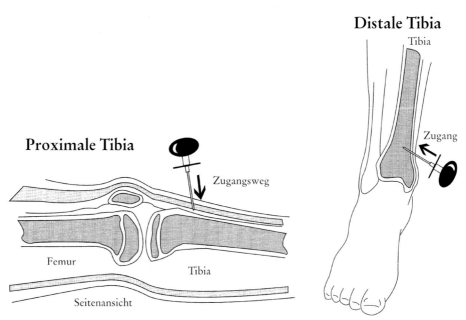

Abb. 7: Tibiale intraossäre Punktionsstellen: proximaler und distaler Zugang

die Einstichstelle medial und etwa 2 cm distal der Tuberositas tibiae zu finden ist. Die Punktion wird in einem Winkel von etwa 45° kaudalwärts zur Knochenoberfläche durchgeführt, um Verletzungen des Kniegelenkes sowie der Epiphysenfuge zu vermeiden. Bei älteren Kindern ist die Knochenkompakta im proximalen Tibiaanteil meist bereits zu dick, weshalb der distale Tibiazugang medial oberhalb des Knöchels gewählt werden soll, wobei die Punktion ebenfalls in einem Winkel von ca. 45°, jedoch nach kranial gerichtet vorzunehmen ist.

Nach Desinfektion und gegebenenfalls Lokalanästhesie (entfällt beim Bewußtlosen) wird die intraossäre Punktionskanüle durch die über dem Knochen liegende Haut und Subkutisschicht bis zur Kompakta vorgeschoben. Durch kräftiges Drehen und Drücken wird sodann die Kompakta überwunden. Die korrekte Lage der Kanülenspitze im Markraum ist dann erreicht, wenn ein plötzliches „Gefühl des Einbrechens" verspürt wird und Blut vermischt mit Knochenmarkspartikeln aspiriert werden kann. Eine besondere Befestigung der Kanüle ist nicht erforderlich (wenngleich an der Querplatte unterhalb des Handgriffes eine Vorrichtung zur Befestigung von Nähten angebracht ist), da sie durch die Kompakta feststeht. Lediglich ein steriler Verband soll die Punktionsstelle schützen. Nach Abschrauben des Handgriffes können übliche Injektions- und Infusionssysteme konnektiert werden (LUER-Ansatz). Um eine Verlegung der Kanüle zu vermeiden, soll diese gleich nach Positionierung

150

und auch in weiterer Folge häufig mit physiologischer NaCl-Lösung gespült werden. Die Einlaufgeschwindigkeit intraossär applizierter Infusionen (Transfusionen) ist etwas geringer als bei intravenöser Infusion. Dies kann durch Verwendung von Drucktransfusionsmanschetten (bei den heute gebräuchlichen Plastikinfusionsbehältern) verbessert werden.

5.2 Gefahren und Komplikationen

Gelegentlich kann es zu einer **Kanülenfehllage** mit Extravasation kommen, die jedoch höchstens zu harmlosen Weichteilinfiltraten führt. Lokale **Abszeßbildung** ist in 0,7% der Fälle beschrieben, also gegenüber der lokalen Infektionsrate von intravenösen Kathetern bedeutend seltener. Weiters könnte die Gefahr von **Frakturen** sowie **Verletzungen der Epiphysenfuge** bestehen. Bisher ist nur ein einziger Fall einer Fraktur beschrieben worden (8), der aber möglicherweise durch unzulängliche Technik verursacht wurde. Eine Röntgenaufnahme nach erfolgter Knochenpunktion ist jedenfalls sicherheitshalber anzufertigen. Es ist auch abzuraten, diese Technik an einem bereits frakturierten Knochen vorzunehmen. **Kontraindiziert** ist die intraossäre Punktion bei Vorliegen einer Knochenerkrankung wie Osteoporose oder Osteogenesis imperfecta, ebenso soll von einer Sternalpunktion Abstand genommen werden, um Pneumo(Hydro-)thorax, Verletzungen der großen Gefäße oder Mediastinitis sicher zu vermeiden. **Fett- und Knochenmarksembolien** wären denkbar, sind jedoch bisher nie beschrieben worden, möglicherweise da das kindliche Knochenmark noch äußerst fettarm ist.

Die Hauptgefahr stellt sicherlich die **Osteomyelitis** dar, die nach bisherigen Berichten in einer Häufigkeit von 0,6% zu erwarten ist (11). Das Infektionsrisiko ist bei Verwendung hypertoner oder stark alkalischer Lösungen deutlich erhöht, weshalb die intraossäre Applikation derartiger Substanzen vermieden werden soll.

> Um Komplikationen weitgehend zu vermeiden, sollte die intraossäre Punktionskanüle möglichst bald entfernt und durch einen konventionellen intravasalen Zugangsweg ersetzt werden.

6 Zusammenfassung

Zugangsweg erster Wahl am Notfallort ist die **periphervenöse** Kanülierung. Sofern Erfahrung auf dem Gebiet **zentralvenöser** Punktionstechniken besteht, ist dieser Zugangsweg bei erfolgloser peripherer Punktion ebenfalls sehr zu empfehlen. Im Gegensatz zu klinischen Bedingungen jedoch stehen die Zugänge über die V. femoralis (insbesonders während einer Reanimation; geringste Komplikationsrate) oder die V. subclavia (höhere Treffsicherheitsquote) gegenüber der V. jugularis int. im Vordergrund. Jedoch wird die endgültige Wahl des zentralvenösen Punktionsortes auch von den jeweiligen Gegebenheiten abhängen.

Intramuskuläre, subkutane oder **submuköse** (intralinguale) Applikationen von Medikamenten sind für den notfallmedizinischen Einsatz nicht geeignet, da die Resorption nicht kalkulierbar und häufig auch stark verzögert ist (Ausnahme: Ketalar im., siehe Kap. „Schmerzbekämpfung, Sedierung, Narkose"). Auch der früher gerne praktizierte **intrakardiale** Zugangsweg gilt heute als obsolet, insbesonders wegen zahlreicher Komplikationsmöglichkeiten, wie Perikardtamponade, Verletzung der Koronargefäße, intramyokardiale Injektion und Hämato-/Pneumothorax. Dagegen sind **endobronchiale** und **intraossäre** Applikationstechniken brauchbare Alternativen, die einen raschen und der intravenösen Applikation vergleichbaren Wirkeffekt erzielen lassen.

Literatur

1. ENZMANN, V.: Das Knochenmark als Eingangspforte zum Kreislauf: intraossäre Injektion und Infusion als notfalltherapeutische Maßnahmen. Rettungsdienst **14**, 226 (1991)

2. FISER, D. H.: Intraosseus infusion. N. Engl. J. Med. **322**, 1579 (1990)

3. GREENBERG, M. I., SPIVEY, W. H.: Comparison of deep and shallow endotracheal administration of dionosol in dogs and effect of manual hyperventilation. Ann. Emerg. Med. **14**, 204 (1985)

4. HODGE III, D.: Intraosseous infusions. A review. Pediatr. Emerg. Care **1**, 215 (1985)

5. HOLDER, M.: Intraossäre Injektion und Infusion im Kindesalter. Notfallmedizin **17**, 648 (1991)

6. HÖRNCHEN, U., SCHÜTTLER, J., STOECKEL, H.: Tierexperimentelle Untersuchungen zur hämodynamischen Wirkung von Adrenalin nach intravenöser und endobronchialer Applikation. Anaesth. Intensivther. Notfallmed. **20**, 84 (1985)

7. KOSNIK, J. W., JACKSON, R. E., KEATS, S.: Dose-related response of centrally administered epinephrine on the change in aortic diastolic pressure during closed-chest massage in dogs. Ann. Emerg. Med. **14**, 209 (1985)

8. LA FLÈCHE, F. R., SLEPIN, M. J., VARGAS, J., MILZMANN, D. P.: Iatrogenic bilateral tibial fractures after intraosseous infusion attempts in a 3-month-old infant. Ann. Emerg. Med. **18**, 1099 (1989)

9. ROSSETTI, V., THOMPSON, B. M., APRAHAMIAN, C., DARIN, J. C., MATEER, J. R.: Difficulty and delay in intravascular access in pediatric arrests. Ann. Emerg. Med. **13**, 406 (1984)

10. SCHÜTTLER, J., HÖRNCHEN, U., STOECKEL, H., HAHN, N.: Endobronchiale Applikation von Adrenalin in der kardiopulmonalen Reanimation: Pharmakokinetische und -dynamische Untersuchungen beim Hund. Langenbecks Arch. Chir. **370**, 119 (1987)

11. SIMON, R. R., HOFFMANN, J. R., SMITH, M.: Modified new approaches for rapid intravenous access. Ann. Emerg. Med. **16**, 44 (1987)

12. Standards and guidelines for cardiopulmonary resuscitation (CPR) and emergency cardiac care (ECC). JAMA, **268**, 2171–2198 (1992)

152

Infusionstherapie

Sylvia FITZAL

1 Einleitung

Die Korrektur schwerer Blut- und Flüssigkeitsverluste muß zum frühest-möglichen Zeitpunkt – also bereits am Notfallort – einsetzen, um die Kompensationsvorgänge des Organismus auf ein Volumenmangelgeschehen in Dauer und Ausmaß zu limitieren (vgl. Kap. „Schock"). Dafür stehen im präklinischen Einsatzbereich kristalloide und kolloidale Volumenersatzmittel zur Verfügung, die Therapie mit Blut- und Blutkomponenten hingegen ist üblicherweise erst unter Klinikbedingungen möglich. Im Vordergrund steht dabei immer die Aufrechterhaltung des Plasmavolumens. Die Interventionsschwelle zur Erythrozytensubstitution kann hingegen bei ausreichendem Volumenersatz normale Hämoglobinkonzentrationswerte oft weit unterschreiten.

Anämie wird weit besser toleriert als Hypovolämie!

2 Physiologische und pathophysiologische Grundlagen

Das Gesamtkörperwasser des Erwachsenen entspricht etwa 60% des Körpergewichts (KG) und setzt sich aus dem Intrazellulärraum IZR (40% des KG) und dem Extrazellulärraum EZR (20% des KG) zusammen. Nur der Extrazellulärraum ist unmittelbar therapeutisch beeinflußbar. Er besteht aus dem Interstitium IS (16% des KG) und dem Plasmawasser (4% des KG) des Blutes im Intravasalraum IV. Das Blutvolumen

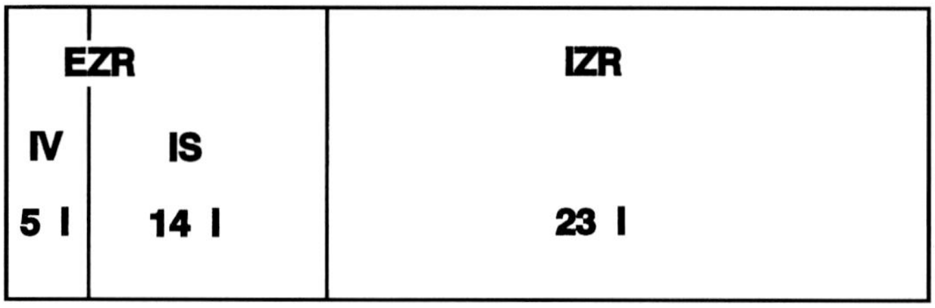

EZR		IZR
IV	IS	
5 l	14 l	23 l

Abb. 1: Flüssigkeitskompartimente und deren Volumsanteile am Gesamtkörperwasser beim 70 kg schweren Erwachsenen. Abkürzungen siehe Text.

selbst setzt sich aus Plasmawasser und zellulären Blutbestandteilen zusammen und liegt mengenmäßig bei 7–8% des KG beim durchschnittlichen Erwachsenen. Neugeborene und Säuglinge haben ein Blutvolumen von 8–9% des KG und einen insgesamt höheren Gesamtwassergehalt (70–80% des KG), in erster Linie bedingt durch eine Vergrößerung des Extrazellulärraumes. Die mengenmäßige Verteilung des Gesamtkörperwassers auf die einzelnen Flüssigkeitsräume (Kompartimente) ist in Abbildung 1 schematisch dargestellt.

Die Grenzen der einzelnen Kompartimente (Gefäßendothel- und Zellwandbarriere) sind für Wasser frei diffundierbar. Der Wasserbestandteil selbst wird durch osmotisch (Elektrolyte) und onkotisch (Kolloide) aktive Substanzen bzw. deren Gleichgewicht und dem in dem jeweiligen Kompartiment bestehenden Druck bestimmt (STARLING-Mechanismus).

Eine genaue Abschätzung des Volumenverlustes und damit des benötigten Ersatzes ist of schwierig, insbesonders bei inneren Verlusten (z. B. Intraabdominalblutungen, Beckenfrakturen, Thoraxtraumen etc). Außerdem besteht häufig keine enge Korrelation zwischen klinischen Zeichen der Vitalbedrohung und dem Ausmaß des Blutverlustes. Verluste bis zu 10% des Gesamtblutvolumens werden meist ohne wesentliche funktionelle Beeinträchtigung vertragen und auch Verluste bis zu 20% gehen oft ohne auffallende Veränderungen von Blutdruck und Puls einher. Allerdings werden durch diese, die Vitalorgane schützenden und damit die klinischen Zeichen verschleiernden Kompensationsmechanismen bereits schwere Schäden im Bereich der Mikrozirkulation gesetzt (vgl. Kap. „Schock").

Daher ist Volumenersatz bei diagnostizierten Verlusten auch dann indiziert, wenn noch keine klinischen Anzeichen eines Schockgeschehens bestehen!

Die klinische Erfahrung hat darüber hinaus gezeigt, daß der Volumenersatz bei Patienten mit schwerem hämorrhagischem Schock bzw. nach einem Trauma das Ausmaß des geschätzten oder gemessenen Blutverlustes oft weit übersteigt, was hauptsächlich damit zu erklären ist, daß die relativ großen Kompartimente Interstitium und auch Intrazellulärraum eine größere Expansion derselben ermöglichen und auch benötigen als es den physiologischen Verhältnissen entspricht.

2.1 Volumenersatz ist erforderlich bei Vorliegen von:

– akuten Blut(plasma)verlusten, z. B. Blutung, Trauma, Verbrennung,
– chronischen Flüssigkeitsverlusten, z. B. gastrointestinale Verluste (Ileus, Erbrechen, Diarrhoe, Peritonitis), exzessive Diuretikatherapie, extreme Schweißabsonderung,

– verminderter Flüssigkeitszufuhr, z. B. Schiffbrüchige, dürstende Wüstenreisende – für unsere Breitengrade von geringeren Belangen, jedoch sind auch ältere Patienten oder Kinder diesbezüglich gefährdet bzw. alle Patienten mit komatösen Zustandsbildern.

3 Art des Volumenersatzes

Zur Substitution von Blut- und Flüssigkeitsverlusten kommen kristalloide Lösungen, körperfremde und körpereigene kolloidale Lösungen und erythrozytenhältige Bestandteile in Betracht. Da Verfügbarkeit, Lagerung und Haltbarkeit von Blut, Blutkomponenten und körpereigenen Kolloiden deren Anwendung im präklinischen Einsatz nicht ermöglichen, bleiben kristalloide und artifizielle kolloidale Lösungen für den primären Volumenersatz am Notfallort Mittel der Wahl.

Die Frage, welcher dieser beiden Lösungen der Vorzug zu geben ist, wird seit langem mit unveränderter Aktualität diskutiert (3, 8, 9, 11, 13). Dies ist aber in der Hauptsache von der Patienten- und Behandlungssituation abhängig. Verluste zwischen 10 und 20% des Blutvolumens (ca. 500–1000 ml) können meist ausschließlich mit Kristalloiden ersetzt werden. Bei Verlusten von 20–30% (ca. 1000–1500 ml) werden bereits Kolloide zusätzlich zu Kristalloiden erforderlich sein, Verluste von > 30% sind zwecks rascher Wiederherstellung des zirkulierenden intravasalen Volumens primär bereits mit Kolloiden zu therapieren, wobei die zusätzliche Gabe kristalloider Lösungen zur Korrektur des regelmäßig auftretenden interstitiellen Verlustes und zwecks Protektion der Nierenfunktion nicht zu vergessen ist. Außerdem sind kolloidale Lösungen mengenmäßig begrenzt (siehe unten).

3.1 Kristalloide

Hierzu zählen Elektrolytlösungen und Kohlenhydratlösungen.

3.1.1 Kohlenhydratlösungen (Glukose 5%)

Mit Glukoselösungen wird lediglich freies Wasser infundiert, welches aufgrund seiner Diffundierbarkeit in alle Flüssigkeitskompartimente nur zu maximal 10% der gesamten verabreichten Menge innerhalb des Intravasalraumes verbleibt.

Deshalb sind Glukoselösungen zur Volumenersatztherapie ineffektiv.

Ausnahmen stellen bestimmte Flüssigkeitsmangelzustände bei Diabetikern (hyperosmolares Koma) und andere endokrinologische Störungen dar (vgl. Kap. „Spezielle internistische Notfälle“). Keine Bedeutung haben und eher kontraindiziert sind Fruktoselösungen (Laevulose®), da durch diese ebenfalls lediglich freies Wasser zur Verfügung gestellt wird und die Annahme einer verminderten Glukosebelastung sich nicht bestätigt hat. Darüber hinaus ist die Gefahr einer hereditären Fruktoseintoleranz (2) – wenn auch selten – gegeben. Ähnliches gilt für Xylit- und Sorbitlösungen.

3.1.2 Isotone Elektrolytlösungen (Ringerlösung, Ringerlaktat, 0,9% Kochsalzlösung)

Salzlösungen werden im gesamten Extrazellulärraum verteilt. Eine Translokation in den Intrazellulärraum wird diskutiert (5), bleibt aber für den primären Volumenersatz von untergeordneter Bedeutung. Da der Intravasalraum lediglich ein Viertel des extrazellulären Kompartimentes beträgt, verbleiben nur rund 25% der verabreichten Gesamtmenge isotoner Salzlösungen intravaskulär. Daher gilt:

> Zum Ausgleich eines Volumenverlustes mit isotonen kristallinen Lösungen muß der Verlust rund um das Vierfache ersetzt werden.

Dabei ist es für den präklinischen Einsatz relativ unwesentlich, ob Ringer- bzw. NaCl-Lösung oder Ringerlaktat zur Anwendung kommen. Der Unterschied liegt in der molaren Konzentration von Natrium und Chloriden sowie im Laktatgehalt. Die überragenden Vorteile kristalliner Lösungen sind in ihrer einfachen Verfügbarkeit und den geringen Kosten zu sehen, vor allem aber darin, daß sie praktisch nebenwirkungsfrei sind.

3.1.3 Hypertone Elektrolytlösungen

Das wiederauflebende Interesse an hypertonen = hyperosmolaren Lösungen (diese wurden bereits 1926 durch SILBERT (7) eingesetzt) wurde durch verschiedene Studien geweckt, die zeigen konnten, daß kleine Mengen hyperosmolarer Lösungen beim Volumenmangelschock zu rascher Restitution der Hämodynamik führen (1, 10).

Übereinstimmend kam man zu dem Ergebnis, daß die Infusion von rund 250 ml einer 7,5%igen Kochsalzlösung (HSS = hypertonic saline solution; 2400 mosm/l) innerhalb weniger Minuten zu gleichwertigen klinischen Ergebnissen führt wie wesentlich höhere Mengen kristalloider oder kolloidaler Lösungen. Dieses Therapiekonzept erhielt daher die Bezeichnung „**Small Volume Resuscitation**".

Die Wirkung beruht auf folgenden Mechanismen:

– Durch Erhöhung des osmotischen Druckes im Plasma kommt es entsprechend dem osmotischen Gradienten zum Flüssigkeitseinstrom aus dem Extravasal- in den Intravasalraum und

– durch Zunahme der myokardialen Kontraktionskraft, wofür mehrere Ursachen diskutiert werden, ist ein additiver Effekt gegeben.

Darüber hinaus sind vorteilhafte rheologische Eigenschaften nachzuweisen sowie eine antiödematöse Wirkung.

Damit scheint das Ziel einer optimalen Primärtherapie bei Volumenmangelschock durch rasche Normalisierung der Makrohämodynamik bei gleichzeitiger günstiger Wirkung auf die Mikrohämodynamik und geringerer ödembedingter Ischämie durch das Prinzip der „Small Volume Resuscitation" am besten erfüllt zu werden. Der nur vorübergehende kurze kreislaufstabilisierende Wirkeffekt der HSS von rund 15–20 Minuten kann durch Ergänzung mit hyperonkotischen Lösungen (Dextran oder HÄS) deutlich prolongiert werden (HSSD) (4).

Small Volume Resuscitation bedeutet Volumenersatz mit kleinen Volumina = 250 ml (4 ml/kg KG) einer 7,5%igen NaCl-Lösung als hypertone (HSS) bzw. in Kombination mit Kolloiden als hyperton/hyperonkotische Lösung (HSSD).

Den vorteilhaften Effekten von HSS oder HSSD sind jedoch eine Reihe potentieller Nachteile entgegenzusetzen. Dazu zählen eine akute Na-Belastung und Zunahme der Serumosmolalität, wodurch zerebrale Störungen ausgelöst werden können. Ein vermehrter K-Verlust über die Niere kann zu ausgeprägter Hypokaliämie führen. Bei vorbestehender kardialer Funktionsbeeinträchtigung besteht das Risiko akuter Volumenüberlastung mit Herzversagen und Lungenödem. Blutungsgefahr infolge zu raschen Blutdruckanstieges sowie eine zu rasche Senkung des intrakraniellen Druckes, hervorgerufen durch die osmotische Wirkung, die möglicherweise zu einer Ruptur intrakranieller Venen führt, werden diskutiert. Wenig Bedeutung hingegen hat die Venenirritabilität der hochosmolaren Substanzen, sie können daher ebenfalls periphervenös verabreicht werden.

Als Kontraindikationen sind folgende Flüssigkeitsmangelzustände zu erwähnen:

– chronischer Flüssigkeitsmangel. Hierbei liegen bereits meist extravasale Defizite vor, die durch Gabe hyperosmolarer Substanzen verstärkt werden, was v. a. neurologische Ausfälle nach sich ziehen kann.
– Hyperosmolare Zustandsbilder (Ketoazidose, Urämie, Alkohol). Es gelten dabei oben genannte Gefahren.

Hypertone Lösungen scheinen somit für den außerklinischen Bedarf einen gewissen Stellenwert zu erlangen; jedoch ersetzen sie nicht die kontrollierte Auffüllung von Flüssigkeitsdefiziten.

3.2 Kolloide

Hierbei handelt es sich um hochmolekulare Substanzen (> 30 000 Dalton), die entweder einen höheren onkotischen Druck aufweisen als das Blutplasma und dadurch einen Einstrom interstitieller Flüssigkeit in das Gefäßsystem bewirken (Plasmaexpander; Volumeneffekt größer als der zugeführten Menge entspricht) oder um Substanzen, deren onkotische Wirkung derjenigen des Plasmas entspricht (Plasmaersatzlösungen; Volumeneffekt entsprechend der infundierten Menge).

In der primären Volumenersatztherapie sind kolloidale Lösungen den kristalloiden Lösungen hinsichtlich der Volumenwirksamkeit und der intravasalen Verweildauer eindeutig überlegen. Das beim Schockpatienten durch Verlust von Kolloiden eingetretene onkotische Defizit wird durch die onkotische Wirksamkeit und Wasserbindungsfähigkeit natürlicher und künstlicher Kolloide ausgeglichen. Ein ausreichend langer Volumeneffekt kann nur von Kolloiden erwartet werden, deren mittleres Molekulargewicht über der Nierenschwelle liegt und die eine enge molekulare Gewichtsverteilung aufweisen.

Da für den präklinischen Einsatz lediglich künstliche (körperfremde) kolloidale Lösungen einsetzbar sind, wird nur auf diese im folgenden näher eingegangen. Natürliche kolloidale Volumenersatzmittel, wie Albumin und Plasmaproteinlösungen, sind – wie bereits erwähnt – dem klinischen Anwendungsbereich vorbehalten.

Als körperfremde kolloidale Lösungen sind Gelatine, Dextran und Hydroxyäthylstärke im klinischen Gebrauch. Allgemein handelt es sich bei diesen Präparationen um Gemische verschieden großer Moleküle, deren durchschnittliches Molekulargewicht, Konzentration im Lösungsmittel, Molekularstruktur und Substitutionsgrad (bei HÄS) bestimmend für Volumenwirkung und intravasale Verweildauer sind. Eine Übersicht der Kenndaten kolloidaler Lösungen zeigt Tabelle 1.

Künstliche Kolloide sind temperaturunempfindliche und langfristig lagerfähige Volumenersatzmittel, bei denen die Übertragung von Infektionskrankheiten praktisch ausgeschlossen ist. Nachteile sind die gegenüber kristalloiden Lösungen höheren Kosten, die Mengenbegrenzung sowie das Auftreten von Überempfindlichkeitsreaktionen.

3.2.1 Dextrane

Dextran ist ein Glukopolysaccharid, welches hauptsächlich renal eliminiert und zu einem geringen Anteil zu H_2O und CO_2 abgebaut wird.

Klinische Anwendung finden vorwiegend zwei Formen: **Dextran 60 (Macrodex®)** mit einem mittleren MG von 60 000 und **Dextran 40**

158

Tabelle 1: Kenndaten kolloidaler Infusionslösungen

Lösung	mittl. Molekular-gewicht	Volumenwirkung	intravasale HWZ (h)
Gelatine	30×10^3	0,8	2–4
Dextran 40 10%	40×10^3	1,5	3–4
Dextran 60 6%	60×10^3	1,05	6–8
HÄS 200	200×10^3		
6%/0,5*)		1,0	3–4
10%/0,5*)		1,4	3–4
HÄS 450 6%/07*)	450×10^3	1,05	6–8

*) Substitutionsgrad von HÄS

(**Rheomacrodex**®) mit einem mittleren MG von 40 000. Dextran 60 wird vorwiegend als 6%ige und Dextran 40 als 10%ige Lösung verwendet. Beide Lösungen können Wasser in der Blutbahn retinieren oder aus dem extravasalen Raum anziehen, also zusätzlich Volumen für die Zirkulation mobilisieren (Plasmaexpander). Als Volumenersatzmittel ist Dextran 60 wegen seiner längeren Verweildauer vorzuziehen, während Dextran 40 wegen seiner viskositätsmindernden Wirkung bei peripheren Durchblutungsstörungen indiziert ist.

Dextranlösungen sind, vorausgesetzt sie werden in Glasflaschen aufbewahrt, sehr lange lagerfähig (bis zu 10 Jahren). In Plasmabehältern ändert sich bei längerer Lagerung infolge geringfügiger permanenter Verdunstung von Wasser die Zusammensetzung der Lösungen. Fällt Dextran bei längerer Lagerung aus, so kann es durch Erwärmung im Wasserbad in Lösung gebracht werden.

3.2.2 Gelatine

Gelatine ist ein Polypeptid, das durch Abbau tierischer Kollagene gewonnen wird. Wie Dextran wird auch Gelatine hauptsächlich renal eliminiert.

Im wesentlichen sind 3 verschiedene Handelsformen zu nennen:
- Oxypolygelatine (Gelifundol®),
- modifizierte flüssige Gelatine (Plasmagel®),
- Harnstoff-Gelatine-Polymerisat (Haemaccel®).

Alle drei Formen ähneln einander in Molekulargewicht und Lösungsmittel. Wegen ihres niedrigen mittleren Molekulargewichts ist die intravasale Verweildauer kürzer als die der Dextrane, ebenso ist die Wasserbindungsfähigkeit etwas geringer, was einen geringeren Volumeneffekt zur Folge hat. Gelatinepräparate können lange gelagert werden, von Nachteil ist jedoch, daß einige bei niedrigen Lagertemperaturen gelieren und dann vor Gebrauch durch Erwärmung flüssig gemacht werden müssen.

3.2.3 Hydroxyäthylstärke

Hydroxyäthylstärke (HÄS) wird als Bestandteil der natürlichen Stärke aus Mais und anderen Getreidearten gewonnen. Da Stärke (Amylopektin) durch die Alpha-Amylase schnell hydrolysiert wird und somit für den Volumenersatz unwirksam wäre, muß das Molekül vor dem Abbau geschützt werden. Dies erreicht man durch den Einbau (Substitution) von Hydroxyäthylgruppen. Somit wird der Substitutionsgrad neben mittlerem Molekulargewicht und Konzentration mitbestimmend für die Verweildauer. Dieser liegt bei den verschiedenen Präparationen zwischen 0,5 und 0,7 (50–70%). HÄS wird z. T. unverändert, z. T. nach Spaltung durch die Alpha-Amylase mit dem Harn ausgeschieden. Dieser in zwei Stufen verlaufende Eliminationsprozeß bewirkt möglicherweise einen sogenannten „Volumenzweiteffekt", bedingt durch neuerliche Bildung großer Moleküle aus den Spaltprodukten. Ein geringer Teil der größeren HÄS-Moleküle wird nur verzögert metabolisiert und ist noch nach Wochen im retikuloendothelialen System nachweisbar, was jedoch schlußendlich zu keiner funktionellen Beeinträchtigung des RES führt. Trotzdem wird heute vorzugsweise mittelmolekulare HÄS zur Volumenexpansion eingesetzt. Hochmolekulare HÄS ist ebenfalls für den initialen Volumenersatz geeignet, niedrigmolekulare Präparationen werden bei Mikrozirkulationsstörungen verwendet.

In Tabelle 2 sind handelsübliche kolloidale Lösungen zusammengestellt.

3.2.4 Nebenwirkungen künstlicher kolloidaler Lösungen

Beim Vergleich der einzelnen klinisch gebräuchlichen kolloidalen Volumenersatzmittel sind neben der bereits erwähnten intravasalen Verweildauer und dem Ausmaß des Volumeneffektes vor allem deren Nebenwirkungen zu berücksichtigen.

Folgende Nebenwirkungen sind zu diskutieren:

– Nierenfunktionsstörungen
– Blutgruppenserologische Effekte
– Wirkungen auf das Gerinnungssystem
– Anaphylaktoide Reaktionen

Tabelle 2: Beispiele für kolloidale Volumenersatzlösungen

Substanz	Handelsname	Hersteller
Gelatine	Gelifundol	Biotest
	Haemaccel	Behring
Dextrane	Dextran 70	Ebewe
	Macrodex	Kabi Pharmacia
HÄS	Elohäst	Leopold
	Expahes	Laevosan
	Plasmasteril	Fresenius

Eine **Beeinträchtigung der Nierenfunktion** durch hochmolekulare Substanzen wegen Erhöhung der Harnviskosität ist nur dann zu erwarten, wenn nicht gleichzeitig kristalloide Lösungen zur Förderung der Ausscheidung verabreicht werden. Dies ist vor allem bei präexistentem Nierenschaden zu beachten (12). Im allgemeinen kommt es jedoch eher zu einem Anstieg der Nierendurchblutung und daher zu keiner Minderung der Diurese.

Höhere Mengen kolloidaler Lösungen führen eventuell zu **Pseudoagglutination** durch Geldrollenbildung. Zur Unterscheidung von einer echten Agglutinationsbildung genügt der Zusatz von NaCl bzw. führt die mikroskopische Beurteilung der ABO- und Rh-Bestimmung zu einem eindeutigen Ergebnis. Unrichtig ist es jedoch, von einer Verfälschung der Blutgruppenbestimmung zu sprechen.

Eine **Beeinflussung der Gerinnung** kann aus folgenden Gründen eintreten:

- Funktionsbeeinträchtigung der Thrombozyten durch Umhüllung derselben mit einer Kolloidschicht (Coating), was zur Aggregationshemmung und Verminderung der Freisetzung von Plättchenfaktoren führt.
- Verminderung von plasmatischen Gerinnungsfaktoren durch Präzipitationskomplexbildung zwischen Gerinnungsfaktoren und Kolloid.
- Verdünnungseffekt.

Die Gerinnungseffekte von Kolloiden sind besonders im Schock mit zu berücksichtigen, da es hierbei zur Addition schockspezifischer Gerinnungsstörungen kommen kann.

Gerinnungsspezifische Effekte sind für Dextrane am deutlichsten ausgeprägt, HÄS-bedingte Gerinnungsstörungen sind in der Hauptsache auf den Verdünnungseffekt und nur zu einem geringen Teil auf die Beeinträchtigung der Thrombozytenfunktion zurückzuführen, Gelatine hat in diesen Belangen praktisch keine Bedeutung.

Daher sind in diesem Zusammenhang Dosisbegrenzungen für Dextran und HÄS mit 1,5–2,0 g/kg/24 h angezeigt, was einer täglichen Zufuhr von etwa 1500 bis maximal 2000 ml entspricht.

Als wichtigste Nebenwirkung ist die **anaphylaktoide Reaktion** zu nennen. Darunter wird eine Unverträglichkeitsreaktion verstanden, an der keine immunologischen Vorgänge im Sinn einer Antigen – Antikörperreaktion wie bei der Anaphylaxie beteiligt sind, sondern Mediatorreaktionen, die allerdings dieselben klinischen Symptome wie bei Anaphylaxie auslösen (s. Kap. „Schock"). Die durch Gelatinepräparate ausgelösten Unverträglichkeitserscheinungen beruhen meist auf direkter Histaminfreisetzung, Dextrane und HÄS-Präparate bewirken vorwiegend eine Aktivierung von Plasmaenzymen (Komplementsystem, Kallikreinsystem). Von entscheidender Bedeutung sind in diesem Zusammenhang Häufigkeit und Schweregrad von Unverträglichkeitsreaktionen. In Tabelle 3 sind die dafür relevanten Zahlen nach einer Studie von RING und MESSMER (6) über 200.000 verabreichte Einheiten und 69 dabei verifizierte Reaktionen zusammengestellt. Diese Werte sind bis heute im großen und ganzen gültig.

Tabelle 3: Häufigkeit und Schweregrad anaphylaktoider Reaktionen nach kolloidalen Volumenersatzmitteln (nach RING und MESSMER)

	Gesamtzahl der Reaktionen in %	Davon lebensbedrohliche Reaktionen in % (Schweregrad III-IV)
Dextran	0,032	0,008
Gelatine	0,115	0,038
HÄS	0,085	—

Die Häufigkeit anaphylaktoider Reaktionen ist am höchsten nach Gelatinepräparaten, jedoch bis maximal Schweregrad III zu beobachten. Unter Dextran hingegen sind bei sehr selten auftretenden diesbezüglichen Komplikationen auch vom Schweregrad IV (Kreislaufstillstand) zu erwarten. Die Inzidenz von HÄS-induzierten anaphylaktoiden Reaktionen liegt etwa zwischen Dextran und Gelatine, jedoch lediglich bis zum Schweregrad II – Ausmaß.

Eine Prophylaxe anaphylaktoider Reaktionen wäre bei Gelatinepräparaten durch Vorgabe von Histaminantagonisten denkbar, ist jedoch wegen

162

des zu langen Wirkbeginns von 20 bis 30 Minuten für den Notfall nicht praktikabel. Dextrane-induzierte Unverträglichkeitsreaktionen lassen sich durch Vorinjektion von 20 ml monovalentem Haptendextran (Promit®) weitgehend verhindern bzw. im Schweregradausmaß verringern. Bei Patienten in manifestem Schock kann jedoch aus zwei Gründen ausnahmsweise darauf verzichtet werden: Zum einen dürfte die adrenerge Stimulation bei schockierten Patienten Unverträglichkeitsreaktionen behindern (Adrenalin als Mittel der Wahl bei höheren Schweregraden anaphylaktoider Reaktionen!), zum anderen wird angenommen, daß bei rascher Injektion von Dextran (hoher Überschuß an Antigen) nur wenige Antigen-Antikörper-Komplexe gebildet werden, infolgedessen eine quantitativ geringere Aktivierung von Mediatoren zu erwarten ist. Eine Prophylaxe HÄS-bedingter Unverträglichkeitsreaktionen ist nicht bekannt und dürfte auch wegen der bereits erwähnten geringsten Reaktionsintensität bedeutungslos sein.

4 Erfolgskontrolle

Die Wirksamkeit der Volumenersatztherapie bei akutem Volumenverlust muß immer an Hand des klinischen Gesamtbildes beurteilt werden. Einzelfaktoren, wie z. B. Blutdruck, haben – isoliert betrachtet – geringen Aussagewert.

Inwieweit die Volumenersatztherapie in ausreichendem Maß durchgeführt wird, kann daher neben einer Schätzung des Verlustes (schwierig!) nur an dem Verhalten jener Parameter bemessen werden, die für die Schocksymptomatik typisch sind:

- Blutdruck: Anzustreben sind Werte, die zumindest über 100 mm Hg systolisch liegen, damit ist ein ausreichender Perfusionsdruck vor allem für die vital bedrohten Organe zu erreichen (Ausnahme: Hypertoniker!).
- Herzfrequenz. Beweisend ist die zunehmende Senkung der schockbedingten Tachykardie.
- Hautfarbe und -temperatur: Warme, trockene und rosige Haut zeigen eine Besserung der meisten Schockgeschehen an (Ausnahme: Septischer Schock!).
- Kapillarfüllung: Diese ist an der Reperfusionsgeschwindigkeit des Kapillarbettes zu erkennen („Fingernagelprobe").
- Atemfrequenz: Abnahme der schockbedingten Tachypnoe.
- Bewußtseinszustand: Aufhellung bzw. Ruhigerwerden bei agitierten Zuständen sind günstige Zeichen.

– Harnproduktion: Eines der sichersten Zeichen für ausreichenden Flüssigkeitsersatz ist die wieder einsetzende oder erhaltene Harnproduktion. Diese ist am besten durch Katheterisierung überprüfbar und soll bei Stundenharnmengen von mindestens 50 ml liegen.

Diese klinischen Untersuchungsparameter sind vor allem auch vor Ort einfach zu erfassen und während Versorgung und Transport regelmäßig zu überprüfen.

5 Zusammenfassung

Die Wahl, ob primär kristalloide oder kolloidale Lösungen anzuwenden sind, hängt vom Ausmaß des Volumenverlustes und der damit verbundenen klinischen Symptomatik ab. Je deutlicher das Schockgeschehen ausgeprägt ist, desto eher werden kolloidale oder hyperosmolare Lösungen erforderlich werden, um den zellulären hypoxischen Schaden weitgehend hintanzuhalten. Aber auch wenn kolloidale oder hyperosmolare Lösungen benötigt werden, müssen diese durch kristalloide Lösungen immer ergänzt werden. Dies ist nicht allein mit dem begrenzten Einsatz hyperonkotischer Lösungen begründet, sondern auch damit, daß die Regulation der Flüssigkeitsbedürfnisse der extravasalen Kompartimente nur durch isotone kristalloide Lösungen ermöglicht werden kann. Weiters sind isotone Kristalloide zur renalen Protektion unumgänglich. Da mit hyperosmolaren Lösungen derzeit noch geringe Erfahrungen vorliegen, ist der routinemäßige Einsatz derselben mit gewissem Vorbehalt zu sehen. Im Einzelfall jedoch – nach kritischer Abwägung möglicher Alternativen – dürften entscheidende Vorteile gegenüber herkömmlichen Therapiestrategien zu gewinnen sein.

Literatur

1. De-Felippe, J., Timoner, J., Velasco, I. T., Lopes, O. V., Rocha-a-Silva, M.: Treatment of refractory hypovolaemic shock by 7,5% sodium chloride injections. Lancet **8**, 1002 (1980)
2. Fauth, U., Halmagyi, M.: Ätiologie, Pathophysiologie und klinische Bedeutung der hereditären Fruktoseintoleranz. Infusionstherapie **18**, 213 (1991)
3. Haljamäe, H.: Rationale for the use of colloids in the treatment of shock and hypovolemia. Acta Anaesth. Scand. **29**, 48 (1985)
4. Kreimeier, U.: Primäre Volumentherapie mit hyperosmolar-hyperonkotischer Lösung: „Small-volume resuscitation". Intensivmedizin **28**, 250 (1991)
5. Prough, D. S.: Perioperative fluid management: Cristalloid, Colloid and Hypertonic solutions. ASA Refresher Course Lectures 1991, p 261
6. Ring, J., Messmer, K.: Infusionstherapie mit kolloidalen Volumenersatzmitteln. Anaesthesist **26**, 279 (1977)

7. Silbert, S.: The treatment of thrombangiitis obliterans by intravenous injection of hypertonic salt solution: preliminary report. J. Am. Med. Ass. **86**, 1759 (1926)

8. Twigley, A. J., Hillmann, K. M.: The end of the cristalloid era? Anesthesia **40**, 860 (1985)

9. Velanovich, V.: Cristalloid versus colloid fluid resuscitation. A meta-analysis of mortality. Surgery **105**, 65 (1989)

10. Velasco, I. T., Pontieri, V., Rocha-a-Silva, M., Lopes, O. V.: Hyperosmotic NaCl and severe hemorrhagic shock. Am. J. Physiol. **239**, H 664 (1980)

11. Vincent, J. L.: Fluids for resuscitation. Br. J. Anaesth. **67**, 185 (1991)

12. Waldhausen, P., Kieswetter, H., Leipnitz, G., Scielny, J., Jung, F., Bambauer, R., Blohn, G.: Durch Hydroxyäthylstärke induzierte passagere Niereninsuffizienz bei vorbestehender glomerulärer Schädigung. JAMA **18**, 52 (1991)

13. Weil, M. H.: The colloid-cristalloid coutroversy of fluid resuscitation. In: Manni, C., Magalani, S. I. (eds.): Emergency and Disaster Medicine. Springer 1983, p 303

Schmerzbekämpfung, Sedierung, Narkose

Sylvia FITZAL

1 Einleitung

Schmerzen und die damit verbundene psychische Komponente „Angst"
lösen durch Stimulation des sympathoadrenergen Systems vegetative
Begleitreaktionen aus, die Atmung, Kreislauf und Endokrinium betreffen (2). Dies führt bei bestehender Organfunktionsstörung zu zusätzlicher Beeinträchtigung derselben. Bei Überschreiten der Kompensationsfähigkeit des Organismus kann eine vitale Bedrohung allein durch
Schmerzen verursacht werden.

> Ziele der Schmerzbehandlung sind daher nicht allein humanitäre
> Gründe, sondern vor allem die durch Schmerzen verursachte Bedro-
> hung der Vitalfunktionen zu verhindern oder zumindest zu verringern.

Die suffiziente Therapie mit Analgetika und Sedativa allerdings ist insbesonders bei Notfallpatienten mit dem Risiko einer Atemdepression und
Bewußtseinsstörung bis zum vollständigen Ausfall dieser Funktionen
verbunden.

> Analgesie/Sedierung und Narkose sind daher häufig nicht voneinan-
> der abgrenzbar. Aufgrund dieser fließenden Übergänge, die im Ein-
> zelfall nicht absehbar sind, müssen Maßnahmen zur Sicherstellung
> der Atmung und ausgefallenen Reflexfunktionen jederzeit einsatzbe-
> reit sein.

Das Argument, daß der Einsatz potenter Analgetika mit ausgeprägter se-
dierender Wirkung im Rettungsdienst kontraindiziert sei, da die mangelnde Kooperationsfähigkeit des Patienten eine exakte innerklinische Diagnosestellung erschwere, ist abzulehnen. Es ist zwar selbstverständlich, daß
eine Patientenuntersuchung bzw. Schmerzlokalisation vor dem Einsatz
von Analgetika durch den Notarzt vorzunehmen ist, jedoch gehört es
zum präklinischen Notfallmanagement, Schmerzen zu bekämpfen, wenn
nötig auch unter Inkaufnahme des Verlustes der Kooperationsfähigkeit
des Patienten. Die an die präklinische Versorgungsphase anschließende innerklinische prioritätenorientierte Diagnostik kann heutzutage durch die
dafür zur Verfügung stehenden Untersuchungsverfahren (Computerto-

mographie, Ultraschalluntersuchung, Lavage-Katheter, Röntgen, EKG und laborchemische Parameter) die durch den Notarzt gestellte Verdachtsdiagnose sichern oder verwerfen, auch ohne Hilfe der Kooperation des Patienten. Gewisse Vorsicht bei der Analgetikagabe bei Patienten mit abdomineller Symptomatik nicht traumatischer Ursache ist allerdings geboten. Hier ist die sorgfältige Erhebung der Schmerzsymptome bzw. -lokalisation vor einer indizierten Analgetikatherapie besonders wichtig, da diese Informationen für die klinische Diagnostik und Behandlung wertvolle Hinweise darstellen (vgl. Kap. „Abdominelle chirurgische Notfälle").

2 Zur Pathophysiologie des Schmerzes (Abb. 1)

Auf den Körper einwirkende Energien wie Druck, Hitze, Kälte oder auch Sauerstoffmangel führen zu einer direkten Erregung der in den verschiedenen Geweben (Haut, Bänder, Muskeln, Organe) verteilten Nocizeptoren oder zur Auslösung lokaler biochemischer Vorgänge, die ihrerseits Nocizeptoren durch Bildung bestimmter algogener Substanzen erregen können. Die Nocizeptoren formen mechanische bzw. chemische Reize in Impulse um, die über A-delta-Fasern sehr schnell oder langsamer über die C-Fasern zu den spinalen Hinterhornzellen geleitet werden. Im entsprechenden Segment des Rückenmarks befindet sich die erste Schaltebene, auf der sogenannte Nocireaktionen ausgelöst werden können, indem segmentale sympathische und motorische Fasern erregt werden. Infolgedessen kommt es zu Schweißsekretion, Angiospasmen, Muskelspasmen oder auch gezielten Fluchtbewegungen. Weiters werden die nociceptiven Impulse über Leitungsbahnen des Rückenmarks zum Hypothalamus und Thalamus (zweite Schaltebene) geleitet, wo sie vegetative Zentren erregen. Dadurch werden Reaktionen im Atem- und Kreislaufzentrum ausgelöst. Vom Mittel- bzw. Zwischenhirn aus gelangen die nociceptiven Impulse nach Filterung durch die Substantia reticulosa in den Cortex (dritte Schaltebene) und lösen hier das bewußte Schmerzerlebnis und die Bildung von Erlebnisengrammen aus.

Nociceptive Impulse verursachen neben den beschriebenen Erregungen auch Hemmreaktionen. Diese spielen sich ebenfalls auf allen Schaltebenen ab, z. B. kommt es zu einem Anstieg des Skelettmuskeltonus, dadurch zu einer Herabsetzung der Thoraxcompliance und zu seiner Störung des Muskelstoffwechsels, zu gastrointestinaler Atonie und zu einer Atonie der ableitenden Harnwege, weiters zur Bildung von endogenen Opioiden (Endorphine).

Biologische Vorgänge, die durch Schmerzen hervorgerufen werden, sind: Lokale Entzündungsreaktionen, Steigerung des Herzzeitvolumens und

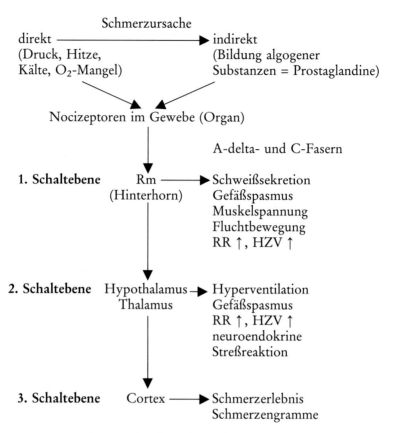

Abb. 1: Pathophysiologie des Schmerzes

des Blutdruckes, Hypo- oder Hyperventilation, eventuell Bronchospasmus durch Auslösung kutaneo-viszeraler Reflexe, neuroendokrine Reflexbeantwortungsmechanismen (Anstieg der Katecholamine, von ACTH, Cortison und Aldosteron, Abfall der anabolen Hormone Insulin und Testosteron, zunehmende Substratmobilisation und negative Stickstoffbilanz).

3 Methoden der Analgesie

3.1 Lagerung, Reposition

Durch entlastende Lagerung von Verletzten, Reposition dislozierter Frakturen oder Gelenke und provisorische Schienung bzw. Fixation können Schmerzen bereits auf mechanischem Weg durch Minderung der Erregung peripherer Nocizeptoren behandelt werden.

168

3.2 Lokal-Regionalanalgesie

Die Verfahren der Lokal- und Leitungsanalgesie sind für die Notfallanalgesie wenig geeignet und gebräuchlich, da sie erheblichen Einschränkungen unterliegen. Zu ihrer adäquaten Durchführung und Wirksamkeit gehört in der Regel ein kooperativer Patient und insbesondere ein ständig in diesen Methoden trainierter Arzt. Beide Bedingungen sind im präklinischen Einsatzbereich kaum gegeben.

3.3 Inhalationsanalgesie

Durch Inhalation von 50% Stickoxydul in Sauerstoff ist eine ausgezeichnete Analgesie mit raschem Wirkeintritt bei erhaltener Ansprechbarkeit, ungestörter Atmung und Kreislauffunktion zu erreichen. Ein weiterer Vorteil ist die vollständige und rasche Ausscheidung über die Lunge. Das fertige Gemisch ist in Gaszylindern unter der Bezeichnung **Entonox** bekannt (1). Durch die technischen Erfordernisse wird jedoch die Verwendung dieser an sich effektiven und nebenwirkungsarmen Methode eher eingeschränkt bleiben. Außerdem ist das Lachgas-Sauerstoffgemisch lediglich bei Temperaturen über minus 7° C gefahrlos einzusetzen. Bei tieferliegenden Temperaturen separiert sich das Lachgas infolge Verflüssigung. Auch durch Wiedererwärmung des Zylinders läßt sich ein uniformes Gemisch nicht wiederherstellen. Die Folge der Lachgasverflüssigung und Separierung ist, daß ein immer sauerstoffärmeres Gemisch eingeatmet wird, was schließlich zur Hypoxämie führen kann. Ein weiterer Nachteil von Lachgas zur Analgetikatherapie ist es, eine Volumsvergrößerung luftgefüllter Körperhöhlen zu verursachen (Pneumothorax, Distension im Abdomen, Schädel-Hirn-Trauma). Als Nebenwirkungen können Schwindelgefühl und Übelkeit auftreten, bei Vorliegen einer koronaren Herzkrankheit kann Lachgas zur kardiozirkulatorischen Depression führen. Aus allen genannten Gründen hat sich daher die Analgetikatherapie mit Lachgas bei uns nicht durchsetzen können.

3.4 Systemische Analgesie

3.4.1 Anwendungsprinzipien

Grundsätzlich werden in der Notfallmedizin alle Medikamente, so auch Analgetika, über einen sicheren **venösen** Zugang (mit angeschlossener Infusion, z. B. Ringerlösung) **in kleinen Dosen fraktioniert** zugeführt. Da bei diesen Patienten der Verteilungsraum meist deutlich gegenüber Normalbedingungen verkleinert ist (Sympathikusstimulation, Volumenverlust, herabgesetztes Herzzeitvolumen) müssen die Dosen entsprechend adaptiert, d. h. bis zum Erreichen der Analgesie **titriert** werden. Schon aus diesem Grund ist mangels entsprechender Steuerbarkeit eine im.- oder s. c.-Applikation ungeeignet, abgesehen davon, daß über diese Zugangswege zumeist nur ineffektive Wirkspiegel zu erzielen sind (Ausnahme: Ketamin, s. u.).

Die **Kombination** mit sedierend wirksamen Substanzen ist dann indiziert, wenn psychische Schmerzreaktionen die Schmerzempfindung aggravieren oder wenn Ketamin zum Einsatz kommt (s. u.).

3.4.2 Medikamente

3.4.2.1 Analgetika mit antipyretischer und antiphlogistischer Wirkung (periphere Analgetika)

In diese Gruppe werden Analgetika der folgenden Verbindungsklassen zusammengefaßt:

– Salicylsäure-Derivate

– Pyrazolon-Derivate

– Anilin-Derivate

Periphere Analgetika sind zwar keine Notfallanalgetika im engeren Sinn, da sie nur schwach wirksam und meistens als orale Darreichungsform im Handel sind. Jedoch bei bestimmten Schmerzzuständen sind sie stark wirksamen Analgetika eindeutig überlegen (siehe Indikationen der einzelnen peripheren Analgetika).

Salicylsäure-Derivate wirken fiebersenkend, entzündungshemmend und daher schwach analgetisch. Die entzündungshemmende Wirkung beruht auf einer Hemmung der Prostaglandinsynthese und anderen chemotaktisch wirksamen Substanzen. Typische Indikationen sind daher fieberhafte Erkrankungen, Zahn- und Kopfschmerzen sowie Beschwerden des Geh- und Stützapparates.

Bei chronischer Einnahme kommt es zu Verringerung der Gerinnungsfähigkeit des Blutes und epithelschädigender Wirkung, wodurch Magen-Darmblutungen ausgelöst werden können. Seltene Nebenwirkungen sind Überempfindlichkeitsreaktionen wie Urtikaria, Bronchospasmus und Hypotonie, wobei allergisch Disponierte, z. B. Asthmatiker, besonders empfindlich zu sein scheinen.

Die toxische Dosis liegt bei über 10 g (auf einmal eingenommen). Die Vergiftungserscheinungen beruhen auf einer Störung des Säure-Basen- und Elektrolytgleichgewichtes und zentralnervösen Symptomen (siehe Kap. „Intoxikationen“).

Pyrazolon-Derivate wirken analgetisch, antipyretisch und antiphlogistisch; sie besitzen außerdem eine spasmolytische Wirkung auf die glatte

Muskulatur. Metamizol (**Novalgin**®, **Baralgin**®), Phenylbutazon (**Butazolidin**®) und Oxyphenbutazon (**Tanderil**®) sind die bekanntesten Vertreter aus dieser Gruppe. Wegen der im Vordergrund stehenden spasmolytischen Wirkung eignet sich Novalgin zur Behandlung von Kolikschmerzen, Butazolidin und Tanderil hingegen sind stärker antiphlogistisch wirksam. Wegen des Agranulozytenrisikos sollen diese Präparate nur noch unter strengster Indikationsstellung angewendet werden. Trotz der Wahrscheinlichkeit einer allergisch bedingten Agranulozytose mit 1:1,000.000 und einer Letalität von 9% kann jedoch in der Notfallmedizin auf den Einsatz von Novalgin® nicht verzichtet werden (vgl. Tab. 1) und auch mit Tramal® kombiniert (siehe dort) weist Novalgin® ausgezeichnete analgetische Erfolge auf.

Anilin-Derivate besitzen keine antiphlogistische, sondern nur eine analgetische und antipyretische Wirkung. Phenacetin und Paracetamol sind typische Vertreter dieser Gruppe, wobei Phenacetin trotz höheren analgetischen Wirkpotentials wegen seiner Nebenwirkungen nur noch selten verwendet und dem Paracetamol der Vorzug gegeben wird. Präparate dieser Gruppe (ben-u-ron®, Dolarit®) werden bei schmerz- und fieberhaften Zuständen verordnet.

Paracetamol in Dosen von 10–30 g erzeugt tödliche, akute Lebernekrosen und ist daher aus dieser Sicht gesehen für den notfallmedizinischen Einsatz im Vergiftungsfall von Bedeutung; als spezifisches Antidot wirkt Azetylcystein (Mucomyst®; Näheres siehe Kap. „Intoxikationen und Drogennotfälle").

Ein nicht zu oben genannter Pharmakongruppe gehörendes, in der Notfallmedizin bei kolikartigen Zuständen indiziertes Präparat ist **Buscopan**® (vgl. Tab. 1), ein Parasympathikolytikum, welches spasmolytisch wirksam ist. Es hat schließlich periphere Wirkungen, da es als quarternärer Scopolaminabkömmling nicht ins zentrale Nervensystem eindringen kann. Die relaxierende Wirkung von Buscopan betrifft die glatte Muskulatur des Magen-Darmtraktes, der Gallenblase und des Harntraktes.

3.4.2.2 Analgetika vom Opioidtyp (zentrale Analgetika)

Für die Therapie schwerer Schmerzzustände eignen sich am besten die Analgetika vom Opioidtyp. Die sicher hervorstechendste Eigenschaft dieser Substanzgruppe ist eine potente Analgesie. Diese ist jedoch kombiniert mit dem Auftreten einiger z. T. schwerwiegender Nebenwirkungen. Darunter sind ausgeprägte Atemdepression, Sedierung und Übelkeit mit Erbrechen zu nennen. Die durch morphinartige Analgetika hervorgerufene Atemdepression ist immer dosisabhängig und beruht auf einer zentralen Atemlähmung. Wirkungen und Nebenwirkungen werden über Bin-

dung an spezifische im Rückenmark und Hirnstamm lokalisierte Opiatrezeptoren vermittelt. Aus der Gruppe der Opioide (synthetische Opiat-
abkömmlinge) können die in Tabelle 1 zusammengefaßten Präparate für
den präklinischen Einsatz in Betracht gezogen werden.

Tramadol (Tramal®, unterliegt nicht der Suchtmittelrezeptverordnung),
wirkt zwar etwas schwächer analgetisch als andere Opioide, beeinflußt
jedoch das respiratorische und kardiozirkulatorische System kaum.
Durch Kombination mit peripher wirkenden Analgetika kann die Anal-
gesierate von 60 auf 80% gesteigert werden. Die gemeinsame Gabe von
Tramal und Novalgin bei traumatischen oder Tramal und Aspirin bei
Myokardinfarkt-Patienten stellt zudem bei den Beschränkungen durch
das Suchtmittelgesetz im Rettungsdienst eine hervorragende Methode
dar. Nachteilig sei das besonders häufige Auftreten von Übelkeit und
Erbrechen erwähnt, welches durch langsame Injektion (besser Kurzinfusion) und Vorgabe oder gleichzeitige Verabreichung von Paspertin® beispielsweise reduziert werden kann.

Morphin erscheint wegen geringer Nebenwirkungen vor allem auf das
Herzkreislaufsystem bei kardialen Notfallpatienten angezeigt.

Piritramid (Dipidolor®) hat sich als analgetisch hoch potentes und länger
wirksames Präparat für den notfallmedizinischen Einsatz besonders gut
bewährt. Darüberhinaus sind viele im Rettungsdienst tätige Ärzte mit
diesem Präparat gut vertraut. Auf die deutlichere blutdrucksenkende
Wirkung ist zu achten und durch Volumengabe zu minimieren.

Fentanyl ist eine Substanz, die aufgrund des obligaten Einsatzes bei der
Narkose von Anästhesisten bevorzugt wird. Das pharmakologische
Wirkprofil spricht aber auch geradezu für den Einsatz im Notfall: Schneller Wirkbeginn und rasches Wirkmaximum ermöglichen gute Titrierbar-
keit des Analgesieeffektes; die relativ kurze Wirkdauer macht zwar eine
fraktionierte Nachinjektion während des Einsatzes häufig erforderlich,
nimmt aber andererseits der klinischen Folgetherapie nicht allzuviel
vorweg.

Für die präklinische Erstversorgung weniger gut geeignet sind Pethidin
(Alodan®) und alle partiellen Opioidantagonisten (Fortral®, Temge-
sic®, Nubain®). Alodan besitzt ein hohes Nebenwirkungspotential
(Übelkeit, Histaminliberation, Blutdruckabfall und Herzfrequenzan-
stieg), ebenso Fortral (psychomimetische Effekte, Anstieg der Herzfrequenz, des pulmonal arteriellen Druckes und des Gefäßwiderstandes, daher Zunahme der Herzarbeit). Die Hoffnung, daß sich durch agonistisch-
antagonistisch wirksame Opioide die Gefahr der Atemdepression bei erhaltener analgetischer Potenz vermeiden läßt, hat sich als trügerisch erwiesen. Das Risiko der Atemdepression ist auch bei diesen Präparaten

Tabelle 1: Dosierung*) und Wirkprofil peripherer und zentraler Analgetika

Präparat	Ampulle	Dosierung	Wirk-beginn (min)	Wirk-maximum (min)	Wirk-dauer (h)
Novalgin®	2 ml/1 g	2,5 ml	4–8	15	3–4
	5 ml/2,5 g				
Buscopan®	1 ml/20 mg	10–20 mg	4–8	15	3–4
Tramal®	1 ml/50 mg	50–100 mg	5–8	20	3–4
	2 ml/100 mg				
Morphin®	1 ml/10 mg	5–10 mg	3–5	20	3–4
Dipidolor®	2 ml/15 mg	7,5–15 mg	10–15	20	4–6
Fentanyl®	2 ml/0,1 mg	0,05–0,1 mg	1–2	5	0,5

*) Die angegebenen Dosierungen haben nur Empfehlungscharakter und müssen der jeweiligen Situation angepaßt werden.

gegeben bzw. Vermeidung derselben wird durch geringere analgetische Potenz erkauft. Außerdem wird durch den präklinischen Einsatz ausreichend analgetisch wirksamer Opioidantagonisten die anschließende klinische Therapie mit reinen Agonisten erschwert (8).

3.4.2.3 Ketamin

Im außerklinischen Bereich der Notfall- und Katastrophenmedizin nimmt Ketamin (Ketalar®) eine dominierende Rolle als Analgetikum und Anästhetikum (s. u.) ein.

Chemisch handelt es sich um ein Phencyclidin-Derivat mit hoher Bioverfügbarkeit, sowohl nach i. v.- als auch i. m.-Injektion (4). Eine rezeptorvermittelnde Wirkung über eine Untergruppe der Opiatrezeptoren vom Sigmatyp wird vermutet (7), was möglicherweise für die psychomimetischen Reaktionen (Halluzinationen, Angstträume) in plausiblen Zusammenhang gebracht werden kann.

Die pharmakologischen Kenngrößen können wie folgt zusammengefaßt werden:

- gute analgetische und schwache hypnotische Eigenschaften
- große therapeutische Breite
- fehlende Organtoxizität
- erhaltene Spontanatmung

- erhaltene Schutzreflexe (ohne sichere Gewähr, daß sich Aspiration vermeiden läßt)
- zentrale Sympathikusstimulation
- broncholytische Wirkung

Die zentrale Sympathikusstimulation, bedingt durch eine Hemmung des Katecholamin-Reuptakes und damit verbundener Zunahme der Katecholamin-Plasmaspiegel, bewirkt **Blutdruck- und Herzfrequenzsteigerung,** Effekte die günstig oder nachteilig zu bewerten sind, je nach Ausgangssituation des Patienten. So wird Ketamin vorteilhaft bei hypovolämisch-traumatischen Notfällen einzusetzen sein (3), nicht jedoch bei kardialen Notfällen, bei denen eine zusätzliche O_2-verbrauchssteigernde Wirkung vermieden werden soll.

Ein weiterer Diskussionspunkt ist die **intrakranielle Drucksteigerung** unter Ketamin. Ältere Studien zeigten nämlich, daß Ketamin zu einer deutlichen Zunahme des intrakraniellen Druckes, vermutlich durch einen direkten zerebral vasodilatierenden Effekt führt. Jedoch haben vor allem die Untersuchungen von PFENNINGER (5, 6) ergeben, daß derartige Effekte nur dann nachzuweisen waren, wenn Spontanatmung und normale bis übernormale Blutdruckwerte bestanden. Unter kontrollierter Beatmung hingegen traten intrakranielle Drucksteigerungen nicht auf, weder bei normalen noch pathologischen zerebralen Verhältnissen. Dies führte zu der Annahme, daß allein die ketamininduzierte Erhöhung des Muskeltonus der Thorax- und Bauchdeckenmuskulatur und damit verbundene Zunahme des Thoraxinnendruckes, welcher den venösen Abfluß aus dem Kopf-Hals-Bereich erschwert, für die intrakranielle Drucksteigerung verantwortlich zu machen ist. Kontrollierte Beatmung (oft unter Zuhilfenahme von Muskelrelaxantien) verhindert somit diesen Mechanismus. Eine Störung der zerebralen Autoregulation, die für die ketaminbedingte intrakranielle Drucksteigerung verantwortlich gemacht wurde, ist durch die Studien von PFENNINGER ebenfalls widerlegt worden, da die Reagibilität auf CO_2-Änderungen unter Ketamin erhalten bleibt. Die Anwendung von Ketamin ist daher bei Vorliegen eines SHT dann nicht kontraindiziert, wenn die Patienten kontrolliert beatmet und hyperventiliert werden. Bei gleichzeitigem Volumenmangelschock und hypodynamer Kreislaufsituation erbringt Ketamin durch die blutdrucksteigernde Wirkung den zusätzlichen Vorteil einer Zunahme des zerebralen Perfusionsdruckes.

Die sympathomimetischen Eigenschaften von Ketamin bewirken einen ausgezeichneten **broncholytischen Effekt,** weshalb sich diese Substanz auch erfolgreich bei obstruktiven Lungenerkrankungen, insbesonders beim Status asthmaticus einsetzen läßt (9). Dies ist allerdings nur unter hohen Dosen, wie sie zur Narkoseeinleitung verwendet werden (s. u.) möglich.

Empfohlen wird die Kombination mit Benzodiazepinen und evtl. salivationshemmenden Medikamenten, da sich damit halluzinogene Nebenwirkungen bzw. gesteigerte Speichelsekretion – die jedoch meist nur bei narkotischen Dosen klinisch relevant werden – verhindern lassen. Zur Dosierung siehe Seite 180.

Kontraindikationen für den Einsatz von Ketamin sind:
- Analgesie beim kardialen Notfall
- pulmonaler Hypertonus
- Spontanatmung beim SHT.

3.4.2.4 Sedativa – Anxiolytika

Da Angst die Toleranz gegenüber Schmerzen deutlich vermindert, müssen für die Schmerzbekämpfung neben Analgetika häufig auch sedativ-anxiolytisch wirksame Medikamente eingesetzt werden. Gut geeignet für den Einsatz in der Notfallmedizin sind hier Substanzen aus der Gruppe der **Benzodiazepine** (Tab. 2). Vertreter dieser Gruppe sind Diazepam (**Valium**®) und das neuere wasserlösliche Midazolam (**Dormicum**®). Wegen seines raschen Wirkeintrittes und kurzer Wirkdauer und damit guter Steuerbarkeit hat sich Midazolam als besonders geeignet erwiesen. Seine anxiolytische und amnestische Potenz ist derjenigen von Diazepam deutlich überlegen, jedoch ist auch der sedierend/hypnotische Effekt deutlicher ausgeprägt, weshalb bei Anwendung dieser Substanz, insbesondere in Kombination mit zentralen Analgetika, auf die Möglichkeit einer Atemwegsverlegung durch Ausfall der Schutzfunktionen und auch zentralen Atemdepression besonders zu achten ist.

Tabelle 2: Benzodiazepine

Präparat	Ampulle (ml/mg)	Dosierung (mg)	Wirkdauer (min)
Diazepam (Valium®)	2/10	5–10	60–120
Midazolam (Dormicum®)	1/5 3/15	1–5	20–30

3.4.2.5 Zusammenfassung

Analgetisch und sedierend wirksame Medikamente sind im Notfalleinsatz häufig indiziert. Die Wahl des anzuwendenden Medikamentes richtet sich nach der vorliegenden Schmerzursache, d. h. bei leichten Schmerzzuständen, entzündlich bedingten und kolikartigen Schmerzen werden periphere Analgetika einzusetzen sein, starke Schmerzen erfordern die Verwendung zentraler Analgetika. Es ist empfehlenswert, nur jenes Medikament zu verwenden, mit dessen Wirkprofil man vertraut ist. Die zu applizierende Dosis richtet sich nach dem Gesamtzustand des Patienten. Je schwerwiegender die vorliegende Notfallsituation einschließlich präexistenter Erkrankungen einzuschätzen sind und je jünger bzw. älter der Patient ist, um so niedriger ist die Erstdosis zu wählen, wobei eine Ergänzung dieser bis zum Erreichen des analgetischen Effektes in Abhängigkeit von der jeweiligen Dauer bis zum Wirkeintritt bzw. -maximum anzustreben ist (= titrierte Dosierung).

> Auf sedierende und atemdepressorische Nebenwirkungen muß mittels Maßnahmen zur Freihaltung der Atemwege und Beatmung reagiert werden. Der Verzicht auf ausreichende Analgesie aus Angst vor diesen Nebeneffekten ist inhuman und medizinisch nicht vertretbar.

4 Anästhesie bei Notfallpatienten

Anästhesie unter einfachen Bedingungen, wie sie in einem Notfall oder Katastrophenfall gegeben sind, so sicher wie möglich durchzuführen, zwingt dazu, gewohnte Arbeitsweisen unter normalen klinischen Bedingungen zu verlassen. Es fehlen apparative Voraussetzungen und in der Regel in der Anästhesie erfahrenes Personal. Darüberhinaus stellt der Notfallpatient ein besonders hohes Narkoserisiko dar, da die Vitalfunktionen bedroht sind, keine Vorbefunde vorliegen und immer Aspirationsgefahr besteht. Es müssen also sehr einfache, möglichst sichere Verfahren angewendet werden, die unter geringer Beeinträchtigung des Kreislaufs ausreichende Hypnose, Analgesie, vegetative Dämpfung und Muskelrelaxation – je nach Erfordernis – erzeugen.

Die Anforderungen an ein Narkosemittel bzw. -verfahren beim Notfalleinsatz konzentrieren sich daher im wesentlichen auf

– Durchführung der Narkose mit einfachsten technischen Mitteln (ohne Narkosegerät),

– ausreichende Wirkintensität der Substanzen auch bei Mononarkosen,

- Brauchbarkeit sowohl für Kurz- als auch für Langzeitnarkosen,
- geringe (oder keine) kardiozirkulatorischen Nebenwirkungen,
- Einsatzmöglichkeit auch zur Bergung von Verletzten (Applikationsweg!),
- Auskommen mit wenigen Pharmaka aus Lagerungs- und Transportgründen,
- gute Lagerungsfähigkeit und Temperaturstabilität sowie Fehlen von Lichtempfindlichkeit.

Auch für notfallmedizinische Bedingungen soll grundsätzlich von der Intubationsnarkose ausgegangen werden. Allenfalls kann zur Bergung von Schwerverletzten von diesem Prinzip so lange abgegangen werden bis die Zugangsmöglichkeiten geschaffen wurden.

4.1 Indikationen zur Narkose im Notfall- und Katastropheneinsatz

Hoher Analgetikabedarf

Wie bereits erwähnt, beinhaltet eine ausreichende Analgesie das Risiko der Atemdepression und Bewußtseinseinschränkung bzw. den vollkommenen Ausfall dieser Funktionen. Insbesonders bei schwersten Schmerzzuständen, wie beim Polytrauma oder bei Verbrennungen und bei jenen Patienten, bei denen die Kompensationsfähigkeit dieser Funktionen nicht mehr gegeben ist, werden diese vital bedrohlichen Nebenwirkungen kaum zu vermeiden sein. Die Analgetikatherapie wird somit rasch und übergangslos in eine Narkose münden, die lediglich durch Maßnahmen zur Sicherung der Atmung zu ergänzen ist.

Intubation und Beatmung

In vielen Fällen ist die frühzeitige Intubation und Beatmung bereits am Notfallort durchzuführen. Dies gilt wiederum ganz besonders für das schwere Polytrauma und für das Schädel-Hirn-Trauma. Durch frühzeitige Intubation und Beatmung können hypoxiebedingte Folgeschäden zumindest minimiert werden und für die intrakranielle Drucksteigerung gilt ebenfalls, daß Ruhigstellung und Hyperventilation die eigentlichen Basismaßnahmen zur Verhinderung weiterer Schäden darstellen. Die frühe Intubation ist aber auch bei schweren Gesichtsschädelverletzungen – auch bei noch voll erhaltener Bewußtseinslage – indiziert, da diese im weiteren Verlauf ein absolutes Intubationshindernis darstellen können, abgesehen von der ständigen Aspirationsgefahr von Blut, Sekret und Fremdmaterial.

Bergung eingeklemmter Verletzter

Diese Situation ist mitunter mit erheblichen Schmerzen verbunden. Eine Narkose im eigentlichen Sinn ist hiefür nicht immer möglich (fehlender Zugang), jedoch erforderlich. Für diese Zwecke eignet sich ein Monoanästhetikum, welches auch über andere Zugangswege als die i. v.-Injektion einen narkotischen Zustand ermöglicht (Ketalar®, s. u.)

Notoperation

Sehr selten wird präklinisch die Notwendigkeit zu operativen Maßnahmen gegeben sein. Dies trifft am ehesten für Kriegsschauplätze und Katastrophengebiete zu, wo eine rasche operative Versorgung im Krankenhaus nicht oder nur mit großer Zeitverzögerung möglich ist.

4.2 Instrumentarium

Intubationsbesteck

Dieses besteht aus dem Laryngoskop, der Endotrachealtube und allenfalls einem Führungsmandrin.

Beatmungseinheit

Bestehend aus Maske, Atembeutel (spontan entfaltend; Ambu®), möglichst einer vorhandenen Sauerstoffquelle und allenfalls einem pneumatisch angetriebenen Beatmungsgerät (Oxylog, Medumat, Transpac).

Absaugegerät

Mechanisch oder pneumatisch betrieben zur Entfernung von flüssigem Fremdmaterial; feste Fremdkörper sind mittels MAGILLzange unter laryngoskopischer Sicht zu entfernen.

Infusion, Notfallmedikamente

Freihalten des Venenweges bzw. Volumenersatz erfordern den Einsatz von Infusionen, Zwischenfälle sind mit den im Rettungswesen ohnehin vorhandenen Notfallmedikamenten zu therapieren.

Diverse Gerätschaften

Hierzu zählen Fixationshilfen, Klemmen, Magensonde, Stethoskop und Blutdruckmanschette.

178

4.3 Pharmakologische Palette

Folgende Medikamente (Medikamentengruppen) werden präklinisch für Narkosezwecke eingesetzt:

- Hypnotika

- Opioide

- Ketamin

- Benzodiazepine

(- Muskelrelaxantien)

4.3.1 Hypnotika

Das für den Notfalleinsatz am besten geeignete Hypnotikum ist Etomidat **(Hypnomidate®)**. In der 10 ml Ampulle befindet sich 20 mg Wirksubstanz. Da Hypnomidate nur hypnotisch, nicht aber analgetisch wirksam ist, wird es als Einleitungshypnotikum oft in Kombination mit analgetisch wirksamen Substanzen oder als Mononarkotikum z. B. zur Durchführung einer Intubation verwendet. Die Dosierung beträgt 0,2–0,3 mg/kg ($^3/_4$ – 1 Ampulle insgesamt). Das Nebenwirkungspotential ist geringfügig, neben mäßiger Kreislauf- und Atemdepression sind Myoklonien im Sinn einer zentral erregenden Wirkung häufig beobachtbar, die jedoch nur initial auftreten und keine klinische Relevanz besitzen.

Thiopental (Pentothal®) Methohexital (Brietal®) und Propofol (Diprivan®) finden für den im Gebrauch dieser Hypnotika Erfahrenen – nur bedingten – Einsatz für den notfallmedizinischen Bereich. Pentothal und Brietal sind schon allein wegen der Tatsache, daß sie gelöst werden müssen, wenig praktikabel. Das kreislaufdepressorische Potential ist beträchtlich, dies gilt auch für Diprivan, welches zu deutlicher Senkung des Systemwiderstandes führt und daher ausgeprägte Blutdruckabfälle auslösen kann, die zwar durch Volumensubstitution zu kupieren sind, jedoch nicht bei bereits vorliegender Hypovolämie.

4.3.2 Opioide

Für Narkosezwecke eignet sich lediglich Fentanyl, welches – wie bereits erwähnt – gut steuerbar ist. Ebenso wären Alfentanyl (Rapifen®) und Sufentanyl (Sufenta®) einsetzbar; im Rettungsdienst sind diese Opioide jedoch bislang weniger bekannt und deren Gebrauch daher weniger vertraut. Opioide sind keine Mononarkotika im eigentlichen Sinn, sie sollen daher in Ergänzung rein narkotisch wirksamer Substanzen (z. B. Hypnomidate) verabreicht werden. Im Einzelfall kann allerdings die Anwendung von Opioiden einen narkoseähnlichen Zustand hervorrufen. Die

Dosierung gleicht mit 0,05 bis 0,2 mg derjenigen für den analgetischen Bedarf.

4.3.3 Ketamin (vgl. auch S. 173 ff.)

Unter Berücksichtigung der für analgetische Maßnahmen genannten Kontraindikationen eignet sich Ketalar auch hervorragend für Narkosezwecke im Notfalleinsatz. Unter höherer Dosierung als für den analgetischen Einsatz empfohlen, gilt Ketalar wegen seiner ausgezeichneten hypnotischen und analgetischen Potenz als einziges Mononarkotikum. Darüberhinaus kann es auch für Narkosezwecke im. verabreicht werden.

Dosierung

Ketalar ist in zwei verschiedenen Präparationen im Handel:
Durchstichfläschchen à 20 ml = 200 mg (1 ml = 10 mg)
Durchstichfläschchen à 10 ml = 500 mg (1 ml = 50 mg)

Dosis für Analgesie:

0,25–0,5 mg/kg i. v.	**1–1,5 mg/kg i. m.**
= 20–40 mg i. v. (70 kg Erw.)	= 70–100 mg i. m. (70 kg Erw.)
= 2–4 ml (vom Ketalar 20 ml)	= 7–10 ml (vom Ketalar 20 ml) oder 1,5–2 ml (vom Ketalar 10 ml)

Die Wirkdauer analgetischer Dosen von Ketalar liegt bei rund 10–15 min nach i. v.-Gabe, nach i. m.-Applikation bei max. 30 min. Wegen dieser kurzfristigen Wirkung sind Wiederholungsdosen (halbe bis ganze Initialdosis) häufig indiziert. Eine Beeinträchtigung des Bewußtseins ist unter analgetischen Dosen im allgemeinen nicht zu erwarten.

Dosis für Narkose:

1–2 (-4) mg/kg i. v.	**2–4 (-8) mg/kg i. m.**
= 70–140 mg i. v. (70 kg Erw.)	= 140–280 mg i. m. (70 kg Erw.)
= 7–14 ml (vom Ketalar 20 ml)	= 3–6 ml i. m. (vom Ketalar 10 ml)
= 1,5–3 ml (vom Ketalar 10 ml)	

Die Wirkung nach i. v.-Injektion narkotischer Dosen hält ca. 10–15 min an, nach i. m.-Applikation ca. 20–30 min. Zur Aufrechterhaltung einer Narkose wird die jeweils halbe Initialdosis repetiert. Aus Gründen der erwähnten halluzinatorischen Erlebnisse soll Ketalar in narkotischer Dosierung mit Benzodiazepinen kombiniert werden. Ketalar kann auch zur

Einleitung und Aufrechterhaltung einer Narkose in Form einer Dauertropfinfusion verabreicht werden.

Dosierungsbeispiel für Infusion:

250 mg Ketalar + 15 mg Dormicum ad 250 ml Ringerlösung
Nach rascher initialer Tropfgeschwindigkeit (20–40 gtt/min) wird diese nach Erreichen eines narkotischen Zustandes auf etwa 10 gtt/min reduziert (Steuerung nach Wirkung).

4.3.4 Benzodiazepine

Eignen sich nicht zur Narkoseeinleitung, jedoch in Kombination mit Hypnotika und Analgetika als Adjuvans einer Kombinationsnarkose (= Verwendung mehrere Medikamente in geringerer Dosierung, um unerwünschte Nebenwirkungen zu minimieren). Insbesonders in Verbindung mit einer Ketaminnarkose soll dieser Einsatz in Betracht gezogen werden. Diazepam und Midazolam sind auch hiefür geeignete Vertreter dieser Gruppe (Dosis s. o.).

4.3.5 Muskelrelaxantien

Gegebenfalls müssen zur Intubation (oder auch zum Zweck einer Respiratortherapie) Muskelrelaxantien verabreicht werden. Zur Intubation eignet sich vor allem das kurzwirksame Relaxans Succinylcholin (Lysthenon®) mit rascher Anschlagszeit.

Vorgangsweise: Nach Vorgabe eines hypnotisch (z. B. Hypnomidate) bzw. hypnoanalgetisch (z. B. Ketamin) wirksamen Narkotikums und – wenn möglich – Präoxygenierung wird Lysthenon in einer Dosierung von 1–1,5 mg/kg (rund 100 mg = 1 Amp. = 5 ml) i. v. verabreicht. Nach etwa 30–60 s tritt eine vollkommene Muskelerschlaffung und daher Apnoe ein, die den Intubationsvorgang erleichtert.

> Zu beachten ist: Muskelrelaxantien sollten nur dann verwendet werden, wenn die Möglichkeit einer Maskenbeatmung vorher sichergestellt ist.

Zu erwägen wären noch mittellang wirksame Muskelrelaxantien, die im Gegensatz zu Lysthenon weitgehend frei von Nebenwirkungen sind. Dazu zählen Vecuronium (Norcuron®) und Atracurium (Tracrium®). Zu bedenken ist allerdings, daß der Wirkeintritt bis zur vollständigen Muskelerschlaffung einen gegenüber Lysthenon längeren Zeitraum benötigt und die Wirkdauer zwischen 20–30 min beträgt. Für Intubationszwecke werden rund 8 mg Norcuron oder 40 mg Tracrium benötigt.

Wegen der Gefahr einer nicht überbrückbaren Apnoephase sollte der Einsatz von Muskelrelaxantien im präklinischen Bereich nur von im Gebrauch dieser Medikamente Geübten vorgenommen werden. Sicherheit in der Maskenbeatmung sowie in der Technik der Intubation sind unbedingte Voraussetzung.

4.4 Richtlinien zur Durchführung einer Narkose im Notfalleinsatz

Narkoseeinleitung

- O$_2$-Voratmung („Präoxygenierung")
- Hypnotikagabe (evtl. zusätzlich Opioid/Benzodiazepin)
- (Relaxierung)
- endotracheale Intubation (oral!)
- Beatmung (assistiert, kontrolliert) manuell oder maschinell (100% O$_2$, AF 10–12, AMV 7–8 l/min, evtl. PEEP 5 cm H$_2$O)

Narkoseführung

Fraktionierte Nachinjektion von Opioiden oder Ketamin, Überwachung, Dokumentation.

Narkoseausleitung

Verbietet sich von selbst, da der anschließende Transport unter Intubationsschutz und aufrechterhaltener Analgesie bzw. Narkose am besten gesichert und zumeist auch aus medizinischen Gründen geradezu erforderlich ist.

Zusätzlich zu beachten

- Vor Narkoseeinleitung Instrumentarium auf Vollständigkeit und Funktionstüchtigkeit prüfen,
- Absauggerät bereithalten,
- Sicherstellung eines venösen Zuganges und Volumszufuhr,
- Aspirationsschutz,
- Möglichkeit der Maskenbeatmung überprüfen, sofern Muskelrelaxation vorgesehen ist,
- Dosierung der Pharmaka nach Wirkung, titrierte Applikation.

4.5 Einige Empfehlungen zur Narkose

4.5.1 Narkose zur Intubation

– Hypnomidate 10–20 mg i. v,
– evtl. zusätzlich Fentanyl 0,05–0,1 mg i. v.,
– evtl. Relaxation.

4.5.2 Narkose beim hypovolämischen Schock

– Einleitung: Ketalar 1–2 mg i. v. + 1 mg Dormicum (evtl. Nachinjektion),
– endotracheale Intubation,
– Ketalar fraktioniert oder als Infusion.

4.5.3 Narkose beim SHT

– Hypnomidate 15–20 mg i. v. (oder Pentothal 200-400 mg i. v.),
   evtl. zusätzlich Fentanyl 0,05–0,1 mg,
   evtl. titrierte Nachinjektion bis Wirkungseintritt,
– falls erforderlich, Relaxierung,
– endotracheale Intubation,
– Hyperventilation (AMV 10–12 l/min),
– fraktionierte Nachinjektion von Fentanyl und evtl. Dormicum 2,5–5 mg, evtl. auch von Relaxantien.

4.5.4 Narkose zur Bergung Schwerstverletzter

– Ketamin 2–4 (bis 8 mg/kg i. m.),
– sobald Zugang möglich, i. v.-Kanüle, Nachinjektion von Ketamin 1–2 mg/kg i. v. + Dormicum 2,5–5 mg,
– endotracheale Intubation, sofern Narkose aufrechterhalten bleiben soll,
– Weiterführen der Narkose mit z. B. Ketamin + Dormicum per Infusion oder fraktioniert.

4.6 Zusammenfassung

Narkose infolge hohen Analgetikabedarfs oder als gezielte Maßnahme bei bestimmten Indikationen stellt besonders hohe Anforderungen an den ausführenden Arzt. Die Sicherheit im Umgang mit den dafür erforderlichen Medikamenten und den zu setzenden Maßnahmen zur Freihaltung und Freimachung der Atemwege und Beatmung sind Grundvoraussetzungen, wobei letztere ohnehin für die Ausübung der notärztlichen Tätigkeit zu fordern sind. Eine einmal eingeleitete Narkose muß unbedingt während des Transports forgesetzt werden. Eine Beendigung dieses Verfahrens z. B. unter Anwendung von Antidota und Extubation verbietet sich unter den Umständen des Transportrisikos von selbst. Im Gegenteil, die Sicherheit des Patienten und die Vermeidung von Folgeschäden ist nur unter optimaler Fortführung der eingeleiteten Narkosemaßnahmen gewährleistet und soll bis zur Spitalsaufnahme aufrechterhalten bleiben. Wie für alle während des Rettungseinsatzes getroffenen Maßnahmen ist auch hier die peinlich genaue Dokumentation von physiologischen Parametern und pharmakologischen und zusätzlichen Maßnahmen sowie besonderen Ereignissen selbstverständlich.

Literatur

1. BASKETT, P. J. F.: Techniques of administration of nitrous oxide/oxygen mixture in the emergeney situation. In: FREY, R., SAFAR, P. (Eds.) Disaster Medicine Vol 2, Springer, 1980, p. 72

2. BONICA, J. J.: Pain control in mass casualties. In: MANNI, C., MAGALANI, S. I. (eds). Energeney and Disaster Medicine, Springer, 1983, p 151

3. ELLINGER, K.: Ketamin in der Notfallmedizin – besondere Indikationen bei polytraumatisierten Patienten im Schock. In: AHNEFELD, F. W., PFENNINGER, E. (Hrsg.) Anaesthesiologie und Intensivmedizin, Bd. 208: Ketamin in der Intensiv- und Notfallmedizin, Springer, 1989, S. 67

4. HIRLINGER, W. K., DICK, W.: Untersuchungen zur intramuskulären Ketaminanalgesie bei Notfallpatienten. Anaesthesist 33, 272 (1984)

5. PFENNINGER, E., MARX, A., SCHMITZ, E., AHNEFELD, F. W.: Wie verhält sich der intrakranielle Druck nach Ketamingabe bei Patienten mit akutem Schädel-Hirn-Trauma? Notfallmedizin 13, 472 (1987)

6. PFENNINGER, E.: Ketamin in der Notfallmedizin, Arzneimitteltherapie 7, 185 (1989)

7. REICH, D. L., SILVAY, G.: Ketamine: an update on the first twenty-five years of clinical experience. Can. J. Anaesth. 36, 186 (1989)

8. ROSSI, R.: Sedierung-Analgesie-Narkose im Notarztdienst. Notfallmedizin 15, 16 (1989)

9. SIMON, A., NOBEL, B., METZ, G.: Notfallintubation und Beatmungstherapie bei schwerem Asthma bronchiale. Pneumologie, 44, 657 (1990)

SPEZIELLE NOTFALLMEDIZIN

Die präklinische Versorgung des akuten Myokardinfarktes

H. Nobis

1 Definition und Pathophysiologie

Der akute Myokardinfarkt ist die Folge einer kritischen Mangeldurchblutung meist eines, selten auch mehrerer Herzkranzgefäße, wobei es zeitabhängig zu einer irreversiblen Schädigung (Myokardnekrose) des entsprechenden Versorgungsgebietes kommt. Angiographisch finden sich dabei in etwa 80% komplette Verschlüsse, beim Rest subtotale Stenosen der Koronararterien. Pathologisch-anatomische Ursache ist meist eine akute Koronarthrombose, die sich auf der Basis eines Deckplatteneinbruches arteriosklerotischer Plaques bildet. Die Geschwindigkeit der Nekroseentwicklung ist abhängig von der jeweiligen Koronarmorphologie (Verschlußtyp komplett oder inkomplett, Vorhandensein von Kollateralen) und von der metabolischen Situation (Sauerstoffbedarf, Hochdruck, Katecholaminspiegel, Betablockertherapie usw.). Nach drei Stunden Verschlußdauer eines Koronargefäßes sind ungefähr 70% des bedrohten Myokardareals irreversibel geschädigt und nekrotisch, nach fünf Stunden zirka 85 bis 90% (13).

2 Ätiologie

Die Arteriosklerose und eine ihrer Hauptmanifestationen, der akute Myokardinfarkt, stellen die häufigsten Erkrankungen unseres westlichen, industriellen Kulturkreises dar. Kardiovaskuläre Erkrankungen waren 1986 in Österreich für 53,7% (in Wien 58,9%) aller Todesfälle verantwortlich (Bericht über das Gesundheitswesen in Österreich im Jahre 1986).

Der akute Myokardinfarkt ist somit die häufigste lebensbedrohliche Einzelerkrankung, mit der es Ärzte außerhalb und innerhalb des Krankenhauses zu tun haben. Seltene Ursachen eines Herzinfarktes sind Embolien, Arteritiden, Gefäßmißbildungen, Dissektionen der Aorta ascendens, Traumata, in letzter Zeit auch Kokain-Mißbrauch (1).

3 Symptomatik und Diagnose

Die rasche Diagnose des akuten Myokardinfarktes in der **Prähospitalphase** ist aus zwei Gründen von eminenter Bedeutung:

187

Einerseits wissen wir aus zahlreichen Untersuchungen, daß die Mortalität beim akuten Myokardinfarkt in den ersten Stunden nach seinem Eintritt am größten ist (11). Ungefähr die Hälfte aller akuten Todesfälle (sudden death) beim Herzinfarkt ereignet sich während der ersten 24 Stunden, die andere Hälfte verteilt sich auf die nachfolgenden fünf Jahre. Dabei ist die Mehrzahl der **Frühtodesfälle** durch primäre Rhythmusstörungen, meist Kammerflimmern, bedingt, das sich bei rechtzeitiger Erkennung gut behandeln läßt.

Andererseits wurden in den letzten Jahren weltweit große Anstrengungen unternommen, um das Ausmaß der sich entwickelnden Myokardnekrose durch **rekanalisierende Maßnahmen** an den Koronararterien zu begrenzen. Vor allem zwei Studien mit vielen tausend Patienten (4, 6) haben bewiesen, daß es mittels systemischer (intravenöser) Fibrinolyse gelingt, die Mortalität des akuten Myokardinfarktes signifikant zu verringern. Wie aus diesen Studien ebenfalls hervorgeht, sind diese Maßnahmen umso erfolgreicher, je früher sie eingeleitet werden können. Die systemische Fibrinolyse ist somit heute zu einer Standardtherapie des akuten Herzinfarktes geworden, falls keine Kontraindikationen vorliegen. Deshalb besteht größtes Interesse, einen akuten Myokardinfarkt so rasch als möglich zu erkennen und den Patienten sicher an eine kardiologische Intensivstation bzw. CCU (Coronary Care Unit) zu transportieren.

Tabelle 1: Moderne Therapieprinzipien bei akutem Myokardinfarkt

Rekanalisationsversuch
1. medikamentös (Fibrinolyse), Streptokinase, Urokinase, Acylstreptokinase, rTPA
   a) systemisch = intravenös
   b) lokal = intrakoronar
2. mechanisch
   PTCA (perkutane transluminale koronare Angioplastie)

Der erste Abschnitt der Prähospitalphase ist die sogenannte **Entscheidungszeit** des Patienten oder Patientenverzögerung. Sie ist der Zeitraum zwischen dem Beginn der Beschwerdesymptomatik und dem Entschluß des Patienten, einen Arzt, die Rettung oder das Krankenhaus zu benachrichtigen. In diese Phase fällt, wie bereits erwähnt, der größte Teil des Risikos, an einem Herzinfarkt zu versterben. Trotz zahlreicher Aufklärungsversuche ist es bisher leider nicht gelungen, die Entscheidungszeit der Patienten zu verringern. Sie dauert im Durchschnitt immer noch zwei bis drei Stunden, bei einem Drittel der Patienten jedoch bis zu zwölf Stunden und länger.

Die subjektiv empfundene Schwere des Schmerzes sowie eine typische retrosternale Lokalisation mit Ausstrahlung in Unterkiefer, beide Schultern und Arme verkürzen die Entscheidungszeit. Umgekehrt führt eine atypische Lokalisation der Schmerzen im Epigastrium und Abdomen zur Fehlinterpretation einer gastrointestinalen Erkrankung und Verlängerung dieser Phase.

Die Patienten, die für ihren Entschluß, den Arzt oder das Spital zu kontaktieren, eine zweite Person benötigen, lassen längere Zeit verstreichen. Außenstehende Personen haben jedoch einen zeitverkürzenden Einfluß gegenüber Familienmitgliedern, die eher psychologische Abwehr- und Verdrängungsmechanismen fördern. Ohne Einfluß auf die Patientenverzögerung sind früher durchgemachte Infarkte, der sozio-ökonomische Status sowie die objektive klinische Symptomatik einschließlich prognostischer Indizes. Ohne diese Phase signifikant zu beeinflussen, verlängern jedoch höheres Alter, weibliches Geschlecht, Nacht und Wochenende die Entscheidungszeit des Patienten.

Zwischen dem Entschluß des Patienten, etwas zu unternehmen, und dem tatsächlichen Erreichen oder Eintreffen des Arztes bzw. der Rettung verstreicht die **Kontaktzeit.** Sie dauert zirka 30 Minuten, an Wochenenden und Feiertagen länger und sollte eigentlich nicht oder nur unwesentlich durch eine sogenannte Arztverzögerung, die man auch eine diagnostische Verzögerung nennen kann, verlängert werden.

Die **Diagnose** des akuten Myokardinfarktes soll in dieser Phase rein klinisch erfolgen. Sie beruht auf der Interpretation

– der Thoraxschmerzen,
– der begleitenden vegetativen Symptomatik und
– einer meist zusätzlich vorhandenen Atemnot.

Ungefähr drei Viertel der Patienten klagen über typische, primär retrosternale Schmerzen von drückendem und brennendem Charakter mit Ausstrahlung in den Unterkiefer und/oder einen oder beide Arme. Die Schmerzen beginnen eher schleichend und steigern sich mehr oder weniger rasch bis zu einem Maximum. Sie dauern im allgemeinen, trotz Gabe eines Nitrates, länger als 15 bis 20 Minuten.

Begleitsymptome wie Atemnot, starkes Schwitzen, Mattigkeit, Übelkeit und Erbrechen, Synkopen oder Beinahe-(Prä-)Synkopen verstärken den Verdacht auf einen akuten Myokardinfarkt (14). Dagegen sind Herzklop-

Tabelle 2: Symptomatik bei akutem Myokardinfarkt

Schmerz	80%
Enge, Atemnot	70%
Übelkeit, Erbrechen	50%
Schweißausbruch, Blässe	50%
Vernichtungsgefühl, Todesangst	30%
Fehlende Symptomatik	10–15%

fen, Vernichtungsgefühl und Todesangst eher seltenere Beschwerden (Tab. 2).

Dem Arzt bekannte **Risikofaktoren** erleichtern die Entscheidung: vorherige Erkrankungen an Herzinfarkt, Angina pectoris oder anderen Gefäßleiden, Hochdruck, höheres Alter, Nikotinabusus, Diabetes mellitus, Hypercholesterinämie; bei jungen Männern Rauchen und Hochdruck, bei jungen Frauen Rauchen und Pille.

Von großer Bedeutung erscheint auch die Tatsache, daß mehr als die Hälfte aller Patienten **Prodrome** im Sinne einer instabilen Angina pectoris oder Crescendo-Angina in der vorausgegangenen Woche hatten.

EKG und eine Enzymdiagnostik sind im frühen Infarktstadium zuwenig oder gar nicht aussagekräftig. Das erste EKG beim akuten Myokardinfarkt liefert nur bei etwa 50% der Patienten sichere diagnostische Hinweise mit pathologischen Q-Zacken, ST-Hebungen und gegensinnigen ST-Senkungen. In ungefähr 10% der Patienten ist das EKG durch einen Linksschenkelblock oder Schrittmacherimpuls verändert, in weiteren 10% überhaupt unauffällig (12) (Abb. 1 und 2, Tab. 3). Sollte in

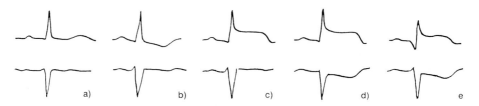

Abb. 1: Wahrscheinlichkeit eines akuten Herzinfarktes bei klinischem Verdacht und obigen EKG-Befunden (direkte Infarktzeichen in der oberen, indirekte Infarktzeichen in der unteren Zeile): a) 10%, b) 50%, c) 90%, d) 95%, e) 100%

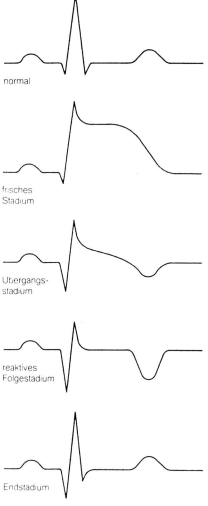

normal

frisches
Stadium

Übergangs-
stadium

reaktives
Folgestadium

Endstadium

Abb. 2: Verschiedene Infarktstadien im EKG

Zukunft eine Thrombolyse bereits in der Prähospitalphase, das heißt am Berufungsort oder im Notarztwagen eingeführt werden, müßten vom Notarzt überdurchschnittliche EKG-Kenntnisse verlangt werden. Nur bei eindeutig positivem Infarkt-EKG (12 Ableitungen), Vorgehen anhand einer Checkliste und strenger Beachtung von Kontraindikationen kann sichergestellt werden, daß die Vorteile einer frühestmöglichen Fibrinolyse die latenten Nachteile und Zwischenfälle überwiegen. Die Ergebnisse bisheriger Studien sprechen für einen Zeitgewinn von ungefähr 40 bis 60 Minuten und die Sicherheit der Methode, allerdings fanden sich bisher keine eindeutigen Verbesserungen hinsichtlich Mortalität und Morbidität. Diese Studien haben andererseits auch gezeigt, wie viel Zeit noch im Krankenhaus zwischen Einlieferung und Lysebeginn verstreicht, die durch organisatorische Verbesserungen genützt werden könnte (3, 7, 10).

Tabelle 3: Bestimmung der Infarktlokalisation an den direkten und indirekten Infarktzeichen

Infarktlokalisation	direkte Infarktzeichen	indirekte Infarktzeichen in den Ableitungen
Vorderwand-Infarkt	I, (II, aVL), V_1–V_3 (V_4–V_6)	III, aVF
Hinterwand-Infarkt	(II), III, aVF, (V_6)	I, (aVL), V_1–V_3

4 Therapie und Transport

In der Erkenntnis, daß die Prähospitalphase den größten Anteil der Mortalitätsrate im ganzen Infarktgeschehen aufweist, wurde 1966 von PANTRIDGE in Belfast erstmals eine sogenannte „Mobile Coronary Care Unit" eingerichtet. Damit konnte der Beginn einer effektiven Überwachung und Infarkttherapie bereits an den Ort der Patientenberufung vorverlegt und kostbare Zeit gewonnen werden. Voraussetzung dafür ist jedoch ein bestens geschultes Transportpersonal, das auf jegliche Komplikation vorbereitet ist.

Welche therapeutischen Erfordernisse oder Möglichkeiten bestehen nun während oder noch besser, bereits vor Beginn des Transportes?

Nach der Erhebung einer kurzen Anamnese und der Diagnosestellung soll der Patient mit einem sicheren **peripheren Venenzugang** (Braunüle® oder Venflon®) versorgt und an einen **EKG-Monitor** angeschlossen werden. Ein orientierender **Kurzstatus**, insbesonders mit Auskultation von Lunge (Stauungs-/Rasselgeräusche?) und Herz (Beurteilung der Herzaktion nach Rhythmus und Frequenz, Herzgeräusche?, Galopp?), wird durch mehrmalige Blutdruckkontrollen ergänzt. Sämtliche Geräte zur respiratorischen und kardialen Wiederbelebung (Intubationsbesteck, Ambu-Beutel, Defibrillator usw.) müssen vorhanden und einsatzbereit sein.

Sämtliche Medikamente sollten intravenös, subkutan oder oral verabreicht werden, keinesfalls jedoch intramuskulär. Einerseits kann durch eine i. m.-Injektion die Enzymdiagnostik des Myokardinfarktes verfälscht werden, andererseits entsteht dadurch eine relative Kontraindikation gegen eine spätere Lysebehandlung.

Schmerzbehandlung und Sedierung stehen im Vordergrund. Die Schmerzbekämpfung erfolgt mit 5–10 mg Morphinum hydrochloricum i. v. Eine Sedierung wird am besten mit 5–10 mg Diazepam (Valium®, Gewacalm®) peroral oder gegebenenfalls intravenös vorgenommen.

Liegt der systolische Blutdruck beim Normotoniker über 120 mm Hg und bestehen weiter anginöse Beschwerden, werden **Nitrate**, z. B. 0,8 mg Nitroglyzerin (1 Kps. Nitrolingual®) oder 5 mg Isosorbiddinitrat (1 Kapsel Sorbidilat®) oder 2 Hübe eines entsprechenden Nitratsprays sublingual gegeben, bei erhöhten Blutdruckwerten auch 1 Kps. Nifedipin 10 mg (Adalat®).

Werden palpatorisch, besser auskultatorisch oder am EKG-Monitor **Herzrhythmusstörungen** festgestellt, erfolgt eine entsprechende Differentialtherapie:

- Bei **symptomatischen Bradykardien,** d. h. einem Pulsabfall unter 50/min mit gleichzeitigen Zeichen einer peripheren Minderperfusion, die bei vagotoner Reaktionslage und besonders bei Hinterwandinfarkten nicht selten sind, ist Atropin (1 Ampulle zu 0,5 mg i. v., eventuell noch mehrmals zu wiederholen) das Mittel der Wahl.
- Bei **Tachyarrhythmien,** wie komplexen ventrikulären Extrasystolen (Paare und Salven), Kammertachykardien und zur Nachbehandlung von defibrilliertem Kammerflimmern wird Lidocain (Lidocorit® oder Xylocard®) eingesetzt. Dabei wird zunächst ein Bolus von 1 mg/kg KG in 1 bis 2 Minuten intravenös verabreicht, daran eine Infusionslösung mit 1000 mg Lidocain auf 500 ml angeschlossen (1 mg/min = 10 Tropfen/min.). Nach 15 Minuten oder bei zu geringer Effizienz kann ein zweiter Bolus von 1 mg/kg KG intravenös gegeben werden.
- Bei **Kammerflimmern und Kammertachykardien** mit Bewußtlosigkeit wird sofort defibrilliert bzw. kardiovertiert und anschließend mit Lidocain wie oben behandelt.
- Kommt es bei EKG-überwachten Patienten zu **Kammerflimmern,** dann soll die Defibrillation noch vor einer Herz/Thorax-Massage eingesetzt werden. Das bedeutet einen sofortigen Defibrillationsversuch mit 200 Joule und erst bei dessen Versagen eine Herzmassage. Nur so können reanimierte Patienten anschließend im Krankenhaus noch einer thrombolytischen Therapie zugeführt werden, ohne sie einer erhöhten Blutungsgefahr auszusetzen (7).

– Eine generelle prophylaktische Antiarrhythmikagabe wird nicht empfohlen. Bis jetzt konnte der lebensrettende Effekt einer Lidocainprophylaxe nicht bewiesen werden. Zwar wurden in mehreren prospektiven und randomisierten Studien unter einer ausreichend hohen Dosierung weniger häufig Attacken von Kammerflimmern beobachtet, allerdings um den Preis einer höheren Rate von Lidocainnebenwirkungen. Insgesamt blieb die Mortalität unverändert (8).

Die klinischen Zeichen einer akuten **Linksherzinsuffizienz,** wie Lungenödem oder kardiogener Schock, sind in der Prähospitalphase eher selten. Furosemid (Lasix®) in einer Dosierung von 40 mg i. v. hat eine rasche, innerhalb von Minuten einsetzende vasodilatierende Wirkung, der diuretische Effekt tritt erst nach zirka 20 Minuten ein. Für eine akute Digitalisierung beim akuten Myokardinfarkt besteht außer bei Vorhofflimmern mit tachykarder Kammeraktion keine gesicherte Indikation. Bei Lungenödem wird der Patient aufgesetzt, mit einem Alkaloid und Sauerstoff versorgt und, falls der Blutdruck erhöht oder nicht kritisch erniedrigt ist, ein Nitrat wie Nitroglyzerin oder Isosorbiddinitrat sublingual verabreicht.

Dabei soll neuerlich auf die Wichtigkeit von mehrmaligen Blutdruckkontrollen nach Gabe eines Nitrates hingewiesen werden. Gerade bei einer vorbestehenden Hypovolämie oder einer gleichzeitig vorhandenen Bradykardie kann es gelegentlich zu bedrohlichen Blutdrucksenkungen kommen. Die Gabe von 100 bis 250 ml eines Plasmaexpanders sowie eventuell zusätzlich einer Ampulle Atropin i. v. führen rasch wieder zu einer Normalisierung der Blutdruckwerte.

Mit einem **kardiogenen Schock** bei akutem Myokardinfarkt ist in ca. 8% aller Patienten zu rechnen, wobei sich dieser meist (44%) schon in der Prähospitalphase oder am 1. Tag entwickelt (5). Differentialtherapeutisch ist die Unterscheidung zwischen hypovolämischem Schock (in ca. 10–20%) und einem linksventrikulären Versagen von großer Wichtigkeit. Bei offensichtlicher Hypovolämie und fehlenden Zeichen eines beginnenden Lungenödems (Lunge klinisch frei), also eher bei Hinterwandinfarkten mit Befall des rechten Ventrikels, nach chronischer Diuretikatherapie, starkem Schwitzen bei ausgeprägter vegetativer Symptomatik oder großer Hitze, wird 250–500 ml Volumen in Form einer physiologischen Kochsalzlösung oder eines Plasmaexpanders verabreicht. Andernfalls wird man Dobutamin (Dobutrex®) 250 mg auf 500 ml, 20 bis 40 Tropfen/min oder Dopamin 100 mg auf 500 ml, 20 bis 40 Tropfen/min, mittels Infusion versuchen. Gelingt es damit, den systolischen Blutdruck auf über 100 mm Hg, besser 120 mm Hg anzuheben, können vorsichtig zusätzlich Nitrate verabreicht werden. Für weitere Maßnahmen sind speziell ausgestattete kardiologische Intensivstationen mit allen Möglichkei-

194

ten des hämodynamischen Monitorings und der Kreislaufunterstützung (intraaortale Ballonpumpe) erforderlich.

Abschließend und zusammenfassend soll nochmals in Erinnerung gerufen werden:
1. Der akute Myokardinfarkt ist in Österreich die häufigste lebensbedrohliche Erkrankung, besonders bei Männern ab dem 40. und bei Frauen ab dem 50. Lebensjahr.
2. Eine rasche Diagnostik (Trias: Thoraxschmerzen, Atemnot, vegetative Symptomatik) und exakte Überwachung während der Prähospitalphase retten Menschenleben, da lebensbedrohliche Arrhythmien („sudden death" durch Kammerflimmern) erfolgreich behandelt werden können.
3. Mit einer Verkürzung der Prähospitalphase können im Krankenhaus an der CCU weitere lebensrettende und myokardbewahrende Therapien (Thrombolyse) noch rechtzeitig durchgeführt werden.

Literatur

1. AMIN, M., GABELMANN, G., KARPEL, J., BUTTRICK, P.: Acute myocardial infarction and chest pain syndromes after cocaine use. Am. J. Cardial **66**, 1434 (1990)

2. Bericht über das Gesundheitswesen in Österreich im Jahre 1986. Österreichische Staatsdruckerei, Wien (1987)

3. ERBEL, R., POP, T., MEYER, J.: Neue Strategien bei der Behandlung des akuten Myokardinfarktes in der präklinischen Phase im Hinblick auf Lyse, Koronarangiographie und PTCA. Intensivmed. **24,** 41 (1987)

4. Gimppo Italiano per lo Studio della Streptochinasi nell Infarto myocardico (GISSI): Effectiveness of intravenous thrombolytic treatment in acute myocardial infarction. Lancet I, 397 (1986)

5. GOLDBERG, R. J., GORE, J. M., ALPERT, J. S., OSGANIAN, V., DE GROOT, J., BADE, J., CHEN, Z., FRID, D., DALEN, J. E.: Cardiogenic Shock after acute myocardial infarction – incidence and mortality from a community – wide perspective, 1975 to 1988. N. Engl. J. Med. **325,** 1117 (1991)

6. ISIS-2 – Collatoratice Group: Randomised trial of intravenous streptokinase, oral aspirin, both or neither among 17187 cases of suspected acute myocardial infarction. Lancet II, 349 (1988)

7. KENNEDY, J. W., ATKINS, J. M., GOLDSTEIN, S., JAFFE, A. S., LAMBREW, C. T., McINTYRE, K. M., MUELLER, H. S., PARASKOS, J. A., WEAVER, D. W.: Recent changes in management of acute myocardial infarction: Implications for emergency care physicians. JACC 11, 446 (1988)

8. LECHLEITNER, P., DIENSTL, F.: Lidocain to prevent ventricular fibrillation in the early acute myocardial infarction. Letters to the editor. N. Engl. J. Med. **314,** 1116 (1986)

9. LECHLEITNER, P., DIENSTL, F.: Lidocainprophylaxe in der Prähospitalphase des akuten Myokardinfarktes. Wien. med. Wschr. **137,** 216 (1987)

10. LINDERER, T., ARNTZ, H. R., SCHRÖDER, R.: Präklinische Thrombolyse bei akutem Myocardinfarkt. Dt. med. Wschr. **116,** 1881 (1991)

11. PANTRIDGE, J. F.: The efficiency of mobile coronare care. In: KAINDL, F., PACHINGER, O., PROBST, P. (Hrsg.) The first 24 hours in myocardial infarction. Witzstrock, Baden-Baden, Köln, New York (1977)

12. RÖHL, D.: Das erste Elektrokardiogramm beim Herzinfarkt. Dt. med. Wschr. **112,** 440 (1987)

13. SCHAPER, J.: Ultrastructural aspects of ischemia and reperfusion in canine and human hearts. In: EFFERT, S., VON ESSEN, R., HUGENHOLTZ, P. G., UEBIS, R., VERSTRAETE, M. (Hrsg.) Facts and hopes in thrombolysis in acute myocardial infarction. Steinkopff Verlag, Darmstadt; Springer Verlag, New York, (1986) p. 7

14. STONE, J. H.: Differentialdiagnose des Thoraxschmerzes. Sandorama 1980 / II, Sandoz AG, Basel (1980)

Herzrhythmusstörungen im Notfall

H. Weber* und N. Muzika

1 Grundlagen der Diagnose und Indikationsstellung zur Therapie

1.1 Definition

Herzrhythmusstörungen beruhen auf einem Membranstrom

- zur falschen Zeit und/oder
- am falschen Ort und/oder
- in falscher Größe.

Dies kann zu einer raschen Herzfrequenz (tachykarde Arrhythmien), zu einer langsamen Herzfrequenz (bradykarde Arrhythmien) oder zu einer unregelmäßigen Herzfrequenz (Herzstolpern bei Extrasystolen, aber auch Arrhythmia perpetua bei Vorhofflimmern) führen.

1.2 Ursachen

Kardiale Ursachen von Arrhythmien:

- koronare Herzkrankheit (Angina pectoris, Spasmus, akuter Myokardinfarkt, Status post akutem Myokardinfarkt, Aneurysma, . . .),
- dilatative Kardiomyopathie (DCM),
- hypertrophe Kardiomyopathie (IHSS, HOCM, HNCM),
- Vitien (Aortenvitium, Mitralvitium, . . .),
- Mitralklappenprolaps,
- Myokarditis,
- langes QT,
- arrhythmogene, rechtsventrikuläre Dysplasie, rechtsventrikuläre Erkrankung.

Nicht-kardiale Ursachen von Arrhythmien:

- gesteigerter Sympathikotonus,
- Hyperthyreose,
- Elektrolytstoffwechselstörungen (Hypokaliämie!, Diuretika!),

---

* Säuglings- und Kinderdosierungen der Antiarrhythmika von C. Popow und H. Schlemmer.

- Medikamente: Digitalis, Sympathomimetika, Amphetamine, trizyklische Antidepressiva, Phenothiazide,
  Antiarrhythmika (in 10 bis 15% führt die Anwendung von Antiarrhythmika selbst zu einer Verschlechterung der Rhythmusstörung = proarrhythmogener Effekt!),
- Hypoxie (Lungenerkrankungen etc.),
- unklar (bei ca. 20% aller Patienten ist die Ursache von Arrhythmien unklar).

1.3 Symptomatik

Rhythmusstörungen können völlig asymptomatisch auftreten. Sie werden als Zufallsbefund im EKG, Langzeit-EKG, durch Ergometrie oder andere EKG-Aufzeichnungen registriert.

Sie können
- zu Herzstolpern,
- zu Palpitationen (was nicht exakt definiert ist: Unwohlsein des Herzens, meist mit raschem bzw. starkem Herzschlagen verbunden),
- zu Schwindel (Präsynkopen) und
- zu Synkopen,
- zu Linksinsuffizienz und Lungenödem und
- zu Angina pectoris führen.

> Symptome lassen sich dann auf Arrhythmien als deren Ursache zurückführen, wenn während einer typischen symptomatischen Phase Arrhythmien im EKG nachgewiesen werden. Daher EKG-Aufzeichnung während symptomatischer Phase nötig = **Anfalls-EKG.**

1.4 Akutdiagnostik

EKG

Rhythmusstreifen

Dieser genügt meist bei einer akut lebensbedrohlichen Situation, bei einem bewußtlosen Patienten insbesondere dann, wenn Kammerflimmern vorliegt und dieses z. B. mit dem Defibrillationsgerät erfaßt werden kann.

Bei halbwegs stabiler Kreislaufsituation und bei Vorhandensein einer Tachykardie mit breiten Kammerkomplexen (ventrikulär?) ist die Registrierung eines Rhythmusstreifens sicherlich zu wenig! Es ist ein **12-Ableitungs-EKG** anzustreben.

198

Damit läßt sich einerseits eine Differentialdiagnose einer Tachykardie mit breiten QRS-Komplexen (ventrikulär, allodrom supraventrikulär, WPW-Tachykardie), aber auch eine grobe Lokalisation des Herdes im Herzen durchführen.

Daher: Ziel muß es sein, bei Tachykardien mit breiten Kammerkomplexen ein **12-Ableitungs-EKG** aufzuzeichnen.

Bei der Aufzeichnung eines EKGs in einer Notfallsituation sind die wichtigsten Differentialdiagnosen:
- Nicht-Funktionieren des EKG-Gerätes und
- Bewegungsartefakte (insbesondere zur Differentialdiagnose von Kammerflimmern).

Daher: Fragen vor therapeutischen Schlußfolgerungen aus dem EKG:
- Elektroden und Kabel richtig angelegt?
- Funktioniert EKG-Gerät einwandfrei?

Berechnung der aktuellen Herzfrequenz aus dem EKG:
(ohne EKG-Lineal!!!)
Transportgeschwindigkeit des Papiers:
   12,5 mm/s = 150 : Anzahl der 5-mm-Quadrate
   25   mm/s = 300 : Anzahl der 5-mm-Quadrate
   50   mm/s = 600 : Anzahl der 5-mm-Quadrate

Zum Beispiel:

Geschwindigkeit	Anzahl der 5 mm	HF
12,5 mm/s	2	75
25 mm/s	6	50
25 mm/s	5	60
25 mm/s	3	100
25 mm/s	2	150
50 mm/s	6	100

1.5 Therapie-Indikationen

Fragen vor Therapiebeginn:
- Arrhythmien vorhanden?
- Welche Arrhythmien, wie häufig?
- Therapie nötig?
- Wenn ja, was ist die effektivste und sicherste Therapie?
(nach BRAUNWALD, 1980).

Die Indikation zu einer Akuttherapie wird durch die klinische Wertigkeit einer bestimmten Herzrhythmusstörung festgelegt.

Die **klinische Wertigkeit** einer Arrhythmie bestimmt die Dringlichkeit einer Therapie. Sie setzt sich zusammen aus:
- der **Grundkrankheit** (KHK, Myopathie etc.; keine Grundkrankheit erhebbar);
- der **Art und Häufigkeit der Herzrhythmusstörung** (Dokumentation!, 12-Ableitungs-EKG!);
- der **Symptomatik** des Patienten **während der Arrhythmie** als Folge der
- **hämodynamischen Wirksamkeit** einer Arrhythmie.

Die hämodynamische Wirksamkeit einer Rhythmusstörung ist charakterisiert durch:
- Zeichen der zerebralen Minderperfusion (Vorwärts-Versagen): Schwindel, Synkope, längerdauernde Bewußtlosigkeit;
- Ischämie: Stenokardie;
- akute Linksinsuffizienz, Lungenödem (Rückwärts-Versagen).

Da die hämodynamische Wirksamkeit einer Rhythmusstörung durch den Herzindex (= Herzminutenvolumen pro Körperoberfläche; HMV = HF × Schlagvolumen) bestimmt wird, wird dieser bei (im Experiment) konstant gehaltenem Schlagvolumen durch die Herzfrequenz dominiert (Abb. 1):

Das Herzminutenvolumen ist erniedrigt, wenn die Herzfrequenz zu langsam ist (bradykarde Arrhythmie), aber auch wenn die Herzfrequenz

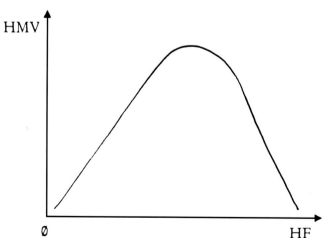

Abb. 1: Zusammenhang zwischen Herzminutenvolumen (HMV) und der Herzfrequenz (HF) bei konstantem Schlagvolumen

zu rasch ist (tachykarde Arrhythmie). In dieser Situation nimmt die Diastolendauer durch die steigende Herzfrequenz ab, sodaß das Schlagvolumen drastisch abfällt, somit auch das Herzminutenvolumen und der Herzindex (Gipfel der Kurve in Abb. 1). Für Menschen ohne Bewußtlosigkeit tolerierbare Grenzen können individuell kaum angegeben werden (20 bis zu 250 und mehr pro Minute, in Abhängigkeit von Grundkrankheit, Alter u.a.m.).

2 Therapeutische Möglichkeiten

Defibrillation, Kardioversion (siehe S. 127)
Notfallschrittmacher (siehe S. 134)
Antiarrhythmika
Andere Methoden wie elektrophysiologische Eingriffe, antitachykarder Schrittmacher, automatischer Defibrillator etc. sind dem Spital vorbehalten und stehen daher dem Notarzt vor Ort nicht zur Verfügung.

2.1 Antiarrhythmika

2.1.1 Xylocard®, Lidocorit® (Lidocain)

Wirkmechanismus

Klassischer Vertreter der Klasse-1B-Antiarrhythmika (nach VAUGHAM-WILLIAMS), der Natriumantagonisten (membranstabilisierende Substanzen oder Antifibrillantien), die hauptsächlich eine Hemmung schneller Aktionspotentiale, i. e. rascher Natriumeinstrom in der Phase 0, bewirken.

Indikation

– Mittel erster Wahl zur Akutbehandlung von ventrikulären Arrhythmien, insbesondere ventrikulären Tachykardien (Nachteil: nur i. v. applizierbar).

Handelsform

Lidocorit® 2%-Ampullen zu 5 ml (ohne Vasokonstriktor!).
Xylocard® 2%-Ampullen zu 5 ml (5 ml = 100 mg, 1 ml = 20 mg).

Dosierung

Initialbolus 1–2 mg/kg KG (75–100 mg *bei Erwachsenen*), anschließend Fortsetzung mit Infusion 1–4 mg/min.

Säuglinge und Kinder: 1 (–2) mg/kg KG als Bolus, dann Infusion 0,02 mg/kg/min, max. 0,05 mg/kg/min.

Lidocain-Infusion mit Motorspritze: 1000 mg = 50 ml (= 10 Amp. zu 5 ml), 1 ml = 20 mg; 3 ml/h = 1 mg/min; 6 ml/h = 2 mg/min).

Lidocain-Infusion: 1000 mg in 500 ml (= 10 Amp. zu 5 ml), 10 ml = 20 mg; 30 ml/h = 1 mg/min = 10 gtt/min; 60 ml/h = 2 mg/min = 20 gtt/min; 120 ml/h = 4 mg/min = 40 gtt/min.

Aufgrund der kurzen Halbwertszeit der Verteilungsphase von Lidocain (ca. 8 min) führt eine einzelne Bolusinjektion (100 mg) zunächst zu einem raschen Anstieg, aber weiter auch zu einem raschen Abfall des Blutspiegels in den subtherapeutischen Bereich.

Daher sofort Infusion anschließen. Der trotz Infusion auftretende Abfall des Plasmaspiegels läßt sich durch **Gabe eines Zwischenbolus** mit 50 mg aufhalten. Empfohlene maximale Gesamtdosis 250 mg. Im weiteren wird empfohlen, mit einer Infusionsrate von 2 mg/min zu beginnen und diese nach jedem Zwischenbolus um 1 mg auf maximal 4 mg/min zu steigern.

Plasmaspiegel
1,5–6 µg/ml, toxischer Bereich ab 9 µg/ml.

Vorsichtsmaßnahmen
– Exzessive Dosen führen zu Blutdruckabfall und Myokarddepression!
– ZNS-Nebenwirkungen: Krämpfe, Bewußtseinsveränderungen (bei zu rascher i. v.-Injektion).
– Lebermetabolismus führt bei eingeschränkter Leberfunktion bzw. Durchblutung der Leber zu Verminderung des Lidocainabbaus, sodaß mit Zunahme der Plasmakonzentration von Lidocain gerechnet werden muß. Daher muß die Dosis auf die Hälfte reduziert werden; ebenso bei Vorliegen eines Schocks, eines Lungenödems oder einer Linksherzinsuffizienz.

Wirkungseintritt
ca. 1 Minute.

Eliminationshalbwertszeit
1 bis 2 Stunden.

Elimination
Lebermetabolismus, Niere 10%.

202

Interaktionen

- Ajmalin: Potenzierung des negativ inotropen Effektes.
- Barbiturate: erhöhen Wirksamkeit von Lidocain.
- Oxazepam: verstärkt antiarrhythmischen Effekt.
- Phenytoin: verstärkt antiarrhythmischen Effekt.

2.1.2 Rytmonorma® (Propafenon)

Wirkmechanismus

Rytmonorma hat sowohl lidocainähnliche als auch chinidinähnliche Eigenschaften (hemmt also primär den Natriumeinstrom während der Phase 0), weist aber auch beta-blockierende und kalziumantagonistische Eigenschaften auf. Es greift an allen Abschnitten des Reizleitungssystems hemmend ein.

Nach Lidocain ist Propafenon in der Akutbehandlung ventrikulärer Arrhythmien das wichtigste uns derzeit zur Verfügung stehende Präparat.

Indikation

- Ventrikuläre Arrhythmien (kann anstelle von Lidocain als erste Wahl eingesetzt werden, insbesondere da perorale Fortsetzung möglich!).
- Bei WPW-Syndrom **zweite Wahl** nach Gilurytmal®.

Handelsform

Ampullen 20 ml zu 70 mg.
Tabletten zu 150 mg und zu 300 mg.

Dosierung

Zunächst *Bolus* 70–140 mg i. v., *anschließend Infusion* mit 0,5–2,0 mg/min.
Säuglinge und Kinder: 1 (–2) mg/kg KG, wenn erfolgreich 0,2–0,5 mg/kg/h.
CAVE: RR-Abfall, QRS-Verbreiterung.
Infusion mit Motorspritze: $2^1/_2$ Ampullen (= 50 ml) = 175 mg.
1 ml = 3,5 mg; 3 ml/h = 0,175 mg/min; 6 ml/h = 0,35 mg/min;
12 ml/h = 0,7 mg/min.
Anschließende Fortsetzung mit *peroraler Therapie* 3 × 150 bis 3 × 300 mg tgl., Kinder: 8–10 mg/kg KG peroral.

Wirkungseintritt

Intravenös innerhalb von Minuten.

Eliminationshalbwertszeit

4 Stunden.

Elimination

erfolgt hauptsächlich über die Niere.

Nebenwirkungen

ZNS-Symptome, Hypotonie, gastrointestinale Beschwerden, Blockierungen (AV-Block, Schenkelblock), Asystolie.

Interaktionen

unbekannt.

2.1.3 Gilurytmal® (Ajmalin)
Neo-Gilurytmal® (Prajmaliumbitartrat)

Wirkmechanismus

Chinidinähnlicher Natriumantagonist mit Wirkung vor allem auf das HIS-PURKINJE-System.

Indikation

– Therapie erster Wahl bei WPW-Tachykardien, aber auch bei Vorhof-flimmern mit WPW-Syndrom zur Blockierung des akzessorischen Weges.
– Nach Lidocain und Rytmonorma indiziert bei therapierefraktären VT, wobei vor allem sogenannte „fokale" VT auf Gilurytmal gut ansprechen (es senkt die Steilheit der Phase-4-Spontandepolarisation).

Handelsform

Gilurytmal®-Ampullen i. v. (10 ml = 50 mg!).
Neo-Gilurytmal®-Tabletten 20 mg.

Dosierung

Gilurytmal®-*Ampullen* i. v.: Zunächst *Bolus* 50 mg i. v., wobei darauf zu achten ist, daß pro Minute nur 10 mg (= 2 ml) injiziert werden, u. zw. *unter laufender EKG-Kontrolle. Anschließend Infusion (Perfusor)* mit 10 bis maximal 60 mg/h.

Gilurytmal-Infusion – drei Dosierungsvorschläge:
a) 3 Ampullen (30 ml) = 150 mg auf 50 ml; 1 ml = 3 mg; 3 ml/h = 9 mg/h.
b) 4 Ampullen (40 ml) = 200 mg auf 50 ml; 1 ml = 4 mg; 3 ml/h = 12 mg/h.
c) 5 Ampullen (50 ml) = 250 mg; 1 ml = 5 mg; 3 ml/h = 15 mg/h; 12 ml/h = 60 mg/h.

Säuglinge und Kinder: 1 mg/kg KG i. v.

Fortsetzung *peroral:* $3 \times \frac{1}{2}$ bis max. 3×1 Tablette.

Wirkungseintritt

3–5 min nach i. v.-Gabe.
ca. $\frac{1}{2}$ Stunde nach p. o.-Einnahme.

Eliminationshalbwertszeit

Intravenös (Ajmalin) einige Minuten, Prajmalin 4 bis 6 Stunden.

Elimination

Bindung in Leber, Ausscheidung über die Niere.

Nebenwirkungen

Allergie, Thrombopenie, Übelkeit, Hitzegefühl, Appetitlosigkeit, gastrointestinale Beschwerden, intrahepatische Cholestase, Asystolie, Kammerflimmern.

2.1.4 Sedacoron® (Amiodaron)

Wirkmechanismus

Sogenannter „Repolarisations-Antagonist" (Klasse 3, Verlängerung der Aktionspotentialdauer). Wirkt vor allem auf den AV-Knoten und auf das HIS-PURKINJE-System.

Indikation

– Therapierefraktäre ventrikuläre Arrhythmien.
– Basistherapeutikum für Kombinationstherapie.
– Relativ selten angewendet zur Therapie von therapierefraktären, supraventrikulären Arrhythmien (paroxysmales Vorhofflimmern, supraventrikuläre Tachykardien etc.) und bei WPW-Tachykardien.

Handelsform

150-mg-Konzentrat zur Infusionszubereitung in 3 ml i. v.;
Tabletten zu 200 mg.

Dosierung

Intravenös *Kurzinfusion* in ca. 40 ml 5%-Glukose 1 Ampulle innerhalb
von 10–20 Minuten (2,5 bis 5 mg/kg), *anschließend Infusion* 0,5–2 mg/
min, wobei im Bedarfsfall auf maximal 50 mg/min gesteigert werden kann.
Sedacoron®-Infusion mit Motorspritze: 17 Ampullen zu je 3 ml (je
150 mg) unverdünnt; 51 ml = 2550 mg; 1 ml = 50 mg; 1,2 ml/h =
60 mg/h = 1,0 mg/min; 3 ml/h = 150 mg/h = 2,5 mg/min; 30 ml/h =
1500 mg/h = 25 mg/min.
Peroral: Eine Woche 3 × 400 mg, dann Erhaltungsperiode 1–3 × 200 mg
tgl.

Wirkungseintritt

Intravenös 5 bis 10 Minuten; nach p. o.-Einnahme Beginn nach 4–6 Stunden, Vollwirkung erst nach mehr als einer Woche erreicht (> 10 g Gesamtdosis).

Eliminationshalbwertszeit

20 bis 65 Tage.

Nebenwirkungen

Mikroablagerungen in der Cornea, Fotosensibilität und Erythem der
Haut, Hyper- und Hypothyreose, Lungenfibrosen.

Interaktionen

Antikoagulantien und Digitalis.

2.1.5 Sotacor® (Sotalol)

Wirkmechanismus

Verlängerung der Aktionspotentialsdauer, Verzögerung der Repolarisa-
tionsphase, Verlängerung der effektiven Refraktärzeit.

Eliminationshalbwertszeit

10–17 Stunden.

Elimination

Niere.

Dosierung

0,5–1,5 mg/kg KG (Tagesdosis). 1 Amp. enthält 20 mg. Beginn: 20 mg über 5 min, nach 20 min weitere 20 mg; p. o. 1/2 Tbl. zu 80 mg–160 mg 2 × tgl.

Indikation

Paroxysmale supraventrikuläre Tachykardien, paroxysmales Vorhofflimmern.

2.1.6 Isoptin® (Verapamil)

Wirkmechanismus

Kalziumantagonist.

Handelsform

Ampullen zu 5 mg.

Dosierung

1–2 *Ampullen* langsam i. v. *unter EKG-Kontrolle,* dann *eventuell Infusion* 0,1–0,2 mg/min (5–10 mg/h).
Infusion (Perfusor): 10 Ampullen (20 ml) verdünnt auf 50 ml.
1 ml = 1 mg Verapamil; 6 ml/h = 6 mg/h = 0,1 mg/min; 16 ml/h = 12 mg/h = 0,2 mg/min.
Säuglinge: kein Isoptin, da Todesfälle möglich sind.
Kinder: intravenös 0,1–0,2 mg/kg KG, maximale Einzeldosis 5 mg.

Kurze Wirkdauer

1 bis 2 Stunden.
Achtung, wenn Rhythmusstörungen nicht unterbrochen werden, so sinkt trotzdem der Blutdruck oder es kann zu einer exzessiven Bradykardie mit Asystolie kommen; ganz selten tritt Kammerflimmern auf.

Indikation

Isoptin i. v. (mit Digitalis) ist Therapie erster Wahl bei supraventrikulären Arrhythmien, wenn ein WPW-Syndrom ausgeschlossen ist. CAVE: Kombination von Isoptin und Betablocker.
Andere Antiarrhythmika haben derzeit in der Notfallmedizin praktisch keinen Platz.

Beachte bei der Gabe von Antiarrhythmika den
- negativ inotropen Effekt (Gefahr des Lungenödems),
- negativ chronotropen Effekt (Bradykardie),
- negativ dromotropen Effekt (AV-Blockierung, Schenkelblockbil-
  dung),
- meist blutdrucksenkenden Effekt (zerebrale Minderperfusion tritt
  nach Gabe eines Antiarrhythmikums bei Weiterbestehen der
  Rhythmusstörung auf),
- proarrhythmogenen Effekt (siehe oben).

Gesondert sei auf die Gefahren einer Kombinationstherapie (meist im
Rahmen einer Polypragmasie) hingewiesen, wo es zur Potenzierung
der Wirkung und auch Nebenwirkungen dieser Medikamente kommen
kann.

Daher: Kombinationstherapie nur in Ausnahmefällen!

Anwendung von mehreren Antiarrhythmika hintereinander nur unter
Berücksichtigung der Halbwertszeit der einzelnen Medikamente (bei
kurzer Halbwertszeit von 3 bis 4 Stunden ca. 30 Minuten nach i. v.-Gabe
erst das nächste Antiarrhythmikum).

Kommt es dennoch zu einer therapierefraktären Asystolie (nach Antiarrhythmika i. v.), die auf Schrittmacher nicht anspricht, dann Reanimation fortsetzen (»ABC«!). Auch nach mehr als einer Stunde erweisen sich die Patienten (wahrscheinlich nach Abbau der Antiarrhythmika) als wieder reanimierbar!

2.1.7 Magnesium

Zusatz bei Torsade de pointes-Tachykardien.

Theorie

Diese sind nicht durch Magnesiummangel induzierbar, sondern durch
Magnesium zu unterdrücken.

Entstehung: Ausdruck gestörter Repolarisation – Begünstigung von
Nachdepolarisationen – häufig in Kombination von Hypokaliämie,
Magnesiummangel und **Digitalismedikation** (Kombination mit Chini-
din).

Dosierung

2 g Magnesiumaspartat als Bolusinjektion innerhalb von 1–2 min. Dauer-infusion mit 10 mg/min **Magnesiumglutamat** (Magnesium Verla®).

3 Lebensbedrohliche Arrhythmien

3.1 Kammerflimmern

Chaotischer ventrikulärer Rhythmus. Im EKG finden sich unregelmäßi-ge, fein- oder grobschlägige wellenförmige Veränderungen ohne abgrenz-bare P- oder Kammerkomplexe (Abb. 2).

Achtung: Differentialdiagnose Artefakt!

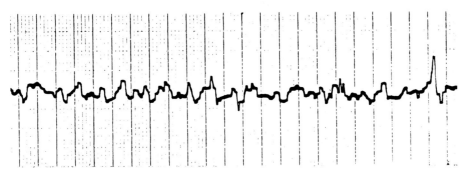

Abb. 2: Kammerflimmern (Rhythmusstreifen, 25 mm/s)

Kammerflimmern entsteht meistens durch Akzeleration und Degenera-tion einer ventrikulären Tachykardie, die z. B. durch eine R-auf-T-ven-trikuläre Extrasystole im Rahmen des akuten Myokardinfarktes ausge-löst werden kann. Kammerflimmern ist daher meist ein Zustand, der vor der ventrikulären Asystolie auftritt. Seltener tritt Kammerflimmern spontan, ohne vorhergehende ventrikuläre Arrhythmie auf (andererseits führt nicht jede ventrikuläre Arrhythmie zu Kammerflimmern! – Siehe unten).

Bei Kammerflimmern ist die Auswurfleistung des Herzens praktisch Null. Der Patient wird innerhalb von ca. 10 Sekunden bewußtlos und stirbt innerhalb weniger Minuten, wenn nicht unverzüglich Therapie-maßnahmen einsetzen.

Therapie

– Sofort Basisreanimation (»ABC«).
– Präkordialer Faustschlag. Dieser kann durch Umwandlung von mechanischer in elektrische Energie im Frühstadium des Kammerflimmerns erfolgreich eingesetzt werden, sodaß der Faustschlag zur Asystolie und im weiteren neuerlich zum normalen Rhythmus führen kann. Er ist angezeigt beim **monitorisierten Patienten.** Er wird in der Laienreanimation nicht mehr gelehrt (siehe S. 134).
  (Einzige Ausnahme ist der Elektrounfall: Monteur kommt am Mast arbeitend in den Stromkreis und wird bewußtlos. In dieser Extremsituation – bei der es zusätzlich Probleme mit der Entfernung des Bewußtlosen vom Mast und der Durchführung der Basisreanimation gibt – kann dieser präkordiale Faustschlag auch vom Laien angewendet werden. Passiert ca. 2- bis 3mal pro Jahr in Österreich.)
– Defibrillation (siehe S. 127) mit 200 J, bei Nichtansprechen mit weiteren 200 J, dann Gabe von Katecholaminen (evtl. auch durch den Tubus endobronchial) und neuerliche Defibrillation mit maximaler Stromstärke des Defibrillators.

Säuglinge und Kinder: Vorgehen wie bei Erwachsenem.
Stromstärke bei Defibrillation: 2 (–5) Joule pro Kilogramm.

Achtung: Jeder Patient mit Kammerflimmern (dokumentiert) außerhalb der akuten Infarktperiode (> 48 Std.) muß weiter abgeklärt werden: Ursache, Herzkatheter, elektrophysiologische Untersuchung!

3.2 Torsade de pointes

Es handelt sich um eine spezielle Form einer polymorphen ventrikulären Tachykardie, wobei im EKG die Amplitude um die Null-Linie „tanzt" (Abb. 3).

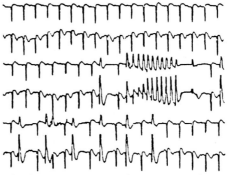

Abb. 3: Torsade de pointes (Ausschnitt 2-Kanal-Langzeit-EKG)

Es besteht ein wellenförmiges Grundmuster dieser Rhythmusstörung. Das Entstehen dieser Arrhythmie ist häufig verbunden mit einer Verlängerung der QT-Zeit (angeboren, Elektrolytstörung wie Hypokalzämie, meist aber iatrogen, medikamenteninduziert, z. B. Chinidin und andere Antiarrhythmika).

Hämodynamische Wirksamkeit und Symptomatik

Diese Rhythmusstörung ist häufig von kurzer Dauer und führt daher zu Schwindel, gelegentlich zu Synkopen (s. S. 242). Andererseits kann diese Rhythmusstörung länger bestehen bzw. zu Kammerflimmern degenerieren – bewußtloser Patient.

Therapie

- Bewußtloser Patient: CPR und sofortige Kardioversion bzw. Defibrillation (siehe oben).
- Patient nicht bewußtlos, nur Schwindelanfälle: i. v.-Zugang, Transport unter Monitoring ins nächste Krankenhaus.

3.3 Ventrikuläre Tachykardie

Regelmäßige Kammerkomplexe, breiter als 100 ms, mit einer Frequenz von über 100/min die gleichförmig (monomorphe ventrikuläre Tachykardie) (Abb. 4) oder unterschiedlich geformt (polymorphe ventrikuläre Tachykardie) auftreten.

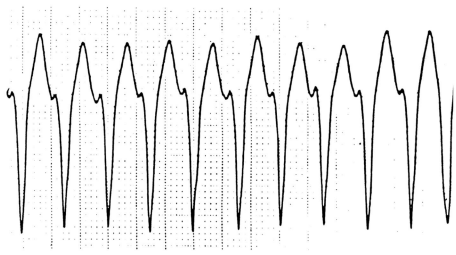

Abb. 4: Monomorphe ventrikuläre Tachykardie, 175/min (25 mm/s)

Neben der Morphologie unterscheiden wir nicht-anhaltende ventrikuläre Tachykardien und anhaltende ventrikuläre Tachykardien.

Nicht anhaltende ventrikuläre Tachykardien (not sustained): Ab drei konsekutiven VES (Triplet) bis zu einer maximalen Dauer der VT von 30 Sekunden (inkludiert alle ventrikulären Salven mit Ausnahme der ventrikulären Couplets) (Abb. 5).

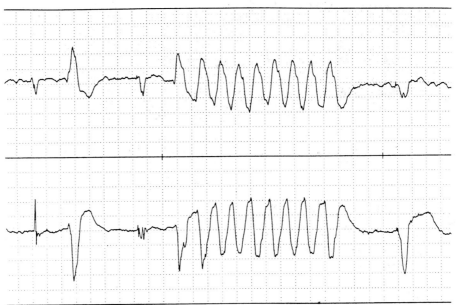

Abb. 5: Nicht-anhaltende ventrikuläre Tachykardie (ventrikuläre Salve) im 2-Kanal-Langzeit-EKG (25 mm/s)

Anhaltende ventrikuläre Tachykardien (sustained) (Abb. 4): Dauer mindestens 30 Sekunden oder Intervention früher nötig (aus hömodynamischen Gründen).

Diagnostik

EKG, wobei unbedingt, vor allem bei anhaltenden VT, getrachtet werden soll alle 12 Ableitungen zu registrieren. Der Rhythmusstreifen genügt nur im äußersten Notfall (wenn Akutmaßnahmen vor Ort notwendig erscheinen und keine Zeit zur Dokumentation aller 12 Ableitungen bleibt).

Warum 12 Ableitungen?

Für das weitere Vorgehen ist nicht nur die Dokumentation der VT nötig. Man kann vom 12-Ableitungs-EKG nicht nur genauere differentialdiagnostische Schlüsse ziehen (siehe Differentialdiagnose der VT), sondern auch Rückschlüsse auf den Ursprungsort der VT.

Differentialdiagnose
(Siehe auch unten)

Eine anhaltende **Tachykardie** mit **breiten Kammerkomplexen** kann differentialdiagnostisch, mit abnehmender Wahrscheinlichkeit, sein:

– **Ventrikuläre Tachykardie:** Praktisch beweisend für VT sind

   a) das Auftreten von „**Dressler**"-**Schlägen** (Kombinationsschläge zwischen breiten ventrikulären und schmalen Normalschlägen, siehe Abb. 6) und

   b) das „**Hasenohrphänomen**" („rabbit ear" siehe Abb. 7).

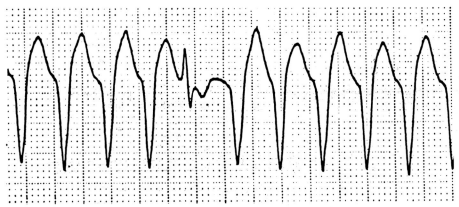

Abb. 6: Anhaltende ventrikuläre Tachykardie mit „Dressler"-Schlag: Ein Sinusschlag wird während der laufenden VT übergeleitet. Er blockiert entweder kurz die VT (schmaler QRTS) oder es entsteht ein Kombinationsschlag.

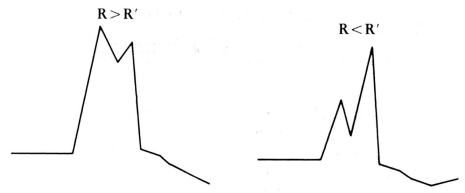

Abb. 7: „Hasenohrphänomen" (L. SCHAMROTH): In Ableitung V_1: R > R'; Ektopie (ventrikulärer Rythmus) wahrscheinlich. R < R', dann aberrante Leitung (supraventrikulär mit Rechtsschenkelblock) wahrscheinlich.

- **Supraventrikuläre Tachykardie mit allodromer Leitung** (Schenkel-block): Der Schenkelblock kann entweder im Ruhe-EKG bereits beste-hen oder als funktioneller Block mit Zunahme der Herzfrequenz (Er-müdungsblock) auftreten.
- **Antidrome WPW-Tachykardie** (siehe WPW-Syndrom): Die Leitung erfolgt vom Vorhof auf die Kammer nicht wie üblich über den AV-Knoten, sondern über den akzessorischen Weg, die Leitung von der Kammer auf den Vorhof zurück hingegen über den AV-Knoten – da-her schenkelblockartiges Bild in Abhängigkeit von der Lokalisation des akzessorischen Weges.
- **Torsade de pointes** (siehe Abb. 3): Spezielle Form einer polymorphen ventrikulären Tachykardie.

Hämodynamische Wirksamkeit und Symptomatik

In Abhängigkeit von der Herzfrequenz reicht das Spektrum der Sympto-matik von völliger Symptomlosigkeit über Palpitationen, Schwindel, Syn-kope, Bewußtlosigkeit, Stenokardien zu Linksinsuffizienz und Lungen-ödem.

> Die Gefahr einer anhaltenden ventrikulären Tachykardie besteht im-mer darin, daß sie **jederzeit** akzelerieren (Frequenzzunahme) und zu Kammerflimmern degenerieren kann.

Therapie der anhaltenden ventrikulären Tachykardie

> Die Notwendigkeit einer akuten Therapie wird durch die hämodyna-mische Wirksamkeit mit den damit verbundenen Symptomen (Zei-chen zerebraler Minderperfusion, Ischämie, kardiale Insuffizienz) be-stimmt.

Hämodynamisch stabiler Patient:

- i. v.-Zugang,
- kontinuierliches EKG-Monitoring.
- Zwei Möglichkeiten:
  a) Transport ins nächste Krankenhaus.
  b) Therapieversuch mit 100 mg Lidocain i. v. (5 ml 2%iges Xylocard® oder Lidocorit®) oder 70 bis 140 mg Rytmonorma® i. v., Kinder-dosis s. o.

214

Dabei an die Möglichkeit der Destabilisierung des Patienten denken:
- Proarrhythmogener Effekt: Akzeleration und Degeneration zu Kammerflimmern, dann Defibrillation;
- VT besteht weiter, aber es kommt zu Blutdruckabfall, Auftreten von neurologischen Symptomen oder Bewußtlosigkeit – Kardioversion.

Daher bei Therapieversuch immer an die Möglichkeit denken, daß erweiterte Reanimationsmaßnahmen wie Defibrillation, Intubation und Beatmung einsatzbereit sind.

Patient **hämodynamisch instabil** (Zeichen zerebraler Minderperfusion oder Lungenödem oder massive Stenokardie):

- i. v.-Zugang,
- EKG-Monitoring,
- Xylocard®, Rytmonorma® i. v. (siehe oben),
- eventuell Kardioversion, je nach Bewußtseinslage Sedierung mit:
  a) 10 mg Valium i. v.
  b) 1 Amp. Hypnomidate i. v.
  Achte auf Ateminsuffizienz, Intubationsbereitschaft!
- Transport.

Bewußtloser Patient:

- i. v.-Zugang,
- EKG-Monitoring,
- Kardioversion.

Säuglinge und Kinder:

- Lidocain (Xylocard®, Lidocorit® ohne Epinephrin!) i. v.: 1 (–2) mg/kg KG als Bolus, dann Infusion ca. 0,02 mg/kg/min.
- Propafenon (Rytmonorma®): 1 (–2) mg/kg KG, wenn erfolgreich 0,2 bis 0,5 mg/kg/h.
  CAVE: RR-Abfall, QRS-Verbreiterung.
- Phenytoin (Epanutin®): 2–3 mg/kg KG als Einzeldosis i. v.; alle 5 bis 10 min bis max. 250 mg/kg KG. Bei Digitalisintoxikation!
- Ajmalin (Gilurytmal®): 1 mg/kg KG i. v.
- Kardioversion immer bei bedrohlichem Zustandsbild, insbesondere Hypotensionsschock.
- Kein Procainamid bei Kindern und Säuglingen wegen Hypotensionsgefahr.

Therapie von nicht anhaltenden VT (Salven):

Patient praktisch deswegen nie bewußtlos, daher Vorgehen ähnlich dem von VES, Couplets (s. u.):

- i. v.-Zugang,
- EKG-Monitoring,
- fakultativ antiarrhythmische Therapie,
- Transport ins Krankenhaus.

Achtung: Jeder Patient mit einer (dokumentierten) **anhaltenden** ventrikulären Tachykardie muß einer elektrophysiologischen Untersuchung zugeführt werden (Ursache?, DD?, Therapieeinstellung)!

3.4 Ventrikuläre Extrasystolen (VES), ventrikuläre Couplets (Abb. 8, 9)

Grundsätzlich handelt es sich bei diesen Rhythmusstörungen um keine lebensbedrohlichen Arrhythmien, sodaß sie primär keiner Notfalltherapie bedürfen!

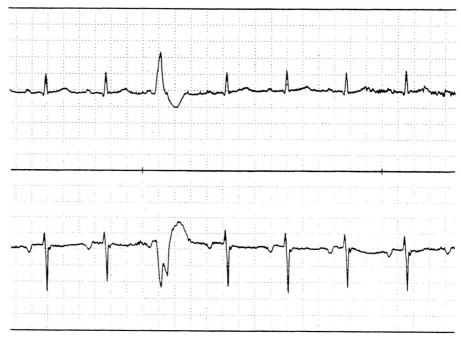

Abb. 8: Ventrikuläre Extrasystole
2-Kanal-Langzeit-EKG (25 mm/s)

Im Rahmen des akuten Myokardinfarktes können sie Vorläufer maligner ventrikulärer Arrhythmien (anhaltende ventrikuläre Tachykardie, primäres Kammerflimmern) sein. Das Kammerflimmern kann im akuten Infarktstadium durch Einfallen von Extrasystolen in die vulnerable Phase des vorhergegangenen Schlages (R-auf-T-Phänomen) ausgelöst werden.

Die hämodynamische Bedeutung ventrikulärer Extrasystolen ist fast immer gering, auch wenn diese vom Patienten oft als unangenehmes Herzstolpern, Palpitationen und ähnliches mehr verspürt werden.

Therapie

- **VES, Couplets außerhalb des akuten Myokardinfarktes:** Keine Notfalltherapie nötig; wenn dies die einzige Grunderkrankung – elektive Zuweisung zum praktischen Arzt bzw. Internisten zur weiteren Abklärung; im übrigen andere Erkrankungen im Vordergrund. Meistens keine Spitaleinweisung nötig.

- **VES, Couplets bei (Verdacht auf) akuten Myokardinfarkt:** Das therapeutische Vorgehen wird primär durch die Verdachtsdiagnose Myokardinfarkt bestimmt, also i. v.-Zugang, EKG-Monitoring, Nitroglyzerin, Analgetikum, Sedierung, Transport des überwachten Patienten in das Spital.

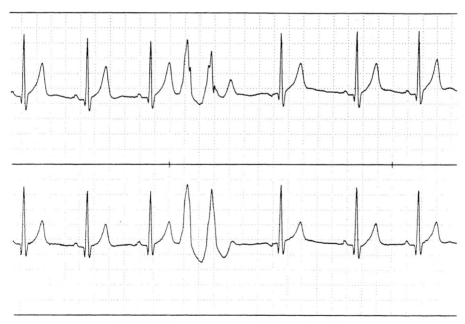

Abb. 9: Monotopes ventrikuläres Couplet
2-Kanal-Langzeit-EKG (25 mm/s)

217

Da ventrikuläre Arrhythmien, wie erwähnt, im akuten Infarktstadium oft Vorläufer von (primärem) Kammerflimmern sein können, existiert noch immer das Konzept der sogenannten „Arrhythmieprophylaxe":

Die prophylaktische i. m.-Verabreichung von Lidocain ist wegen nicht nachweisbarem Effekt (Reduktion der Häufigkeit des primären Kammerflimmerns), wegen des muskulären CK-Anstieges und vor allem auch im Hinblick auf die Möglichkeit der Durchführung einer Streptolysetherapie heute obsolet!

Der Notarzt **kann** sich zu einer prophylaktischen i. v.-Verabreichung eines Lidocain-Bolus (100 mg) bei Auftreten von gehäuften VES bzw. ventrikulären Couplets im akuten Infarktstadium entschließen, wobei sich an den oben erwähnten Grundmaßnahmen nichts ändert. Der Notarzt muß auch andererseits einen proarrhythmogenen Effekt sachgerecht behandeln. Ob eine antiarrhythmische Therapie dieser ventrikulären Arrhythmien vor Ort durchzuführen ist, wird daher der individuellen Entscheidung des Notarztes obliegen.

3.5 Supraventrikuläre Tachykardien

Diese sind charakterisiert durch schmale QRS-Komplexe mit einer Frequenz von über 100/min (Kleinkinder > 140/min, Säuglinge > 180/min in Ruhe), wobei hier im Gegensatz zu ventrikulären Tachykardien die Gefahr einer Degeneration zu Kammerflimmern praktisch nicht besteht (Abb. 10). Es ist daher nur auf die hämodynamischen Auswirkungen zu achten, die bei unterschiedlichen Herzfrequenzen (individuell verschieden) auftreten können (s. auch Abb. 1).

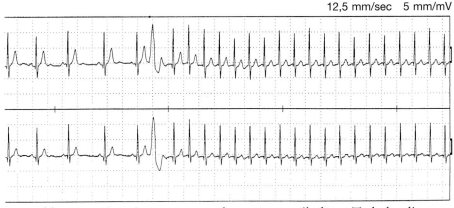

12,5 mm/sec   5 mm/mV

Abb. 10: Beginn einer paroxysmalen supraventrikulären Tachykardie. Bei einem Sinusrhythmus von 75/min löst eine VES eine paroxysmale SVT mit einer Frequenz von 150/min aus
(2-Kanal-Langzeit-EKG)

Therapie

Bei **hämodynamisch instabilem Patienten** (Zeichen zerebraler Minderdurchblutung, Lungenödem) – elektive Kardioversion (siehe dort).

Bei **hämodynamisch stabilem Patienten:**
- Karotis-Sinus-Massage.
- Medikamentöse Rhythmisierung:
  1. Ajmalin
  2. Digitalis i. v., Isoptin® i. v. (1 Amp. langsam) **oder**
  3. Betablocker i. v. (2–3 mg Inderal®, wenn keine Kontraindikationen).
  Bei **Sinustachykardien** immer **Ursache** überlegen: Blutung?, Hyperthyreose?, Schock?
  Die Ursache primär behandeln und nicht Kosmetik der Herzfrequenz!

Säuglinge und Kinder:

- Vagusreflex: VALSALVA-Preßversuch; kaltes, kohlensäurehältiges Wasser trinken lassen; Carotis-Sinus-Massage;
  Diving-Reflex: Plastikbeutel zu einem Drittel mit zerstoßenem Eis und zu zwei Drittel mit kaltem Wasser füllen und unter kontinuierlicher EKG-Kontrolle auf das ganze Gesicht pressen (Säuglinge und Kleinkinder 15 s, größere Kinder 30 s).
- Digitalis (Lanitop®) i. v.; Sättigungsdosis in 24 Std. 0,5 mg/m^2 bei einer Körperoberfläche über 2 m^2.
  Schnellsättigung: 50% der Sättigungsdosis sofort. 25% nach 4 bis 6 Std., 25% nach 12 bis 16 Std.
- Propranolol (Inderal®) i. v. 0,01–0,03 mg/kg KG.
- Verapamil (Isoptin®) i. v. 0,1–0,2 mg/kg KG, maximale Einzeldosis 5 mg.
- Ajmalin (Gilurytmal®) i. v. 1 mg/kg KG.
- Propafenon (Rytmonorma®) i. v. 1–2 mg/kg KG.
- Kardioversion bei akut bedrohlichem Zustandsbild.

Bei bekanntem WPW-Syndrom ist Ajmalin das Mittel erster Wahl!

Isoptin nicht bei Säuglingen, da Todesfälle möglich sind!

3.6 Paroxysmales Vorhofflattern

Definition

EKG: Sägezahnförmige Wellen (entsprechend P-Zacken) mit einer Frequenz von etwa 300/min in Ableitung II (III und aVF). Die Überleitung auf die Kammern ist im Verhältnis 2 : 1, 3 : 1 etc. blockiert (Abb. 11).

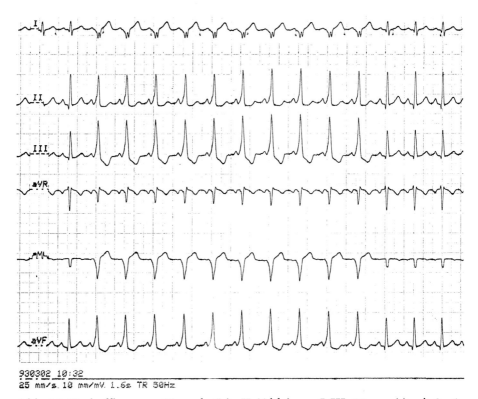

```
930302 10:32
25 mm/s 10 mm/mV. 1.6s TR 50Hz
```

Abb. 11: Vorhofflattern: „Sägezahn" in II (Ableitung I-III, 25 mm/s) mit 3 : 1-
bzw. 4 : 1-Überleitung auf den Ventrikel

Bedeutung des Vorhofflatterns

Im Gegensatz zum Vorhofflimmern kann es bei Vorhofflattern bei bestimmten Änderungen der Reizleitungsverhältnisse zu einer 1 : 1-Über-
leitung und damit zu einem raschen Kammerrhythmus kommen.

Daher ist Vorhofflattern eine behandlungsbedürftige Arrhythmie. Jedoch
keine Notfalltherapie nötig!

Therapie

– **Medikamentöse Rhythmisierung:** Digitalis (z. B. 0,4 mg Cedilanid®
i. v.) und früher Chinidin (z. B. 3 × 0,3 mg Chinidin peroral);

Achtung: Niemals Chinidin ohne Digitalis, da Gefahr der 1 : 1-Über-
leitung.

(Beispiel: Vorhoffrequenz 300, 2 : 1 auf Kammer übergeleitet = 150/min
Kammerfrequenz, Chinidin peroral senkt die Flatterfrequenz auf 200;

220

wenn kein Digitalis, dann AV-Überleitung nicht blockiert (Gefahr der 1 : 1-Überleitung, Anstieg der Kammerfrequenz von 150 auf 200!)

Achtung: Digitalis i. v. und Chinidin peroral!

Wenn Digitalis peroral und vorher kein Digitalis gegeben, dann Aufsättigung von diesem zu langsam im Vergleich zum raschen Wirkungseintritt von Chinidin – als Folge kann trotz Kombination eine 1 : 1-Überleitung auftreten! Da Chinidin höhere Mortalität hat, wurde es von Sotacor[®] p. o. und Isoptin[®] p. o. abgelöst. (s. o.!)

Wenn medikamentöser Rhythmisierungsversuch frustran, dann elektrisch – **intrakardiale Kardioversion:** Sonde im rechten Vorhof, mit rascher Vorhofstimulation (unter Röntgenkontrolle) wird Vorhofflattern zerhackt und in Vorhofflimmern bzw. Sinusrhythmus übergeführt.

3.7 Paroxysmales Vorhofflimmern

Definition

Unregelmäßige, hochfrequente Flimmerwellen des Vorhofs werden über den AV-Knoten, der als Filter dient, in unregelmäßigen Abständen mehr oder weniger rasch auf die Kammer übergeleitet (tachykardes – bradykardes Vorhofflimmern) (Abb. 12, 13).

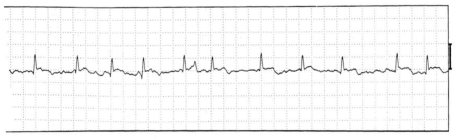

Abb. 12: Vorhofflimmern mit einer Frequenz zwischen 70 und 150/min (25 mm/s)

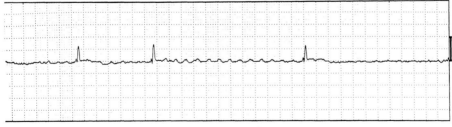

Abb. 13: Bradykardes Vorhofflimmern (25 mm/s)

221

Ätiologisch sind vor allem Dilatation des Vorhofs, Entzündungen oder Ischämie zu erwähnen.

Als „holiday disease" kann paroxysmales Vorhofflimmern nach übermäßigem Alkohol- und Nikotingenuß auftreten, aber auch unklarer Genese sein („lone atrial fibrillation").

EKG: Unregelmäßiger Rhythmus, keine P-Zacken, meist (vor allem in V1) Flimmerwellen im EKG zu sehen (Abb. 12, 13).

Hämodynamische Bedeutung

Das akut auftretende paroxysmale Vorhofflimmern führt zu einer starken subjektiven Beeinträchtigung des Wohlbefindens durch den plötzlichen Verlust von ca. 15% des Schlagvolumens, welches durch die Vorhofkontraktion eingebracht wird. Üblicherweise gewöhnt sich der Patient innerhalb von zwei bis drei Wochen an die geänderten hämodynamischen Verhältnisse.

Therapie

Ein Rhythmisierungsversuch ist sinnlos, wenn das Vorhofflimmern mehr als drei Monate besteht, vor allem dann, wenn diesem eine Grundkrankheit in Form einer Kardiomyopathie oder eines Mitralvitiums zugrundeliegt.

Akuttherapie: Medikamentöse Rhythmisierung mit Digitalis i. v. und Verapamil i. v. (Isoptin®) oder statt Verapamil Chinidin peroral. Wenn medikamentöse Kardioversion frustran, dann elektive, externe, elektrische Kardioversion (keine Notfalltherapie) unter Antikoagulantientherapie und nach Absetzen von Digitalis.

Vorhofflimmern, paroxysmal oder permanent, ist praktisch nie Indikation für eine echte Notfalltherapie.

Einzige Ausnahme: Vorhofflimmern bei WPW-Syndrom (WOLFF–PARKINSON–WHITE-Syndrom, siehe dort) mit kurzer Refraktärzeit des akzessorischen Weges, wo es zu einer raschen Überleitung der Flimmerwellen auf die Kammer über den akzessorischen Weg kommt und im schlimmsten Falle Kammerflimmern ausgelöst werden kann.

3.8 WPW-Syndrom

Beim WPW-Syndrom umgeht ein akzessorischer Leitungsweg – zwischen dem Vorhof und der Kammer – den AV-Knoten. Dies zeigt sich elektrokardiographisch als Delta-Welle bei verkürztem PQ (Abb. 14). Je breiter der Kammerkomplex ausgeprägt ist, desto mehr wird von der Erregung über den akzessorischen Weg geleitet.

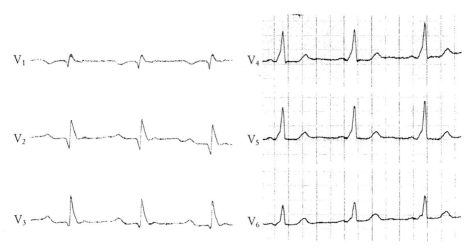

Abb. 14: Intermitt. WPW-Syndrom, kann mit (Vorderwand-)Infarkt verwechselt werden, Ableitung V_1–V_6, 25 mm/s

Folgen eines WPW-Syndroms

Tachykardien: Das WPW ist ein typischer Makroreentry (Wiedereintrittskreis).

- Orthodrome Tachykardien:
  EKG: Schmale QRS-Komplexe während der Tachykardie, keine Delta-Welle, da die Leitung von der Kammer auf den Vorhof über den akzessorischen Weg erfolgt und daher antegrad vom Vorhof auf die Kammer nur über den AV-Knoten geleitet werden kann.
- Antidrome Tachykardien:
  Im EKG breite QRS-Komplexe (ähnlich einer ventrikulären Tachykardie). Die antegrade Leitung erfolgt über den akzessorischen Weg, die retrograde über den AV-Knoten.
- Vorhofflimmern und WPW-Syndrom können gefährlich werden, da durch den akzessorischen Weg die Filterfunktion des AV-Knotens bei Vorhofflimmern umgangen wird und somit bei kurzer Refraktärzeit des akzessorischen Weges Kammerflimmern ausgelöst werden kann. Durch eine elektrophysiologische Untersuchung kann die Gefährdung des Patienten mit WPW-Syndrom bestimmt werden.

Therapie einer WPW-Tachykardie

Oft weiß der Patient bereits, daß er ein WPW-Syndrom hat. Bei WPW-Tachykardie, egal ob mit breiten (antidromen) oder schmalen (orthodromen) Kammerkomplexen, läßt sich der akzessorische Weg meistens gut mittels Ajmalin (Gilurytmal®) i. v. blockieren (1 Amp. zu 50 mg langsam i. v., 10 mg/min).

Weitere Möglichkeiten sind Blockierungen des akzessorischen Weges mit Rytmonorma® (Propafenon), eventuell Rytmodan® (Disopyramid).

Sinnlos ist ein Therapieversuch mit Lidocain bei antidromer WPW-Tachykardie!

WPW-Syndrom bei Vorhofflimmern

Manchmal sehr schwer zu erkennen. Auffallend ist die rasche Überleitung des Vorhofflimmerns auf die Kammern, sodaß Kammerfrequenzen ähnlich Kammerflattern zwischen 250 und 300/min entstehen. Diese QRS-Komplexe sind variabel breit, je nachdem wie stark über den akzessorischen Weg antegrad übergeleitet wird. Wie bereits erwähnt, besteht bei kurzer Refraktärzeit des akzessorischen Weges (< 270 ms) die Möglichkeit des Auslösens von Kammerflimmern. Der Patient ist somit akut gefährdet.

Die **Akuttherapie** besteht daher primär im Versuch, den akzessorischen Weg mittels Gilurytmal® zu blockieren. (Sicherere Methode als z. B. das paroxysmale Vorhofflimmern mit Isoptin® zu therapieren).

> **Keine Digitalis!** Bei Gabe von Digitalis besteht die Gefahr, daß der AV-Knoten verlangsamt bzw. blockiert und noch stärker bzw. rascher über den akzessorischen Weg auf die Kammern übergeleitet wird!

3.9 Bradykarde Arrhythmien

Sinusbradykardie (Definition: Herzfrequenz < 60/min), **AV-Blockierungen I. Grades** (PQ länger 0,20 s), aber auch **AV-Blockierungen II. Grades Typ WENCKEBACH** bedürfen keiner Notfalltherapie. Gibt der Patient anamnestisch Symptome wie Schwindel und Synkopen an, ist eine Spitalseinweisung erforderlich, da der Verdacht besteht, daß intermittierend höhergradige Blockierungen auftreten.

AV-Block II. Grades /MOBITZ II

Jede zweite oder dritte oder vierte P-Zacke wird erst auf die Kammer übergeleitet und ist von einem QRS-Komplex gefolgt. Dementsprechend nimmt die Herzfrequenz ab (Abb. 15).

Ist der Patient asymptomatisch, dann ist keine Akuttherapie notwendig. Ist der Patient symptomatisch, dann ist die **Therapie** erster Wahl Atro-

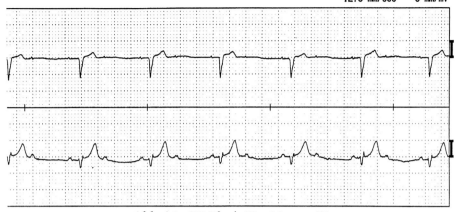

Abb. 15: AV-Block II – Mobitz II
2 : 1 Blockierung: Jeder zweiten P-Welle folgt ein QRS-Komplex

pin i. v. (1 mg). Als Therapieeffekt erhofft man sich einen Herzfrequenz-anstieg. Manchmal kann gegenteiliger Effekt eintreten, wobei das Atropin zu einer Steigerung der Vorhoffrequenz führt und im weiteren bei geschädigtem AV-Knoten zu einem totalen AV-Block führen kann (Abb. 16)!

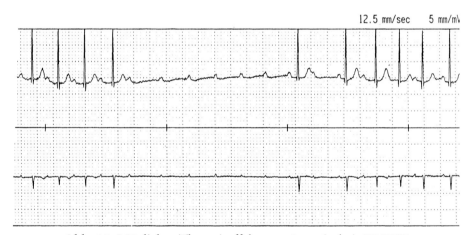

12.5 mm/sec   5 mm/mV

Abb. 16: Möglicher Therapieeffekt von Atropin bei AV II/II
Bei einem AV-Block II/II mit 2 : 1-Blockierung wurde als Therapie erster Wahl 0,5 mg Atropin i. v. verabreicht. Dies führte intermittierend zu einer 1:1 Überleitung, jedoch gleichzeitig zu einem Anstieg der VH-Frequenz.
Der geschädigte AV-Knoten kann nach kurzer Zeit diese höhere Frequenz nicht mehr überleiten und reagiert mit einem intermittierenden totalen AV-Block (III).
Dadurch entsteht eine ventrikuläre Asystolie von 4,5 Sekunden!

AV-Block III. Grades – totaler AV-Block

Hierbei kommt es zu einem unregelmäßigen Verhältnis zwischen P-Wellen und QRS-Komplexen, wobei die P-Wellen untereinander regelmäßig sind, ebenso meistens auch die QRS-Komplexe (Abb. 17). Letztere können breit oder schmal sein (Abb. 18). Auch beim totalen AV-Block führt die Symptomatik zur Therapieindikation.

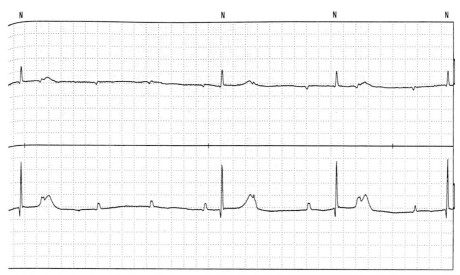

Abb. 17: Totaler AV-Block (III) mit schmalen Kammerkomplexen (25 mm/s)

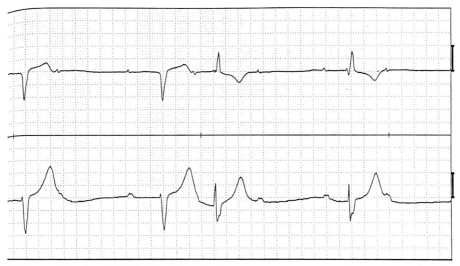

Abb. 18: Totaler AV-Block (III) mit breiten Kammerkomplexen unterschiedlicher Konfiguration (25 mm/s)

226

Bei rezidivierendem Schwindel oder bei rezidivierenden **Adams-Stokes-Synkopen** ist eine Akuttherapie notwendig:
– i. v.-Zugang (Venflon);
– EKG-Monitoring;
– eventuell Therapieversuch mit Atropin i. v. (nützt oft nichts);
– Orciprenalin (Alupent®) i. v., Infusion titrieren. Bei zu hoher Dosierung Gefahr des Kammerflimmerns.
– Möglichkeit des externen Notfallschrittmachers (siehe S. 137).

Auch wenn es Patienten gibt, die einen totalen AV-Block mit Frequenzen zwischen 20 und 25/min über Jahre hinaus tolerieren, besteht grundsätzlich die Gefahr, daß im Rahmen dieser bradykarden Arrhythmie einerseits eine länger andauernde Asystolie mit einer Synkope auftritt, andererseits aber durch eine gleichzeitige Sympathikusstimulation tertiäre Reizbildungszentren erregt werden, die nicht nur ventrikuläre Tachykardien, sondern vor allem Kammerflimmern auslösen können.

Elektive Therapie dieser Bradyarrhythmien: Schrittmacherimplantation.

4 Arrhythmien und Synkopen

Die hämodynamische Wirksamkeit einer Arrhythmie läßt sich schwer voraussehen. Bradykarde Arrhythmien werden durch Erhöhung des Schlagvolumens bis zu Herzfrequenzen von 20–30/min individuell verschieden toleriert oder gehen nur mit Schwindel einher („Präsynkopen"). Erst eine Asystolie von ca. 8 Sekunden führt zur Bewußtlosigkeit.

Auch die Auswirkungen tachykarder Arrhythmien auf die zerebrale Durchblutung unterliegen weiten individuellen Grenzen: Bei einer Herzfrequenz von etwa 160/min bewirkt die verkürzte Diastolendauer eine Abnahme der linksventrikulären enddiastolischen Füllung, sodaß ein weiterer Anstieg der Herzfrequenz zu einer Abnahme des Herzminutenvolumens und im weiteren zu einer zerebralen Minderperfusion mit Synkope führt. Wie weit die individuellen Grenzen gesteckt sind, zeigen Erfahrungen, wonach Herzfrequenzen um 200 bis 250/min von jungen, gesunden Patienten toleriert werden, während bei anderen Patienten bereits eine Herzfrequenz von 130/min zu schweren hämodynamischen Auswirkungen führt (s. S. 200).

> Die Verifizierung bzw. der Ausschluß einer Herzrhythmusstörung als Ursache einer Synkope gelingt nur, wenn während dieser Phase ein EKG registriert werden kann!
> Daher: Bei Synkopen ist die EKG-Registrierung der nächste Schritt nach den Maßnahmen der Basisreanimation!

Bei Verifizierung von Arrhythmien als Ursache einer Synkope sind die bei Herzrhythmusstörungen beschriebenen Maßnahmen (Defibrillation, Kardioversion, Notfallschrittmacher, antiarrhythmische medikamentöse Therapie) unverzüglich angezeigt, um den Patienten in einen hämodynamisch stabilisierten Zustand, der die zerebrale Minderperfusion beseitigt, zu bringen und ihn so transportfähig zu machen.

4.1 Adams-Stokes-Anfall

Eine Sonderform der Synkope ist der **Adams-Stokes-Anfall,** dem Rhythmusstörungen zugrundeliegen. Es kann sich dabei um einen tachykarden, aber auch um einen bradykarden Adams-Stokes-Anfall handeln.

Tachykarder Adams-Stokes-Anfall

Meist VT, oft polymorphe VT („Torsade de pointes") (Abb. 19); wenn möglich, Ursache erfragen (nimmt der Patient Antiarrhythmikum?). Bei

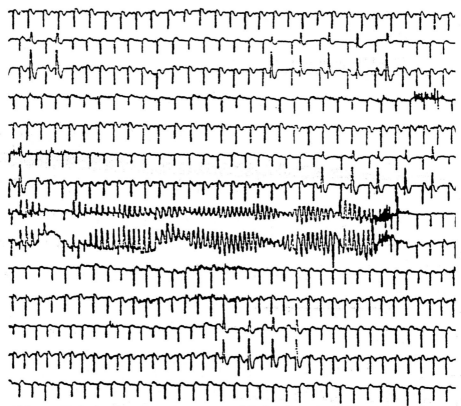

Abb. 19: Tachykarder ADAMS-STOKES-Anfall durch typische Torsade de pointes (2-Kanal-Langzeit-EKG; mit Genehmigung K. STEINBACH, K. FROHNER, III. Med., Wilhelminen-Spital)

rezidivierendem Auftreten Lidocain i. v. oder Rytmonorma® i. v. (siehe antiarrhythmische Therapie).

Bradykarder Adams-Stokes-Anfall

Diesem liegt meist eine ventrikuläre Asystolie (Abb. 20), ein intermittierender AV-Block III. Grades (Abb. 21) oder II. Grades (2 : 1, 3 : 1) zugrunde. Bei Asystolie und bei totalem AV-Block gelingt es, durch medikamentöse Stimulation (Alupent®, Suprarenin®) von tertiären Zentren

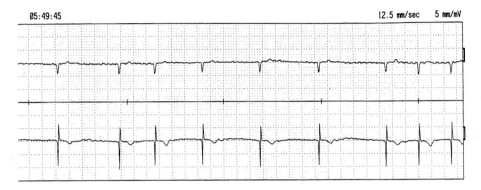

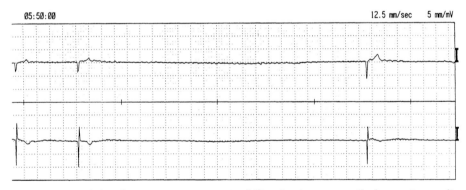

Abb. 20: Bradykarder ADAMS-STOKES-Anfall mit einer ventrikulären Asystolie von ca. 11 Sekunden Dauer

im Kammerbereich eine entsprechende Kammerfrequenz zu erzielen. (Achtung: Vorsichtig titrieren, da andererseits Kammerflimmern ausgelöst werden kann!)

Im weiterem muß wiederholt werden, daß eine Atropin-Verabreichung bei Patienten z. B. mit einem 2 : 1-AV-Block durch Anheben der Vorhoffrequenz (Frequenz der P-Wellen) zu einer totalen Blockierung der Überleitung im AV-Knoten und somit zu einer ventrikulären Asystolie mit Verschlechterung der Hämodynamik führen kann.

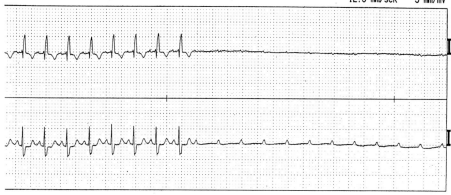

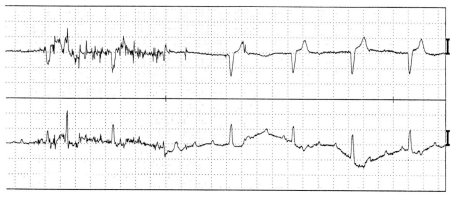

Abb. 21: Bradykarder ADAMS-STOKES-Anfall bei AV-Block III: nach ca. 8 Sekunden ventrikulärer Asystolie treten hypoxiebedingte Muskelkrämpfe auf, die sich im EKG als Artefakte äußern. Anschließend besteht weiterhin ein totaler AV-Block. Es setzt jedoch ein ventrikulärer Ersatzrhythmus mit einer Kammerfrequenz von ca. 30/min ein.

Therapie des bradykarden Adams-Stokes-Anfalles

– Bei AV II/II (2 : 1 etc.): 0,5–1 mg Atropin i. v.
  Achtung: Durch Anhebung der Vorhoffrequenz kann die Überleitung über den AV-Knoten völlig blockiert werden – Auftreten eines AV III mit Frequenz-Abfall oder Asystolie.
– Bei AV III: Orciprenalin (Alupent®): 0,5 mg/ml.
  1 ml verdünnt i. v., dann Infusion: 20 ml Alupent® auf 500 ml NaCl = 0,02 mg/ml, ca. 1 ml (20 Tropfen) pro Minute.
  Nach Herzfrequenz im EKG titrieren.

- Bei Asystolie ohne Ersatzschlag: Suprarenin® i. v. 1 Amp. (= 1 ml) auf 10 ml NaCl.
- Spricht der Patient auf eine medikamentöse Therapie bei einem bradykarden Adams-Stokes-Anfall nicht an, so ist eine notfallmäßige Anwendung eines externen Schrittmachers (ZOLL-Schrittmacher) angezeigt.

Nach Legen eines venösen Zuganges und Stabilisierung des Kreislaufes erfolgt der Transport in das Krankenhaus.

5 Praktisch therapeutisches Vorgehen
(gezeigt an häufig auftretenden Akutsituationen)

5.1 Therapierefraktäres Kammerflimmern und Asystolie (Abb. 22)

Persistiert Kammerflimmern nach **zweimaliger Defibrillation** mit 200 J, Verabreichung von **Katecholaminen,** wie 1 mg (= 1 ml) Suprarenin® (verdünnt auf 10 ml) intratracheal (über Tubus) bzw. intravenös.

Sollte nach neuerlicher Defibrillation (mit 360 J) weiterhin Kammerflimmern bestehen, empfehlen sich **Antiarrhythmika** (Bolus von 100 mg Xylocard®, wahlweise auch 70–140 mg Rytmonorma®) über einen venösen Zugang mit anschließender Defibrillation (360 J). Als ultima ratio Sedacoron® (1–2 Amp. verdünnt auf 40 ml 5% Glukose) i. v. Im angloamerikanischen Raum wird auch **Bretylium** (Bretylate®, 1 Amp. zu 100 mg) verwendet.

Dosierung: 5–10 mg/kg KG. Damit wird eine sogenannte „pharmakologische Defibrillation" erreicht. Wiederholungsdosis nach rund einer Stunde.

CAVE: Bretylium kann Katecholaminintoleranz demaskieren.

(Selbstverständlich können aufgrund persönlicher Erfahrungen auch andere Antiarrhythmika eingesetzt werden!)

Besteht nach Defibrillation eine **ventrikuläre Asystolie,** so wird ebenfalls, wie oben, **Adrenalin** verabreicht und ein **Akutschrittmacher** (wenn vorhanden) gelegt.

Tritt im Anschluß daran neuerlich Kammerflimmern auf und stabilisiert sich dieses nach neuerlicher Defibrillation nicht, so wird ebenfalls, wie oben beschrieben, mit **Antiarrhythmika** fortgefahren.

Nach Stabilisierung des Rhythmus, sei es spontan, sei es durch einen funktionierenden Schrittmacher, ist das nächste Ziel die **Stabilisierung der Hämodynamik.**

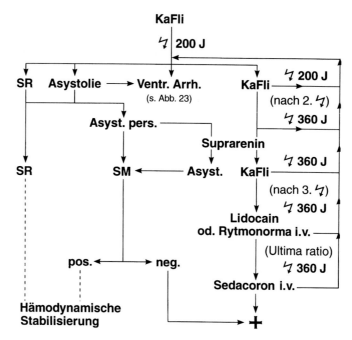

Abb. 22: „Therapierefraktäres" Kammerflimmern und Asystolie – therapeutisches Vorgehen

SR = Sinus-Rhythmus

SM = Schrittmacher

5.2 Ventrikuläre Arrhythmien (Abb. 23)

Ist der **Grundrhythmus langsam** (unter 60/min, z. B. durch AV-Block III) und treten **ventrikuläre Arrhythmien** auf oder besteht ein **idioventrikulärer Rhythmus** (anhaltender ventrikulärer Rhythmus mit einer Frequenz von unter 100/min), so empfiehlt sich als erster Schritt ein **temporärer Schrittmacher** vor Beginn einer antiarrhythmischen Therapie!

Häufig lassen sich diese Rhythmusstörungen bereits durch den Schrittmacher „überfahren", sodaß **Antiarrhythmika nicht mehr angewendet werden müssen.**

Besteht ein **normaler Grundrhythmus mit komplexen ventrikulären Arrhythmien** (Couplets, Triplets, nicht anhaltende VT), dann ist zu entscheiden, ob überhaupt eine (akute) antiarrhythmische Therapie notwendig ist. Wenn ja (selten, z. B. bei akutem Myokardinfarkt), dann werden **Antiarrhythmika** unter Beachtung der Eliminationshalbwertszeit angewendet, zunächst Lidocain, eventuell Rytmonorma®, und nach mehrstündiger Pause ein anderes Antiarrhythmikum.

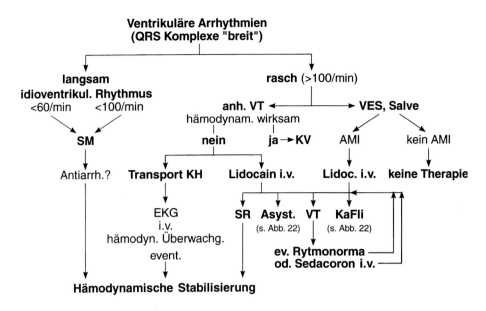

Abb. 23: Akuttherapie ventrikulärer Arrhythmien
SM   = Schrittmacher
anh. VT = anhaltende ventrikuläre Tachykardie
KV   = Kardioversion
AMI   = akuter Myokardinfarkt

Besteht hingegen eine **anhaltende ventrikuläre Tachykardie** (länger als 30 s), so soll dann, wenn **Zeichen der zerebralen Minderperfusion oder des Linksherzversagens** direkt auf die VT zurückzuführen sind, eine **Kardioversion** durchgeführt werden.

Ist der Patient während der VT jedoch **hämodynamisch und zerebral stabil** bzw. tritt die VT im Rahmen von erweiterten Reanimationsmaßnahmen auf, so empfiehlt sich als Therapie der Wahl die Verabreichung von **Antiarrhythmika** (Lidocain, bei weiterem Persistieren Rytmonorma®). Auch hier muß vorerst entschieden werden, ob statt einer akuten antiarrhythmischen Therapie nicht doch dem Transport des hämodynamisch stabilen Patienten (mit EKG-Überwachung und i. v.-Zugang) der Vorzug gegeben wird!

Nach Verabreichung von zweierlei Antiarrhythmika müssen elektrische Methoden der Kardioversion überlegt werden: einerseits die **externe Kardioversion,** andererseits **invasive elektrophysiologische Techniken** (z. B. Over-, Underdriving, Extrastimulusmethode). Nach Legen einer **Schrittmachersonde,** die nun nicht nur als antitachykarder Schrittmacher, sondern auch selbstverständlich zur Therapie von bradykarden

Phasen eingesetzt werden kann, werden weitere **Antiarrhythmika** wie Gilurytmal® oder Sedacoron® verabreicht.

Nach Rhythmisierung – hämodynamische Stabilisierung!

5.3 Tachykardie mit breiten Kammerkomplexen

Weist der Patient bei einer **Tachykardie mit breiten QRS-Komplexen** Zeichen einer hämodynamischen Instabilität oder zerebraler Minderdurchblutung auf, so ist die **Kardioversion** Therapie der Wahl.

Ist der Patient hämodynamisch stabil, so beeinflußt unser therapeutisches Vorgehen folgende Differentialdiagnosen:

- ventrikuläre Tachykardie (VT, ca. 90%),
- supraventrikuläre Tachykardie mit Ermüdungsblock (SVT + Block, ca. 5%),
- WPW-Tachykardie mit antegrader Leitung über den akzessorischen Weg (antidrome WPW-Tachykardie, <1%).

Bei der Differentialdiagnose Tachykardien mit breiten Kammerkomplexen sollte neben den elektrokardiographischen Kriterien, welche sehr häufig im Notfall aufgrund erschwerter äußerer Bedingungen nicht eindeutig verwertbar sind, eine kurze prägnante Anamnese ein wesentliches differentialdiagnostisches Kriterium ergeben.

Wenn man beispielsweise mit einem Patienten konfrontiert ist, der in der Anamnese eine koronare Herzkrankheit (Angina pectoris, St. p. Infarkt, Bypaßoperation etc.) angibt und beim Einsatz eine Tachykardie mit breiten Kammerkomplexen besteht, weist dies mit höchster Wahrscheinlichkeit auf eine ventrikuläre Tachykardie hin.

Therapie

1. **Xylocard**® (Lidocain 5 ml 2% 100 mg langsam i. v.)
   Das Haupteinsatzgebiet für Xylocard ist zweifelsohne die ventrikuläre Tachykardie. Auf Grund der kurzen Halbwertszeit und der hohen Wahrscheinlichkeit einer ventrikulären Tachykardie, weiterhin Therapie der ersten Wahl.

2. **Gilurytmal**® (1 Amp. 50 mg langsam i. v.)
   Bei Tachykardien mit breiten Kammerkomplexen, wo aufgrund von Anamnese und elektrokardiographischem Bild eine Differenzierung zwischen ventrikulärer und supraventrikulärer Tachykardie möglich ist, stellt die Bolusinjektion von Gilurytmal einen sicheren therapeutischen Weg dar. Einerseits gelingt es mit Gilurytmal sehr häufig, ventrikuläre Tachykardien zu terminieren, andererseits gilt Gilurytmal

auch als Medikament der ersten Wahl bei WPW-Tachykardien oder auch bei supraventrikulären Tachykardien im allgemeinen.

3. Sedacoron® (1 Amp. i. v.)

Auch Sedacoron® (Amiodaron) als Bolusinjektion ist sowohl bei supraventrikulären Tachykardien als auch bei ventrikulären Tachykardien zu empfehlen, hat jedoch eine lange Halbwertszeit.

Die jeweiligen Dosierungen sind dem entsprechenden Kapitel zu entnehmen.

Sollte auf Applikation der sogenannten Antiarrhythmika eine hämodynamische Instabilität durch Akzeleration der ventrikulären Tachykardie oder durch Blutdruckabfall bei weiterbestehender Tachykardie resultieren, ist eine unverzügliche externe Kardioversion anzustreben.

Eine invasive Methode zur Diagnostik und Therapie komplexer Rhythmusstörungen wäre die invasive elektrophysiologische Untersuchung, welche im Krankenhaus bei jeder Tachykardie mit breiten QRS-Komplexen durchgeführt werden soll. Durch Abgabe von vorzeitigen Stimuli oder durch Overdrive-Stimulation ist es möglich, die Tachykardie zu terminieren.

Weiterführende Literatur

BRAUNWALD, E.: Heart Disease; Saunders, W. D., 1980, 691

BRUGADA, P., WELLENS, H. J. J.: Cardiac Arrhythmias: Where to go from here? Futura Publishing Comp., New York 1987

CAMM, A. I.: Programmed electrical stimulation, the signal averaged electrocardiogram and the implantable cardioverter-defibrillation in ventricular arrhythmias. Current opinion in cardiology 7, 55 (1992)

GURSOY, S., KUCK, K.-H.: Supravetricular tachycardies. Current opinion in Cardiology 7, 23 (1992)

GUTHEIL, H., SINGER, H.: Herzrhythmusstörungen im Kindesalter. G. Thieme, Stuttgart–New York 1982

Standards and Guidelines for Cardiopulmonary Resuscitation (CPR) and Emergency Cardiac Care (ECC). Part III: Adult Advanced Cardiac Life Support: JAMA 268, 2171–2198 (1992)

WEBER, H., SCHMIDINGER, H., MOHL, W., PROBST, P.: Moderne Therapiestrategien ventrikulärer Arrhythmien. Ther. Woche 6, 548 (1988)

Lungenödem

H. Nobis

1 Definition

Das Lungenödem ist durch einen vermehrten Flüssigkeitsgehalt der extravasalen Lungenanteile gekennzeichnet. Insbesonders durch eine plötzliche Flüssigkeitsüberschwemmung der Alveolen kommt es zu schwersten Störungen der Lungenmechanik, des pulmonalen Gasaustausches und damit der Atmung.

2 Pathophysiologie

Unter physiologischen Bedingungen wird der Gasaustausch von Sauerstoff und Kohlendioxyd durch die Lungenkapillaren und die zugehörigen Alveolen über einen großen Bereich des Herzzeitvolumens gewährleistet. Dabei sollen Anstiege des Blutflusses ohne Erhöhung des intrakapillären Drucks erfolgen, um das Kräftegleichgewicht zwischen Kapillaren und umgebendem Gewebe (Interstitium) zu erhalten.

Das gesamte Herzzeitvolumen von ca. 4–30 l/min fließt über die Pulmonalarterie durch die Lungenkapillaren und weiter über die Lungenvenen zum linken Herzen. Ein kleiner Teil davon durchdringt auch normalerweise die endotheliale Membran, gelangt in das Interstitium und wird über die Lymphgefäße abdrainiert. Die Alveole selbst ist durch eine sehr gut abgedichtete epitheliale Membran vom Interstitium getrennt, die für Wasser, alle gelösten Stoffe und Proteine undurchlässig ist. Dagegen sind die Endothelzellen der Kapillaren viel weniger dicht verbunden und für Wasser und niedermolekulare gelöste Substanzen, nicht aber für Makromoleküle durchlässig. Flüssigkeitsbewegungen sind beim gesunden Individuum nur aufgrund einer veränderten Balance zwischen onkotisch/osmotischem (normal ca. 25 mm Hg) und hydrostatischem (normal in Ruhe bis 12 mm Hg) Druck möglich. Übersteigt jedoch der pulmonalvenöse Druck den Wert von ca. 20 mm Hg oder kommt es aus verschiedenen Gründen zu einer Undichtigkeit der Lungenkapillaren, tritt Flüssigkeit als Transsudat bzw. Exsudat in das Interstitium über. Ein direktes weiteres Einfließen in die Alveole wird durch die höhere Dichtigkeit des Alveolarepithels vorläufig noch verhindert. Zunächst erfolgt mittels Rezeptoren im Interstitium eine Beschleunigung der Atemfrequenz zur Verbesserung der Lymphdrainage. Bei einer Überschreitung der Kapazität der Lymphdrainage wird nun auch die epitheliale Membran durchsetzt, es kommt zu einer Überschwemmung der Alveolen, zum Lungenödem (1). Die Folgen bestehen zunächst in einer deutlichen Störung der Lungenmechanik (u. a. verminderte Compliance, erhöhte Atemwegswiderstände, Mikroatelektasen) mit einer beträchtlichen Erhöhung der Atemarbeit, später zusätzlich in einer Störung des Gasaustausches. Unbehandelt führen gestörte Lungenmechanik und Gasaustausch einerseits sowie die im Rahmen der kardiopulmonalen Interaktion herabgesetzte Herzleistung andererseits über einen Circulus vitiosus zu einer lebensbedrohlichen Situation.

Ursache der pulmonal-venösen Druckerhöhung ist eine Stauung vor dem linken Ventrikel, entweder durch eine mechanische Behinderung wie bei der Mitralstenose oder durch ein Rückwärtsversagen der linken Herzkammer bei koronarer Herzkrankheit, Hochdruck, verschiedenen angeborenen und erworbenen Vitien, Kardiomyopathien, aber auch bei Herzrhythmusstörungen. Die verschiedenen Ursachen für eine erhöhte Kapillarpermeabilität beim **ARDS (Adult Respiratory Distress Syndrome) oder nicht kardiogenem Lungenödem** sind in Tabelle 1 angeführt. Wie ersichtlich, kann ein ARDS sowohl durch eine systemische Erkrankung (z. B. Sepsis, Polytrauma) als auch durch eine Primärerkrankung der Lunge (z. B. Pneumonie, Aspiration, Inhalation) ausgelöst werden. In allen diesen Situationen ist der pulmonal-kapilläre Druck initial nicht erhöht, allerdings gibt es auch Übergänge und Kombinationen zwischen diesen beiden Formen des Lungenödems (3, 5).

Tabelle 1: Ursachen eines ARDS

Sepsis (vor allem durch gram-negative Erreger)
Schock (jeder Ätiologie)
Verbrennungen
Trauma
Aspiration von Magensaft
Beinahe-Ertrinken
Pneumonien (viral, Mykoplasmen, Legionellen u. a.)
Pankreatitis
metabolisch (diabetische Ketoazidose, Urämie)
Bestrahlung
Inhalationsnoxen
medikamentös
Tokolyse, Eklampsie
Massenbluttransfusionen
neurogen
Höhenlungenödem

---

3 Symptomatik und Diagnostik

Klinisch sind die beiden Ödemformen oft nur schwer zu unterscheiden:

- Der Patient leidet sichtlich unter einer **Dyspnoe,** sitzt meistens aufrecht und ringt nach Luft, die Atemfrequenz ist (auf 25–40/min) beschleunigt.
- Bei schweren Fällen finden sich Zeichen der **Kreislaufdepression und -zentralisation** mit Kaltschweißigkeit, Blutdruckabfall und Unruhe bis Somnolenz.
- Oft schon von weitem, jedoch auskultatorisch praktisch immer, sind mittel- bis grobblasige **feuchte Rasselgeräusche,** nicht selten zusätzlich aber auch ein Giemen über allen Lungenfeldern zu hören.
- Die **klinische Untersuchung** ergibt weitere differentialdiagnostische Hinweise. Ein erhöhter Blutdruck, eine Stauung der Halsvenen, eine perkutorische Vergrößerung des Herzens, eine Verlagerung und Verbreiterung des Herzspitzenstoßes nach links unten außen, der Auskultationsbefund (pathologische Herzgeräusche, Galopprhythmus, Arrhythmien) sprechen für eine kardiale Genese des Lungenödems.
- **Anamnestische Hinweise** auf frühere Angina pectoris, Herzrhythmusstörungen, durchgemachte Herzinfarkte oder nachgewiesene Herzfehler bestärken den klinischen Befund.
- Weitere Hinweise gibt das **EKG:** Zeichen eines akuten oder durchgemachten Herzinfarktes, Linksherzhypertrophie, Schenkelblockformen, Arrhythmien bzw. extreme Herzfrequenzen.
- Das **Permeabilitäts-Lungenödem bei ARDS** setzt meist in zeitlichem und kausalem Zusammenhang mit dem auslösenden Ereignis ein und verläuft in verschiedenen Phasen. Für die Notfallmedizin sind vor allem die Initialphase (0–6 Stunden) sowie die Akutphase (bis etwa 3 Tage) von Bedeutung. Die klinische Symptomatik in der Initialphase ist durch eine Tachypnoe und Dyspnoe geprägt. Sauerstoffsättigung und Blutgasanalyse ergeben oft nur geringe Veränderungen im Sinne einer leichten Hypoxie und Hyperventilation (5).

4 Therapie

4.1 Therapie des kardiogenen Lungenödems

Zunächst soll auf das viel häufigere **kardiogene Lungenödem** eingegangen werden. Entsprechend der vorangestellten Pathophysiologie wird man einerseits versuchen, den linken Ventrikel durch die Verminderung der Nachlast (Afterload) zu entlasten und andererseits den venösen

Rückstrom zum Herzen (Preload) und zur Lunge zu drosseln (1). Wenn der Patient noch nicht sitzt, soll man ihn aufsetzen, um das Blut in die abhängigen Körperpartien zu verschieben.

- Gleichzeitig wird **Sauerstoff** über eine Nasensonde oder Maske verabreicht.

- Abhängig vom gemessenen Blutdruck versucht man medikamentös, durch rasch wirkende **Nitrate,** einen „unblutigen Aderlaß" durch ein venöses Pooling bzw. durch eine Blutverschiebung in die Peripherie zu erzielen. Bei einem Blutdruck von über 120 mm Hg systolisch läßt man eine Nitroglyzerin- oder eine Isosorbiddinitrat-Kapsel zerbeißen oder verabreicht einen Nitrospray.

- Sollte es sich um ein Lungenödem **im Rahmen einer Hochdruckkrise** handeln, kann oft rasche Hilfe durch eine Blutdrucksenkung (Nachlast- bzw. Afterload-Verminderung) mittels 1 bis 2 Kapseln Nifedipin (Adalat® 10–20 mg) sublingual erzielt werden.

- Über einen Venenzugang kann man weiters durch 2 bis 4 Ampullen **Furosemid** (40–80 mg Lasix®) i. v. eine in wenigen Minuten einsetzende Vasodilatation sowie eine in zirka 10 bis 20 Minuten folgende Diurese erzwingen.

- Bei unruhigen, ängstlichen Patienten ist eine **Sedierung mit Alkaloiden,** z. B. 5–10 mg Morphin oder 5–10 mg Methadon (Heptadon®) s. c., eventuell langsam intravenös, angezeigt.

- Eine **Digitalisierung** ist sicherlich **nur in Ausnahmefällen** erforderlich, z. B. bei sicher nicht vorbehandelten Patienten oder bei Vorhofflimmern mit tachykarder Kammerfrequenz. Bei anderen supraventrikulären Tachykardien, vor allem auch bei schon vordigitalisierten Patienten, wird zunächst 1 Ampulle Verapamil (5 mg Isoptin® auf 10 ml physiologische Kochsalzlösung) langsam i. v. verabreicht. Bei seltenen, akut lebensbedrohlichen supraventrikulären und vor allem ventrikulären Tachykardien kann eine elektrische Kardioversion unter Sedierung mit 10 mg Diazepam (Valium®) i. v. erforderlich sein.

- Liegt der **systolische Blutdruck bei oder unter 100 mm Hg oder** besteht ein **(kardiogener) Schock,** sind **Nitrate nicht indiziert.** In diesem Fall werden **Katecholamine** verabreicht, z. B. Dobutamin (Dobutrex®) 5–10 µg/kg/min, entsprechend 1 Ampulle zu 250 mg auf 500 ml physiologische Kochsalzlösung, 20–40 Tropfen pro Minute bei einem Patienten mit 70 kg als Infusion; oder Dopamin 100 mg auf 500 ml physiologische Kochsalzlösung, 20–40 Tropfen pro Minute als Infusion.

- Durch **ständige Beobachtung** von Atemarbeit, Atemfrequenz, Verstärkung oder Rückbildung von Stauungs-Rasselgeräuschen, Kreislaufzentralisationszeichen und der zerebralen Situation (Aufhellung oder Eintrübung) muß der Erfolg der Therapie kontrolliert werden. Bei einer Verschlechterung ist die sofortige Intubation, Absaugung und Überdruckbeatmung mit einem Ambu-Beutel und PEEP-Ventil erforderlich.

Intensivmedizinische Erfahrungen aus letzter Zeit sprechen überhaupt dafür, daß Intubation und Beatmung nicht als Ultima ratio und somit oft zu spät, sondern rechtzeitig durchgeführt werden sollten.

Tabelle 2: Behandlung des kardiogenen Lungenödems

Aufsetzen
Sauerstoff 4–6 l/min
Nitrate (bei systolischem Blutdruck über 120 mm Hg)
   Nitrolingual® 0,8 mg
   Sorbidilat® 5 mg Kps. sublingual
   Nitrolingual-Spray 2–4 Hübe sublingual
Nifedipin bei Hochdruck(krise)
   Adalat® 10–20 mg sublingual
Schleifendiuretika
   Furosemid 20–40–80 mg (1–2–4 Amp. Lasix®) i. v.
Alkaloide (Morphium 5–10 mg s. c. oder i. v.)
Bei Blutdruckabfall (systolisch unter 100 mm Hg) oder Schock
   Dobutamin (Dobutrex®) 250 mg in 500 ml physiologischer Kochsalzlösung, 20–40 Tropfen/min;
   Dopamin 100 mg in 500 ml physiologischer Kochsalzlösung, 20–40 Tropfen/min
Intubation, Atemhilfen (CPAP), Beatmung (PEEP), Absaugen

4.2 Therapie des nicht kardiogenen Lungenödems (ARDS)

Nachdem die Ursache nicht in einem erhöhten Druck im pulmonalvenösen Lungenkreislauf, sondern in einer erhöhten Kapillarpermeabilität liegt, haben die oben beschriebenen medikamentösen Maßnahmen nur geringen bis keinen Erfolg. Entsprechend den verschiedensten auslösenden Ursachen, die notfallsmäßig oft nicht entscheidend beeinflußt werden können, gibt es kein allgemein verbindliches Therapiekonzept (3).

– **Furosemid** (Lasix® 1–2 Amp. i. v.) nur dann, wenn Volumenmangel sicher ausgeschlossen werden kann.

– **Sauerstoffverabreichung** und **Absaugung** sind ebenfalls hilfreich.

– **Intubation und Beatmung** (PEEP!) frühzeitig.

– Beim **Höhenlungenödem,** das vorwiegend bei zu raschem Aufstieg in Höhen von über 2500–3000 m, besonders aber 4000 m auftritt, wird eine pulmo-kapilläre Permeabilitätsstörung sowie eine hypoxisch bedingte pulmonale Hypertension als auslösende Ursache vermutet. Therapeutisch werden in letzter Zeit Nifedipin (3 × 1 Tbl. Adalat® ret. 20 mg) empfohlen, aber auch Sauerstoffzufuhr, körperliche Ruhe und schließlich ein rascher Abtransport mittels Hubschrauber in niedrigere Höhen (2).

Jede erfolgreiche Behandlung eines Lungenödems in der Praxis oder durch den Notarzt sollte, bis auf wenige Ausnahmen, im Krankenhaus weitergeführt werden. Neben einer Abklärung der auslösenden Ursache, wie zum Beispiel Hochdruckkrise, Herzinfarkt oder Tachyarrhythmien usw., ist meist auch eine medikamentöse Neueinstellung der Dauertherapie erforderlich.

Literatur

1. Autenrieth, G.: Lungenödem. Internist **28,** 108 (1987)
2. Bärtsch, P., Maggiorini, M., Ritter, M., Noti, C., Vock, P., Oelz, O.: Prevention of high-altitude pulmonary edema by nifedipine. N. Eng. J. Med. **325,** 1284 (1991)
3. Lee, G. J. de: The pathogenesis of pulmonary edema. Pharmaceutical Division ICI, Macclesfield (1982)
4. Pison, C. H., Falke, K.: Pathogenese und Diagnostik des akuten Lungenversagens. Dtsch. med. Wschr. **116,** 1599 (1991)
5. Taylor, R. W., Norwood, S. H.: The Adult Respiratory Distress Syndrome. In: Civetta, J. M., Taylor, R. W., Kirby, R. R. (Eds.): Critical Care. J. B. Lippincott Comp., Philadelphia 1992

Kollaps – Synkope

H. WEBER und N. MUZIKA

Eine exakte Differenzierung zwischen Synkope und Kollaps ist praktisch nicht möglich.

1 Kollaps

Unter Kollaps versteht man eine kurzzeitige (wenige Sekunden), reversible Bewußtlosigkeit, hervorgerufen durch einen plötzlichen Abfall des Herzminutenvolumens mit zerebraler Minderperfusion durch Vasodilatation oder Herzfrequenzabfall oder beides **(vago-vasaler Kollaps).** Der Zustand ist rasch reversibel, vor allem wenn der Rückfluß von Blut zum Herzen die Auswurfleistung wieder steigert (Beine hoch halten, Infusion von Plasmaexpandern).

Zur Diagnostik empfiehlt sich bei einem bewußtlosen Patienten das Vorgehen wie bei der «ABC»-Regel (Atemwege freimachen bzw. freihalten, Atemstillstand? – Bei Kollaps kein Atemstillstand; hämodynamischer Kreislaufstillstand? – Ja: Einsetzen der Herzmassage, wobei sich der Patient üblicherweise beim Kollaps vor diesem Zeitpunkt bereits erholt und zu sich kommt).

2 Synkope

Es handelt sich bei der Synkope um einen plötzlichen, ohne Vorzeichen auftretenden, reversiblen Bewußtseinsverlust ohne neurologisches Defizit.

Eine Synkope ist ein sowohl den Patienten als auch seine Umgebung gefährdendes Ereignis! Daher ist eine möglichst exakte Abklärung der Ursachen der Synkopen durchzuführen, um durch eine gezielte Therapie Rezidive zu vermeiden. 40 bis 50% der Synkopen lassen sich jedoch nicht exakt abklären!

3 Ursachen von Kollaps und Synkopen

(Woran vor Ort gedacht werden sollte. Anamnese hilft oft weiter!)

3.1 Zirkulatorische Störungen

3.1.1 Vasovagal, durch Abnahme des Herzminutenvolumens, Vasodilatation und Bradykardie

Positionshypotonie
- nach raschem Lagewechsel (Orthostase)
- autonome Regulationsstörung

Nach Sympathektomie
- pharmakologisch (Methyldopa, Hydralazine)
- chirurgisch

Neuropathien
- Diabetes
- Alkohol

Karotissinussyndrom

3.1.2 Hypovolämie

3.1.3 Behinderung des venösen Rückflusses

VALSALVA-Manöver

Husten

Miktion

Vorhofmyxom, flottierende Thromben

3.1.4 Verminderung des Schlagvolumens

Aortenstenose

Subaortenstenose (LV; „Belastungssynkope")

Pulmonalstenose

Primäre pulmonale Hypertension $\left.\begin{array}{l}\\\\\end{array}\right\}$ (RV)

Pulmonalembolie

Akuter Myokardinfarkt = myokardial

Herzbeuteltamponade = perikardial

3.1.5 Arrhythmien (s. S. 197)

3.2 Andere Ursachen

3.2.1 Hypoxie
Anämie
Verminderte CO_2-Spannung bei Hyperventilation
Hypoglykämien

3.2.2 Zerebrale Ursachen
TIA
Extrakranielle vaskuläre Insuffizienz (Karotisstenose)
Spasmen der zerebralen Arteriolen (hypertensive Enzephalopathie)
Hysterische Kollapszustände
Epileptische Anfälle
– fokale Anfälle
– generalisierte Anfälle
  – GM
  – PM
  – Absencen
– fokale Anfälle → Generalisation

Die meisten Krankheitsbilder werden in den verschiedenen Kapiteln abgehandelt, sodaß auf diese verwiesen wird.

Der Notarzt muß vor Ort entscheiden, ob eine stattgehabte Synkope (oder ein Kollaps) einen Transport ins Krankenhaus nötig macht oder ob Hinweise auf z. B. einen orthostatischen Kollaps für eine ambulante Therapie ausreichen.

Hypertensive Notfälle

H. Nobis

1 Definition

Unter hypertensiven Notfällen versteht man eine Anzahl klinischer Syndrome, bei denen nur durch eine rasche, jedoch kontrollierte Blutdrucksenkung lebensbedrohliche Schäden an Gehirn, Herz, Nieren und Gefäßsystem vermieden werden können. Neben der sogenannten **Hochdruckkrise,** einem plötzlichen Blutdruckanstieg aus zuvor niedrigerem Niveau, gehört auch die **maligne Hypertonie** zu diesen Notfällen. Es sind dies die bedrohlichsten Zwischenfälle im Verlauf einer Hochdruckkrankheit, aber auch die dankbarsten Ziele einer erfolgreichen antihypertensiven Therapie.

2 Vorkommen und Ätiologie

Eine plötzlich auftretende erhebliche Blutdrucksteigerung, ohne exakte Grenzwerte angeben zu wollen, kann sowohl bei bereits länger bekanntem Hochdruck auftreten, als auch die Erstmanifestation einer Hypertonie sein.

Als **Ursache einer Hochdruckkrise** finden sich vor allem:
- schlechte Patientencompliance
- plötzliches Absetzen einer antihypertensiven Therapie
- Clonidinentzug
- akute Glomerulonephritis
- Phäochromozytom
- Eklampsie

Ein **maligner (akzelerierter) Verlauf** einer Hypertonie kommt bei allen Hochdruckformen heute insgesamt selten (in ca. 2%) vor, allerdings mit einer Bevorzugung renaler Ursachen.

3 Pathophysiologie

Die primäre hämodynamische Störung beim hypertensiven Notfall ist vor allem ein deutlicher Anstieg des systemischen Gefäßwiderstandes. Bei der malignen Hypertonie wird dies hauptsächlich durch strukturelle Schäden bedingt, wobei sich pathologisch-anatomisch fibrinoide Nekrosen und myointimale Hyperplasien der Arteriolenwände finden. Zusätzlich können funktionelle, vasokonstriktive Faktoren wie Renin, Angiotensin II, Noradrenalin und Vasopressin zu einer weiteren Erhöhung des peripheren Widerstandes führen. Diese rasch einsetzenden funktionellen und damit prinzipiell reversiblen Gefäßverengungen liegen meist den Hochdruckkrisen zugrunde.

Der Organismus versucht, trotz ständiger Änderungen des Blutdrucks, vor allem den zerebralen Blutfluß entweder durch Dilatation oder Konstriktion der Blutgefäße konstant zu halten. Es ist nun von großer Bedeutung, daß diese **Autoregulation** auch obere und untere Grenzen besitzt und die gesamte Autoregulationskurve bei chronischem Hochdruck nach oben rechts in ein höheres Niveau verschoben wird (Abb. 1). Dadurch werden einerseits erhöhte Blutdruckwerte besser, andererseits zu rasche Blutdrucksenkungen schlechter toleriert. Bei einem raschen Abfall des Blutdrucks unter die Untergrenze der Autoregulation kann es zu schweren Durchblutungsstörungen, zum Beispiel zu einem zerebralen Insult, einem Herzinfarkt oder einem akuten Nierenversagen, kommen. Umgekehrt können abrupte Blutdruckanstiege bei zuvor normotensiven Patienten die Blut-Hirn-Schranke eher durchbrechen und zu einem Hirnödem bzw. zu einer hypertensiven Enzephalopathie führen.

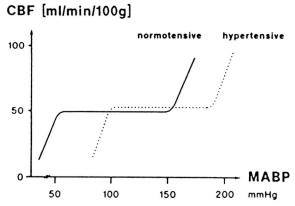

Abb. 1: Autoregulation des zerebralen Blutflusses (CBF).
MABP = mittlerer arterieller Blutdruck

4 Symptomatik

– Das klinische Bild der Hochdruckkrise entwickelt sich über Stunden bis Tage und ist meist durch die Symptomatik der **hypertensiven Enzephalopathie** gekennzeichnet.

246

- Danach folgen **kardiale Komplikationen** wie akute Linksherzinsuffizienz bis zum Lungenödem, Angina pectoris und Herzinfarkt, Arrhythmien.
- **Renal** finden sich Oligurien mit Anstieg der harnpflichtigen Substanzen, Hämaturie und Proteinurie, selten auch ein akutes Nierenversagen.
- Von seiten des **Gefäßsystems** kann ein dissemiierendes Aortenaneurysma auftreten oder eine schwere Epistaxis.
- Ein wichtiges klinisches Kennzeichen der **malignen Hypertonie** mit diastolischen Blutdruckwerten um 130 mm Hg ist eine **Retinopathie** mit Cotton-wool-Herden, Papillenödem und Netzhautblutungen.
- Das **Krankheitsbild** entwickelt sich über Tage, Wochen, ja Monate und ist daneben auch durch
- Schädigungen an verschiedenen **anderen Organsystemen** gekennzeichnet:
  - kardial (Linkshypertrophie, Linksherzinsuffizienz bis zum Lungenödem, selten anginöse Beschwerden);
  - renal (Oligurie, renale Insuffizienz, Hämaturie, Proteinurie);
  - zerebral (hypertensive Enzephalopathie).

Die **hypertensive Enzephalopathie** manifestiert sich subakut im Verlaufe von 24 bis 48 Stunden. Sie ist durch starke generalisierte Kopfschmerzen, Übelkeit mit Brechreiz, Verwirrtheit, Sehstörungen, gelegentlich auch neurologische Herdzeichen charakterisiert. Unbehandelt treten Stupor, Koma und Krämpfe auf, schließlich kommt es zum Exitus letalis. Auf eine therapeutische Blutdrucksenkung folgt meist eine rasche Besserung der Beschwerden und des Allgemeinzustandes.

Differentialdiagnostisch ist an eine sekundäre Blutdruckkrise bei primär zerebralen Erkrankungen, wie intrazerebralen Blutungen oder großen thrombotischen Hirninfarkten, zu denken. Hier findet sich meist eine rasche Entwicklung der Symptomatik (oft schlagartig bzw. über Minuten bis Stunden). Nach Blutdrucksenkung kommt es kaum oder nur langsam zu einer Besserung, gelegentlich jedoch zu einer Verschlechterung des klinischen Bildes. Ausgeprägte Organschäden wie Linksherzhypertrophie, Herzinsuffizienz, Retinopathie und Niereninsuffizienz mit deutlich pathologischem Harnbefund sprechen eher für eine primär hypertensive Ursache.

Bei der **klinischen Untersuchung** soll natürlich vor allem der Blutdruck an beiden Armen gemessen werden, wobei sich ein absoluter Wert, bei dessen Überschreitung man von einer Hochdruckkrise spricht, nicht festsetzen läßt. Wie bereits erwähnt, werden bei chronischem Hochdruck höhere Blutdruckwerte besser toleriert und umgekehrt. Bei Patienten mittleren Alters finden sich jedoch meistens Werte um 250/130 mm Hg.

Wichtig ist weiters eine Beurteilung des Flüssigkeitshaushaltes (Ödeme, Exsikkose) und der Herz-Kreislaufsituation (Lungenödem, Herzrhythmusstörungen, S-3-Galopp, systolische Geräusche über Herz und Gefäßen, diastolisches Geräusch über der Aortenklappe). Neben einer orientierenden neurologischen Untersuchung (Bewußtseinslage, neurologische Herdsymptomatik, Nackensteifigkeit) empfiehlt sich auch eine Spiegelung des Augenhintergrundes.

5 Therapie

Ziel der Therapie ist es, eine rasche, aber kontrollierte Senkung des Blutdrucks auf Werte um zunächst 160/100 bis 110 mm Hg zu erreichen.

Wegen der gestörten Autoregulation, vor allem der zerebralen und renalen Durchblutung, sollten zu abrupte Blutdruckabfälle vermieden werden. Nach einer zu aggressiven Therapie konnten zerebrale Ischämie, Herzinfarkt und ein akutes Nierenversagen beobachtet werden.

Das ideale Antihypertensivum beim hypertensiven Notfall sollte den gesamtperipheren Widerstand senken und das Herzzeitvolumen aufrechterhalten und zu keiner überschießenden sympathikotonen Gegenregulation führen. Vasodilatorische Substanzen wie Kalziumantagonisten oder ACE-Hemmer, letztere vor allem wegen des oft extrem erhöhten Plasmareninspiegels in diesen Situationen, erscheinen daher theoretisch günstig.

Mittel der ersten Wahl, vor allem für die Praxis, aber auch initial in der Klinik, ist heute **Nifedipin.** 10–20 mg können durch Zerbeißen von 1–2 Kapseln Adalat® sublingual verabreicht werden und senken den Blutdruck in einem Großteil der Fälle prompt in tolerable Bereiche.

Es liegen Berichte über den erfolgreichen Einsatz von **Urapidil (Ebrantil®)** vor, sodaß man es als zweites Medikament der ersten Wahl einsetzen kann. Ebenso wie Nifedipin ist es gut steuerbar und führt zu keiner negativen Beeinflussung des intrakraniellen Druckes. Urapidil wird initial als Bolus von 25 mg i. v. gegeben, je nach dem Blutdruckverhalten können nach 5–15 Minuten weitere 25–75 mg nachinjiziert werden.

Gelegentlich wird auch noch **Clonidin (Catapresan®),** eine Ampulle zu 0,15 mg auf 10 ml physiologische Kochsalzlösung verdünnt, langsam intravenös gegeben. Clonidin führt jedoch wegen seiner alphamimetischen Wirkung initial zu einem Blutdruckanstieg und ist gelegentlich

248

nur wenig wirksam. Es kann deshalb heute nicht mehr als Mittel der ersten Wahl empfohlen werden. Bei gleichzeitig bestehender Tachykardie empfiehlt sich ein weiterer Kalziumantagonist, nämlich **Verapamil (Isoptin®)**, eine Ampulle zu 5 mg ad 10 ml physiologische Kochsalzlösung langsam intravenös.

Dagegen sind **Betarezeptorenblocker** wegen ihrer verstärkenden Wirkung auf den peripheren Widerstand in dieser Situation **nicht angezeigt**. Eine Ausnahme bildet lediglich der Alpha- und Betablocker **Labetolol (Trandate®)**, 50 mg = ¹/₂ Ampulle oder 10 ml über 2 Minuten i. v.; oder als Infusion mit 2 Ampullen zu 100 mg auf 500 ml physiologischer Kochsalzlösung, das bei Verdacht auf Vorliegen eines Phäochromozytoms eingesetzt werden kann.

Die meist prompte Wirkung von **Diazoxid (Hypertonalum®)**, ¹/₂ bis 1 Ampulle entsprechend 150 bis 300 mg über mehrere Minuten langsam(!) intravenös, kann von einem unkontrollierbaren Blutdruckabfall bis in den Schockbereich gefolgt sein und sollte deshalb in der Praxis oder außerhalb des Krankenhauses nur als Ultima ratio eingesetzt werden.

Bei allen Fällen mit gleichzeitigem Vorliegen einer Wasserretention bzw. eines Lungenödems soll frühzeitig ein Schleifendiuretikum, z. B. **Furosemid (Lasix®)**, 1–2 Ampullen zu 20 mg, **Etacrynsäure (Edecrin®)** oder **Bumetanid (Burinex®)** 1–2 Ampullen i. v., angewandt werden. Im übrigen sind Diuretika bei der Hochdruckkrise eher vorsichtig einzusetzen und sicherlich keine Routinemedikamente.

Liegen keine akut lebensbedrohlichen Komplikationen wie Enzephalopathie, dissezierendes Aortenaneurysma oder ein Lungenödem vor, können bei der Hochdruckkrise auch **ACE-Hemmer** wie **Captopril (Lopirin®**, Debax®, 12,5 bzw. 25 mg oral) oder **Enalapril (Renitec®**, 5–10–20 mg oral) eingesetzt werden.

Bei Hochdruckkrisen im Rahmen einer **EPH-Gestose** wird **Dihydralazin (Nepresol®**, Beginn mit 6,25 mg i. v., dann 6,25–12,5 mg i. v., alle 20–30 Minuten) empfohlen, bei Versagen **Urapidil (Ebrantil®**, Dosierung wie oben).

Selbstverständlich sind unter der antihypertensiven Therapie **engmaschige Kontrollen des Blutdruckes** und des **klinischen Beschwerdebildes** erforderlich. Neben der adäquaten Blutdrucksenkung soll auf die Rückbildung von zerebralen, kardialen und respiratorischen Symptomen geachtet werden: Bewußtseinslage, Intensität der anginösen Beschwerden, Pulsfrequenz, Normalisierung von Arrhythmien und eventuellen EKG-Veränderungen, Rückbildung von pulmonalen Stauungs-Rasselgeräuschen.

Tabelle 1: Therapie der Hochdruckkrise

- Nifedipin (Adalat®): 1–2 Kapseln zu 10 mg sublingual.
- Urapidil (Ebrantil®): 25 mg i. v., je nach Blutdruckverhalten, nach 5–15 min weitere 25–75 mg i. v.

Als Alternative:
- Clonidin (Catapresan®): 1 Amp. zu 0,15 mg ad 10 ml physiol. NaCl langsam i. v.

oder:
- Verapamil (Isoptin®): bei gleichzeitigen Tachykardien oder Tachyarrhythmien 1 Amp. zu 5 mg auf 10 ml physiol. NaCl langsam i. v.

5 Zusammenfassung

Hypertensive Notfälle (Hochdruckkrise, maligne Hypertonie) sollen im Krankenhaus behandelt werden. Ihre rechtzeitige Erkennung, Diagnose und die Einleitung einer Therapie sollen jedoch bereits durch den Notarzt erfolgen.

Unter einer Hochdruckkrise versteht man einen raschen, kritischen Blutdruckanstieg, verbunden mit Organsymptomen (Gehirn, Herz, Gefäßsystem, Niere). Ziel der Therapie ist eine kontrollierte Blutdrucksenkung durch Vasodilatation (meist Nifedipin).

Literatur

MAGOMETSCHNIGG, D.: Zur Therapie bei hypertensiven Krisen. Dt. med. Wschr. 107, 1423 (1982)

STUMPE, K. O.: Klinik und Therapie des hypertensiven Notfalls. Internist 25, 359 (1984)

ZÄHRINGER, J.: Die hypertensive Krise. Internist 28, 83 (1987)

ZÄHRINGER, J., KLEPZIG, M., GREIF, J., LUDWIG, B.: Antihypertensive Therapie mit Urapidil bei Hochdruckkrisen. Herz/Kreislauf 15, 546 (1983)

Respiratorische Notfälle:
Operative und Innere Medizin

W. Mauritz und H. Feist

A. OPERATIVE MEDIZIN

Im folgenden Kapitel sollen Zustandsbilder aus dem Bereich der operativen Medizin besprochen werden, denen das Leitsymptom „respiratorische Insuffizienz" gemeinsam ist; dabei handelt es sich einerseits um die akute Obstruktion, andererseits um traumatische Veränderungen. Erkrankungen aus dem Bereich der Inneren Medizin werden im nachfolgenden Beitrag „Innere Medizin" (S. 260), Fragen der Durchführung der Beatmung sowie der notwendigen Ausrüstung im Kapitel „Atemstillstand und Beatmung" (S. 82) besprochen.

Störungen der Atmung gehören zu den häufigsten Ursachen vital bedrohlicher Zustandsbilder in der Notfallmedizin. Sie müssen unverzüglich diagnostiziert und behandelt werden, da sie sonst sekundäre Störungen anderer Vitalfunktionen, vor allem des Kreislaufs, zur Folge haben können. Eine Systematik möglicher Ursachen gibt Tabelle 1; hier sind

Tabelle 1: Systematik von Störungen der Atemfunktion

- Sauerstoffmangel in der Atemluft:
  Rauchgas, Gärgas
- Störung der Atemregulation (zentrale Atemlähmung):
  Vergiftung, Schädel-Hirn-Trauma, Insult
- Obstruktion der Atemwege:
  Zunge, Bolus im Pharynx, Fremdkörper in Trachea oder Bronchus, COPD, Status asthmaticus, Bronchiolitis
- Veränderungen an Thorax, Atemmuskulatur oder Lunge:
  Thoraxtrauma, periphere Atemlähmung (Guillain-Barré, Poliomyelitis, Myasthenia gravis), Pneumothorax, Lungenkontusion, Aspiration, restriktive Lungenerkrankungen (Fibrose), Pneumonie
- Veränderungen im Lungenkreislauf:
  Pulmonalembolie, Lungenblutung, Lungenödem
- Störung des Sauerstofftransports:
  Schock, Kohlenmonoxidvergiftung

---

auch Notfälle aufgenommen, die im vorliegenden Kapitel nicht besprochen werden.

Den meisten dieser Notfälle ist gemeinsam, daß sie durch Zyanose und Dyspnoe (bei Ateminsuffizienz) oder durch fehlende Atemexkursionen an Thorax und Oberbauch und fehlendem Atemluftstrom (bei Atemstillstand) sehr leicht zu erkennen sind. Der intrapulmonale Gasaustausch ist gestört, es bestehen Hypoxämie und Hyperkapnie.

1 Obstruktion der oberen Luftwege

Nach funktionellen Kriterien wird hier zwischen einer **partiellen** und einer **totalen Obstruktion** unterschieden.

Ursachen

Als häufige Ursachen einer Obstruktion sind zu nennen:
- Intraluminale Obstruktion durch Fremdkörper aller Art (Zunge!).
- Interne Obstruktion durch Ödem oder Hämatom der Trachealwand bei Epiglottitis, Insektenbiß, Laryngitis, Laryngospasmus.
- Externe Obstruktion bei Strangulation oder Strumablutung.

Symptomatik

Symptomatik bei partieller Obstruktion:
- Stridor
- Tachypnoe mit interkostaler Einziehung
- verminderter Atemstoß

Symptomatik bei totaler Obstruktion:
- fehlendes Atemgeräusch
- fehlender Atemstoß
- interkostale Einziehung
- Patient kann nicht sprechen

Diagnose

Die Diagnose der Obstruktion, jedoch nicht immer der zugrundeliegenden Ursache, ist aufgrund des typischen klinischen Bildes einfach; wesentliche differentialdiagnostische Probleme bieten sich nicht. Bei allergischer oder infektiöser Genese finden sich anamnestische Verdachtsmomente und evtl. ein generalisiertes Exanthem und Kreislaufprobleme.

Therapie

Die Therapie wird bestimmt durch den Schweregrad des Zustands:

- **Freimachen der Atemwege:** Überstrecken des Kopfes, Ausräumen der Mundhöhle, Absaugen, Schläge zwischen die Schulterblätter, HEIMLICH-Handgriff bei Bolusgeschehen, evtl. Koniotomie.
- **Freihalten der Atemwege:** evtl. Intubation (CAVE: kann sehr schwierig sein; dünnen Tubus mit Mandrin vorbereiten!). Die Intubation ist vor allem bei allergischer Genese sehr wichtig, da es zum weiteren Anschwellen der Schleimhaut kommen kann. Bei Kompression der Trachea durch eine intrathorakale Struma kann durch Lageänderung des Oberkörpers (Bauchlage) manchmal eine Dekompression erzielt werden.
- Eventuell **Beatmung.**
- **Medikamentöse Therapie:**
  - Gabe von Sauerstoff;
  - Kortikoide (1 mg/kg KG Fortecortin® i. v.),
  - Antihistaminika (1 Amp. Tavegyl® i. m. oder langsam i. v.) oder
  - Adrenalin (0,05 bis 0,1 mg verdünnt s. c.) bei Verdacht auf ein allergisches Geschehen.
  - Evtl. symptomatische Kreislauftherapie.

Verlauf und Prognose

Werden durch das Grundleiden sowie die Dauer und den Schweregrad der Obstruktion bestimmt; zwischen Restitutio ad integrum und Hirntod durch Hypoxie ist praktisch jeder Ausgang möglich.

2 Aspiration

Die Aspiration ist eine nicht allzu seltene Sonderform der **Obstruktion der unteren Luftwege,** bei der es neben einer mechanischen Verlegung auch zu einer entzündlichen Reaktion als Folge der chemischen Läsion kommt.

Ursachen

Eine Aspiration tritt vorwiegend
- bei Bewußtlosigkeit,
- laryngealen Funktionsstörungen,

- Störungen der Magen-Darm-Entleerung und
- Gravidität auf.

> Wesentlich scheint der Hinweis, daß eine liegende Magensonde die Regurgitation nicht verhindert, sondern eher fördert!

Symptomatik

Die klinische Symptomatik ist eher untypisch; häufig sind rasselnde, spastische Atemgeräusche, Tachypnoe und Zyanose. In manchen Fällen finden sich im Mund noch Speisereste oder lassen sich solche aus der Trachea absaugen.

Therapie

Die Therapie besteht im **Freimachen und Freihalten der Atemwege** mit **Verhinderung einer weiteren Aspiration.**
- Zunächst muß daher **endotracheal intubiert** werden; danach müssen die Atemwege soweit wie möglich **freigesaugt** werden.
- Im Anschluß daran sollte mit PEEP zwischen 5 und 10 mm Hg (je nach Kreislaufstabilität) kontrolliert beatmet werden.
- Die Durchführung einer **Bronchiallavage** ist eher **nachteilig,** da bisher nicht betroffene Lungenareale dadurch ebenfalls geschädigt werden können.
- Medikamentöse Therapie: Bei ausgeprägtem Bronchospasmus kann die Gabe von Euphyllin (5 mg/kg KG) oder Beta-2-Sympathomimetika (1 Amp. Bricanyl® s. c.; evtl. auch 2 bis 4 Hübe Berotec®-Spray) sinnvoll sein.

Prognose

Die Prognose ist ernst; auch bei rascher Therapie hat die Aspiration eine hohe Mortalität und erfordert langdauernde, intensive Behandlung.

3 Traumatische Veränderungen

Ein Thoraxtrauma kann zu einer Vielzahl von Schädigungen führen. Hier wären beispielsweise (Spannungs-)Pneumothorax, instabiler Thorax, Hämatothorax, Lungenkontusion, Tracheal- oder Bronchusabriß, Zwerchfellruptur und Gefäßverletzungen zu nennen. Auf das Vorgehen bei Störungen, die vital bedrohlich sind, soll im folgenden näher eingegangen werden.

3.1 Tracheal- oder Bronchialabriß

Durch Dezelerationstraumen (Auffahrunfall, Sturz aus großer Höhe) kommt es zum Ein- oder Abriß der Atemwege, wobei zumeist die distale Trachea oder die Hauptbronchien betroffen sind.

Symptomatik

Wesentliche **Symptome** sind eine respiratorische Insuffizienz (Dyspnoe, Tachypnoe, evtl. Zyanose) mit zunehmendem Hautemphysem; manchmal findet sich auch eine Hämoptoe, ein Pneumothorax oder ein Pneumomediastinum. Das Hauptproblem dieser Verletzung ist, daß sie primär oft übersehen wird; erst nach Klinikeinlieferung fallen dann das Mediastinalemphysem oder der Spannungspneumothorax auf.

Therapie

Die **Primärversorgung** besteht in Freimachen der Atemwege, Intubation, Absaugung und Beatmung.

> CAVE: **Atemzugvolumen so niedrig wie möglich wählen, um den Atemwegsdruck niedrig zu halten; kein** PEEP, da hohe Beatmungsdrücke leicht zur Zunahme des Hautemphysems bzw. des Pneumothorax führen können!

Wesentlich ist eine adäquate Überwachung, um einen Spannungspneumothorax sofort erkennen und drainieren zu können.

3.2 Pneumothorax
   (S. auch Punkt 5, Abschnitt: „Innere Medizin")

Darunter ist der Eintritt von Luft in den Pleuraraum von außen (offener Pneumothorax) oder von innen (geschlossener Pneumothorax) zu verstehen. Kommt es zu einer steten Zunahme dieser Luftmenge und zur Verdrängung des Mediastinums auf die gesunde Seite, so spricht man von einem **Spannungspneumothorax** (CAVE: Vital bedrohlicher Zustand!).

Symptomatik

Die **Symptomatik** ist abhängig vom Ausmaß des Traumas:
- Prellmarken am Thorax,
- Dyspnoe, Tachypnoe, evtl. Zyanose,
- Schmerzen,
- Atemexkursionen eingeschränkt,
- abgeschwächtes Atemgeräusch,

- hypersonorer Klopfschall,
- bei Spannungspneumothorax Einflußstauung, Hypotonie, Schock und Tachykardie oder sogar Kreislaufstillstand infolge elektromechanischer Dissoziation,
- evtl. Hautemphysem.

Diagnose

Die **diagnostischen Maßnahmen** beschränken sich auf Auskultation, Perkussion und Erhebung von Blutdruck und Herzfrequenz zur Feststellung des Schweregrades und zur Kontrolle des Verlaufs.

Differentialdiagnostisch muß bei abgeschwächtem Atemgeräusch links bei beatmeten Patienten an eine Tubuslage im rechten Hauptbronchus gedacht werden; hier ergibt jedoch die Perkussion einen normalen Befund. In Frage kommt auch ein Hämatothorax oder eine Zwerchfellruptur mit Verlagerung von Magen und/oder Darm in den Thorax; hier ist der Klopfschall deutlich abgeschwächt.

CAVE: Die „Drainage" eines vermeintlichen Pneumothorax kann zu schweren Verletzungen führen!

Therapie

Die **Therapie** richtet sich im wesentlichen nach dem klinischen Verlauf:
- Zunächst ist es durchaus ausreichend, den Patienten mit erhöhtem Oberkörper zu **lagern** und ihn ausreichend zu überwachen, um einen **Spannungspneumothorax rechtzeitig erkennen** zu können (s. auch „Unfallchirurgie").
- Ein einseitiger, unkomplizierter Pneumothorax ist keine Indikation zur akuten Drainage, da er – von Patienten mit chronischen Lungenerkrankungen abgesehen – voll kompensiert werden kann.
- **Sauerstoff-** und **Analgetikagabe** sind empfehlenswert, aber nicht unbedingt erforderlich.
- Wenn der Patient respiratorisch insuffizient ist oder wird, so muß er **intubiert** und **beatmet** werden.

(CAVE: Unter Beatmung kommt es sehr leicht zum Übergang in einen Spannungspneumothorax!)

- Der **Verdacht auf einen Spannungspneumothorax** liegt immer dann nahe, wenn ein Patient sich unter Beatmung weiter verschlechtert und eine Einflußstauung zu entwickeln beginnt (CAVE: Kann bei massiver Hypovolämie fehlen!) oder wenn es zu einem Druckabfall kommt.

Manchmal kann außerdem ein Hautemphysem an Thorax, Hals oder auch im Gesicht zu beobachten sein. Bei einer perforierenden Thoraxverletzung kann eine Spreizung der Wunde ausreichend sein, sonst **muß** ein Spannungspneumothorax unverzüglich drainiert werden.

Technik der Thoraxdrainage

Idealerweise sollte jeder Spannungspneumothorax noch am Notfallort mit einem weitlumigen Drain entlastet werden (zur Technik siehe das Kapitel „Unfallchirurgie"). Falls ein Drainage-Set nicht verfügbar ist, dann kann auch mittels des im folgenden angegebenen Verfahrens eine meist ausreichende Entlastung erzielt werden: Mit einer dicken Venenverweilkanüle (2 mm Innendurchmesser) wird nach Desinfektion der Haut im 2. oder 3. ICR in der Medioklavikularlinie oder in der vorderen Axillarlinie eingestochen, wobei die Pleura parietalis nach Möglichkeit nicht mit dem Stahlmandrin, sondern nur mit der Plastikkanüle perforiert werden sollte. Bei Bestehen eines Spannungspneumothorax entleert sich reichlich Luft; bis zur definitiven Versorgung kann ein Infusionsbesteck angeschlossen werden, dessen Tropfkammer etwa 50 cm unterhalb des Thoraxniveaus unter Wasser abgeleitet wird (Notfalls-BÜLAU-Drainage).

> **CAVE:** Punktion zu weit medial: Verletzung der A. thoracica interna möglich; Punktion unterhalb des 4. ICR: Verletzung von Leber, Milz oder Magen möglich!

Nach erfolgter Thoraxdrainage sind **Schocktherapie, Analgesie, Sedierung** und **weitere Beatmung** erforderlich.

3.3 Hämatothorax

Der Hämatothorax, eine Ansammlung von Blut in der Pleurahöhle, findet sich nicht selten in Kombination mit einem Pneumothorax; man spricht dann von einem Hämatopneumothorax.

Symptomatik

Die **Symptomatik** kann der des Pneumothorax sehr ähnlich sein, der Klopfschall ist allerdings abgeschwächt. Eine sichere Diagnose am Notfallort ist nicht möglich.

Therapie

Die **definitive Therapie,** nämlich die Drainage mit einem dicken Drain, ist erst **im Krankenhaus** möglich; sinnvoll sind Sauerstoffgabe, Analgesierung, Lagerung mit erhöhtem Oberkörper, evtl. Intubation und Beat-

mung sowie Überwachung zur sofortigen Erkennung eines Spannungspneumothorax. Symptomatische Schocktherpaie kann bei großen Blut-
verlusten oder Zusatzverletzungen erforderlich sein.

3.4 Lungenkontusion

Die Lungenkontusion ist eine häufige Folge geschlossener Thoraxtraumen, vielfach im Verein mit Rippenfrakturen. Wenn ausgedehnte Ge-
webszerreißungen bestehen, so kann es auch zu einem Hämatopneumothorax und zur inneren Aspiration von Blut (= Blutung ins Brochial-
system) kommen. Dies kann zu einer beträchtlichen Verschlechterung des
Gasaustausches mit konsekutiver respiratorischer Insuffizienz führen.

Symptomatik

Die **Symptome** einer Lungenkontusion sind unspezifisch; man findet
Prellmarken, Schmerzen, Dyspnoe, Tachypnoe, evtl. Hämoptoe, abge-
schwächtes Atemgeräusch und Klopfschall auf der betroffenen Seite.
Eine sichere Diagnose ist erst im Krankenhaus möglich.

Therapie

Therapeutisch ist auf **freie Atemwege zu** achten; ferner sind Sauerstoffgabe, Sedierung und Analgesierung sinnvoll. Bei Zeichen der schweren
respiratorischen Insuffizienz sind Intubation und Beatmung mit PEEP erforderlich. In jedem Fall muß der Patient genau überwacht werden, um
Komplikationen (Spannungspneumothorax) rechtzeitig erkennen und
behandeln zu können.

3.5 Offene Thoraxverletzung

Hier besteht eine Verletzung mit oft hörbarem Ein- und Austritt von
Luft bei jedem Atemzug sowie respiratorischer Insuffizienz. Das Bild
kann durch Herz- oder Gefäßverletzungen und einen Hämatothorax
kompliziert werden, das Hin- und Herpendeln des Herzens kann außerdem infolge einer Verschlechterung des venösen Rückstroms zu einem
Schockzustand führen.

Symptomatik

Die **Symptomatik** ist vom Ausmaß des Defektes abhängig. **Bei großen
Defekten,** die klinisch kaum zu übersehen sind, ist Luftein- und -austritt
zu hören, und der Patient ist respiratorisch insuffizient (Dyspnoe, Tachypnoe, Zyanose) infolge des einseitigen Lungenkollapses. **Kleinere
Verletzungen** können häufiger unerkannt bleiben; die Symptomatik

kann dann sehr unterschiedlich sein, je nachdem, welche zusätzlichen Störungen vorliegen.

Diagnose

Diagnostisch muß neben der Überwachung der Atmung und des Kreislaufs vor allem auf das Auftreten eines (Spannungs-)Pneumothorax geachtet werden (siehe oben).

Therapie

Die **Therapie** klaffender Verletzungen mit offenem Pneumothorax besteht in **Intubation, Beatmung, Sedierung, Analgesierung, Schockbekämpfung** und entsprechender **Überwachung. Lokal sollte ein luftdurchlässiger Verband angelegt werden** (Cave: Luftdichter Verband kann beim Beatmeten zum Spannungspneumothorax führen!). Kleinere Verletzungen, bei denen ein Spannungspneumothorax zu befürchten ist, sollten – wie zuvor beschrieben – behandelt werden, nur daß nötigenfalls eine Drainage gelegt werden sollte. Kleine Verletzungen (Stichwunden) können primär mittels Sauerstoffgabe, Lagerung mit erhöhtem Oberkörper und entsprechender Überwachung behandelt werden; hier kommt es häufig zum luftdichten Spontanverschluß der Wunde.

3.6 Instabiler Thorax
(S. auch Kap. „Unfallchirurgische Versorgung spezieller Verletzungen am Unfallort")

Bei Stückbrüchen mehrerer Rippen oder einer beidseitigen Serienrippenfraktur wird die Thoraxwand beweglich; sie hebt sich in der Exspiration und senkt sich in der Inspiration (= **paradoxe Atmung**). Dies kann zwar kurzfristig durch Hyperventilation kompensiert werden, führt jedoch auf längere Sicht zur respiratorischen Insuffizienz.

Symptomatik

- Dyspnoe, Tachypnoe, evtl. Zyanose,
- Schmerzen,
- paradoxe Atmung.

Therapie

Die **Therapie** der Wahl ist
- die **Intubation** mit kontrollierter Beatmung, da Lagerung mit erhöhtem Oberkörper und Sauerstoffinsufflation zumeist nicht ausreichen.
- Erst die Beatmung ermöglicht eine adäquate **Analgesierung** des Patienten.

– Die **Überwachung** muß darauf abzielen, einen Spannungspneumothorax sofort zu erkennen.

> Zusammenfassend ist also die respiratorische Insuffizienz in der operativen Medizin üblicherweise
> – durch Freimachen der Atemwege,
> – Sauerstoffgabe und
> – Lagerung zu behandeln;
> – führt dies nicht zum Erfolg, so müssen Intubation und Beatmung eingesetzt werden.
> Wichtig scheint, daß Patienten mit respiratorischer Insuffizienz genauestens überwacht werden müssen, um Komplikationen rasch erkennen und behandeln zu können.

B. INNERE MEDIZIN

4 Akute Obstruktion der unteren Atemwege – Asthma bronchiale

(Schwerer Asthmaanfall bzw. Status asthmaticus, akute Exazerbation einer chronisch obstruktiven Bronchitis)

Definition

Man versteht darunter eine schwere lebensbedrohliche Obstruktion der unteren Atemwege auf Basis eines Asthma bronchiale bzw. einer chronisch obstruktiven Bronchitis.

Pathophysiologie

Es handelt sich um eine Obstruktion der unteren Atemwege, hervorgerufen durch Bronchospasmus, entzündliche Schleimhautinfiltration, Schleimhautödem und Dyskrinie.

Symptomatik

Es besteht eine schwere, vorwiegend exspiratorische Atemnot, manchmal verbunden mit trockenem Husten und Zyanose. Der klinische Befund zeigt ein verlängertes Exspirium mit lauten, trockenen Rasselgeräuschen (Giemen, Brummen, Pfeifen), hypersonorem Klopfschall über beiden Lungenfeldern, Tachypnoe und Tachykardie.

CAVE: Sonderfall: Bei schweren Fällen mit Sekretobstruktion der kleinen Bronchien hört man oft nur ein leises Atemgeräusch ohne Rasselgeräusche. Es fallen nur die Dyspnoe und ein hypersonorer Klopfschall beidseits auf.

Akutdiagnostik

Aufgrund der Anamnese und der Klinik ist meist die richtige Diagnose zu stellen, die Akutdiagnostik kann sich hier auf die Feststellung des Schweregrades und auf differentialdiagnostische Überlegungen beschränken.

Im Krankenhaus sind durchzuführen:
- *Blutgasanalyse:* Man erkennt den Schweregrad der respiratorischen Insuffizienz und metabolische Veränderungen.
- *EKG:* Man findet Zeichen der Rechtsbelastung mit P-pulmonale, S1-Q3-Typ.

Differentialdiagnose

- Spannungspneumothorax (typischerweise findet man einen hypersonoren Klopfschall auf der betroffenen Seite, verbunden mit metallischen Atemgeräuschen).
- Lungenembolie mit reaktivem Bronchospasmus (siehe Kap. „Respiratorische Notfälle").
- Akute Linksdekompensation (Asthma cardiale).
- Stenose der oberen Luftwege bzw. Laryngospasmus.

Die typischen Symptome werden in den entsprechenden Kapiteln besprochen.

Therapie

- Intravenösen Zugang schaffen.
- Euphyllin intravenös (1–2 Amp. à 0,24 g langsam, verdünnt, anschließend Dauertropfinfusion mit einer Dosis von ca. 1 mg/kg KG/h).
- 50–250 mg Prednisolonäquivalent i. v. (evtl. bis 1 g) (z. B. Solu-Dacortin®, Urbason®, Fortecortin®).
- Beta-2-Sympathikomimetika: z. B. 1 Amp. **Bricanyl®** s. c. oder verdünnt auf 250 ml NaCl langsam i. v. Dosier-Aerosole sind beim akuten Anfall **nicht geeignet.**
- Sauerstoffzufuhr (meist ist eine Sauerstoffgabe von 2 l pro Minute ausreichend).
- Sedierende Medikamente nur dann, wenn Intubation jederzeit möglich ist.
- Als Ultima ratio Intubation und Beatmung.
- Wenn aus der Anamnese eine anaphylaktische Reaktion möglich ist: sofortige Verabreichung von Adrenalin, und zwar 1 Amp. Suprare-

nin® auf 20 ml NaCl verdünnt langsam i. v. (z. B. nach Desensibilisierung oder Verabreichung eines Medikamentes, auf welches der Patient allergisch ist).

Verlauf und Prognose

In den meisten Fällen gelingt es mit konservativen Maßnahmen, den Patienten soweit zu stabilisieren, daß er den Transport ins nächste Krankenhaus ohne Probleme überlebt. Sollte sich sein Zustand verschlechtern, muß er intubiert und kontrolliert beatmet werden.

> **Akute Obstruktion der unteren Atemwege**
> Es besteht meistens eine typische Klinik mit verlängertem Exspirium und trockenen Rasselgeräuschen, gelegentlich aber Vorsicht: „Stumme Lunge"!
> Therapie mit Kortison, Euphyllin i. v., Beta-2-Sympathikomimetika s. c. und Sauerstoff.
> Bei anaphylaktischem Schock unbedingt Adrenalin!
> Vorsicht mit Sedativa und Antibiotika.

5 Pneumothorax

Definition

Unter einem Pneumothorax versteht man einen Kollaps einer Lunge durch Eindringen von Luft in den Pleuraraum.

Pathophysiologie

Es gibt viele Ursachen für das Entstehen eines Pneumothorax und daher mehrere pathophysiologische Mechanismen:

- **Spontanpneumothorax:** Tritt vorwiegend bei jüngeren Erwachsenen auf und wird meist durch Ruptur von subpleuralen Zysten hervorgerufen.
- **Iatrogener Pneumothorax:** Tritt als Folge von Verletzungen der Pleura bei diagnostischen oder therapeutischen Eingriffen im Thoraxraum (Pleurapunktion, perthorakale Punktion eines intrapulmonalen Herdes, gelegentlich auch nach paravertebraler Infiltrationstherapie) auf.
- **Traumatischer Pneumothorax:** Durch Verletzung der Pleura aufgrund äußerer Gewalteinwirkung, wie z. B. bei einer Serienrippenfraktur (s. oben).

262

– **Symptomatischer Pneumothorax:** Tritt als Folge eines perforierenden Bronchuskarzinoms, einer abszedierenden Pleuropneumonie, einer Lungentuberkulose mit Pleuraperforation etc. auf.

Symptomatik

Die Beschwerden hängen von der Art des Pneumothorax ab:
– **Spontanpneumothorax:** Typischerweise kommt es aus vollkommener Gesundheit heraus zu plötzlichen einseitigen thorakalen Schmerzen, verbunden mit geringer Atemnot. Insgesamt handelt es sich meist um ein klinisch nicht bedrohliches Ergebnis, außer wenn sich ein Spannungspneumothorax bildet.
– **Iatrogener Pneumothorax:** Die Symptome sind ähnlich wie beim Spontanpneumothorax, nur kann anamnestisch der iatrogene Eingriff erhoben werden.
– **Traumatischer Pneumothorax:** S. auch Punkt 3.2, Abschnitt „Operative Medizin".
– **Symptomatischer Pneumothorax:** Im Vordergrund stehen zunächst die Symptome der Grundkrankheit, die sich plötzlich verschlechtern. Der Patient klagt über hochgradige Atemnot und einseitige Thoraxschmerzen.

Akutdiagnostik

Klinische Untersuchung: hypersonorer Klopfschall und abgeschwächtes Atemgeräusch über dem Pneu.

Differentialdiagnose

Herzinfarkt, Lungenembolie und Aneurysma dissecans.

Bei all diesen Erkrankungen können ebenfalls plötzliche Thoraxschmerzen, verbunden mit Atemnot, auftreten. Die Differentialdiagnose kann durch Lungenröntgen, EKG und Laborbefunde gestellt werden.

Therapie

Beim Spontanpneumothorax ist meist keine Notfalltherapie notwendig, es genügt der Transport ins nächste Krankenhaus; eine Ausnahme stellt der Spannungspneumothorax dar (s. Punkt 3., Abschnitt „Operative Medizin").

Verlauf und Prognose

– **Spontanpneumothorax:** Unter einer Drainagetherapie kommt es fast immer zur vollständigen Entfaltung, bei Vorliegen von größeren Zysten müssen diese thorakoskopisch oder per Thorakotomie abgetragen werden.

- **Iatrogener Pneumothorax:** Beim iatrogenen Pneumothorax ist ein Zuwarten möglich (außer Spannungspneu), da sich die Lunge in ca. 70% selbst entfaltet, bei den restlichen 30% ist das Anlegen einer Drainage notwendig.
- **Symptomatischer Pneumothorax:** Die Prognose und der weitere Verlauf hängen hier von der Grundkrankheit ab.

6 Pulmonalembolie

Definition

Bei der Lungenembolie handelt es sich um eine akute Verlegung der Strombahn des kleinen Kreislaufes.

Pathophysiologie

Ausgelöst von Thromben aus dem Bereich der unteren Extremitäten bzw. der Beckenvenen, kommt es zu einem Verschluß im Bereich der Pulmonalarterie, wobei der weitere Verlauf sehr von der Ausdehnung der Embolie abhängig ist. Während kleinere Embolien ohne wesentliche Folge für den kleinen Kreislauf und das Herz bleiben, kommt es bei ausgedehnteren Embolien zu plötzlichem Druckanstieg im Bereich des kleinen Kreislaufs bis zum Rechtsherzversagen (akutes Cor pulmonale); in der Folge treten eine verminderte Füllung des linken Ventrikels und ein kardiogener Schock auf.

Symptomatik

Abhängig vom Schweregrad der Embolie:
- **Fulminante Embolie:** Es kommt zum plötzlichen Herzstillstand oder Kammerflimmern, auffallend ist eine massive zentrale Zyanose.
- **Akute massive Embolie:** Plötzliches Auftreten von Tachypnoe, Dyspnoe und Zyanose, häufig Tachykardie, bei unauffälliger Perkussion und Auskultation der Lunge!
- **Kleinere periphere Embolien:** Diese bieten eine Vielzahl von Symptomen, welche die Diagnosestellung sehr schwierig machen.

Bei allen findet man Tachypnoe, Tachykardie, gelegentlich einseitige atemabhängige Schmerzen, verbunden mit Hämoptysen (wenn sich ein Lungeninfarkt entwickelt).

Akutdiagnostik

- Hinweise aus der **Anamnese** (Thrombose der unteren Extremitäten, vorhergegangene Operation, längere Bettlägrigkeit, Einnahme von Ovulationshemmern, vor allem verbunden mit Nikotinabusus und Übergewicht, Schwangerschaft).
- **EKG:** Typisch kann man ein P-pulmonale mit S1-Q3-Typ (allerdings nur bei einem Drittel aller Patienten) finden.
- **Blutgasanalyse:** Zeigt meist eine Hypoxämie, verbunden mit Hyperventilation (niedriger pO_2 und niedriger pCO_2), wobei sich bei O_2-Zufuhr der pO_2 kaum bessert!

Differentialdiagnose

Die häufigste Differentialdiagnose ist der Myokardinfarkt, ferner auch Pneumothorax, Perikarditis und Aneurysma dissecans (siehe entsprechende Abschnitte).

Therapie

Die Therapie ist abhängig vom Schweregrad der Embolie:
- Bei fulminanter Embolie – Reanimation;
- bei massiver Embolie: Sauerstoffzufuhr, analgetische Therapie s. c. und evtl. Heparin 10.000 IE i. v., eventuell Thrombolyse.
  Bei Zeichen des kardiogenen Schocks Therapie mit Dopamin und Dobutamin. CAVE: keine i. m.-Injektion (wegen erschwerter Differentialdiagnose zum Herzinfarkt und da sonst Kontraindikation für spätere Thrombolyse). Bei kleineren peripheren Embolien keinerlei Notfalltherapie notwendig. Es genügt der Transport ins nächste Krankenhaus.

Verlauf und Prognose

Bei fulminanten Embolien meist Exitus. Bei allen anderen Embolien ohne Zeichen des kardiogenen Schocks gute Prognose.

Pulmonalembolie
Die Diagnosestellung ist sehr schwierig, eine Akuttherapie nur bei schwerer Embolie mit kardiogenem Schock notwendig (dann Behandlung des kardiogenen Schocks mit Dobutrex, Sauerstoff, Analgetika etc.).

---

7 Hämoptoe

Definition

Man versteht darunter das Aushusten großer Mengen von Blut aus dem Bronchialsystem.

Pathophysiologie

Eine Reihe von Erkrankungen kann zu einer massiven Lungenblutung mit Hämoptoe führen. Am häufigsten sieht man sie bei neoplastischen Prozessen, bei der Lungentuberkulose, bei abszedierenden Pneumonien und Bronchiektasien; seltenere Ursachen sind Blutung eines gutartigen Lungentumors, die Lungenendometriose, der Morbus OSLER oder ein Aneurysma dissecans.

Symptomatik

Es besteht ein massives Aushusten von schaumig hellrotem Blut, verbunden mit Atemnot und Zeichen der Zyanose.

Akutdiagnostik

In der Notfallsituation genügt meist die Feststellung einer Hämoptoe; weitere diagnostische Maßnahmen sind dem Spital vorbehalten.

Differentialdiagnose

– Blutung aus dem Magen-Darm-Bereich: Blut meist dunkelrot bis schwärzlich mit saurem pH, häufig nach Magenanamnese.
– Aspiration von Blut aus Nase und Rachen.

Therapie

Die Gefahr einer massiven Lungenblutung besteht primär nicht im Blutverlust, sondern im **Erstickungstod** durch Blutaspiration: Die erste Notfallmaßnahme besteht daher im Absaugen des Patienten in Bauch-Seitenlage; bei bedrohlichem Zustandsbild vorherige Intubation und Absaugung in Bauch-Seitenlage. Danach weitere Maßnahmen wie Plasmaexpander, Blutersatz und Sauerstoffzufuhr.

Weitere Maßnahmen im Krankenhaus: Bronchologische Untersuchung und Feststellung der Blutungsquelle mit Tamponade. Sollte dies nicht möglich sein – Thorakotomie oder Versuch einer Embolisierung über die A. bronchialis.

Verlauf und Prognose

Sind sehr von der Grundkrankheit abhängig. Die Prognose ist schlecht bei ausgedehnten Bronchuskarzinomen. Bei Bronchiektasien kann die Blutung fast immer zum Stillstand gebracht werden.

Hämoptoe
Bedrohlich nur bei massivster Blutung, dann besteht die Gefahr v. a. des Erstickens durch Blutaspiration. Daher ist die erste Notfallmaßnahme Intubation mit Absaugung und Bauch-Seitenlage!

8 Reizgasinhalation

Definition

Es handelt sich um Krankheitserscheinungen, die nach Inhalation von Schadstoffen in toxischer Konzentration zustandekommen. Die Noxen können Gase, Dämpfe, Aerosole, Rauch oder Nebel sein, wobei die auslösenden Ursachen meist Unglücksfälle, Nicht-Beachten von Bedienungsanweisungen sowie mißbräuchliche Anwendung sind.

Pathophysiologie

Im Hinblick auf die Rolle der Lunge unterscheidet man zwei Arten:

- Die Lunge ist nur Passage der Noxe, die schädigende Wirkung wird an anderen Organen entfaltet (z. B. CO, Benzol, Benzin etc.).
- Die Lunge selbst ist Schauplatz der Krankheitserscheinungen. Hier unterscheiden wir zwei wesentliche Gruppen von Reizgasinhalationen:

Wasserlösliche Substanzen
bewirken eine Reizung der Schleimhäute der oberen und unteren Luftwege und erst in hoher Konzentration ein toxisches Lungenödem.

Lipidlösliche Gase
werden gut resorbiert und führen zu einer Schädigung des Schleimhautepithels mit Beeinträchtigung des Zellstoffwechsels, wobei es oft nach mehreren Tagen zu einem schwer beherrschbaren Lungenödem kommt (ARDS).

Symptomatik

- Bei **wasserlöslichen Substanzen** kommt es bereits in geringen Konzentrationen zu Reizerscheinungen mit Augenbrennen, Husten und substernalen Schmerzen, bei höheren Konzentrationen besteht Atemnot. Typische Vertreter der wasserlöslichen Reizstoffe sind Ammoniak, Schwefeldioxyd und Chlorgase.
- Bei **lipidlöslichen Gasen** kommt es häufig zu einer symptomfreien Latenzzeit von mehreren Stunden bis zu 7–14 (im Extremfall sogar 28) Tagen. Typische Vertreter der lipidlöslichen Gase sind die Nitrosegase und Phosgen.
  Vorkommen: Nitrosegase werden frei bei Unfällen in der chemischen Industrie, beim Schweißen, bei Sprengarbeiten, in der Düngemittelindustrie und bei Silounfällen. Phosgen entsteht beim Verschwelen von Kunststoff und ist daher bei Wohnungsbränden zu beachten.

Akutdiagnostik

Besteht vor allem in der Koordination von Anamnese und Klinik, wobei im Falle der Exposition gegenüber wasserlöslichen Reizgasen nur dann eine Krankenhausaufnahme notwendig ist, wenn Beschwerden der unteren Atemwege bestehen; bei lipidlöslichen Gasen muß der Patient in jedem Fall zur Beobachtung ins nächste Krankenhaus gebracht werden.

Differentialdiagnose

Bei diesem Erkrankungsbild keine.

Therapie

Die Akuttherapie ist bei wasserlöslichen und lipidlöslichen Substanzen ähnlich:
- Sofort Kortikoide in relativ hoher Dosis i. v. (bis zu 1 g).
- Zusätzlich Sauerstoffzufuhr (Maske oder Nasensonde).
- Bei reaktivem Bronchospasmus: Therapie wie beim Asthma bronchiale.
- Bei respiratorischer Insuffizienz: Intubation und Beatmung (PEEP).

Verlauf und Prognose

Bei **wasserlöslichen Gasen** ist die Prognose meist gut, außer der Patient wurde extrem hohen Konzentrationen ausgesetzt.

Bei **lipidlöslichen Gasen** hängt die Prognose sehr vom Beginn der Therapie ab; beim Auftreten eines Lungenödems muß mit einer Mortalität von ca. 50% gerechnet werden (ARDS).

Reizgasinhalation

Wasserlösliche Reizgase machen sofort Symptome, lipidlösliche Reizgase meist erst nach einem Intervall von Stunden bis Tagen! Daher Vorsicht bei Inhalation von Nitrosegasen und Phosgen!

Die Akuttherapie besteht in hohen Dosen Cortison i. v. (als Alternative auch inhalativ), Sauerstoff, evtl. Beatmung.

Eine Überwachung im Krankenhaus ist vor allem bei lipidlöslichen Reizgasinhalationen unbedingt notwendig!

Weiterführende Literatur

AHNEFELD, F. W., DICK, W., KILIAN, I. (Hrsg.): Notfallmedizin. Springer Berlin–Heidelberg–New York–Tokyo 1986

American Heart Association: Standards and Guidelines for Cardiopulmonary Resuscitation (CPR) and Emergency Cardiac Care (ECC). JAMA **268**, 2171–2198 (1992)

BEHAM, M.: Notfallmedizin für den präklinischen Bereich, 2. Auflage. ÖÄK Verlag, 1987, S. 35

KASTENDIECK, J.: Airway management. In: ROSEN, P., BAKER, F. J., BRAEN, G. R., DAILEY, R. H., LEVY, R. C. (Hrsg.) Emergency medicine. Mosby St. Louis Toronto 1983, p. 26

MATTHYS, H.: Aufgaben des Notarztes bei akuten respiratorische Störungen, Intensivmedizin 20 (1983)

MATTHYS, H., RÜHLE, K.-H.: Sauerstofftherapie bei chronischer respiratorischer Insuffizienz. Prax. Klin. Pneumol. 37, Suppl. 21, 939 (1983)

MEURET, G., LÖLLGEN, H., DEUSCHL, G.: Reanimationsfibel. Springer Berlin–Heidelberg–New York–Tokyo 1988

NOLTE, D.: Asthma, 2. Aufl. Urban & Schwarzenberg, München–Wien–Baltimore 1984

Schock

Sylvia FITZAL

1 Definition

Unter dem Begriff „Schock" versteht man eine akute hämodynamische Störung, die zu einem Mißverhältnis zwischen Sauerstoffangebot und Sauerverbrauch mit konsekutiver Gewebshypoxie führt, wodurch Störungen des Zellmetabolismus und strukturelle Veränderungen der Organe bzw. Gewebe entstehen.

Als primär auslösende Mechanismen dieser hämodynamischen Störung kommen im wesentlichen drei Ursachen in Frage:

– Reduktion des zirkulierenden Volumens,
– Verminderung der Herzleistung,
– peripheres vaskuläres Versagen.

Die ersten beiden Ursachen führen zu einer Reduktion des Herzzeitvolumens im Sinn eines „low flow state", das periphere Gefäßversagen hat zumeist ein normales oder sogar erhöhtes Herzzeitvolumen zur Folge („high flow state"), erst im Endstadium oder unbehandelt mündet auch diese Schockform in eine Abnahme des Herzzeitvolumens.

2 Einteilung

Es gibt keine befriedigende Klassifizierung des Schocksyndroms, die ätiologische, pathogenetische, pathophysiologische und klinische Gesichtspunkte umfassend vereint. Für klinisch-praktische Zwecke hat sich jedoch die nachfolgende Einteilung bewährt, da sie primär das therapeutische Vorgehen berücksichtigt:

Hypovolämischer Schock

– Blutverlust (Blutung)
– Plasmaverlust (Verbrennung)
– Wasserverlust (gastrointestinale u. a. Verluste)

Kardiogener Schock

– Versagen der Auswurfleistung (Herzinfarkt, Arrhythmien)
– Füllungsversagen (Herztamponade, Lungenembolie)

270

Gefäßversagen

- Septischer Schock
- Neurogener Schock
  - Spinaler Schock
  - Intoxikation
- Endokriner Schock
  - Addisonkrise
  - Hypothyreose
  - Hypophyseninsuffizienz
- Anaphylaktischer Schock

Vom Schock, welcher unbehandelt einen progredienten Verlauf nimmt (s. u.), der zu funktionellen und strukturellen Veränderungen der Organe führt, ist der **Kollaps** zu unterscheiden, der auf S. 242 behandelt wird.

3 Pathophysiologie (Abb. 1)

Sowohl die primäre Verminderung des venösen Rückstroms (Volumenmangelschock), das primäre Versagen der Herzauswurfleistung (kardiogener Schock) als auch primäres Gefäßversagen führen über eine Senkung des Blutdruckes zu einer Reduktion der Gewebsperfusion. Dadurch wird der Sauerstoffaustausch zwischen Kapillaren und Gewebszellen entscheidend beeinträchtigt. Es kommt zu einer hypoxisch-metabolischen Störung der Zellfunktion und schließlich zur Zellnekrose. Die Minderperfusion der Gewebe ist die gemeinsame Endstrecke aller Schockformen und stellt die eigentliche Vitalbedrohung dar.

Normalerweise reagiert der Körper mit einer Reihe von **Kompensationsmechanismen** auf das lebensbedrohliche Schockgeschehen, um die Durchblutung der Vitalorgane aufrechtzuerhalten. (Vitalorgane sind Organe, deren Funktionsstörung innerhalb kürzester Zeit zum Tode führt; vor allem Herz und Gehirn.) Diese Kompensationsmechanismen laufen sowohl auf makro- als auch auf mikrozirkulatorischer Ebene ab.

Makrozirkulatorisch versucht der Organismus durch vermehrte Ausnützung des systolischen Reservevolumens, Entleerung der Blutspeicher (intrathorakales Blutvolumen, Leber, Milz), durch eine Erhöhung des Flüssigkeitseinstromes aus dem interstitiellen in den intravasalen Raum und durch Antidiurese der Hypovolämie entgegenzuwirken. Im Bereich der Mikrozirkulation entsteht reflektorisch eine venöse und arterielle Vasokonstriktion (Ausnahme: primäres Gefäßversagen). Diese auf neurohumoralem Wege (Tab. 1) hervorgerufenen Kompensationsmechanismen werden als **Zentralisation** bezeichnet, die somit der Erhöhung des effek-

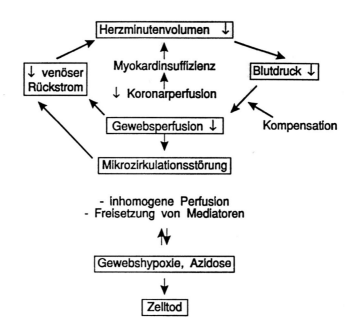

Abb. 1: Schematische Darstellung der Entwicklung eines „circulus vitiosus"
beim „low flow shock state"

tiv zirkulierenden Blutvolumens mit besonderer Berücksichtigung der
Vitalorgane dient. Durch diese Mechanismen können im günstigsten Fall
intravasale Verluste bis zu 30% kompensiert werden. Bleibt jedoch die
Zentralisation längere Zeit bestehen (unbehandelter Schock), so treten
weitere Störungen hinzu, die den Schockzustand noch verstärken (7),
wobei nunmehr die **Störungen im Bereich der Mikrozirkulation** im
Mittelpunkt stehen, die in drei Phasen unterteilt werden können:

– Konstriktion der prä- und postkapillären Sphinkter (Phase der **ischämischen Anoxie**) infolge der sympathikoadrenergen Reaktion.

– Präkapilläre Dilatation bei anhaltender Kontraktion der postkapillären
Sphinkter (Phase der **stagnierenden Anoxie**) infolge Hemmwirkung
der lokalen Azidose auf den sympathikoadrenergen Effekt, wodurch
dessen Einfluß auf die Alpha-Rezeptoren der Arteriolen abnimmt.
Diese Phase verursacht eine **Ausstrombehinderung** mit konsekutiver
Druckerhöhung im kapillaren Gefäßbett, kapillärer Filtration und Zunahme der interstitiellen Flüssigkeit, gefolgt von einer weiteren Abnahme der Kapillarperfusion und des venösen Rückstroms sowie Anstieg
des Hämatokrits.

– Dilatation der prä- und postkapillären Sphinkter (Phase der Gefäßparalyse = **atonische Anoxie**) durch zunehmende lokale Azidose, die nunmehr auch zu einer Hemmung der präkapillären Katecholamin-induzierten Konstriktion führt.

Tabelle 1: Neurohumorale Regulationsmechanismen im Schock

Barorezeptoren (Aortenbogen, Karotissinus)	→ Freisetzung von Adrenalin und Noradrenalin	→ Vasokonstriktion, Tachykardie, HZV ↑
Volumenrezeptoren (linker Vorhof)	→ Freisetzung von ADH und Aldosteron	→ Antidiurese
Osmorezeptoren (Portalkreislauf)	→ Natrium- und Wasserrückresorption	→ Vermehrung des zirkulierenden Blutvolumens

Neben diesen, die Vasomotorik betreffenden Faktoren spielen noch Veränderungen der Blutrheologie eine mitentscheidende Rolle. Hier sind zu nennen:
– Erythrozyten- und Thrombozytenaggregation (sludge), verbunden mit einer Viskositätssteigerung;
– Veränderungen der Verformbarkeit (Fluidität) der Erythrozyten;
– Intimaveränderungen durch toxische Gefäßwandschädigung mit Erhöhung der Kapillardurchlässigkeit;
– intravasale Gerinnungsprozesse, Verbrauchskoagulopathie.

Zum Unterschied des geschilderten Ablaufes bei „low flow"-Schockformen handelt es sich beim „high flow"-Schock, zu dessen typischen Vertretern der septische Schock zählt, um eine primär am Gefäßsystem, speziell im Bereich der Mikrozirkulation, entstehende Störung, die zu einer Umverteilung der Kapillardurchblutung und damit zu einer mangelhaften nutritiven Perfusion des Gewebes führt. Die verminderte Fähigkeit zur O_2-Extraktion aus dem Blut ist charakteristisch für die Sepsis und wird oft durch den Begriff des „funktionellen arteriovenösen Shunts" beschrieben oder als „Distributiver Schock" bezeichnet (5). Sekundär kommt es dann zu makrohämodynamischen Veränderungen, um die Gewebshypoxie zu kompensieren. Dabei ist eine Früh- (hyperdyname) Phase vom hypodynamen Spätstadium zu unterscheiden.

In dieser Frühphase besteht ein erniedrigter Gefäßwiderstand und ein gesteigertes Herzzeitvolumen mit noch normalen oder niedrigen systemischen Blutdruckwerten. Obwohl das Herzzeitvolumen in der hyperdynamen Phase über die Norm erhöht oder zumindest normal ist, kann die Pumpfunktion des Herzens bereits eingeschränkt sein. Nach Stunden bis Tagen kann sich sodann ein hypodynamer Zustand entwickeln, der mit einem Abfall des Herzzeitvolumens, niedrigem systemischem Blutdruck und hohem peripherem und pulmonalem Gefäßwiderstand einhergeht.

Somit kann die Ursache für einen Sauerstoffmangel, der bei jeder Schockform besteht, unterschiedlich sein. Beim hypovolämen und kardiogenen Schock ist primär das **O₂-Angebot** erniedrigt, beim septischen Schock liegt die primäre Hypoxieursache in der verminderten **O₂-Abgabe** aus dem Blut ins Gewebe und in der schlechten **O₂-Verwertung** der in ihrer metabolischen Funktion gestörten Zelle. Bei Fortbestehen jeder Schockform sind schließlich alle drei genannten Ursachen für die Hypoxie verantwortlich. Zusätzlich besteht gleichzeitig immer ein erhöhter **O₂-Verbrauch**, der weit über dem verminderten Angebot liegen kann.

4 Allgemeine Schocksymptome

Ganz allgemein sind folgende Krankheitszeichen typisch für ein Schockgeschehen:

Initiale Symptomatik:

- geringe Tachykardie
- kein bis mäßiger Blutdruckabfall
- Sensorium unauffällig, evtl. Euphorie
- Atmung normal
- Haut evtl. blaß
- Venen kollabiert oder gestaut

Vollbild

- Tachykardie
- Blutdruckabfall (Blutdruckamplitude kleiner)
- Sensorium getrübt
- Tachypnoe
- Oligurie bis Anurie
- Haut blaß-zyanotisch und feucht oder rosig und trocken
- Venen kollabiert oder gestaut

Endstadium

- Bradykardie, Arrhythmie
- Blutdruck nicht meßbar
- Koma

- Schnappatmung
- Harnausscheidung sistiert
- Haut grau, klebrig

5 Akutdiagnostik

Die frühzeitige Erkennung eines Schockzustandes ist deshalb wichtig, da eine verspätet einsetzende Therapie den Teufelskreis der Selbstperpetuation begünstigt, wodurch eine irreversible Schädigung der Zellfunktion und letzlich der Zelltod verursacht wird.

Neben der raschen Diagnose ist auch eine Differenzierung des vorliegenden Schockzustandes und der sich daraus ergebenden Konsequenzen für die Therapie rasch erforderlich. Zur Differenzierung sind **Notfallanamnese** und **Notfalluntersuchung** hilfreich. Aus der Anamnese, die vorangegangene Erkrankungen bzw. Verletzungen, Schmerzen, Fieber und Schüttelfrost und mögliche allergische Ursachen feststellen läßt, können Rückschlüsse auf das vorliegende Schockgeschehen gezogen werden, ebenso aus der Notfalluntersuchung, die die Beurteilung von Kreislauf- und Atemfunktion, peripherer Durchblutung, Halsvenenfüllung, Bewußtseinszustand, evtl. vorliegende traumatische Verletzungen oder Hinweise auf ein abdominelles Geschehen umfassen soll.

6 Generelle Richtlinien zur Schocktherapie

Allgemein gilt es, unabhängig von der vorliegenden Schockform, folgende Maßnahmen zu treffen, die in speziellen Fällen modifiziert anzuwenden sind (siehe unten):
- Beseitigung der Schockursache
- Lagerung
- Wiederherstellung einer adäquaten Perfusion (Volumen und/oder kardiovaskulär wirksame Substanzen)
- Herstellung einer bedarfsadaptierten alveolären Ventilation (Sauerstoffgabe, evtl. Intubation und Beatmung)
- Sympathikolyse (Schmerzbekämpfung)
- Zusätzliche Maßnahmen

6.1 Beseitigung der Schockursache

Hiezu zählen in erster Linie alle Maßnahmen zur Blutstillung, da die Volumenzufuhr unter Umständen mit dem Verlust sonst nicht Schritt halten kann; weiters z. B. beim anaphylaktischen Schock sofortiges Absetzen des auslösenden Agens (Medikaments).

6.2 Lagerung

Flachlagerung bzw. Beinhochlagerung (Ausnahme: kardiogener Schock – Oberkörperhochlagerung). Dadurch wird einerseits die zerebrale Durchblutung verbessert, andererseits eine gewisse Autotransfusion gewährleistet.

6.3 Volumenzufuhr

Die Wiederherstellung der Perfusion erfolgt am Notfallort durch Gabe von Flüssigkeit (Kristalloide und Kolloide; Einzelheiten siehe Beitrag „Infusionstherapie"). Hiebei soll der Volumenersatz **rasch** und **in ausreichender Menge** unter Kontrolle der Hämodynamik erfolgen (Ziel: Blutdruck > 100 mm Hg bei sonst Normotensiven, Puls < 100/min, zunehmende Füllung der V. jugularis externa, Besserung der Bewußtseinslage und der Hautfarbe).

> Häufigster Fehler in der Volumentherapie – insbesondere des hypovolämischen Schocks – ist: **„Zu wenig – zu spät".**

6.4 Herstellung einer bedarfsadaptierten alveolären Ventilation

Allen Patienten im Schock sollte Sauerstoff insuffliert werden. Bei nicht ausreichender Spontanatmung (bzw. Bewußtlosigkeit) müssen Maßnahmen zur Freihaltung der Atemwege, Aspirationsprophylaxe und Unterstützung der Atemfunktion getroffen werden.

6.5 Sympathikolyse = Sedierung, Analgesie

Unruhige Patienten müssen sediert, Schmerzen beseitigt werden. Die Einzeldosen sollen zur Vermeidung von Nebenwirkungen niedrig sein, müssen jedoch, falls erforderlich in kurzen Abständen wiederholt werden, bis der gewünschte Effekt eintritt (siehe Kap. „Schmerzbekämpfung, Sedierung, Narkose").

6.6 Zusätzliche Maßnahmen

- **Azidosebekämpfung:** Die eigentlichen therapeutischen Maßnahmen hierfür sind: Verbesserung bzw. Wiederherstellung der Gewebsperfusion (siehe 6.3) und adäquate Oxygenierung (siehe 6.4). Eine frühzeitige oder gar „blinde" Pufferung der Azidose mit Natriumbikarbonat ist im Stadium der präklinischen Erstversorgung nicht indiziert. Im Gegenteil, eine durch Natriumbikarbonat (ohne Kontrolle des Säure-Basen-Haushaltes) evtl. verursachte Überkorrektur und damit verbundene Alkalose führt erst recht zu einer Störung der Sauerstoffabgabe ins Gewebe. Antazidotische Maßnahmen sind daher üblicherweise klinischen Bedingungen unter Kontrolle des Säure-Basen-Status vorbehalten.

- **Schonende Bergung,** Rettung Lagerung und Transport, um den ohnehin bereits bestehenden erhöhten Sauerstoffverbrauch bei schockierten Patienten nicht noch zusätzlich zu aggravieren.
- **Wärmezufuhr** mittels Decken, Alufolien etc.
- Eine prophylaktische Verabreichung von **Antibiotika** und **Kortikosteroiden** am Notfallort ist nicht gerechtfertigt, sondern nur die therapeutisch indizierte Gabe (z. B. anaphylaktischer Schock, septischer Schock)
- Um Veränderungen im Verlauf des Schocks zu erkennen und eine fortwährende Beurteilung des Therapieerfolges zu ermöglichen, ist die ständige **Kontrolle** des Kreislaufs, der Atemfunktion und der Bewußtseinslage durchzuführen.

7 Spezielle Schockformen
(Differentialdiagnose siehe Tab. 3)

7.1 Hypovolämischer Schock (6)

Definition

Akutes Kreislaufversagen nach Verlust von Blut, Plasma oder Wasser und Elektrolyten.

Sofortdiagnostik

Die Sofortdiagnose des Volumenmangelschocks gründet sich auf Hinweise für einen akuten Volumenverlust und den typischen Befund der leeren, kollabierten Venen. Bedeutsam ist die Beurteilung der jugularen Venenfüllung. In flacher Rückenlage füllen sich die externen Jugularvenen normalerweise bis zum Oberrand des M. sternocleidomastoideus, bei Volumenmangel bleiben sie leer und kollabiert. Der Schweregrad eines hypovolämischen Schocks kann mit dem Schockindex nach ALLGÖWER abgeschätzt werden. Der Schockindex wird als Quotient aus Pulsfrequenz und systolischem Blutdruck gebildet:

$$\text{Schockindex} = \frac{\text{Pulsfrequenz}}{\text{syst. Blutdruck}}$$

Er ist quantitativer Ausdruck der sympathoadrenergen Reaktion und hängt von der Höhe des Volumsverlustes ab. Je höher der Schockindex, desto größer das Volumsdefizit. Im Schock liegt der Index deutlich über 1,0. Neben der Menge des Volumensverlustes ist auch die Geschwindigkeit, mit der Volumen verloren wird, entscheidend, ebenso sind Alter und Gesundheitszustand des Patienten für den Schweregrad des hypovolämischen Schocks maßgeblich.

Sofortmaßnahmen

- Blutstillung, Lagerung (Flachlagerung, Beinhochlagerung),
- Volumenersatz (Kristalloide – isoton und hyperton, Kolloide)
- Oxgenierung (Maske-Respiratortherapie)
- Wärmezufuhr, evtl. sedierende und/oder analgetische Therapie
- evtl. zusätzlich Dopamin („Nierendosis")

7.2 Kardiogener Schock

Definition

Akutes Kreislaufversagen infolge verminderter Pumpleistung des Herzens durch Störungen der Kontraktilität, des Rhythmus und der Frequenz oder aber durch eine akute Kreislaufobstruktion in den zentralen Gefäßen oder auf Klappenebene.

Sofortdiagnostik

Für die Sofortdiagnostik des kardiogenen Schocks sind Hinweise auf Symptome und Zeichen eines Herzinfarktes, einer Lungenarterienembolie, einer Herzbeuteltamponade, schwerer Arrhythmien oder einer anderen kardialen Erkrankung entscheidend. Charakteristisch ist weiterhin, daß die Venen, insbesondere die Halsvenen, nicht kollabieren, sondern eher gefüllt oder sogar gestaut sind (nicht nur im Liegen, sondern auch bei aufgerichtetem Oberkörper, auch während der Inspiration).

Sofortmaßnahmen

- Lagerung (Oberkörper hoch),
- Sicherstellung der Ventilation (zumindest Sauerstoffinsufflation),

278

- Gabe von 40–80 mg Lasix bei Vorliegen einer Linksherzinsuffizienz (liegt ausnahmsweise gleichzeitig ein Volumenmangel vor – fehlende Zeichen einer Linksherzinsuffizienz, z. B. nach exzessiver Diuretikatherapie oder bei hochgradigen Schweißverlusten–, so ist eine vorsichtige Volumszufuhr indiziert),
- evtl. Gabe von Analgetika, Katecholaminen, Vasodilatantien, Antiarrhythmika (siehe S. 187 ff. und S. 197 ff.).

7.3 Septischer Schock (1, 2)

Definition

Schock bei Infektionen mit gramnegativen oder grampositiven Bakterien, seltener auch Viren, Rickettsien, Parasiten und Pilzen.

Sofortdiagnostik

Die Sofortdiagnose ergibt sich aus dem Zusammentreffen von Schockzeichen mit Hinweisen auf das Vorliegen einer Sepsis (septisches Fieber und Sepsisherd). Die Haut ist im Frühstadium warm und trocken, das hypodyname Zustandsbild (Spätstadium) ist durch eine schlecht durchblutete, kalte, zyanotische Haut gekennzeichnet.

Sofortmaßnahmen

- Ursache beseitigen: Operation bzw. Drainage (innerklinische Sofortmaßnahme)
- Volumenzufuhr
- Oxygenierung bzw. Beatmung
- evtl. zusätzlich Dopamin („Nierendosis"). Die Gabe kreislaufaktiver Substanzen wie Arterenol® (4) (0,1–1 µg/kg/min) und Dobutrex bei gleichzeitiger ausreichender Volumensubstitution ist erst unter klinischen Bedingungen (Überwachungsmöglichkeiten) anzuraten.

7.4 Neurogener Schock

Definition

Schock infolge abnormer Erweiterung der venösen Kapazitätsgefäße oder infolge Versagens der neuralen Kontrollmechanismen des Kreislaufs (d. h. des Vasomotorenzentrums im verlängerten Mark), hervorgerufen durch Intoxikationen (Narkotika, Sedativa, Drogen) oder durch eine traumatische, hypoxische oder iatrogene Schädigung des ZNS (z. B. Querschnittläsion, zerebrale Blutungen, hohe Spinalanästhesie).

Sofortdiagnostik

Die Sofortdiagnostik ist anhand allgemeiner Schocksymptome (jedoch statt Tachykardie häufig Bradykardie), verbunden evtl. mit Somnolenz, Sopor, Koma und Ventilationsstörungen bzw. Zyanose, zu stellen.

Sofortmaßnahmen

- Flachlagerung,
- Sicherstellung der Ventilation, O_2-Gabe
- Volumenzufuhr.

7.5 Endokriner Schock

Die Schockformen bei der ADDISON-Krise, dem hypothyreoten Koma oder bei der Hypophyseninsuffizienz unterscheiden sich hämodynamisch nur quantitativ von der für diese endokrinen Störungen charakteristischen Hypotonie. Der Schock beim diabetischen Koma ist bedingt durch Hypovolämie infolge renalen Flüssigkeitsverlustes. Beim Hyperparathyreoidismus kommt neben der Hypovolämie der Herzrhythmusstörung Bedeutung zu. Auch beim Phäochromozytom liegt die Ursache in einer Hypovolämie.

Sofortdiagnostik

Zielführend sind Anamnese und/oder für endokrine Störungen charakteristische klinische Zeichen (s. Kap. „Spezielle internistische Notfälle") verbunden mit typischen Schocksymptomen.

Sofortmaßnahmen

- Spezielle, für die jeweilige endokrinologische Störung erforderliche Therapie (vgl. Kap. „Spezielle internistische Notfälle")
- Volumenzufuhr
- O_2-Gabe, evtl. Intubation, Beatmung.

7.6 Anaphylaktischer Schock

Definition

Schock infolge schwerer, generalisierter Antigen-Antikörper-Reaktion vom Soforttyp, die durch Medikamente (Antibiotika, Lokalanästhetika, Jodide, Acetylsalicylsäure, Aneurin) oder Fremdeiweiß und Polysaccharide (Insekten- oder Schlangengift, Seren, Vakzine, Organextrakte, Allergenlösungen zur Desensibilisierung) hervorgerufen wird und zur Freisetzung vasoaktiver Substanzen (Histamin, Serotonin, Bradykinin) führt. Infolgedessen kommt es zu akuter Dilatation besonders der venösen Gefäßstrombahn und – durch Veränderung der Gefäßpermeabilität – zu zusätzlichem Plasmaverlust.

Die anaphylaktische Reaktion kann unterschiedlich schwer sein. Man unterscheidet im allgemeinen vier Schweregrade (Tab. 2).

Sofortmaßnahmen

- Antigen absetzen,
- Flachlagerung,
- Antihistaminika (bei Stadium I),
- Volumengabe (bei Stadium II–IV),
- Adrenalin: Suprarenin-Amp. = 1 mg auf 10 ml verdünnen, davon 1 ml = 0,1 mg initial i. v. oder 2 ml = 0,2 mg endotracheal (bei Stadium III-IV), gefolgt von – falls erforderlich – weiteren Bolusgaben derselben Dosis,
- Kortison i. v.: 100-1000 mg (bei Stadium II-III). Man bedenke jedoch, daß der Wirkeintritt von Kortison etwa 30–40 min benötigt. Unbedingt indiziert ist die Gabe von Kortison bei Haut- und Schleimhautödem.
- Sicherstellung der Ventilation, evtl. Bronchospasmolyse (Dosieraerosol, Theophyllin: 240 mg i. v. (= 1 Ampulle),
- bei Kreislaufstillstand – Reanimation.

Tabelle 2: Anaphylaktische Reaktion – Schweregrade

I. Hautreaktionen (Flush, Erythem, Urtikaria, Ödem) Allgemeinsymptome (Juckreiz, Unruhe, Schwindel, Kopfschmerz, Tremor)
II. Hämodynamische Reaktionen (Tachykardie, Blutdruckabfall) Gastrointestinale Zeichen (Übelkeit, Erbrechen, Durchfall)
III. Schocksymptome Bewußtseinsstörung Bronchospasmus
IV. Kreislauf- und Atemstillstand

Tabelle 3: Sofortdiagnose spezieller Schockformen

Hypovolämischer Schock	=	Schockzeichen + Hinweise für Volumenverlust + leere, kollabierte Venen
Kardiogener Schock	=	Schockzeichen + Hinweise für kardiale Erkrankung + gefüllte Halsvenen
Septischer Schock	=	Schockzeichen + Hinweis auf Sepsis + eher warme, trockene Haut
Neurogener Schock	=	Schockzeichen + Hinweise auf ZNS-Trauma oder Intoxikation + zerebrale Symptomatik
Anaphylaktischer Schock	=	Schockzeichen + Hinweise auf Überempfindlichkeits- reaktion

8 Zusammenfassung

Schock ist ein akut lebensbedrohlicher Zustand, der daher möglichst rasch diagnostiziert und behandelt werden muß. Da es sich dabei immer um eine Verminderung des O_2-Angebotes an die Zelle handelt, muß das Therapieziel in der Erhöhung desselben bestehen. Dies wird durch O_2-Anreicherung in der Lunge (O_2-Gabe, Beatmung) und Verbesserung des O_2-Transportes mit dem Blut (Volumen und/oder kreislaufaktive Medikamente) bei gleichzeitiger Senkung des O_2-Verbrauchs (Sedierung, Analgesie, Beatmung, Verhinderung von Kältezittern) erreicht. Je rascher und effizienter die makrohämodynamischen Störungen im Schock beseitigt werden können, desto geringer ist die Gefahr des Auftretens mikrohämodynamischer Folgen mit den damit verbundenen funktionellen und strukturellen Veränderungen der Organe.

Literatur

1. FORST, H., LENHART, F. P.: Pathogenese, Klinik und Therapie des septischen Schocks, Teil 1. Anästhesiologie und Intensivmedizin **6**, 149 (1988)

2. FORST, H., LENHART, F. P.: Pathogenese, Klinik und Therapie des septischen Schocks, Teil 2. Anästhesiologie und Intensivmedizin **7**, 190 (1988)

3. LÖLLGEN, H., FAHRENKROG, U.: Der kardiogene Schock. Herz-Gefäße **9**, 654 (1989)

4. MEADOWS, D., EDWARDS, J. D. WILKINS, R. G., NIGHTINGALE, P.: Reversal of intractable septic shock with norepinephrine therapy. Crit. Care Med. **16**, 663 (1988)

5. MESSMER, K., KREIMEIER, K.: Schock. In: SCHÖLMERICH, P., SCHÖNBORN, H., SCHUSTER, H. P. (Hrsg.): Internistische Intensivmedizin. Stuttgart, Thieme, 1987, S. 151

6. PASCH, Th.: Pathophysiologie des traumatisch-hämorrhagischen Schocks. Intensivbehandlung **12**, 2 (1987)

7. SHOEMAKER, W. C.: Circulatory mechanisms of shock and their mediators. Crit. Care Med. **15**, 787 (1987)

8. WALDHAUSEN, E., KESER, G., MARQUARDT, B.: Der anaphylaktische Schock. Anaesthesist **36**, 150 (1987)

Neurologische Notfälle

E. Auff und Elisabeth Fertl

1 Neurologische Notfalluntersuchung

Zur neurologischen Notfalluntersuchung benötigt man kaum Hilfsmittel, selbst Reflexhammer, Taschenlampe, Mundspatel oder Wattestäbchen sind zur Untersuchung der folgenden Funktionen entbehrlich.

1.1 Inspektion von Spontanmotorik und Körperhaltung
- Wälzen und Massenbewegungen?
- Beuge- oder Streckschablonen?
- Opisthotonus?
- Kopf- und Blickwendung zu einer Seite?
- Seitenasymmetrie der spontanen Bewegungen?
- Stereotype rhythmische Bewegungen? Krämpfe?
- Psychomotorische Unruhe (Nesteln etc.)

1.2 Feststellung der Bewußtseinslage
Wie reagiert der Patient auf Ansprechen, einen taktilen Reiz und einen Schmerzreiz?
- wach, bewußtseinsklar,
- somnolent,
- soporös,
- komatös.

Reaktionen eines komatösen Patienten auf Schmerzreize?
- mit gezielten Abwehrbewegungen,
- mit ungezielten Abwehrbewegungen bzw. ineffektiver Entfernung des gereizten Körperabschnitts vom Reiz,
- ohne Abwehrbewegungen, jedoch mit stereotypen Bewegungsschablonen (Beuge- oder Streckkrämpfe),
- ohne jegliche motorische Reaktion auf Schmerzreize.

Somnolenz: Patient ansprechbar und bedingt kooperativ, sich selbst überlassen wirkt er apathisch und schläfrig, evtl. teils wechselnd mit motorischer Unruhe und Umtriebigkeit (DD: Verwirrtheit, Dämmerzustand, Delir!)

Sopor: Patient ständig in einem schlafähnlichen Zustand, kann durch lautes Rufen oder sonstige stärkere Außenreize nur kurz erweckt werden; während dieser Wachphasen sind kurze verbale Äußerungen und Kommandobewegungen möglich.

Koma: Patient auch durch starke Außenreize nicht erweckbar, keine Kontaktaufnahme möglich, Augen geschlossen.

Zur einfachen Quantifizierung wird die Glasgow Coma Scale (GCS) verwendet (Tab. 1).

Tabelle 1: GLASGOW Coma Scale

Augenöffnen

spontan	4
auf Aufforderung	3
auf Schmerz	2
nicht	1

Beste motorische Antwort

gezielt nach Aufforderung	6
gezielt nach Schmerz	5
ungezielt nach Schmerz	4
Beugemechanismen	3
Streckmechanismen	2
keine	1

Verbale Antwort

orientiert prompt	5
verwirrt	4
inadäquat	3
unverständlich	2
keine	1

1.3 Meningismusprüfung

Passives Anheben des Kopfes bis das Kinn die Brust berührt.

– Erhöhter muskulärer Widerstand (= Meningismus)?
– Weitere meningeale Zeichen (z. B. BRUDZINSKI, KERNIG, LASÈGUE; Opisthotonushaltung)?

1.4 Pupillen

Normal: isokor, mittelweit, beidseits prompte direkte und konsensuelle Lichtreaktion.

– Einseitig weite, lichtstarre Pupille? (z. B. supratentorielle Raumforderung auf Seite der mydriatischen Pupille)
– Beidseits eng bei komatösem Patienten? (z. B. Opiatintoxikation, MHS nach SHT, Basilaristhrombose, Ponsblutung)
– Beidseits weit bei komatösem Patienten? (z. B. Intoxikation mit Anticholinergika, MHS oder BHS nach SHT)
– Fehlende Lichtreaktion? (direkt? konsensuell?)

1.5 Bulbusstellung

Normal: parallel geradeaus gerichtet.

– Bulbusschwimmen (beginnende Hirnstammeinklemmungssymptomatik infolge Hirndruckerhöhung z. B. nach SHT),
– Bulbusdivergenz,
– Blickdeviation (Herdblick z. B. bei intrazerebraler Massenblutung, ausgedehntem Mediainfarkt; vom Herd weg z. B. im Rahmen eines epileptischen Anfalls).

1.6 Inspektion des Gesichtsbereichs

Normal: seitengleiche Mimik (bei komatösen Patienten evtl. nach Schmerzreiz).

Asymmetrie der Mundwinkel? Einseitig blasende Ausatmung? (zentrale Fazialisparese),
– Widerstand bei passiver Mundöffnung? (Trismus, aktives Gegenhalten, Frontalschablonen),
– Zungenbiß?

1.7 Extremitäten

Normal: reguläre, altersentsprechende, seitengleiche aktive Beweglichkeit bzw. Kraft, seitengleicher, unauffälliger (weder schlaffer noch gesteigerter) Tonus, seitengleiche mittellebhafte Muskeleigenreflexe (BSR*, TSR*, RPR*, PSR*, ASR* etc.), keine Pyramidenbahnzeichen.

– Parese? Plegie? Hemiparese? Paraparese?
– Bei komatösen Patienten: fällt eine Extremität bei passivem Hochheben rascher zur Unterlage zurück als auf der Gegenseite?
– Gesteigerter Muskeltonus? (Spastik? Rigor?)

---

*) BSR: Bizepssehnenreflex, TSR: Trizepssehnenreflex, RPR: Radius-Periost-Reflex, PSR: Patellarsehnenreflex, ASR: Achillessehnenreflex.

- Schlaffer (pseudoschlaffer) Tonus?
- Veränderungen der Muskeleigenreflexe? (Areflexie? Hyperreflexie? Einseitige Reflexbetonung?)
- Positives BABINSKIzeichen? (Dorsalextension der Großzehe und/oder Fächerphänomen? Einseitig stumme Sohle?)

Bei Patienten ohne Bewußtseinsstörung muß nach dieser orientierenden neurologischen Notfalluntersuchung bei Verdacht auf das Vorliegen von Störungen des zentralen oder peripheren Nervensystems bzw. im Bereich der Muskulatur ein ausführlicher neurologischer Status durchgeführt werden, der u. a. auch eine Beurteilung der Orientierung des Patienten, der Merkfähigkeit, des Gedächtnisses, der Sprachfunktion, der Gesichtsfelder etc. beinhaltet, um die weitere fachgerechte Versorgung des Patienten sicherzustellen.

2 Der komatöse Patient

Die Aufrechterhaltung der Helligkeit und Wachheit des Bewußtseins ist an die Intaktheit der beiden Großhirnhemisphären und der Formatio reticularis im Hirnstamm gebunden.

Nach Durchführung der neurologischen Notfalluntersuchung steht fest, ob eine Bewußtseinstrübung vorliegt bzw. ob es sich um ein komatöses Zustandsbild ohne Herdzeichen, mit Herdzeichen oder mit Meningismus handelt. Entsprechend dieser groben Klassifikation kommen unterschiedliche Versorgungsmaßnahmen in Betracht.

2.1 Koma ohne Herdzeichen

Auf einen Schmerzreiz zeigt der Patient keinerlei Weckreaktion, die Pupillen können isokor eng oder weit sein, Muskeleigenreflexe können (seitengleich) erhalten sein oder fehlen, Pyramidenbahnzeichen sollen negativ sein.

Anhand der Pupillenweite und pathologischer Vitalparameter (Atemfrequenz, Körpertemperatur) können weitere Hinweise auf die Genese des Komas gewonnen werden. Beidseitige zerebrale Läsionen können ein Koma ohne Herdzeichen vortäuschen.

Ätiologie
- Intoxikation (Hypnotika, Antidepressiva, Opiate, . . .),
- metabolisch (Hypoglykämie, Hyperglykämie, hepatische Enzephalopathie, Urämie),
- hypoxisch (nach Aspiration, CPR),
- postparoxysmal (nach Epi-Anfall),
- endokrin (Hypophyse, Schilddrüse, Nebennierenrinde).

Klinik

Hypnotikaintoxikation – Hypothermie, Atemdepression, Aufklaren nach Anexate i. v.,

Opiatintoxikation – Atemdepression, miotische Pupillen, Aufklaren nach Narcan i. v.,

Hepatische Enzephalopathie – Hypothermie, Tachypnoe und respiratorische Alkalose,

Urämische Enzephalopathie – metabolische Azidose und erhöhte Retentionsparameter,

Postparoxysmales Koma – blutiger Speichel, Zungenbiß, Sezessus,

WERNICKE-Enzephalopathie – Hypothermie, Okulomotorikstörungen,

Alkoholintoxikation – Foetor alcoholicus, Atemdepression,

Psychogener Stupor – aktiver Augen-/Mundschluß, wechselnder Muskeltonus, unterdrückte Schmerzreaktion.

Beidseits weite Pupillen bei *Intoxikation mit Sympathomimetika* (Kokain, Amphetamin) *oder Anticholinergika* (trizyklische Antidepressiva).

2.2 Koma mit Meningismus

Ursächlich kommen eine Meningitis, Enzephalitis, spontane oder traumatische Subarachnoidalblutung und eine infratentorielle Raumforderung in Frage. Läßt sich jedoch bei einem bewußtseinsgetrübten oder komatösen Patienten ein eindeutiger Meningismus nachweisen, so sollte unverzüglich eine kraniale CT durchgeführt werden. Bei negativem Befund schließt sich die LP (Ausschluß einer Blutung, Nachweis von entzündlichen Liquorveränderungen) an. Im tiefen Koma mit allgemein herabgesetzem Muskeltonus kann auch der Meningismus nicht mehr nachweisbar sein, sodaß ein negativer Befund bei der Meningismusprüfung das Vorhandensein eines meningealen Reizzustandes nicht sicher ausschließt.

2.3 Koma mit Herdzeichen

Ein komatöser Patient kann an leicht erkennbaren Herdzeichen eine Hemiparese, eine zentrale Fazialisparese, eine Hemihypästhesie (einseitige Abschwächung des Cornealreflexes, einseitig fehlende Schmerzreaktion) oder eine Deviation conjugée bieten. Zugrunde liegt zumeist eine unilaterale Großhirnhemisphärenläsion mit Massenverschiebung und konsekutiver Beeinträchtigung der kontralateralen Hemisphäre. Trotz eindeutiger Klinik, Außenanamnese und Befunderhebung ist die Ursache der Läsion (intrazerebrales Hämatom verschiedener Ätiologie, ausgedehnter ischämischer Insult, herdförmige entzündliche Erkrankung, Tumor etc.)

nur durch eine kraniale CT zu klären. Aufgrund der Massenzunahme ist ein Übergang in ein Koma mit Hirnstammeinklemmungssymptomatik möglich.

2.4 Koma mit Hirnstammeinklemmungssymptomatik

Eine Zunahme eines der drei Kompartimente des Schädelinnenraumes (Hirngewebe, Liquor, Blut) führt zu einer Hirndrucksymptomatik bzw. zum Versuch, die anderen Kompartimente zu verdrängen. Für das Hirngewebe bleibt nach Aufbrauch der Reserveräume (Liquor, Blut) nur die Möglichkeit, durch die Öffnungen des Schädelinnenraumes auszuweichen. Bei supratentoriellen Läsionen (z. B. Großhirnvolumsvermehrung durch Tumor, Ödem etc.; epidurales oder subdurales Hämatom, Hydrocephalus occlusus) kommt es zuerst zum Ausweichen durch den Tentoriumschlitz mit Verschiebung von Mittelhirnanteilen (Mittelhirnsyndrom), im weiteren zur Einklemmung der Medulla oblongata im Foramen occipitale magnum (Bulbärhirnsyndrom, schließlich Hirntod).

Die klinische Symptomatik einer derartigen Hirnstammeinklemmung ist unabhängig von der zugrundeliegenden Ursache und wird vor allem durch den zeitlichen Verlauf der jeweiligen Störung wesentlich bestimmt (traumatische intrakranielle Blutung, zerebrale Kontusionsherde, spontane intrazerebrale Massenblutung, Subarachnoidalblutung mit parenchymatöser Einblutung oder Ventrikeleinbruch etc.). Die Kombination der klinischen Symptome läßt verschiedene Stadien der Hirnstammeinklemmung unterscheiden (MHS I-IV, BHS I-II). Der Verlauf der einzelnen Symptome (Bewußtseinslage, Pupillo- und Optomotorik, Körperhaltung, motorische Schablonen, vegetative Symptome) läßt sich der Abbildung 1 entnehmen.

2.5 Notfallmaßnahmen beim komatösen Patienten

2.5.1 Therapie beim Koma ohne Herdzeichen

- Sicherung der Vitalfunktionen (Freimachen der Atemwege, evtl. Intubation und Beatmung, Kreislaufstabilisierung),
- sofort 500 ml 20% Glukose + 100 mg Thiamin (Bevitol fortissimum®) i. v.,
- sofortiger Transport in die Klinik.

Wenn die außenanamnestischen Angaben oder die eigene Beobachtung bzw. Untersuchung eine klare Ursache des komatösen Zustandes ergibt (z. B. Grand-mal-Anfall, akute CO-Intoxikation, Hyperthermie bei Hitzschlag) kann eine spezifische Therapie erfolgen.

Abb. 1: Hirnstammsyndrome (nach LÜCKING 1976)

Phasen der Hirnstammschäd.	Mittelhirnsyndrom				Bulbärhirnsyndrom	
	1	2	3	4	5	6
Vigilanz	Somnolenz	Sopor	Koma	Koma	Koma	Koma
Körperhaltung und Motorik	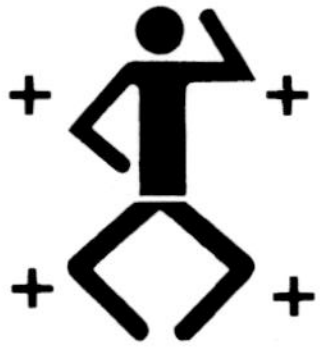 (Abbildung)	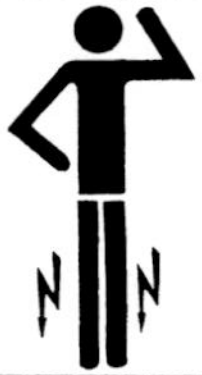 (Abbildung)	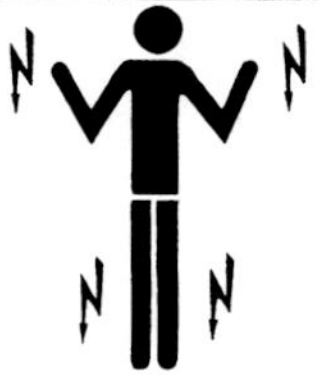 (Abbildung)	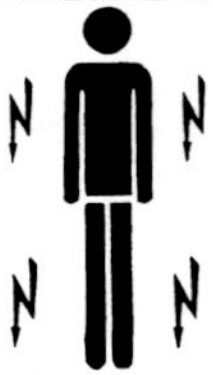 (Abbildung)	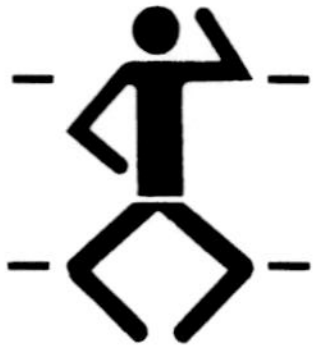 (Abbildung)	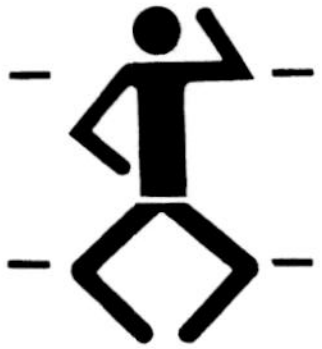 (Abbildung)
Muskeltonus	normal	UE erhöht	gen. erhöht	massiv erhöht	schlaff	schlaff
Bulbusstellg. Pupillenweite	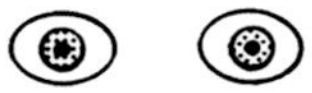 (Abbildung)	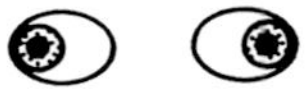 (Abbildung)	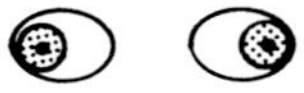 (Abbildung)	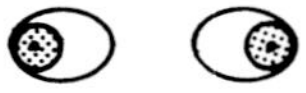 (Abbildung)	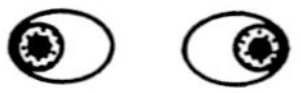 (Abbildung)	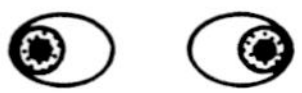 (Abbildung)
Lichtreaktion	normal	verzögert	träge	vermindert	angedeut. fehlend	fehlend
Bulbusbewegungen	pendelnd	dyskonjugiert	fehlend	fehlend	fehlend	fehlend
Atmung	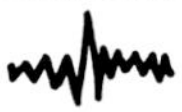 (Abbildung)	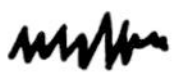 (Abbildung)	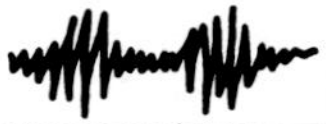 (Abbildung)	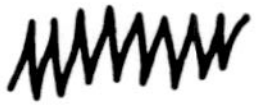 (Abbildung)	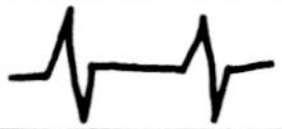 (Abbildung)	(Abbildung)
Temperatur	um 37 Grad C	um 38 Grad C	um 39 Grad C	über 40 Grad C	37–38 Grad C	unter 37 Grad
Pulsfrequenz	90	100	120	150	90	unter 90
Blutdruck	normal	normal	leicht erhöht	deutl. erhöht	vermindert	stark vermindert

Erst *im Krankenhaus* (Intensivstation) kann die *weitere Therapie und Abklärung* erfolgen:

– Naloxon (Narcanti®) 0,4 mg i. v.,
– Flumazenil (Anexate®) 0,5–2 mg i. v.,
– Labor: BZ, BGA, NH₃, NT, Transaminasen, BUN, Kreatinin, Elektrolyte, BB, Osmo, Laktat.

2.5.2 Therapie bei Koma mit Hirnstammeinklemmungssymptomatik

– Sicherung der Vitalfunktionen (Freimachen der Atemwege, evtl. Intubation und Beatmung, Kreislaufstabilisierung).

Hirnödemtherapie mit:

– Lagerung des Patienten mit **30 Grad aufgerichtetem Oberkörper,**
– 100 ml Mannit 20% i. v.,
– eventuell Dexamethason (Fortecortin®) 40 mg i. v. als Bolus,
– sofortiger Transport in die Klinik mit kranialer Akut-CT.

2.5.3 Therapie bei den anderen Komaformen

– Sicherung der Vitalfunktionen (Freimachen der Atemwege, evtl. Intubation und Beatmung, Kreislaufstabilisierung).

Die weitere Notfalltherapie ist in diesem Fall abhängig von der zugrundeliegenden (ursächlichen) Störung und ist bei den jeweiligen Krankheitsbildern weiter unten angeführt.

3 Spezielle neurologische Krankheitsbilder

3.1 Schlaganfall (Insult, Apoplexie)

Der sog. Schlaganfall ist gekennzeichnet durch das plötzliche Auftreten einer neurologischen Ausfallssymptomatik (Hemiparese, Hemianopsie, Sprachstörung etc.) eventuell begleitet von Bewußtseinsstörung (s. o. Koma mit Herdzeichen).

Als *häufigste* – nicht traumatische – *Ursachen* kommen in Frage:

– ischämischer zerebraler Insult (zerebrale Durchblutungsstörung),
– spontane (hypertonische) intrazerebrale Massenblutung,
– Subarachnoidalblutung.

Seltener können derartige Herdsymptome z. B. auch bei entzündlichen Prozessen (Enzephalitis) oder bei akuter Einblutung in Hirntumoren vorkommen.

3.1.1 Ischämischer zerebraler Insult (Ischämische zerebrale Durchblutungsstörung)

Die neurologische Ausfallssymptomatik ist bei ischämischen zerebralen Durchblutungsstörungen abhängig vom betroffenen Gefäßversorgungsgebiet.

Die Einteilung kann nach verschiedenen Prinzipien erfolgen:

Nach Verlauf bzw. Rückbildung der neurologischen Ausfälle
- TIA (transitorische ischämische Attacke): Rückbildung innerhalb von 24 Stunden,
- PRIND (prolongiertes reversibles ischämisches neurologisches Defizit): vollständige Rückbildung innerhalb einer Woche,
- kompletter Schlaganfall: neurologische Symptomatik in der Dauer von mehr als einer Woche (mit in weiterer Folge kompletter oder inkompletter Rückbildung).

Nach betroffenem Gefäßversorgungsgebiet
- A. cerebri media: kontralaterale brachiofazial betonte Hemiparese, Hemihypästhesie (wenn dominante Hemisphäre), Aphasie,
- A. cerebri anterior: kontralaterale beinbetonte Hemiparese, Hemihypästhesie,
- A. cerebri posterior: homonyme Hemianopsie zur Gegenseite,
- vertebro-basiläres Versorgungsgebiet: Hirnstammsymptomatik mit z. B. Doppelbildern, Drehschwindel, Schluckstörungen, Singultus, zerebellärer Symptomatik; evtl. „Alternans-Syndrome" (ipsilaterale Hirnnervenausfälle kombiniert mit kontralateralen Ausfällen an den Extremitäten), evtl. nur als vertebro-basiläre Insuffizienz mit passagerer Symptomatik (analog TIA).

Nach ursächlichen Kriterien
- Veränderungen an der Leitungsbahn: Atherosklerose (Stenose, Verschluß), Angiitis etc.,
- Veränderungen des Gefäßinhalts: Anämie, Embolie etc.,
- Triebwerksstörungen: Störungen am Herz, Systemkreislauf.

Ohne Zusatzuntersuchungen (CT) ist eine sichere Unterscheidung zwischen ischämischer zerebraler Durchblutungsstörung und intrazerebraler Blutung nicht möglich!

Folgende *klinische Kriterien* deuten eher auf einen ischämischen zerebralen Insult hin (schließen jedoch die Blutung keinesfalls aus):
- Fehlen einer Bewußtseinsstörung,
- Auftreten aus dem Schlaf heraus,
- anamnestische Angaben über vorausgegangene TIAs.

Notfalltherapie bei klinischem Verdacht auf ischämischen zerebralen Insult
- Sicherung der Vitalfunktionen,
- RR-Stabilisierung (140–160/80–90 mm Hg), bei Hypertonie Nifedipin (Adalat®) 1 Kps. sublingual oder Dihydralazin (Nepresol®) 1 Amp. langsam i. v., (besonders bei bekannter arterieller Hypertonie keinesfalls zu starke Blutdrucksenkung!),
- 500 ml HES (Elohäst®, Expahes®) in ca. 30 Minuten i. v. (KI: Herz- und Niereninsuffizienz!),
- weitere Überwachung von Puls, RR und Atmung, evtl. Intubation und Beatmung,
- Klinikeinweisung.

3.1.2 Spontane intrazerebrale Blutung

Etwa 10–15 % aller Schlaganfälle sind auf spontane Hirnblutungen zurück-zuführen. Im Vergleich zum ischämischen Insult ist die initiale Prognose deutlich schlechter (Frühletalität 40–50 %), die Langzeitprognose und das funktionelle Outcome jedoch meist deutlich besser. Für die Klinik gibt es keine eindeutige Abgrenzung zum ischämischen Insult, sehr wohl jedoch für das Management. Wesentliche prognostische Faktoren sind Patienten-alter, Lokalisation und Ausdehnung der Blutung. Ursächlich steht im Vor-dergrund die hypertensive Massenblutung durch Gefäßruptur bei Patien-ten in der 2. Lebenshälfte mit arteriosklerotischer Angiopathie (Lokalisa-tion v. a. Marklagermassenblutung ausgehend von den lateralen Stammgan-glien, selten Kleinhirn, Thalamus, Pons). Wesentlich seltener sind Blutun-gen aus Gefäßmalformationen bei meist jüngeren Patienten.

Die *Symptomatik* richtet sich *nach Lokalisation und Ausdehnung der Blutung.*
- Stammganglien-/Marklagermassenblutung: akute Hemiplegie, Koma, Herdblick (Deviation conjugée zur Läsion),
- Ponsblutung: akute Tetraplegie, Koma, Deviation conjugée,
- Kleinhirnblutung: akute Ataxie, Fallneigung, Schwindel, Übelkeit, Erbrechen, Nystagmus,
- kortikale/subkortikale Blutungen: Herdsymptome je nach Lokalisa-tion (Aphasie, Hemianopsie etc.)

Notfalltherapie

– RR-Stabilisierung (140–160/80–90 mm Hg), bei Hypertonie Nifedipin (Adalat®) 1 Kps. sublingual oder Dihydralazin (Nepresol®) 1 Amp. langsam i. v. (besonders bei bekannter arterieller Hypertonie keinesfalls zu starke Blutdrucksenkung!)

– Überwachung von Puls, RR und Atmung, evtl. Intubation und Beatmung,

– Klinikeinweisung.

3.1.3 Subarachnoidalblutung (SAB)

Die SAB tritt in der Regel akut mit einer heftigen Kopf-Nacken-Schmerzsymptomatik auf und ist häufig begleitet von vegetativen Symptomen; Bewußtseinsstörungen sind häufig ($^1/_3$ der Patienten mit SAB werden komatös, $^1/_3$ somnolent/soporös, nur bei $^1/_3$ der Patienten kommt es zu keiner Bewußtseinsstörung). Ursache einer spontanen SAB ist in den meisten Fällen die Ruptur eines (angeborenen) Aneurysmas an den basalen Hirnarterien (meist Aufzweigungsstellen), u. U. ausgelöst durch körperliche Anstrengung (Heben eines schweren Gegenstandes, Koitus etc.) bzw. Blutdruckanstieg. Durch sogenannte Frühkomplikationen (Einblutung in das Hirnparenchym, Vasospasmus mit konsekutivem ischämischem Insult etc.) kann es zum Auftreten einer zusätzlichen Herdsymptomatik (Hemiparese etc.) kommen.

> Bei einem Patienten, der über plötzlich aufgetretene, bisher nicht gekannte heftige Kopf-Nackenschmerzen klagt, muß immer an eine Subarachnoidalblutung gedacht werden!

Notfalltherapie

– Sicherung der Vitalfunktionen,

– analgetische Maßnahmen: z. B. Tramadol (Tramal®) 100 mg in 100 ml NaCl 0,9% i. v.,

– falls nötig Sedierung z. B. 5–10 mg Diazepam (Valium®, Gewacalm®) langsam i. v.,

– RR-Stabilisierung, bei Hypertonie Nifedipin (Adalat®) 1 Kps. sublingual oder Dihydralazin (Nepresol®) 1 Amp. langsam i. v.,

– Überwachung von Puls, RR und Atmung. Evtl. Intubation und Beatmung,

– Klinikeinweisung zur weiteren Diagnostik (CT, Lumbalpunktion, Angiographie) und Therapie (Operation).

294

3.2 Entzündliche Erkrankungen des Nervensystems

3.2.1 Bakterielle Meningitis

Schwere Allgemeinerkrankung mit akutem Beginn von hohem Fieber, Kopf- und Rückenschmerzen, Photophobie, Erbrechen und progredienter Bewußtseinstrübung. Bei 20% treten initial epileptische Anfälle auf. Typische Befunde sind Meningismus und eine meist hochgradige granulozytäre Pleozytose (trüber Liquor). Bei 5% fehlen allerdings diese Befunde (v. a. Kinder, ältere Patienten, Alkoholiker und Immunsupprimierte). Das Erregerspektrum ist abhängig von Alter und Grundkrankheit, v. a. Hämophilus influenzae (Kinder), Meningokokken (Jugendliche), Pneumokokken (Erwachsene).

Eine seltene, aber lebensbedrohliche Komplikation mit foudroyantem Verlauf bei Meningokokkenmeningitis ist das WATERHOUSE-FRIDE-RICHSEN-Syndrom: disseminierte, intravasale Gerinnung mit generalisierten Thrombosen und Blutungen. Daher sofort Klinikeinweisung und Vollheparinisierung!

Notfalltherapie

- Analgetikum i. m. oder i. v.,
- sofortige Klinikeinweisung,
- antibiotische Therapie möglichst rasch, jedoch erst nach Lumbalpunktion (LP).

3.2.2 Virale (seröse) Meningitis

Verläuft unter der gleichen Symptomatik wie die bakterielle Meningitis, nur durch LP voneinander zu differenzieren. Daher **Notfalltherapie** gleich wie bei bakterieller Meningitis (Analgetikum, Klinikeinweisung).

3.2.3 Herpes simplex-Enzephalitis (HSE)

Die Infektion mit dem HSV Typ 1 führt zu einer schweren, hämorrhagischen Herdenzephalitis und ist die häufigste Ursache einer akuten Virusenzephalitis in Mitteleuropa. Da die Prognose ganz entscheidend von einer frühzeitig einsetzenden antiviralen Therapie abhängt, ist schon beim bloßen Verdacht auf das Vorliegen einer HSV-Enzephalitis die Behandlungsindikation gegeben.

Aus völliger Gesundheit heraus kommt es zuerst zu einem grippalen Prodromalstadium mit Fieber, Cephalea und evtl. Wesensveränderung. Dann treten nach 1–2 Tagen fokale Anfälle, Aphasie, Halbseitenlähmung und progrediente Bewußtseinstrübung auf.

Die exakte Diagnosestellung erfolgt durch den Nachweis der HSV-Infektion im Liquor.

Notfalltherapie
- Bei bloßem Verdacht auf das Vorliegen einer HSE sofortige Klinikeinweisung,
- bei Auftreten einer Serie von epileptischen Anfällen: symptomatische Therapie (s. u.).

3.3 Der epileptische Anfall

3.3.1 Grand-mal-Anfall

Diagnosekriterien
- Obligate Kriterien des Grand-mal-Anfalls: Bewußtlosigkeit, Atemstillstand (Zyanose), Steifwerden des ganzen Körpers, gefolgt von Zuckungen des ganzen Körpers mit einer Gesamtdauer von 1–5 Minuten.
- Fakultativ: Zungenbiß, Einnässen, Speichelfluß, sehr selten Stuhlabgang.
- Nach dem Anfall: Verwirrtheit, Dämmerzustand oder (Nach-)Schlaf.

Ursachen
- Im Rahmen einer (idiopathischen) Epilepsie,
- als epileptischer Gelegenheitsanfall (symptomatischer Anfall) bei: entzündlichen Erkrankungen (auch Fieber allein), Hirntumor, Störungen des Elektrolyt- und Wasserhaushalts, metabolischen und hormonellen Störungen (Urämie, Hypoglykämie etc.), gastroenterologischen Erkrankungen, zerebrovaskulären Erkrankungen (zerebrale Hypoxie, Blutung, Sinusvenenthrombose etc.), medikamenteninduziert (Medikamenten- und Drogenentzug, Alkohol, Benzodiazepine etc.).

Differentialdiagnose
- Synkope,
- psychogener Anfall.

Der einzelne Grand-mal-Anfall
Notfalltherapie
- Patient möglichst vor Selbstgefährdung schützen (entsprechende Lagerung auf dem Boden, Aspirationsverhinderung etc.),
- der einzelne Grand-mal-Anfall bedarf keiner medikamentösen Therapie (der Anfall kann durch die Gabe von Medikamenten nicht verkürzt werden, sedierende Mittel verlängern die postiktale Dämmerphase!),

- Sicherung der Vitalfunktionen (Cave: Atemstörungen, die den eigentlichen Anfall überdauern! Z. B. bei Intoxikation oder metabolischer Störung!).

Anfallsserie
Aufeinanderfolge von mehreren Anfällen mit zwischenzeitlicher Rückbildung der Symptome (Wiedererlangen des Bewußtseins).

Notfalltherapie
- Sicherung der Vitalfunktionen, Atmungsüberwachung,
- Clonazepam (Rivotril®) 2 mg langsam i. v. oder
  Diazepam (Valium®, Gewacalm®) 10 mg langsam i. v.,
- Acetazolamid (Diamox®) 500 mg i. v. oder i. m.,
- Klinikeinweisung.

Status epilepticus
Aufeinanderfolge von Anfällen ohne Rückbildung der Symptome (z. B. ohne Wiedererlangen des Bewußtseins) zwischen den einzelnen Anfällen.

Notfalltherapie
- Sicherung der Vitalfunktionen, evtl. Intubation und Beatmung,
- sonst wie bei Anfallsserie beginnen,
- sofortige Klinkeinweisung – Intensivpatient!

Weitere Therapie in der Klinik
Stufenplan der Behandlung des Status epilepticus (Intensivstation) bis Anfälle gestoppt sind:
- Phenytoin-Schnellsättigung oder
- Diazepam-Bypass,
- Thiopental-Bypass (falls bis 2 Stunden nach Beginn kein Erfolg mit anderen Medikamenten zu erzielen).

3.3.2 Andere epileptische Anfallsformen
Neben den Grand-mal-Anfällen gibt es noch eine Reihe anderer epileptischer Anfallstypen, die ebenfalls einen Notfall darstellen können:
- altersgebundene Petit-mal-Anfälle (auch als Petit-mal-Status),
- fokaler Anfall (motorischer oder sensibler Jackson-Anfall),
- Temporallappenanfall (psychomotorischer, psychosensorischer Anfall): Bewußtseinstrübung, motorische Schablonen mit Nesteln etc., u. U. starke psychomotorische Unruhe bis Erregungszustand.

Notfalltherapie

wie oben (Klinikeinweisung)

3.4 Akute extrapyramidale Störungen

3.4.1 Akute Dystonie (akute Dyskinesie)

Auf die Gabe von Neuroleptika, aber auch Antiemetika (z. B. Metoclo-pramid/Paspertin®), kann es zu sog. Früh-Dyskinesien bzw. Früh-Dystonien kommen, was sich als dramatisches Ereignis mit Krämpfen v. a. im Zungen-, Schlund- und Gesichtsbereich mit entsprechenden Sprech- und Schluckstörungen manifestieren kann. Die Symptomatik kann unbehandelt viele Stunden lang anhalten und für den Patienten äußerst quälend sein bzw. für die Angehörigen sehr bedrohlich wirken.

Notfalltherapie

– Biperiden (Akineton®) 5 mg ganz langsam i. v., daraufhin Abklingen der Symptomatik.

3.4.2 Parkinson-Krise

Bei fortgeschrittenem (bekanntem) Parkinson-Syndrom kann es bei Unterbrechung der Medikation (auch fehlender Resorption bei gastrointestinalen Störungen etc.) oder sonstigen Komplikationen (fieberhaftem Infekt, mangelnder Nahrungs- und Flüssigkeitsaufnahme etc.) zu einer akinetischen Krise mit nahezu völliger Unbeweglichkeit, hochgradiger Tonussteigerung, Temperaturanstieg usw. kommen.

Notfalltherapie

– sofortige Klinkeinweisung (neurologische Fachabteilung, evtl. Intensivstation).

3.5 Der akute Kopf- und Gesichtsschmerz

Kopfschmerzen können in verschiedensten Formen und mit unterschiedlicher Begleitsymptomatik auftreten. Sie können als Begleiterscheinung bei diversen ZNS-Erkrankungen vorkommen oder auch Ausdruck eigenständiger Krankheitsbilder (z. B. Migräne) sein.

Plötzlich auftretende, heftige Kopf-(Nacken-)Schmerzen sind immer verdächtig auf das Vorliegen einer Subarachnoidealblutung (s. o.). Auch bei anderen intrakraniellen Blutungen kann es zu eher plötzlichem Auftreten von Kopfschmerzen kommen, ebenso muß an die Möglichkeit von entzündlichen Erkrankungen des Nervensystems (Meningitis, Meningoenzephalitits, Enzephalitis etc.) gedacht werden (s. o.).

3.5.1 Akuter Migräneanfall

Einseitigkeit des Kopfschmerzes, typische Begleitsymptome, Vorhandensein auslösender Faktoren und anamnestische Angaben über frühere gleichartige Schmerzattacken erlauben die Diagnosestellung.

Notfalltherapie

– Ruhe, Abdunkelung des Raumes, Lärmschutz,
– Thiethylperazin (Torecan®) Supp. gegen Übelkeit,
– Noramidopyriniummethansulfonat (Novalgin®-Amp.) 2–5 ml langsam i. v.,
– Dihydroergotamin (Dihydergot®) 1–2 mg i. m. oder 0,5 mg ganz langsam i. v. (CAVE: Übelkeit, Erbrechen).

Bei schwerstem Migräneanfall (Status migraenosus):

– 250 ml Mannit 10% mit Dihydergot® 1 mg und 5 ml Novalgin® und 1 Amp. Valium® 10 mg i. v.

3.5.2 Andere akute Kopf-/Gesichtsschmerzen

Heftige, akut auftretende Gesichtsschmerzen können *unterschiedliche Ursachen* haben:

– idiopathische Trigeminusneuralgie (blitzartig einschießende heftigste Schmerzen, fast immer auf einen Trigeminusast beschränkt, oft ausgelöst durch Zug oder Berührung von „Trigger-Points"),
– symptomatische Schmerzen im Trigeminusgebiet bei okulären (Glaukom!), HNO (Sinusitis) oder zahnbedingten Problemen (Schmerzen eher kontinuierlich, an- und abschwellend),
– Cluster-Kopfschmerzen (typisches Syndrom mit heftigsten einseitigen Schmerzen vor allem periorbital mit Nasenrinnen, Augentränen, Augenrötung, Gesichtsrötung, Dauer etwa 20 Minuten, innerhalb von Tagen/Wochen immer wieder als Serie auftretend).

Notfalltherapie

Bei Cluster-Kopfschmerz im Anfall Sauerstoffinsufflation (kann oft Schmerzattacke unterbrechen), sonst symptomatisch Analgetikum i. m. oder i. v., Weiterbetreuung durch Facharzt oder Fachabteilung.

3.6 Akute radikuläre Symptomatik

Akut auftretende Wurzelkompressionssyndrome sind zumeist durch Bandscheibenprotrusion oder Diskusprolaps im LWS- (v. a. L5, S1) bzw. HWS- (v. a. C5-C7) Bereich bedingt. Die Patienten weisen in der Vorgeschichte häufig bereits vertebragene Beschwerden auf (Lumbago,

Zervikalsyndrom). In typischer Weise findet sich als Auslöser der akuten Schmerzsymptomatik ein Hebetrauma bzw. eine abrupte Kopfbewegung.

Charakteristischerweise kommt es zu einem segmental-streifenförmigen, von der Wirbelsäule her ausstrahlenden Schmerz, zu Bamstigkeit, Parästhesien, Reflexausfall und im schlimmsten Fall zu Paresen der Kennmuskulatur der betroffenen Nervenwurzel.

Notfalltherapie

- Wesentlich in der Akutversorgung ist die Erkennung eines motorischen Ausfalls (Parese), einer Blasen- oder Mastdarmlähmung (Caudaläsion) sowie einer Mitbeteiligung der langen nervösen Bahnen im Sinne eines partiellen Querschnitts. In diesen Fällen ist ein sofortiges neurochirurgisches Vorgehen erforderlich.
- Sonst Analgetikum bzw. Antirheumatikum i. m. oder p. o., Weiterbetreuung durch Facharzt oder Praktischen Arzt.

3.7 GUILLAIN-BARRÉ-Syndrom (GBS)

Synonyma: Polyradikulitis, LANDRY-Paralyse.

Es handelt sich um eine Immunpolyneuropathie, die in 70% postinfektiös (grippale Infekte mit CMV, EBV, Mycoplasma pneumoniae, Campylobacter jejuni), selten postvakzinal (Influenza, Diphtherie, Tetanus, Tollwut) und gelegentlich idiopathisch auftritt.

Die Polyradikulitis stellt die häufigste Ursache lebensbedrohlicher peripherer Nervenlähmungen dar und kann in jedem Lebensalter auftreten. Es gibt akute, chronisch progrediente und chronisch rezidivierende Verlaufsformen, in etwa 10% tritt beim akuten GBS eine beatmungspflichtige Ateminsuffizienz auf.

Mit einer Latenz von 1–3 Wochen nach Infekt oder Impfung kommt es zu Parästhesien (ziehende Schmerzen distal oder im Rücken), dann zu symmetrischen, von distal nach proximal aufsteigenden schlaffen Paresen und Areflexie. Die Lähmungserscheinungen entwickeln sich zumeist über 10–20 Tage, wobei die Entwicklungsgeschwindigkeit nicht mit dem Schweregrad der Symptome korreliert. Zunächst kann es zu einer Hirnnervenbeteiligung (Fazialisparesen, Dysarthrie, Dysphagie), zu gefürchteten autonomen Dysfunktionen (kardiale Arrhythmien, RR-Entgleisungen) und zu Blasenstörungen kommen.

Notfalltherapie

- Klinikeinweisung zur weiteren Diagnostik (LP etc.), Überwachung und evtl. Plasmapherese.

3.8 Myasthenia gravis

Bei Patienten mit Myasthenia gravis liegt eine abnorme Ermüdbarkeit bei Willkürbewegung vor. Aufgrund eines Autoimmunprozesses kommt es zu Antikörperbildung gegen Azetylcholinrezeptoren, wodurch die Funktion an der neuromuskulären Endplatte beeinträchtigt wird. Die klinische Symptomatik kann relativ umschriebene Muskelgruppen betreffen (z. B. okuläre Myasthenie mit Ptose und/oder Doppelbildern) oder mehr oder weniger generalisiert die Skelettmuskulatur (u. U. einschließlich fazio-pharyngealer und Atemmuskulatur).

Krisensituationen können bei diesen Patienten jederzeit auftreten und manifestieren sich mit:

– akuter Verschlechterung der Muskelschwäche (v. a. mit Atemnot, reduziertem Hustenstoß, Schluckstörungen, Schwitzen, ängstlicher Unruhe etc.).

Krisensituationen kommen vor als:

– myasthenische Krise (zusätzlich Mydriasis, Blässe, Tachykardie),
– cholinerge Krise (zusätzlich Miosis, warme gerötete Haut, Bradykardie, Hypersalivation, Verschleimung, Magen-Darm-Krämpfe, Durchfall, Faszikulieren, Wadenkrämpfe),
– insensitive Krise (Symptome von myasthenischer und cholinerger Krise nebeneinander).

Myasthenische Krisen werden oft ausgelöst durch fieberhafte Infekte und andere interkurrente Erkrankungen, psychische Belastung, bestimmte Medikamente (diverse Antibiotika, Herz-Kreislaufmittel, Psychopharmaka etc.).

Notfalltherapie

– 1 Amp. Tensilon (1 ml = 10 mg): i. v. zuerst Testdosis 1 mg (= 0,1 ml), dann langsam über etwa 1 Minute bis 10 mg injizieren; bei myasthener Schwäche Besserung innerhalb 30–60 Sekunden, Wirkdauer aber nur etwa 10 Minuten!
– Bei Besserung auf Tensilon Fortsetzen mit Neostigmin (Prostigmin®) 0,5 mg i. m. oder (je nach Akuität) langsam i. v., eventuell zusätzlich Atropin 0,5 mg.
– Bei Verschlechterung und deutlichem Faszikulieren nach Tensilongabe: Atropin 1 mg langsam i. v., eventuell wiederholen.
– Sicherstellung bzw. Überwachung der Vitalfuktionen.
– Sofortige Klinikeinweisung zur weiteren Überwachung und Behandlung (evtl. Intensivstation).

3.9 Dyskalämische Lähmungen

Es handelt sich um episodisch auftretende Lähmungsattacken, die entweder hereditär (autosomal dominant mit unvollständiger Penetranz) oder symptomatisch verursacht und durch Veränderungen des Serumkaliumspiegels während der Attacke gekennzeichnet sind. Als Notfall präsentieren sich diese hereditären Muskelzellstörungen lediglich bei der Erstmanifestation, später sollten die Betroffenen bereits über kupierende Maßnahmen Bescheid wissen.

Typischerweise kommt es bei Jugendlichen vor dem 20. Lebensjahr zu akut auftretenden symmetrischen schlaffen Paresen mit Betonung der proximalen Skelettmuskulatur. Auslöser können körperliche Anstrengung, kohlenhydratreiche Mahlzeiten oder Fastenepisoden sein.

Notfalltherapie
- Da die Therapie in Abhängigkeit vom Serumkaliumspiegel erfolgen muß, ist eine Klinikeinweisung nötig.

3.10 Akute Schwindelattacken

Schwindel ist ein uneinheitliches, subjektives Symptom, das oft Anlaß zur Notversorgung eines Patienten gibt. Klinik und Ursachen des Dauerschwindels sollen hier nicht besprochen werden. Zentrale diagnostische Kriterien bei der Differenzierung der unterschiedlichen Schwindelformen sind die exakte Anamnese und die Analyse der Begleitsymptome. Erster Schritt ist die Unterscheidung zwischen systematischem und unsystematischem Schwindel.

Systematischer Schwindel: zentral oder peripher vestibulär bedingt, typische Symptome sind subjektives Drehgefühl, Nystagmus und Übelkeit.

Unsystematischer Schwindel: nicht vestibulär bedingt, z. B. visuell oder zervikogen, Symptome sind Schwankgefühl, Unsicherheit, Benommenheit, aber kein Drehgefühl.

3.10.1 Benigner paroxysmaler Lagerungsschwindel

Häufigste Ursache von Schwindelattacken. Lageabhängige Drehschwindelattacke mit Nystagmus und Übelkeit, tritt bei Kopfneigung oder Reklination des Kopfes zum betroffenen Labyrinth auf, Decrescendocharakter, sistiert nach einigen Sekunden. Cupulolithiasis des hinteren horizontalen Bogenganges. Tritt v. a. im Kindesalter, posttraumatisch oder im höheren Alter auf. Diagnosestellung durch Lagerungsmanöver (am besten mit Frenzel-Brille). Antivertiginosa sind kontraindiziert. Tägliche Lagerungsübungen führen nach einigen Wochen meist zur Heilung.

3.10.2 Neuronitis vestibularis

Zweithäufigste Schwindelursache und dramatisches Krankheitsbild. Einseitiger, akuter Labyrinthausfall durch Virusinfekt oder auch vaskulär bedingt. Schlagartiger Beginn mit Dauerdrehschwindel, Nystagmus und Erbrechen sowie Fallneigung zum Läsionsohr, Abklingen der Beschwerden nach ca. 1 Woche. Diagnosestellung durch einseitige kalorische Un-/Untererregbarkeit des Labyrinths. In den ersten Tagen Bettruhe und Antivertiginosa (z. B. Sulpirid/Dogmatil® 2 × 50 mg), dann Provokationsübungen ohne medikamentöse Behandlung zur raschestmöglichen zentralen Rekompensation.

3.10.3 Phobischer Schwankschwindel

Dritthäufigste Schwindelursache unter neurologischen Patienten. Plötzliche Attacke von Schwankschwindel, Stand-/Gangunsicherheit mit Vernichtungsangst und Panikgefühl, kann von vegetativen Symptomen begleitet sein. Auslöser sind meist Belastungssituationen, Häufigkeitsgipfel bei beiden Geschlechtern im mittleren Lebensalter. Behandlung der Grundkrankheit (Depression, Neurose, Schizophrenie).

3.10.4 Morbus MENIÈRE

Eher seltene Ursache von akuten Drehschwindelattacken. Hydrops des häutigen Labyrinths mit Vermischung von Endo- und Perilymphe. Typischerweise geht eine solche Drehschwindelattacke mit Nystagmus, Tinnitus und Hörminderung einher. Im Intervall finden sich häufig keine pathognomonischen Befunde. Anfallsbehandlung mit Antivertiginosa oder HES, Intervalltherapie Betahistin/Betaserc® 3 × 1 Tbl.

3.10.5 Halsdrehschwindel

Häufige Schwindelursache bei älteren Menschen mit vertebrobasilärer Insuffizienz. Spondylogene und vaskuläre Komponenten führen bei Halsdrehung oder Reklination des Kopfes zu einer Attacke von ungerichtetem Schwindel. Therapie: Pentoxifyllin/Trental® 400 3 × 1 Drg., Acetylsalizylsäure/Aspirin® 100 1 × 1 Tbl.

3.10.6 Vestibuläre Epilepsie

Sehr seltene, aber behandelbare Ursache von Drehschwindelattacken. Fokaler Anfall ausgehend vom temporoparietalen Kortex, sekundäre Generalisierung möglich. Typischerweise Drehgefühl ohne Nystagmus, häufig von akustischen Sensationen begleitet. Diagnosestellung durch EEG und bildgebende Verfahren.

Literatur

1. BRANDT, T., DICHGANS, J., DIENER, H. C. (Hrsg.): Therapie und Verlauf neurologischer Erkrankungen, Stuttgart, Kohlhammer 1988

2. DEUTSCH, E., LASCH, H. G., LENZ, K. (Hrsg): Lehrbuch der Internistischen Intensivtherapie. Stuttgart, Schattauer 1990

3. HACKE, W.: Neurologische Intensivmedizin. 2. Aufl. Erlangen, Perimed 1988

4. JOHNSON, R. T. (Hrsg.): Current Therapy in Neurologic Disease-3. Philadelphia, Decker 1990

5. LEHMANN-HORN, F., STRUPPLER, A. (Hrsg.): Therapieschemata Neurologie. Wien, Urban & Schwarzenberg 1990

6. MERTENS, H. G., ROHKAMM, R. (Hrsg.): Therapie neurologischer Krankheiten und Syndrome. Stuttgart, Thieme 1990

7. STÖHR, M., BRANDT, T., EINHÄUPL, K. M. (Hrsg.): Neurologische Syndrome in der Intensivmedizin. Stuttgart, Kohlhammer 1990

Unfallchirurgische Versorgung spezieller Verletzungen am Unfallort

O. Kwasny und H. Hertz

Die richtige Versorgung von verunfallten Patienten stellt eine der häufigsten und wichtigsten Aufgaben des in der Notfallmedizin tätigen Arztes dar. So sind etwa 30% aller Notarztwagenausfahrten und über 50% aller Notarzthubschraubereinsätze auf Unfälle zurückzuführen. Es soll daher im weiteren auf die Versorgung spezieller Verletzungsformen eingegangen werden.

1 Schädel-Hirn-Trauma (SHT)

Wie große Statistiken zeigen, sind etwa 60% aller Unfalltoten auf ein Schädel-Hirn-Trauma zurückzuführen. Um diese Bilanz zu verbessern, kommt den Erstmaßnahmen des Notarztes eine entscheidende Bedeutung zu.

Prinzipiell kann man zwischen **gedeckten** Schädel-Hirn-Traumen ohne Eröffnung der Dura sowie **offenen** Schädel-Hirn-Verletzungen mit eröffneter Dura unterscheiden, die wiederum in direkt und indirekt offene Verletzungen unterteilt werden. Zur **Klassifikation des gedeckten Traumas** hat sich die Einteilung nach TÖNNIS und LOEWE bewährt:

- Man versteht unter **Schädel-Hirn-Trauma I. Grades:** Bewußtlosigkeit bzw. Bewußtseinstrübung bis zu maximal einer Stunde mit Übelkeit, Erbrechen, Schwindel, retrograder Amnesie sowie eventuell flüchtigen neurologischen Ausfällen (= Commotio cerebri).
- Als **Schädel-Hirn-Trauma II. Grades** werden Störungen zusammengefaßt, die mit Bewußtlosigkeit über eine Stunde, Bewußtseinstrübungen über 24 Stunden, Aphasie, Anosmie, vegetativen Störungen (= Contusio cerebri) einhergehen.
- Als **Schädel-Hirn-Trauma III. Grades** gelten Störungen mit einer Bewußtlosigkeit über 24 Stunden, die zu Atmungs- und Kreislaufstörungen, Hirnödem, Lähmungen und zu Krampfzuständen führen.

Abgesehen von der direkten traumatischen Hirnläsion resultiert die wesentlichste Bedrohung des Patienten aus dem **Enstehen einer intrakraniellen Raumforderung.** Dies ist einerseits durch ein polytraumatisches Hirnödem, durch Knochenimprimate oder durch intrakranielle Blutungen möglich.

305

Da die knöcherne Schädelkapsel einen volumenbegrenzten Raum bildet, führt jede Drucksteigerung zu einer Behinderung der intrakraniellen Durchblutung. Zuerst kommt es zu einer Erschwerung des venösen Abstromes. Nachfolgend kommt es durch Autoregulation zu einer Vermehrung des arteriellen Blutangebotes und dadurch zu einer weiteren Volumenzunahme. Wenn dieser Mechanismus nicht durchbrochen wird, kommt es zu einer Einklemmung der Medulla oblongata im Foramen occipitale magnum. Dies führt zu einer Lähmung des Atemzentrums. Hauptaufgabe des Notarztes ist daher, durch enstprechende Maßnahmen schon frühzeitig die Entstehung eines Hirnödems zu verhinden.

1.1 Maßnahmen am Unfallort

Diagnostik

Die initiale Beurteilung des Schädel-Hirn-Traumas umfaßt vor allem die Beurteilung von Atmung und Kreislauf. Die Beurteilung der neurologischen Situation erfolgt durch Beobachten der Pupillenreaktion, Überprüfung der Reflexe und Motorik. Zur Orientierung dient die GLASGOW-Koma-Einteilung (s. Seite 285).

Alarmsymptome beim SHT sind Seitenungleichheiten und konjugierte Deviation der Pupillen sowie Beuge- und Streckkrämpfe.

Hinweise für eine direkt offene Gehirnverletzung sind große Rißquetschwunden mit tast- oder sichtbaren Knochensplittern sowie Hirnaustritt aus der Wunde. Hinweise für eine indirekte offene Verletzung sind Blutungen aus der Nase bzw. aus dem Ohr.

Therapie

Die wichtigste Aufgabe beim Schädel-Hirn-Trauma ist die **Sicherung der Vitalfunktionen:**

– Beim bewußtlosen Patienten muß **intubiert und beatmet** werden. Dies ist beim Patienten mit Schädel-Hirn-Trauma besonders wichtig, da das verletzte Hirn sehr sensibel auf Hypoxie reagiert.
   Außerdem ist die ausreichende **Sedierung** des Intubierten wichtig, da Husten, Pressen und Unruhe zu einer deutlichen Hirndrucksteigerung führen.
– Der Perfusionsdruck ergibt sich aus der Differenz zwischen arteriellem Blutdruck und intrakraniellem Druck. Es ist daher notwendig, über Infusionstherapie einen entsprechenden **arteriellen Mitteldruck aufrechtzuerhalten.**
– Die **Lagerung** erfolgt in Oberkörperhochlagerung von etwa 15° ohne Verdrehung oder Knickung des Halses, damit der venöse Abfluß durch die V. jugularis gesichert ist.

- Offene **Schädel-Hirn-Verletzungen** müssen zunächst steril abgedeckt werden. Dies gilt auch für indirekt offene Frakturen (frontobasale, temporabasale Frakturen). Hier erfolgt das Auflegen eines sterilen Verbandes.

- **Massive Blutungen** dürfen nicht durch Kompressionsverbände behandelt werden, da es zur intrakraniellen Drucksteigerung kommen kann. Spritzende Gefäße müssen mit Klemmen versorgt werden.

- **Herausgequollene Hirnanteile, Fremdkörper** oder Knochensplitter dürfen nicht entfernt werden, denn dadurch können massive Blutungen hervorgerufen werden. Insbesondere bei Gesichtsschädelfrakturen, bei denen oft massive Blutungen bestehen, muß durch Intubation beim Bewußtlosen und durch Lagerung (Bauchlagerung beim nicht bewußtlosen Patienten) eine Aspiration von Blut verhindert werden. Insbesonders vor längeren Transporten (Hubschrauber!) sollte aber in diesem Fall immer intubiert werden.

- Die Erstbehandlung des Schädel-Hirn-Traumas mit Kortikosteroiden wird in der Literatur kontrovers beurteilt. Nach euphorischen Berichten in der älteren Literatur wird in letzter Zeit die Wirkung angezweifelt. Insbesonders wird auf die Entgleisung des Zucker-Stoffwechsels hingewiesen. Alle Diuretika, auch Osmodiuretika (Mannit), haben in der Frühphase des Schädel-Hirn-Traumas ohne vollständige Diagnostik und entsprechende Überwachung des Hirndruckes keine Berechtigung, da einerseits bestehende Blutungen verstärkt werden können, andererseits Blutdruckabfälle zu befürchten sind.

- Zur **Sedierung am Unfallort bzw. bei Krampfanfällen** werden Barbiturate eingesetzt, die sich auch im klinischen Bereich zur Senkung des Hirndruckes bewährt haben. Ketamin, das früher beim Schädel-Hirn-Trauma als kontraindiziert angesehen wurde, hat nach neueren Berichten bei gleichzeitiger Beatmung in einer Dosierung bis 2 mg/kg Körpergewicht keine negativen Auswirkungen auf den Hirndruck und wird aus diesen Gründen zunehmend auch beim Schädel-Hirn-Trauma empfohlen. Das gleiche gilt für die Sedierung mit Valium.

- Der **Transport** eines Schädel-Hirn-Verletzten soll immer in Begleitung eines Arztes erfolgen, da ursprünglich als „leicht" klassifizierte Schädel-Hirn-Traumen durch die Entwicklung eines intrakraniellen Hämatoms plötzlich zur Bewußtlosigkeit und zum Atemstillstand führen können. Hier ist insbesonders an das luzide Intervall bei der Entwicklung sub-/epiduraler Hämatome zu denken.

- Beim Schädel-Hirn-Trauma ist die **Auswahl des entsprechenden Ziel-Krankenhauses** wichtig, da dort die Möglichkeit für alle weiterführenden Maßnahmen (CT, neurologische Kontrolle) gegeben sein soll.

1.2 Klinische Erstversorgung

Als moderne schonende Untersuchung hat sich in letzter Zeit beim schweren Schädel-Hirn-Trauma die **Computertomographie** durchgesetzt. Hier können einerseits raumfordernde Prozesse, wie epi- und subdurale Hämatome, zerebrale Blutungen sowie auch diffuse Schwellungen diagnostiziert werden.

Wenn diese Untersuchungsmöglichkeit nicht besteht, muß der Patient in der Regel in ein entsprechendes Zentrum transferiert werden. Die früher durchgeführte Angiographie sollte heute bis auf Spezialfragestellungen (Gefäßmißbildungen usw.) in der Diagnostik des frischen Schädel-Hirn-Traumas nicht mehr verwendet werden. Epi- oder subdurale Hämatome müssen einer chirurgischen Therapie zugeführt werden. Das diffuse Hirnödem ist einer chirurgischen Therapie nicht direkt zugänglich. Hier erfolgt das Einlegen einer Hirndrucksonde, um die medikamentösen Maßnahmen zur Hirndrucksenkung exakt überwachen zu können.

1. Sicherung der Vitalfunktionen
2. Hirnödemprophylaxe (Sedierung, Lagerung)
3. Blutdruckstabilisierung
CAVE: Luzides Intervall

2 Thoraxverletzungen

Thoraxverletzungen kommen bei Polytraumatisierten in etwa 50% der Fälle vor. Die Letalität des isolierten schweren Thoraxtraumas liegt bei etwa 5%, während sie in Kombination mit einem Polytrauma mit bis zu 60% angegeben wird. Ein Drittel aller Schwerverletzten mit Thoraxverletzungen stirbt noch am Unfallort, ein weiteres Drittel am ersten Tag nach dem Unfall. Diese hohe Letalität ist nur durch entsprechende Früherkennung und Behandlung der schweren Thoraxverletzung am Unfallort zu verringern.

Dies gilt vor allem für die rechtzeitige Beatmung und die Entlastung eines Pneumothorax bzw. Spannungspneumothorax noch am Unfallort.

2.1 Maßnahmen am Unfallort

Diagnostik

Die Hauptaufgabe am Unfallort ist nicht das Stellen einer genauen Diagnose, sondern das Erkennen des „akuten traumatischen Thorax". Die

Beurteilung erfolgt durch Inspektion, Palpation, Perkussion und Auskultation. Durch die Inspektion werden Ateminsuffizienz mit Dyspnoe und Zyanose, der Atemtyp, sowie ein eher instabiler Thorax erfaßt. Die Palpation liefert Aufschluß über lokale Druckempfindlichkeit, Krepitation, instabile Areale sowie über das Vorliegen eines Hautemphysems. Mit der Auskultation wird vor allem die seitengleiche Belüftung beurteilt; zusammen mit der Perkussion kann ein Pneumothorax bzw. Spannungspneumothorax sowie ein Hämatothorax diagnostiziert werden.

Therapie

Das **einfache Thoraxtrauma** ohne manifeste respiratorische Insuffizienz wird durch ausreichende Schmerzbekämpfung und Sauerstoffgabe behandelt. Die Lagerung erfolgt entweder in Rückenlage oder auf der verletzten Seite, dadurch werden einerseits die Rippenfrakturen stabilisiert und die nicht verletzte Lungenseite kann problemlos belüftet werden.

Bei schwerem Thoraxtrauma und auch beim polytraumatisierten Patienten, auch noch ohne manifeste respiratorische Insuffizienz, stellt die frühzeitige Intubation und Beatmung mit Überdruck (PEEP + 5 mm H_2O) die beste Prophylaxe gegen die Entwicklung einer Schocklunge dar. Es soll daher in diesen Fällen nicht mit der Intubation gezögert werden.

Beim Vorliegen eines schweren Thoraxtraumas und gleichzeitiger Beatmung muß man allerdings mit der raschen Entwicklung eines Spannungspneumothorax rechnen. Es muß daher vor einem längeren Transport, insbesonders vor einem Hubschraubertransport beim intubierten Patienten mit schwerem Thoraxtrauma schon prophylaktisch eine Thoraxdrainage gelegt werden.

Die Entwicklung eines **Spannungspneumothorax** stellt einen akut lebensbedrohenden Zustand für den Patienten dar. Insbesonders bei beatmeten Patienten kann es innerhalb von Minuten ohne Therapie zum Herz-Kreislaufstillstand kommen. Beim Spannungspneumothorax kommt es durch einen Ventilmechanismus (entweder von außen oder von innen) zu einer zunehmenden Luftansammlung mit positivem Druck im Pleuraspalt. Dadurch erfolgt eine Verlagerung des Mediastinums auf die gesunde Seite. Es werden das Herz, die großen Gefäße und die gesunde Lunge komprimiert.

Warnsymptome sind die zunehmende respiratorische und kardiozirkulatorische Insuffizienz mit Einflußstauung, zunehmender Zyanose und verminderter Atembewegung der verletzten Seite. Außerdem kommt es zu einer typischen Aufspreizung der Interkostalräume. Bei der Perkussion besteht ein hypersonorer Klopfschall und bei der Auskultation ein abgeschwächtes oder aufgehobenes Atemgeräusch der betroffenen Seite.

Die Therapie besteht in der sofortigen Drainage des Spannungspneumothorax, wobei zuerst eine Nadel im Bereich des 3. Interkostalraumes in der Medioklavikularlinie eingestochen wird, daß der Überdruck entweichen kann. So wird der Spannungspneumothorax in einen normalen Pneumothorax umgewandelt.

> Wichtig ist, daß beim Spannungspneumothorax die Druckentlastung durch eine Thoraxdrainage vor der Intubation und Beatmung des Patienten erfolgt.

Thoraxdrainage

Die Druckentlastung (Punktion mit dickem Venflon oder Legen eines **Thoraxdrains**) stellt beim Spannungspneumothorax eine lebensrettende Maßnahme dar und muß daher von jedem Notarzt beherrscht werden.

Beim Legen der Thoraxdrainage muß folgendes berücksichtigt werden. Als Punktionsstelle hat sich in der Notfallmedizin die Punktion des 2. bis 3. Interkostalraumes in der Medioklavikularlinie von ventral her bewährt, da erfahrungsgemäß der Notfallpatient auf dem Rücken am Boden liegt und so der leichteste Zugang möglich ist. Bei auf einem Tisch liegenden Patienten kann auch die Punktion im Bereich der Axillarlinie in Höhe des 4.–5. ICRs durchgeführt werden. Zur Durchführung der Thoraxdrainage haben sich die von der Industrie gelieferten fertigen Thoraxdrainagesets bewährt, in denen alle notwendigen Instrumente enthalten sind. Die Thoraxdrainage kann entweder gedeckt oder in einer halboffenen Technik (Minithorakotomie) gelegt werden (Abb. 1).

Bei der gedeckten Drainage muß durch entsprechendes Abstützen ein ungebremstes Durchdringen der Thoraxwand und damit eine eventuelle Lungenverletzung verhindert werden (Abb. 2).

Offene Thoraxverletzungen

Bei **offenen (perforierenden) Thoraxverletzungen** hat sich folgendes Vorgehen bewährt. Das früher empfohlene Abdecken der Wunde mit einem luftdichten Verband ist heute verlassen worden, da dadurch die Gefahr der Entwicklung eines Spannungspneumothrax besteht. Vielmehr wird bei Patienten, die respiratorisch suffizient sind, nur ein steriler Verband angelegt. Der weitere Transport erfolgt bei erhöhtem Oberkörper und unter genauer klinischer Kontrolle. Liegt eine Ateminsuffizienz vor, muß intubiert und beatmet werden. Wegen der Gefahr eines Spannungspneumothorax sollte in diesem Fall auf jeden Fall eine Thoraxdrainage gelegt werden. Der Verschluß der Wunde erfolgt in diesem Fall

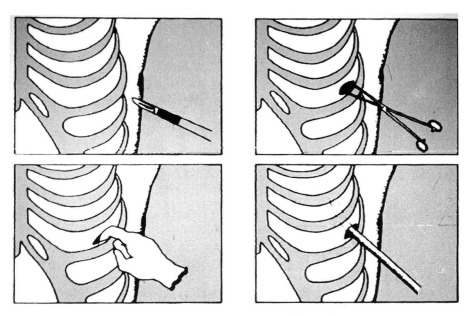

Abb. 1: Technik der halboffenen Thoraxdrainage

entweder luftdicht oder mit einem sterilen Verband. Fremdkörper dürfen, wie auch sonst in der Unfallchirurgie, auf keinen Fall entfernt werden.

Bei instabilen Thoraxverletzungen durch Serienrippen- oder Rippenstückbrüchen erfolgt die Therapie durch Beatmung, dies stellt eine innere Schienung des Thorax dar.

3 Intrathorakale Organverletzungen

Die höchste Komplikationsrate aller Thoraxverletzungen weisen Verletzungen des Herzens und der großen intrathorakalen Gefäße auf. Es kommt hier zu einer massiven Blutung entweder in den Pleuraraum oder bei Verletzungen des Herzens ins Perikard mit sich rasch entwickelnder Herzbeuteltamponade. Die Verletzung des Myokards entsteht meistens durch perforierende Verletzungen, in seltenen Fällen auch durch stumpfe Gewalt.

3.1 Diagnostik und Maßnahmen am Unfallort

Bei Verletzungen der großen Gefäße kommt es innerhalb kurzer Zeit zur Entwicklung einer Schocksymptomatik. Es zeigen sich auskultatorisch und perkutorisch die Zeichen eines Hämatothorax. Nach Thoraxdrainage entleert sich sofort massiv frisches Blut, die Blutung kommt nicht zum Stillstand.

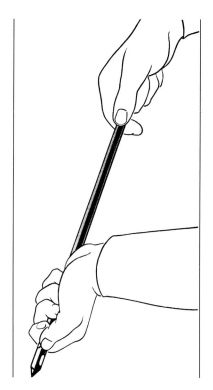

Abb. 2: Handhabung des Thoraxdrains, um ein ungebremstes Durchbohren der Thoraxwand und damit intrathorakale Verletzungen zu verhindern

Hier muß im Gegensatz zur sonstigen Regel der Behandlung des Hämatothorax nach etwa 1,5 bis 2 Liter Blutverlust das Thoraxdrain geklemmt werden, um über die Eigentamponade eine Blutstillung zu erzielen.

Die Patienten müssen nach Einleitung der entsprechenden Schocktherapie „in rasender Fahrt" transportiert werden, da meist nur eine operative Blutstillung möglich ist. Weitere Stabilisierungsmaßnahmen am Unfallort sind hier zum Scheitern verurteilt.

Hinweise auf eine Herzbeuteltamponade sind neben der perforierenden oder stumpfen Verletzung in Herznähe die zunehmende Einflußstauung, der Blutdruckabfall, die abgeschwächten Herzgeräusche und die Niedervoltage im EKG.

Die Therapievorschläge für die akute Herzbeuteltamponade sind in der Literatur kontrovers, es wird vor allem in der neueren Literatur darauf hingewiesen, daß die Punktion des Herzbeutels keine suffiziente Entlastung bringen kann, es wird vielmehr der rasche Transport des Patienten empfohlen, da nur durch chirurgische Maßnahmen mittels Thorakotomie eine Blutstillung erreicht werden kann.

> Unbehandelt dürfen auf keinen Fall Patienten mit Spannungspneumothorax oder massivem Hämatothorax transportiert werden.

3.2 Klinische Erstversorgung

Die weitere Therapie der Thoraxverletzung im Krankenhaus richtet sich nach dem Schweregrad:

- Bei **Serienrippenfrakturen** ohne Lungenbeteiligung wird mit Atemgymnastik und entsprechenden analgetischen Maßnahmen (eventuell Vertebralblockade oder Epiduralkatheter) therapiert.
- Die Therapie des **instabilen Thorax** (s. auch „Respiratorische Notfälle") besteht entweder in Beatmung und damit innerer Schienung, in besonders gelagerten Fällen (paradoxe Atmung) wird eine äußere Stabilisierung des Thorax mittels Verplattung vorgenommen.
- Die Therapie des **Pneumothorax** erfolgt mit Thoraxdrainage. Es kommt meistens zur Ausdehnung der Lunge und zur Verklebung der Lungenverletzung.
- Auch der **Hämatothorax** kann meistens nur mit Thoraxdrainage behandelt werden. Nur bei persistierender Blutung oder bleibendem Pneumothorax bei zu großen Rupturstellen ist eine Thorakotomie notwendig.
- Die Therapie der **Herzverletzung,** sei sie geschlossen oder offen, ist immer eine operative.

> - Intubation bei Ateminsuffizienz.
> - Drainage des Spannungspneumothorax/Pneumothorax
> CAVE: Entstehung eines Spannungspneumothorax unter Beatmung – daher bei Transport eines beatmeten schweren Thoraxtraumas prophylaktische Drainage.

4 Abdominalverletzungen

Abdominalverletzungen entstehen häufig im Rahmen von Verkehrsunfällen, meist im Zusammenhang mit einem Polytrauma. Andere Ursachen sind Sturz aus großer Höhe bzw. Schuß- oder Stichverletzungen. Man unterscheidet zwischen **offenen und stumpfen Bauchtraumen.**

4.1 Maßnahmen am Unfallort

Diagnostik

Das stumpfe Bauchtrauma ist oft an einer Prellmarke im Bereich des Abdomens zu erkennen. Wichtig ist die Beurteilung des Zustandes der Bauchdecke bezüglich Druckempfindlichkeit und Abwehrspannung. Hinweis auf eine intraabdominale Massenblutung ist außerdem ein durch andere Verletzungen nicht zu erklärender traumatischer Schockzustand des Patienten.

Therapie

Bei **offenen Bauchverletzungen** erfolgt eine sterile Abdeckung der Wunde. Eingeweide, die frei liegen, sollen vor allem, wenn Durchblutungsstörungen des Darms vorliegen, reponiert werden. Sonst erfolgt das sterile Abdecken, hiezu eignen sich feuchte Abdecktücher bzw. Plastiksäcke.

Bei **perforierenden Verletzungen** soll – wie bei allen Wunden – keine Fremdkörperentfernung erfolgen, damit keine Blutung ausgelöst wird (Abb. 3). Dies gilt insbesondere für alle Pfählungsverletzungen.

Die **Lagerung** des Patienten erfolgt in Rückenlage, wobei die Beine angewinkelt werden, der Kopf wird hoch gelagert.

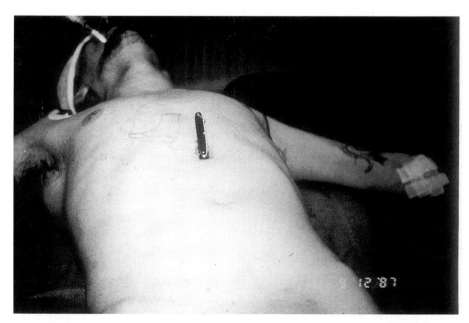

Abb. 3: Stichverletzung im Bereich des Oberbauches, Messer in situ

Die **Schocktherapie** richtet sich nach der allgemeinen Kreislaufsituation.
Der **Transport** soll möglichst rasch erfolgen. Patienten mit stumpfem
Abdominaltrauma dürfen auf keinen Fall am Unfallort belassen werden, da durch klinische Untersuchung alleine eine zweizeitige Organrup-
tur (vor allem Milz) nicht ausgeschlossen werden kann.

4.2 Klinische Erstversorgung

Im Krankenhaus erfolgt bei gedeckten Abdominalverletzungen die weitere Abklärung durch Sonographie oder Parazentese. Bei positivem Befund
wird sofort laparotomiert. Bei offenen Abdominalverletzungen ist in jedem Fall die Indikation zur Laparotomie gegeben. Dies gilt bei allen jenen Verletzungen – besonders Stichverletzungen –, bei denen ein Penetrieren in die Bauchhöhle nicht sicher ausgeschlossen werden kann.

- Lagerung.
- Schockbekämpfung
- Steriles Abdecken von Wunden ohne Fremdkörperentfernung.
CAVE: Zweizeitige Organrupturen.

5 Wirbelsäulenverletzungen

Wirbelsäulenverletzungen entstehen meist durch Sturz aus größerer Höhe
bzw. im Bereich der Halswirbelsäule nach Verkehrsunfällen. Hauptgefahr
bei Wirbelsäulenverletzungen ist die Rückenmarksschädigung, die durch
Verschiebungen der Wirbelkörperfragmente gegeneinander entstehen kann.

Bei Verdacht auf Wirbelsäulenverletzung soll der Patient nicht unnötig bewegt werden. Bei instabilen Frakturen besteht die ständige Gefahr, durch unsachgemäße Lagerung und Bewegung eine Querschnittsläsion zu erzeugen oder zu verschlimmern. Die Rettung und
der Transport müssen nach den im allgemeinen Teil angegebenen
Richtlinien erfolgen. Hilfsmittel wie Schaufeltrage, Vakuummatratze
und Schanzkrawatte sollen verwendet werden.

5.1 Maßnahmen am Unfallort

Diagnostik

Glücklicherweise sind nur etwa 20% aller Wirbelfrakturen mit neurologischen Symptomen vergesellschaftet. Der inkomplette oder komplette
Querschnitt liefert also nicht in allen Fällen schon einen Hinweis auf

eine Wirbelfraktur. Weitere Hinweise sind daher beim Patienten mit Bewußtsein die Schmerzsymptomatik in der entsprechenden Region. Beim bewußtlosen Patienten ist bei jedem adäquaten Trauma an eine Wirbelsäulenverletzung zu denken. Typische Verletzungskombinationen sind Gesichtsschädelfraktur/HWS-Trauma, Sternumfraktur/BWS-Trauma, Sturz aus Höhe/Fersenbeinfraktur/LWS-Trauma.

Beim **Bewußtlosen** besteht bei Vorliegen einer **neurologischen Symptomatik** oft eine **deutliche Diskrepanz** zwischen der guten Abwehrreaktion und Mobilität der oberen Extremität und fehlender Abwehrreaktion der unteren Extremität.

Beim **hohen Querschnitt** besteht außerdem die Gefahr der Atemdepression durch spinalen Schock und zusätzliche Schädigung des N. phrenicus, was zum Ausfall der peripheren Atmung führt.

Durch **Unterbrechung von Sympathikusbahnen** kann es zu einer peripheren Vasodilatation und dem damit verbundenen Blutdruckabfall kommen.

Bei Wirbelsäulenverletzten ist die **Auswahl des entsprechend anzufahrenden Krankenhauses** besonders wichtig.

Therapie

Auf die schonende Lagerungstechnik unter Verwendung der entsprechenden Hilfsmittel (Schanzkrawatte, Vakuummatratze, Schaufeltrage) wurde schon hingewiesen.

Kontraindiziert sind bei Wirbelfrakturen alle Repositionsversuche am Unfallort. Hierzu zählt die Dislokation von vorher nicht verschobenen Luxationsfrakturen und neurologische Ausfälle nach unsachgemäßer Reposition. Eine Ausnahme stellt die Durchblutungsstörung bei Luxation dar. In diesem Fall soll die Reposition versucht werden.

5.2 Klinische Erstversorgung

In letzter Zeit wird bei vielen Wirbelsäulenfrakturen vor allem mit neurologischer Symptomatik die operative Stabilisierung empfohlen. Absolute Indikation für ein operatives Vorgehen besteht bei progredienter neurologischer Verschlechterung, bei instabilen Frakturen und den sehr seltenen offenen Verletzungen. Bei Vorliegen einer primären Querschnittssymptomatik kann die operative Stabilisierung meist keine neurologische Wiederherstellung bringen, wohl aber zu einer besseren Mobilisierung und damit Rehabilitation des Patienten durch die Wirbelsäulenstabilität beitragen.

– Schonender Transport
– Lagerung
  (Schanzkrawatte, Schaufeltrage + Vakuummatratze).
CAVE: Sekundärschäden durch unsachgemäßen Transport.

6 Weichteilverletzungen

Man unterscheidet zwischen geschlossenen und offenen Weichteilverletzungen.

6.1 Maßnahmen am Unfallort

Die **geschlossenen Weichteilverletzungen** bedürfen notärztlicherseits praktisch keiner Therapie.

Bei **offenen Weichteilverletzungen** wird in erster Linie ein **steriler Verband** angelegt.

Zur **Blutstillung** empfiehlt sich vorerst ein Druckverband, der meist ausreicht, um eine Blutstillung zu erzielen. Erst wenn diese Maßnahmen zu keinem Erfolg geführt haben, wird bei Blutungen im Bereich der Extremitäten abgebunden. Für das Abbinden sind 4 Punkte wichtig.

– Erstens der richtige Ort, es muß natürlich proximal der Verletzung abgebunden werden und es darf keinesfalls direkt über Gelenken abgebunden werden. Geeignete Stellen sind in der Mitte des Oberarmes bzw. des Oberschenkels. Hier ist ein entsprechender Muskelmantel gegeben, dadurch wird eine Schädigung der peripheren Nerven verhindert.

– Zum Abbinden muß geeignetes Material verwendet werden, es empfehlen sich Binden mit einer Auflagebreite von mindestens 3–4 cm. Ungeeignet sind Schnüre, Draht usw.

– Wichtig ist die richtige Stärke des Abbindens. Für diese kann kein absolutes Maß angegeben werden, man richtet sich nach der Klinik, die Blutung muß zum Stillstand kommen. Zu schwaches Abbinden führt zur venösen Stauung, zu starkes Abbinden zur Gefahr eventueller Kompressionsschäden.

– Die Abbindezeit soll $1^1/_2$ Stunden nicht überschreiten, sie muß schriftlich niedergelegt werden. Nach dieser Zeit erfolgt das Öffnen der Blutsperre für etwa 10 Minuten, nachfolgend kann wieder $^1/_2$ Stunde abgebunden werden. Ausnahmen sind lediglich die totale Amputation einer Gliedmaße bzw. ein so schlechter Zustand des Patienten, sodaß jedes Öffnen der Blutsperre eine vitale Gefahr darstellen würde.

In manchen Körperregionen ist natürlich kein Abbinden möglich, es seien hier der Hals, die Leistenregion und die Schulterregion erwähnt. Es kann eine leichte Kompression des verletzten Gefäßes gegen den darunter liegenden Knochen erfolgen, ein Schema hierzu zeigt Abbildung 4. Bei großen freiliegenden spritzenden Gefäßen kann ein direktes Abklemmen mit einer Gefäßklemme erfolgen.

6.2 Klinische Erstversorgung

Im Krankenhaus erfolgt bei stark blutenden Wunden die entsprechende chirurgische Versorgung, wobei gegebenenfalls auch eine Gefäßrekonstruktion durchgeführt wird.

– Steriler Verband.
– Blutstillung (Kompressionsverband, Abbinden, Klemmen).
CAVE: Schäden durch unsachgemäße Blutstillung.

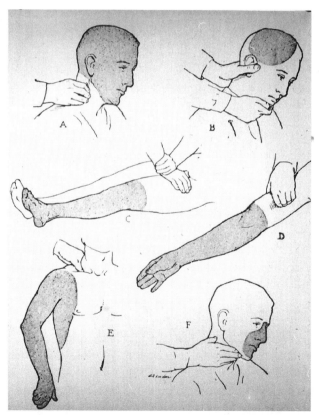

Abb. 4: Möglichkeiten der direkten Gefäßkompression zur Blutstillung

7 Frakturen

Man unterscheidet zwischen geschlossenen und offenen Frakturen. Sichere **klinische Zeichen einer Fraktur** sind abnorme Stellung, abnorme Beweglichkeit und Krepitation. Bei **offenen Frakturen** sind zusätzlich oft auch noch Bruchstücke in der Wunde sichtbar. Offene Frakturen werden in drei Grade unterteilt:

- **Grad I:** Hier findet sich nur eine punktförmige Wunde, die Anspießung ist von innen heraus erfolgt.
- **Grad II:** Es entsteht eine Wunde, die durch ein äußeres Anpralltrauma erfolgt ist. Der Weichteilschaden ist gering.
- **Grad III:** Hierunter versteht man eine große Komplikationswunde mit begleitender Verletzung größerer Gefäße, Nerven und eventuell Zerstörung der umgebenden Muskulatur (Abb. 5).

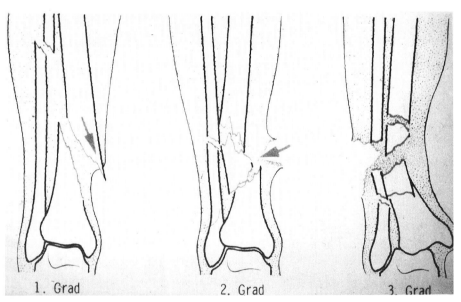

Abb. 5: Einteilung der offenen Frakturen nach 3 Schweregraden

7.1 Maßnahmen am Unfallort

Der Blutverlust kann auch bei geschlossenen Extremitätenfrakturen oft erheblich sein. Daher muß die erste Maßnahme bei jeder Fraktur die Überprüfung des Kreislaufs des Patienten und nötigenfalls die entsprechende Schocktherapie sein. Nachfolgend muß die betroffene Extremität entkleidet werden, um die entsprechenden weiteren Maßnah-

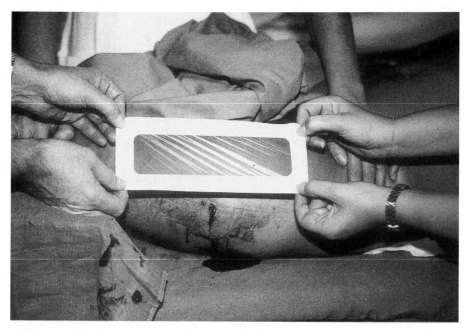

Abb. 6: Anbringen einer sterilen Abdeckfolie zur Versorgung von offenen Frakturen

men und auch die Reposition durchführen zu können. Bei dislozierten Frakturen muß eine entsprechende Reposition erfolgen. Diese Reposition entlastet einerseits die Weichteile, lindert die Schmerzen des Patienten, erlaubt die nachfolgende Schienung mit Minderung des Blutverlustes und erlaubt in vielen Fällen erst den Abtransport. Nach Reposition wird bei allen **offenen Frakturen** sofort ein **steriler Verband** angelegt, da durch das Offenlassen eine zusätzliche Infektionsgefahr besteht. Bewährt hat sich hiefür vor allem eine sterile Klebefolie (Abb. 6). Durch sie ist einerseits ein dichter Verschluß mit gleichzeitiger Blutstillung gegeben, der Blutverlust kann überprüft werden, andererseits kann die Wunde durch den Chirurgen ohne Verbandabnahme beurteilt werden. Wie schon ausgeführt, ist die Reposition wichtig, um bei stark dislozierten Frakturen das Auftreten von Nerven- und Gefäßkomplikationen zu verhindern. Bei geschlossenen Frakturen soll die Haut, die über von innen herausragende Bruchstücke oft gespannt wird, geschützt werden. Bei nichtreponierten Frakturen insbesondere z. B. bei Luxationsfrakturen des oberen Sprunggelenks, kommt es immer wieder zu Hautnekrosen, vor allem über dem Innenknöchel (Abb. 7). Man hat auf alle Fälle daran zu denken, daß vor Schienung bei dislozierter Fraktur immer eine Reposition durchgeführt werden muß. Die Ruhigstellung ist außerdem wichtig, um den Blutverlust,

320

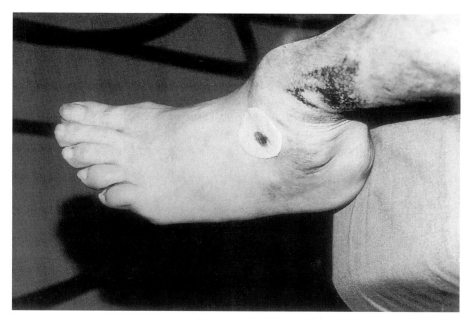

Abb. 7: Dislozierte Luxationsfraktur des oberen Sprunggelenkes, deutlich sichtbar die über dem medialen Knöchel gespannten und daher gefährdeten Weichteile

der auch bei geschlossenen Extremitätenfrakturen beträchtlich sein kann, zu verringern (Abb. 8).

7.2 Klinische Erstversorgung

Die Therapie im Krankenhaus besteht bei geschlossenen Knochenbrüchen langer Röhrenknochen in der operativen Stabilisierung. An der unteren Extremität erfolgt sie meist mittels übungsstabiler intramedullärer Osteosynthese (Marknagel, Verriegelungsnagel). An der oberen Extremität wird häufig eine Verplattung durchgeführt. Bei offenen Frakturen, die per se schon eine hohe Infektionsrate aufweisen, die durch das Einbringen von Metallimplantaten noch erhöht wird, hat sich in letzter Zeit die Stabilisierung mittels eines äußeren Festhalters (Fixateur externe) bewährt.

– Schockbekämpfung.
– Entkleiden.
– Reposition.
– Steriler Verband, bei offenen Frakturen Schienung.
CAVE: Weichteilschäden bei unterlassener Reposition.

8 Luxationen

Unter Luxation versteht man die permanente Verschiebung zweier Gelenkteile gegeneinander. **Klinische Zeichen** hierfür sind eine abnorme Stellung des Gelenks mit federnder Fixation und oft tastbarer Fehlstellung (leere Gelenkspfanne). Luxationen sollen am Unfallort nicht reponiert werden, da durch unsachgemäße Reposition ohne vorherige Röntgenkontrolle noch größere Schäden entstehen können. Hierzu zählt Dislokation von kaum verschobenen Luxationsfrakturen und neurologische Ausfälle nach unsachgemäßer Reposition.

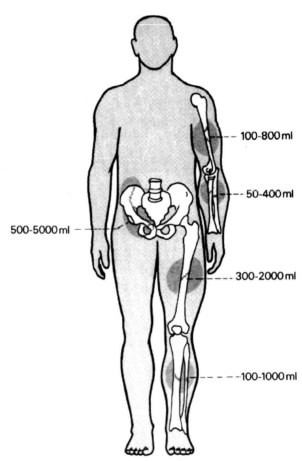

Abb. 8: Möglicher Blutverlust bei geschlossenen Extremitätenfrakturen in die Weichteile

322

8.1 Maßnahmen am Unfallort

Wichtig ist die **Beurteilung von Durchblutung und Sensibilität.** Die **Schienung und Unterstützung** der Extremität erfolgen in jener Stellung, in der die **größtmögliche Schmerzfreiheit** gegeben ist.

> Ruhigstellung in Luxationsstellung.
> CAVE: Schäden durch unsachgemäße Repositionsmanöver.

Literatur

GLINZ, W.: Thoraxverletzungen. Springer Verlag, Berlin–Heidelberg–New York, 1979

HERTZ, H., SCHABUS, R., BÖHLER, A.: Die Behandlung der Querschnittsläsion. Hefte zur Unfallheilk. **163**, 131 (1983)

KONZERT-WENZEL, J., PROKSCHA, G., THEISINGER, W.: Erstversorgung im Notarztdienst. Urban & Schwarzenberg, Wien, Baltimore 1991

LAWIN, P., WENDT: Das Thoraxtrauma. Bibliomed, Medizinische Verlagsgesellschaft 1981

LICK R. F., SCHLÄFER, H.: Unfallrettung. Schattauer Verlag, Stuttgart 1985

MÜLLER, E.: Ärztliche Maßnahmen in Praxis und Bereitschaftsdienst. Urban & Schwarzenberg, München–Wien–Baltimore 1977

Verbrennungen

Hildegunde Piza und T. Rath

1 Definition

Folgen einer Verbrennung bzw. Verbrühung sind lokale Veränderungen im Bereiche der **Haut** und pathophysiologische Veränderungen im **gesamten Organismus.**

Neben der Zerstörung der Haut kommt es, abhängig vom Schweregrad der Verbrennung, zu Störungen der Gefäßpermeabilität, der Mikrozirkulation und der Hämodynamik sowie zu einer Intoxikation und zu Infektionen.

Der **Schweregrad** der Verbrennung ist abhängig von Verbrennungstiefe und Verbrennungsausdehnung.

2 Pathophysiologie

Die Beschreibung pathophysiologischer Veränderungen beschränkt sich auf die für die Erste Hilfe relevanten Tatsachen.

Die **Haut** hat wichtige stoffwechselaktive Funktionen, sie dient als Schutz und Tastorgan sowie physiologischer Wärmeregulator. Hitze wird von ihr weniger toleriert als kurz anhaltende Temperaturen um 0° C und darunter. Langdauernde Temperaturen zwischen 41° und 43° C können bereits zu irreversiblen Schäden führen. Temperaturen über 50° C bewirken eine Koagulation der Eiweißkörper.

Für die Verbrennungstiefe ausschlaggebend sind die **Dauer** der Hitzeeinwirkung und die **Temperatur.** Wodurch die Hitze hervorgerufen wird, ist von sekundärer Bedeutung.

Haut leitet Wärme sehr schlecht ab. Als Folge davon werden auch nach Einwirkungen der Hitze tiefere Hautschichten, ohne entsprechende Kühlung von außen, thermisch geschädigt.

Durch Umbauvorgänge in der verbrannten Haut entsteht ein Lipidproteinkomplex, welcher als **Verbrennungstoxin** bezeichnet wird. Dieser Komplex konnte zwar nachgewiesen, sein toxischer Wirkungsmechanismus aber noch nicht genau erklärt werden.

Werden mehr als 25% der Körperoberfläche verbrannt, erfassen pathophysiologische Veränderungen alle anderen Organsysteme.

Innerhalb der ersten 24 Stunden kommt es zu einem massiven Verlust von Flüssigkeit, Elektrolyten und Proteinen aus dem intravasalen in den extravasalen Raum und zur Ausbildung des sogenannten **Verbrennungsödems.**

Ursache dafür ist eine stark erhöhte Kapillarpermeabilität durch:

- Freisetzung vasoaktiver Substanzen, welche eine Vasodilatation der Widerstandsgefäße verursachen.
- Freisetzung intrazellulärer Moleküle in das Interstitium. Dadurch wird eine dem physiologisch osmotischen Gradienten entgegengesetzter Gradient aufgebaut.
- Offene Interzellulärverbindungen der Kapillarendothelien.
- Auftreten von Vakuolen in den Endothelzellen, welche die Makromoleküle nach extrazellulär transportieren sollen.

Der Flüssigkeitsverlust aus dem Gefäßbett bewirkt eine ausgeprägte Hämokonzentration und im Gebiet tiefer Verbrennung eine mikrovaskuläre Koagulation.

Weitere Flüssigkeitsverluste entstehen durch **Exsudation** und durch **Verdunstung.**

Die Freisetzung von Katecholaminen und die geschilderten Flüssigkeitsverluste setzen zum Unfallzeitpunkt ein und führen ohne entsprechende Therapie zu einem rasch progredienten **Schock.**

Als Folge des erhöhten peripheren Widerstands und des zunehmenden Volumenmangels sinkt das **Herzzeitvolumen** während der ersten acht Stunden deutlich ab.

Pathologische Veränderungen der **Lungenfunktion** findet man bei Verbrennungen von über 50% der Körperoberfläche und bei **Inhalationsverletzungen.** Das Einatmen von heißem Wasserdampf oder heißem Dampf schädigt die oberen Luftwege bis zu den Stimmbändern, den Tracheobronchialbaum und das Lungenparenchym.

Die Hitzeschädigung verursacht eine Tracheobronchitis, ein Anschwellen der Schleimhaut, den Verlust der Zilientätigkeit und eine Schädigung der Alveolarepithelien. Der Patient wird zunehmend heiser und hustet rußhaltiges Sputum aus, bei schweren Verbrennungen sogar nekrotische Mukosaanteile.

Als Folge des Schocks werden je nach Schweregrad der Verbrennung **Nierenschäden** – ein vorübergehendes Ansteigen harnpflichtiger Substanzen, ein oligurisches und ein nicht oligurisches Nierenversagen – beobachtet.

Auf Grund des Schockzustandes besteht im Bereich des **Magen-Darmtraktes** eine ausgeprägte Stase der Darmmotilität. Oral verabreichte Flüssigkeit wird meist erbrochen. Infolge von Streß und der Minderdurchblutung im Bereich des Magen- und Darmtraktes sind Brandverletzte massiv ulkusgefährdet.

3 Ätiologie

Verbrennungen und Verbrühungen zählen zu den häufigsten Unfallarten. Meistens erfolgt der Unfall **zu Hause.** Ein Großteil der Brandunfälle könnte **verhindert** werden.

Unfallursachen **Erwachsener** sind meist grobe Fahrlässigkeit, chronischer Alkohol- und/oder Drogenabusus, Unwissen, geistige und körperliche Behinderung.

Kinder erleiden in drei Viertel aller Fälle eine Verbrühung. Die typische Verletzung erfolgt durch heißen Kaffee, Tee oder Wasser, wenn das Kind beim Gehenlernen das Tischtuch mitsamt einer Kanne oder Tasse vom Tisch oder den Topf vom Herd herabzieht. Die übrigen Unfallursachen sind Kontaktverbrennungen und Flammenverletzungen. 70% aller verletzten Kinder sind bis zu drei Jahre alt, häufigste Unfallursache ist mangelnde Obsorge durch die Eltern.

4 Diagnostik und Symptomatik

4.1 Bestimmung der Ausdehnung der Verbrennung

Die Bestimmung der Ausdehnung der Verbrennung erfolgt beim Erwachsenen mit der sogenannten **Neunerregel.** Für das Kind gilt auf Grund der relativen Größe des Kopfes im Verhältnis zu den anderen Körperteilen eine andere prozentuelle Verteilung (Abb. 1).

Für kleinflächige Verbrennungen verwenden wir die **Handflächenregel.** Die Fläche einer Hand des Patienten entspricht 1% der Körperoberfläche.

4.2 Beurteilung der Tiefe der Verbrennung

Es gibt **drei Grade** der Verbrennung, wobei die zweitgradige Verbrennung zwei Unterteilungen aufweist: oberflächlich und tief zweitgradig.

Charakteristika:
- **Ersten Grades:** trocken – rot – schmerzhaft.
- **Oberflächlich zweiten Grades:** feucht – Blasen – rot – schmerzhaft.
- **Tief zweiten Grades:** feucht – keine Blasen – grau – wenig schmerzhaft.
- **Dritten Grades:** trocken – ockergelb – braun – verkohlt – schmerzlos.

Zum Unfallzeitpunkt läßt sich die Verbrennungstiefe **nicht** genau feststellen, da der Hitzeschaden in die Tiefe weiterschreitet. Erst eine wiederholte Beurteilung nach ein bis zwei Tagen führt zu einer genauen Diagnose.

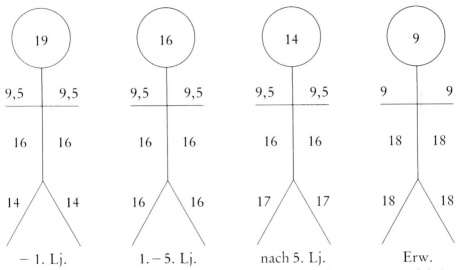

Abb. 1: Zahlenangaben in Prozent der Körperoberfläche (Neunerregel beim Erwachsenen)

Erstgradige Verbrennungen

Die Verletzung betrifft das Stratum corneum, kann aber auch bis in das Stratum basale vordringen. Klinisch entspricht ihr eine Rötung und Schwellung, der Patient klagt über Schmerzen. Nach zwei bis drei Tagen verschwinden die Symptome. Sollten einige Zellen nekrotisch geworden sein, kommt es zu einer Regeneration von der Basis. Es entstehen keine Narben.

Zweitgradige oberflächliche Verbrennung

Es sind die gesamte Epidermis und die oberflächliche Dermis betroffen. Blasen können unmittelbar nach der Verbrennung auftreten und noch

24 Stunden nach dem Ereignis entstehen. Der Blaseninhalt ähnelt dem Plasma. Werden die Blasen eröffnet, sieht man am Blasengrund rote Flekken, die gestauten Gefäßen der Dermis entsprechen. Die Patienten klagen über Schmerzen, da viele Nervenendigungen freiliegen. Nach drei bis vier Tagen wird die Wunde von einem Schorf bedeckt. Kommt es zu keiner Infektion, verheilt die Wunde in 10 bis 14 Tagen. Es entstehen keine Narben, allerdings kann es zu Pigmentverschiebungen kommen.

Zweitgradige tiefe Verbrennung

Es werden tiefe Schichten der Dermis erreicht, einige Hautanhangsgebilde bleiben intakt. Die Wundfläche trocknet in wenigen Tagen aus. Die spontane Abheilung einer tief zweitgradigen Verbrennung dauert ca. drei bis vier Wochen. Das von den erhaltenen Hautanhangsgebilden regenerierte Epithel ist sehr dünn und leicht zu verletzen. Es kommt immer zu Narbenbildung. Wird eine tief zweitgradige Verbrennung sekundär infiziert, wandelt sie sich sehr leicht in eine drittgradige Verbrennung um. Tief zweitgradige Verbrennungen stellen gemeinsam mit den drittgradigen Verbrennungen eine Indikation zur **Nekrosektomie** und **Deckung** mit autologer Spalthaut dar.

Drittgradige Verbrennung

Die gesamte Haut ist betroffen. Sie kann blaß, braun oder verkohlt erscheinen. Die Haut hat ihre Elastizität verloren und ist hart und trocken. Der Patient klagt nicht über Schmerzen, da die Nervenendigungen zerstört sind. Kleine drittgradig verbrannte Areale können nach Abstoßung des Verbrennungsschorfs auch durch Auswachsen des Epithels vom Rand der angrenzenden gesunden Haut verheilen, es entstehen immer Narben.

4.3 Beurteilung des Brandverletzten

Die Beurteilung richtet sich nach Ausdehnung, Tiefe und Lokalisation der Verbrennung, der Brandursache, nach Mitverletzungen und Vergiftungen, nach dem Alter und dem Zustand des Patienten vor der Verbrennung. Zu unterscheiden sind leichte bis sehr schwere Verbrennungen, ambulant und stationär zu behandelnde Verletzungen.

Leichte Verbrennung:

Zweitgradige Verbrennung unter 10% der Körperoberfläche.

Mittelschwere Verbrennung:

11-30% zweitgradige Verbrennung oder weniger als 10% drittgradige Verbrennung.

Schwere Verbrennung:

31-50% zweitgradige Verbrennung oder 10–20% drittgradige Verbrennung oder weniger als 30% der Körperoberfläche bei schlechtem Allgemeinzustand oder schon manifestem Schock, zusätzlichem schweren Trauma oder gleichzeitiger Vergiftung, schwerem Inhalationstrauma.

Sehr schwere Verbrennung:

mehr als 50% zweitgradige Verbrennung oder mehr als 20% drittgradige Verbrennung.

> Erst- und oberflächlich zweitgradige Verbrennungen unter 10% bei Erwachsenen und unter 5% bei Kindern können **ambulant** behandelt werden.
> Tief zweitgradige und drittgradige Verbrennungen, Verbrennungen über 10% bei Erwachsenen und über 5% bei Kindern, Verbrennungen im Gesicht, an den Händen, den Füßen und der Genitalregion, Verbrennungen bei Säuglingen und sehr alten Menschen sowie elektrische Verbrennungen bedürfen der **stationären** Aufnahme.

Bei der Beurteilung einer Brandverletzung sollte bereits am Unfallort evtl. vorhandener Ruß teilweise vom Verletzten entfernt werden, um so eine genaue Bestimmung der Verbrennungsausdehnung zu ermöglichen. Zumeist wird bei rußbedeckten Patienten die Ausdehnung einer Verbrennung als zu groß angegeben. Eine zweite Möglichkeit der Fehlbeurteilung einer Brandverletzung besteht bei blassen, weißgefärbten, drittgradigen Verbrennungen. Diese verbrannten Hautareale werden sehr oft am Unfallort als gesunde Haut beurteilt.

5 Therapie

In der Behandlung Verbrannter stehen die rasche Bekämpfung der Brandursache, die Erste Hilfe und die Vorbereitung des Patienten für den Transport im Vordergrund.

> In der Ersten Hilfe gilt der Grundsatz:
> **„Kaltes Wasser auf alle Verbrennungen".**

Gelöscht werden die Flammen mit Wasser, Decken, Mänteln, Jacken, durch **Hin-** und **Herrollen** am Boden und Absprühen mit dem Feuerlöscher. Der Patient soll keinesfalls mit brennenden Kleidern herumlaufen, weil dadurch der Wind das Feuer weiter entfachen kann. Hat sich der

Patient verbrüht, werden so rasch wie möglich die heißen nassen Kleider entfernt.

Anschließend sollen die verbrannten Hautareale mit kaltem Leitungswasser gekühlt werden. Kaltwassertherapie leitet Wärme sehr gut ab, verhindert das Fortschreiten des Hitzeschadens in die Tiefe, lindert Schmerzen, vermindert die Ödembildung und verlangsamt die Stoffwechselvorgänge. Die Kühlung mit Wasser erfolgt für 10–15 Minuten und ist auch noch eine halbe bis dreiviertel Stunde nach dem Unfall wirksam. Umschriebene Verbrennungen werden am Unfallort kalt abgespült. Ausgedehnte Verbrennungen kühlt man oft besser im Krankenhaus, da eine allgemeine Unterkühlung des Patienten unbedingt vermieden werden soll.

Gleichzeitig werden **Atemwege,** die **Atmung,** der **Kreislauf** und das **Sensorium** des Patienten überprüft.

Bei Atem- oder Herzstillstand muß sofort die Wiederbelebung einsetzen. Ist der Respirationstrakt schwer verbrannt und dadurch der Atemweg obstruiert, sollte man so rasch wie möglich intubieren. Meist sind jedoch auch Schwerverbrannte unmittelbar nach dem Unfall voll ansprechbar. Sie atmen frei und eine Intubation ist nicht notwendig. Besteht der Verdacht auf ein Inhalationstrauma – Verletzung im Gesicht, Aushusten rußhaltigen Sputums, Ödem im Bereich der Glottis, Stridor –, so hält man sich in Intubationsbereitschaft und intubiert rechtzeitig.

Weiters ist unbedingt auf **Begleitverletzungen oder Vergiftungen** – wie z. B. Schädel-Hirn-Trauma, Knochenbrüche, innere Verletzungen, Kohlenmonoxidvergiftung, Alkohol und Suchtgiftmißbrauch – zu achten.

Kleidungsstücke, die nicht haften, werden entfernt. Der Patient wird in sterilen oder sauberen Tüchern – Metallinefolie, gebügeltes Leintuch – eingewickelt und warmgehalten. Die verbrannten Hautareale werden nur mit sterilen Kompressen bedeckt, sonst erfolgt am Unfallort keine lokale Behandlung wie z. B. Applikation von Brandsalben etc.

Bei mittelschwer bis sehr schwer Verbrannten muß noch am Unfallort ein **venöser Zugang** gelegt werden, um mit der Schockbehandlung und Schmerztherapie zu beginnen. Falls nicht anders möglich, erfolgt der Zugang auch durch verbrannte Haut.

Die unmittelbare Schockbehandlung am Unfallort ist deshalb notwendig, weil Brandverletzte sofort nach dem Unfall große Flüssigkeitsmengen in das Interstitium hinein verlieren und in einen schweren Schockzustand gelangen.

330

Wegen der Gefahr des Erbrechens, der Aspiration und eines eventuell in den nächsten Stunden notwendigen chirurgischen Eingriffs wird oral keine Flüssigkeit gegeben.

Beim **Erwachsenen** erfolgt die **Flüssigkeitssubstitution** mit **Ringerlaktat.**

Ringerlaktat ist am besten zur Flüssigkeits- und Natriumsubstitution geeignet und puffert die bestehende Azidose. Es dürfen keine Plasmaexpander, wie Dextran oder Gelatine bzw. keine Eiweißlösungen, wie Humanalbumin oder Plasmaproteinlösung gegeben werden. Plasmaexpander und Eiweißlösungen gelangen durch die undichten Kapillaren in das Interstitium und die dort abgelagerten Makromoleküle bzw. Eiweißstoffe verzögern beträchtlich die Rückresorption des Verbrennungsödems nach 48 Stunden. Die Flüssigkeitssubstitution mit Ringerlaktat sollte mit laufender Infusion und nicht mit tropfender erfolgen.

Die notwendige Flüssigkeitsmenge für die ersten 24 Stunden nach dem Unfall kann nach verschiedenen Formeln berechnet werden.

Zum physiologischen Bedarf von 1500 bis 2000 ml pro Quadratmeter berechnen wir den zusätzlichen Bedarf **bei leichten Verbrennungen** mit: Kilogramm Körpergewicht mal Prozent verbrannter Körperoberfläche mal 2; **bei schweren und sehr schweren Verbrennungen** mit: Kilogramm Körpergewicht mal Prozent verbrannter Körperoberfläche mal 3. Die Hälfte des berechneten Flüssigkeitsvolumens wird in den ersten acht Stunden ab dem Unfallzeitpunkt in Form von Ringerlaktat gegeben, die zweite Hälfte der errechneten Flüssigkeitsmenge in den darauffolgenden 16 Stunden in Form von Ringerlaktat und 5% Plasmaproteinlösung in einem Verhältnis von 1:1. Die Überwachung des Flüssigkeitsersatzes erfolgt durch stündliche Messung der Diurese, welche 1 ml/kg KG/h betragen soll, weiters mit zweistündlichen Kontrollen des Hämatokrits, welcher um 45% gehalten werden soll. Weitere Kriterien sind: Sensorium des Patienten, Atmung, Durchblutung der Peripherie, Puls, Blutdruck und zentraler Venendruck.

Die Verwendung hypertoner Kochsalzlösung in der Schockbehandlung Brandverletzter wird international kontroversiell behandelt. Sie sollte bestimmten Indikationsstellungen vorbehalten bleiben und bedarf einer engmaschigen Kontrolle und klinischer Erfahrung. Als Erstmaßnahme sollte deshalb hypertone Kochsalzlösung nicht verabreicht werden.

Nach BUTENANDT (1979) benötigt das verbrannte Kind in der Regel wesentlich mehr Flüssigkeit als ein Erwachsener. Der kindliche Organismus ist, bezogen auf das Körpergewicht, wasserreicher als der eines Erwachsenen, bezogen auf die Körperoberfläche aber wasserärmer. Kinder erleiden bei vergleichbaren Verbrennungsflächen einen weit größeren Verlust an Wundexsudat als Erwachsene und es ist vor allem der erhebliche Verlust an elektrolytfreiem Wasser zu berücksichtigen. Kinder neigen besonders zur Bildung von Laktat und zu Hypoglykämien, weshalb die reine Gabe von Ringerlaktatlösungen abzulehnen ist.

Als Beispiel für die **Volumenersatztherapie bei Kindern** wird daher folgende Infusionslösung vorgeschlagen: 500 ml-Flasche einer Lösung von 0,9% NaCl und 5% Glukose im Verhältnis 1:1, der 5 bis 15 ml 8,4% Natriumbikarbonat und 25 bis 50 ml 20% Humanalbumin zugesetzt wird. Der Zusatz von Natriumbikarbonat dient in erster Linie dazu, den Natriumgehalt anzuheben. Erst in zweiter Linie dient er dem Ausgleich einer sich möglicherweise entwickelnden Azidose. Die Infusionsgeschwindigkeit während des Transports beträgt 20 ml/kg/Stunde. Als Kontrollparameter dient die stündliche Harnausscheidung, die 1 bis 2 ml/kg betragen soll.

Brandverletzte haben je nach Verbrennungstiefe unterschiedlich starke Schmerzen und sind meist motorisch unruhig. Daher ist eine **Schmerzmedikation** in vielen Fällen erforderlich. Es darf jedoch dabei nicht übersehen werden, daß die Ursache motorischer Unruhe auch an einem Mangel an Flüssigkeit bzw. Sauerstoff liegen kann! Die Schmerzmedikation erfolgt **intravenös,** und zwar mit einem Mittel, das einem vertraut ist und dessen Nebenwirkungen man kennt. Subkutan verabreichte Medikamente bleiben im Verbrennungsödem liegen. Intramuskulär verabreichte Mittel sind wegen der anfänglichen Minderdurchblutung wirkungslos. Zeitpunkt und Dosierung verabreichter Medikamente sind zu notieren.

Nach unseren Erfahrungen hat sich folgende Schmerzmedikation bei Brandverletzten bewährt: Bei leichten Schmerzen die Gabe von 2 ml Novalgin®, bei mäßigen Schmerzen die Gabe von 50 bis 100 mg Tramal® und bei starken Schmerzen die Gabe von einer halben Ampulle = 7,5 mg Dipidolor. Es empfiehlt sich die Gabe in Form einer Kurzinfusion, um sich so an die analgetische Wirkung heranzutitrieren. Ketamin wird in einer Dosierung von 0,5 mg/kg KG i. v. verabreicht, um so den analgetischen Bereich dieses Medikamentes nicht zu verlassen. (Vgl. auch Kap. „Schmerzbekämpfung, Sedierung, Narkose")

Vor dem Abtransport eines Patienten hat man sich einen genauen Überblick über Unfallzeitpunkt, Unfallort (geschlossener Raum – Inhalationstrauma), Unfallursache (Explosion von Gasen, Dämpfen, Benzin oder Kunststoff) und Unfallhergang zu machen.

Der **Transport** in das nächste Krankenhaus erfolgt unter bestimmten Vorkehrungen:

- Kreislaufstabilisierung unter laufender Infusion. Im schweren Schock darf kein Patient transportiert werden.
- Intubationsbereitschaft bei Inhalationstrauma.
- Transport in flacher bzw. Schocklagerung.
- Die **weitere Erstbehandlung** erfolgt im **nächstgelegenen Krankenhaus.**

Erstversorgung im Krankenhaus:

Der Patient wird entkleidet und auf eine **sterile** Unterlage gelegt. Über einen venösen Zugang wird die **Schocktherapie** mit Ringerlaktat weitergeführt. Patienten mit über 25% Verbrennung der Körperoberfläche erhalten einen **zentralvenösen Zugang,** vorzugsweise über die V. jugularis interna oder die V. subclavia, wenn nicht anders möglich auch durch verbrannte Hautareale.

Es wird ein **Blasenkatheter** gesetzt, um die stündliche Harnausscheidung messen zu können. Nach Waschen mit einem milden Desinfektionsmittel erfolgt die Beurteilung von **Tiefe** und **Ausdehnung** der Verbrennung. Unter Ruß verbergen sich oft gesunde Hautareale. Zu achten ist auf **zusätzliche Verletzungen** wie Frakturen, Schädel-Hirn-Trauma oder stumpfes Bauchtrauma. Stets muß eine **Tetanusprophylaxe** durchgeführt werden. Der Patient wird immer **heparinisiert,** bei schweren und sehr schweren Verbrennungen mit einem Heparinbypass mit 500 bis 750 E Heparin pro Stunde. Es erfolgt stets eine **Streßulkusprophylaxe** mit H_2-Blockern oder Sucralfat. Bei Inhalationsverletzungen erfolgt zur Vorbeugung eines Glottisödems die Gabe von Kortison (1. Tag: 4–8 mg F-Dexamethason 4stdl., 2. und 3. Tag: jeweils die Hälfte der vorhergehenden Dosierung).

Primär werden **keine Antibiotika** verabreicht.

Zirkumferente Verbrennungen im Bereich von Hals, Thorax und Extremitäten erfordern bereits nach einigen Stunden einen operativen Eingriff. Aufgrund der Durchblutungsgefährdung und der herabgesetzten Atemexkursionen (Verbrennungsödem, unnachgiebiger Verbrennungsschorf) ist eine **Escharotomie** bzw. **Fasziotomie** zur Entlastung notwendig. Die Schnittführung erfolgt nach handchirurgischen Regeln.

Erst nach korrekter Erstbehandlung im nächstliegenden Krankenhaus unter Beachtung der angegebenen Punkte soll ein Patient möglichst in ein Behandlungszentrum für Brandverletzte verlegt werden. Vor der Verlegung muß unbedingt Rücksprache mit dem diensthabenden Arzt im Brandverletztenzentrum gehalten werden. Insbesondere sind mit ihm die Fragen einer evtl. notwendigen **Beatmungstherapie** bzw. einer notwendigen **Escharotomie** bzw. **Fasziotomie** zu klären. Schwerverbrannte sollten innerhalb von zwei bis drei Stunden im Verbrennungszentrum sein. Der Transport hat, was Schockbehandlung und vitale Parameter betrifft, so sicher wie möglich zu erfolgen!

6 Prognose

Für Brandverletzte gilt als grobe **Faustregel** der sogenannte **Verbrennungsindex** (Alter in Jahren + Prozent der verbrannten Körperoberfläche):
$\geq$ 100 Prognose infaust
80–100 Lebensgefahr
$<$ 80 Überleben wahrscheinlich

Von der angegebenen Faustregel gibt es aber zahlreiche Ausnahmen. Die Prognose ist deshalb für den Patienten individuell zu stellen und von zahlreichen Faktoren, welche vom Patienten selbst und von seiner Behandlung vorgegeben werden, abhängig!
Als besonders gefährdet gelten alte Patienten, Säuglinge und Kleinkinder, vorerkrankte Patienten und Patienten mit schwerem Inhalationstrauma.

Weiterführende Literatur

AHNEFELD, F. W., BERGMANN, H., BURRI, C., DICK, W., HALMÁGY, M., HETTICH, R., HOSSLI, G., KOSLOWSKI, L., MEHRKENS, H.-H., RÜGHEIMER, E. (Hrsg.): Die Verbrennungskrankheit. Klinische Anaesthesiologie und Intensivtherapie, Band 25. Springer Verlag, Berlin–Heidelberg–New York–Tokyo 1982

BALOGH, D., MEHRKENS, H.-H., MÜLLER, F. E. (Hrsg.): Die Behandlung des Brandverletzten. Eine interdisziplinäre Aufgabe. Beitr. z. Anaesth., Intensiv- und Notfallmedizin, Band 37. Verlag Wilhelm Maudrich, Wien–München–Bern 1991

BOSWICK, J. A. (Hrsg.): The Art und Science of Burn Care. An Aspen Publication, Aspen Publishers, Inc., Rockville, Maryland, Royal Tunbridge Wells 1987

BUTENANDT, I., COERDT I.: Verbrennungen im Kindesalter. Bücherei des Paediaters, Heft 81. Enke Verlag, Stuttgart 1979

DRAXLER, H. V., MEISSL, G., RATH, TH.: Die Verbrennungskrankheit in Infusionstherapie und klinischer Ernährung in der operativen Medizin. FRITSCH, A., REISIGL, H. (Hrsg.) Handbuch der Infusionstherapie und klinischen Ernährung, Band 4, Karger, Basel–München–Paris 1988, S. 233

ZELLWEGER, G.: Die Behandlung der Verbrennungen. Fortbildungsseminare der Bundesärztekammer, Fachtaschenbuch Nr. 37. Deutscher Ärzteverlag 1981

Abdominelle chirurgische Notfälle

R. Schiessel und H. R. Rosen

1 Akute gastrointestinale Blutung

Definition und Pathophysiologie (4, 5, 8)

Obere gastrointestinale Blutung: Alle Blutungslokalisationen vom Ösophagus bis zum Treitzschen Band (Flexura duodenojejunalis).
Untere gastrointestinale Blutung: Jejunum bis Anus.

Der Blutverlust kann in verschiedenen Formen auftreten, wobei das klinische Bild auf dem pathophysiologischen Geschehen der **Hypovolämie** basiert. Dementsprechend ist die Symptomatik abhängig von der **Blutungsaktivität,** welche mit einem Verlust **großer Blutmengen** bei Arrosion einer größeren Arterie (Ulkusblutung: A. gastroduodenalis, A. gastrica sin., A. lienalis), als **kontinuierliche Blutung** mit geringem Blutverlust oder auch als **intermittierende Blutung** einhergehen kann.

Abhängig vom verlorenen Volumen pro Zeiteinheit entstehen die bekannten Auswirkungen auf den Kreislauf mit **Tachykardie** und **Blutdruckabfall;** zusätzliche Probleme treten bei Patienten mit Leberzirrhose und Ösophagusvarizenblutung auf. Bei diesen Patienten können parallel zum Blutungsschock auch die Symptome des Leberversagens hinzukommen. – Enzephalopathie, Ikterus und Aszites können in kürzester Zeit manifest werden.

Ätiologie und Lokalisation

Die Ursachen für das Entstehen von gastrointestinalen Blutungen sind mannigfaltig, wobei als **wichtigste Lokalisation** der **obere** Gastrointestinaltrakt mit mehr als **80%** aller Blutungsquellen dominiert. Während **Dickdarm und Anus** fast **20%** der übrigen Blutungsursachen darstellen, sind Blutungsereignisse im **Dünndarm** mit einer Inzidenz von **1%** sicherlich als Rarität aufzufassen (8).

Von den Blutungen im **oberen Gastrointestinaltrakt** ist die **Ulkusblutung** mit 40% am häufigsten, gefolgt von Blutungen aus **Ösophagusvarizen** (15%). In weiterer Reihenfolge finden sich Läsionen der Ösophagus- und/oder Magenschleimhaut nach starkem Erbrechen (**Mallory-Weiss-Syndrom**), durch nicht-steroidale Antirheumatika (**erosive Ga-**

stritis) bzw. durch Reflux von Magensäure **(Refluxösophagitis).** Seltene Ursachen sind benigne oder maligne **Tumoren** bzw. **Gefäßanomalien** (DIEULAFOY-Syndrom) (Abb. 1).

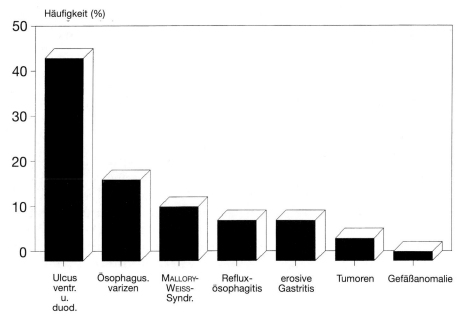

Abb. 1: Häufigkeit der Ursachen gastrointestinaler Blutungen

90% der Blutungen aus dem **unteren Gastrointestinaltrakt** stammen aus dem **Dickdarm,** wobei die **Divertikelerkrankung** mit über 50% die häufigste Ursache darstellt. Seltener sind **Angiodysplasie,** infektiöse oder nichtinfektiöse **Darmentzündungen** (Colitis ulcerosa) sowie **Neoplasmen** (Karzinom, Polypen). Blutungsquellen der seltenen **Dünndarm**blutungen sind das MECKELsche **Divertikel** und **Tumoren** (2, 8).

Unabhängig von den oben angeführten organischen Substraten können Allgemeinerkrankungen mit stark erhöhter Blutungsneigung **(hämorrhagische Diathese)** bzw. therapeutische Vorgänge **(Bestrahlung, Antikoagulation)** zur spontanen Blutungsneigung aus dem Gastrointestinaltrakt führen.

Symptomatik

Eine gastrointestinale Blutung äußert sich entweder als **Hämatemesis** (Bluterbrechen) oder **peranale Blutung.** Kommt die Blutung aus dem **oberen Gastrointestinaltrakt,** kann sowohl Hämatemesis als auch ein peranaler Blutabgang auftreten, wobei letzterer in Form von Teerstühlen (**Meläna**) oder – bei massiven Blutungen – auch als Blutstuhl vorkommen kann (**Hämatochezie**).

Die **Farbe** des erbrochenen oder peranal entleerten Blutes hängt von **zwei Faktoren** ab: Erstens von der **Lokalisation** und zweitens von der **Intensität** der Blutung. Die Farbe des Blutes wird durch den Magensaft (Hä-

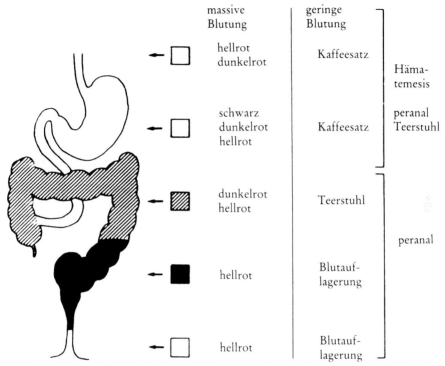

massive Blutung	geringe Blutung	
hellrot dunkelrot	Kaffeesatz	Häma-temesis
schwarz dunkelrot hellrot	Kaffeesatz	peranal Teerstuhl
dunkelrot hellrot	Teerstuhl	
hellrot	Blutauflagerung	peranal
hellrot	Blutauflagerung	

Abb. 2: Lokalisatorische Abhängigkeit der Blutfarbe und Manifestation

matinbildung) und durch bakterielle Einflüsse verändert. Ein wesentlicher Faktor ist daher vor allem die Zeit, in der das Blut mit Magensaft oder Darmbakterien Kontakt hat (Abb. 2).

Bei **Hämatemesis** bekommt das Blut durch den Kontakt mit saurem Magensaft meistens ein braunschwarzes Aussehen („**Kaffeesatz**"). Wird hingegen **hellrotes Blut** erbrochen, ist das ein Anzeichen dafür, daß das Blut nicht genügend Kontakt mit der Magensäure hatte, wofür es die folgenden **Erklärungsmöglichkeiten** gibt:

– Blutung aus dem Ösophagus,
– massive Magenblutung,
– Achlorhydrie des Magens.

Differentialdiagnostisch sind Blutungen aus Mund, Nasopharynx und Lungenblutungen zu unterscheiden, die z. B. vorübergehend geschluckt und danach wieder erbrochen wurden. Blut aus einer Lungenblutung ist meistens schaumig und hellrot und wird durch Husten entleert.

Damit ein typischer **Teerstuhl** entsteht, muß das Blut etwa vier Stunden im Darmtrakt verweilen. Abbildung 2 gibt einen Hinweis über die Verfärbung des Blutes bei den unterschiedlichen Lokalisationen für schwere und leichte Blutungen.

Das heißt, daß wir aus der Farbe des entleerten Blutes keine genaue Lokalisation feststellen können. Auch das einmalige Erbrechen einer großen Menge Blutes bedeutet keineswegs einen großen Blutverlust zum Zeitpunkt der Untersuchung. Häufig sammelt sich eine größere Blutmenge im Magen über viele Stunden an, die dann plötzlich abrupt erbrochen wird und somit einen plötzlichen massiven Blutverlust vortäuscht.

> Das Ausmaß des Blutverlustes kann am ehesten aus der Kreislaufsituation abgeschätzt werden.

Akutdiagnostik

Gastrointestinale Blutungen stellen in vielen Fällen ein lebensbedrohliches Geschehen dar. Daher ist – besonders bei schweren Blutungen – sicherlich sehr wenig Zeit für ausgedehnte Anamnesen. Es sollte jedoch im Rahmen einer **Kurzanamnese** sowohl vom Patienten als auch von den Angehörigen versucht werden, die in Tabelle 1 angeführten Informationen zu erheben (2, 4, 5).

Tabelle 1: Schlüsselfragen bei Anamnese gastrointestinaler Blutungen

---

1. Hämatemesis und/oder peranaler Blutabgang?
2. Farbe des Blutes?
3. Menge des Blutes? (Sagt nichs über die Intensität aus!)
4. Ist gehäuftes Erbrechen bzw. Alkoholgenuß vorausgegangen?
   ⟶ MALLORY-WEISS-Syndrom?
5. Werden Medikamente eingenommen (Salizylate, Pyrazolone, Antikoagulantien, Indometacin)? ⟶ Erosive Gastritis?
6. Ist ein Leberleiden bekannt? ⟶ Ösophagusvarizen?
7. Bestanden dyspeptische Beschwerden oder eine Ulkusanamnese
   ⟶ Ulcus ventriculi oder duodeni?
8. Wurden abdominell-chirurgische Eingriffe vorgenommen?
   z. B. Bifurkationsprothese ⟶ aortointestinale Fistel?

Die Informationen der Kurzanamnese sollen nur eine grobe Information geben und nicht zu einer zeitlichen Verzögerung der weiteren Diagnostik bzw. Therapie führen!!

Die **körperliche Untersuchung** wird sich im wesentlichen auf die **Kreislaufsituation** konzentrieren, die den wichtigsten Parameter für den Schweregrad der Blutung darstellt. Folgende grundsätzliche Fragen über den Grad der Hypovolämie sind am Ort des Geschehens sofort zu beantworten:

– **Arterienpuls:** peripher palpabel?
zentral (A. carotis communis) palpabel?
Frequenz?

– **Blutdruck:** systolisch über oder unter 100 mm Hg?

Eine **oberflächliche Inspektion** des Patienten kann zusätzliche Informationen bringen, soll aber ebenfalls zu keiner Verzögerung führen. Ein bestehender Aszites z. B. beweist nicht eine bestehende Ösophagusvarizenblutung. Tabelle 2 gibt eine kurze Übersicht über **mögliche Indikatorsymptome.**

Differentialdiagnosen (4, 8)

Die wichtigste **Differentialdiagnose** ist die Farbveränderung des Stuhles durch Eisen, Wismuth, Kohlepräparate bzw. nach Genuß von Blaubeeren, Holunder und roten Rüben.

Tabelle 2: Indikatorsymptome bei gastrointestinaler Blutung

1. Hepatosplenomegalie, Ikterus, Aszites, Spider-Naevi, Caput Medusae

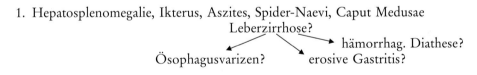

Leberzirrhose?
Ösophagusvarizen?   erosive Gastritis?   hämorrhag. Diathese?

2. Abdominelle Resistenzen, Lymphadenopathien, Kachexie

Karzinom?   hämatolog. Erkrankung
+
hämorrhag. Diathese?

3. Teleangiektasien der Mundschleimhaut ⟶ M. OSLER?
⟶ Gefäßanomalien?

4. Lippenpigmentierung ⟶ PEUTZ-JEGHERS-Polypen?

Tip: Meläna verfärbt zugesetztes Wasser rot, durch Nahrung oder Medikamente verfärbter Stuhl nicht.

Therapie (2, 4, 5, 8, 9)

Den therapeutischen Möglichkeiten sind aufgrund der Unmöglichkeit einer Lokalisationsdiagnostik natürliche Grenzen gesetzt. Die Patienten mit schwerer gastrointestinaler Blutung sind durch zwei Probleme gefährdet:

– Hoher Blutverlust,

– Aspiration bei massivem Erbrechen.

Die therapeutischen Maßnahmen am Auffindungsort des Patienten werden sich daher auf diese beiden Punkte konzentrieren. Dies bedeutet, daß eine Volumenzufuhr mit Plasmaexpander (Rheomacrodex®, Haemaccel® etc.) oder Plasmaproteinlösung (Humanalbumin) und eine Aspirationsprophylaxe, je nach Bewußtseinslage des Patienten und Schwere der Blutung entweder durch Lagerung oder sofortige Intubation durchzuführen ist.

Grundsätzlich sollten Akutdiagnose und Akuttherapie parallele Verfahren darstellen (siehe Abb. 3).

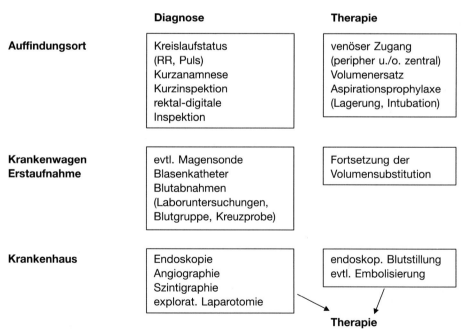

Abb. 3: Akutes diagnostisches und therapeutisches Procedere bei gastrointestinaler Blutung

Der weitere Transport eines Patienten mit gastrointestinaler Blutung **muß** immer an eine Abteilung mit **endoskopischen Möglichkeiten** erfolgen!

Verlauf und Prognose

Die Letalität einer gastrointestinalen Blutung ist abhängig vom Schweregrad, vom Alter und von bestehenden Begleiterkrankungen des Patienten. Bei der schweren Ulkusblutung beträgt die Letalität etwa 20%, bei der Ösophagusvarizenblutung 30–50%. Die wichtigsten **Maßnahmen** im Krankenhaus sind nach der **Stabilisierung** des Kreislaufs die exakte **Lokalisationsdiagnostik,** die primär durch Durchführung einer **Endoskopie** zu erreichen ist. Als alternative Verfahren bieten sich – bei negativem Endoskopieergebnis – **Angiographie** (selektive bzw. superselektive Zöliako- und/oder Mesenterikographie) oder **szintigraphische** Verfahren (radioaktiv markierte Erythrozyten) an. Alle diese Alternativverfahren benötigen jedoch eine minimale Blutungsintensität von 0,5–1 ml/min, sodaß in vielen Fällen von okkulten Blutungsquellen die explorative Laparotomie, manchmal mit „blinder Resektion" notwendig ist.

2 Akutes Abdomen

Definition (4–7)

„Akutes Abdomen" ist ein Sammelbegriff für alle akut einsetzenden Beschwerden im Abdomen.

Wichtigste Ursachen sind:

- Peritonitis,

- Ileus,

- Pankreatitis,

- Mesenterialembolie,

- intraabdominelle Blutung.

Trotz der ausgesprochen unterschiedlichen ätiologischen Möglichkeiten liegt bei mehr oder weniger allen Krankheitsbildern eine uniforme **Leitsymptomatik** vor:

- plötzliches Auftreten von Bauchschmerzen (mit oder ohne Abwehrspannung);

- Änderung der Peristaltik: Brechreiz oder Erbrechen, Ileus (paralytisch, mechanisch);

– allgemeine Krankheitszeichen: Fieber, Tachykardie, Blutdruckabfall, „Krankheitsgefühl".

Im Gegensatz zu den gastrointestinalen Blutungen stellt das akute Abdomen an den Erstuntersucher die Anforderung mittels Anamnese, Inspektion, Palpation und Auskultation einen Zeitverlust durch unnötige apparative Diagnostik zu verhindern.

> **Merke:** Patienten mit starken Bauchschmerzen leiden **fast immer** an häufigen Ursachen (Appendizitis, Ulkusperforation usw.), an die primär gedacht werden sollte, bevor eine zeitaufwendige Suche nach „Raritäten" (Vergiftung, Amöbenabszeß, intermittierende Porphyrie) in Gang gesetzt wird.

2.1 Peritonitis (6, 7)

Definition und Pathophysiologie

Die Peritonitis ist eine schwere, meist lebensgefährliche Infektion der Bauchhöhle mit unterschiedlicher Ätiologie. Durch die große Gesamtfläche des Serosaüberzuges (bis zu 2 m²) hat das Peritoneum eine ausgezeichnete **Resorptionsfähigkeit,** die – in Zusammenarbeit mit dem stark ausgeprägten **Lymphgefäß -und Makrophagensystem** – im physiologischen Zustand die Bauchhöhle steril hält.

Im **Anfangsstadium** der Erkrankung vermag das Peritoneum infolge seiner **Elastizität,** der Fähigkeit der **Fibrinogenexsudation** sowie der immunologischen **Abwehrkapazität** Entzündungsprozesse abzudecken und lokal zu bekämpfen.

Bei Fortbestehen und **Progression** des Entzündungsprozesses kommt es jedoch zu einer raschen Ausbreitung (Generalisierung, **Toxinämie**) sowie durch eine Störung der immunologischen Abwehrreaktion zur **Immunsuppression.** Ein weiterer, wesentlicher pathophysiologischer Mechanismus ist die enorme **Flüssigkeitssequestration,** die zu einer beträchtlichen **Dehydrierung** mit Hypovolämie und Elektrolytentgleisung führen kann.

Die Peritonitis ist meist **bakteriell** verursacht und in erster Linie eine **Sekundär**folge einer Wandschädigung eines abdominellen Hohlorgans **(Peforations- oder Durchwanderungsperitonitis),** wobei das Keimspektrum vor allem gramnegative Aerobier sowie Anaerobier umfaßt (E. coli, Bacteroides fragilis). Eine **primär** hämatogene Peritonitis (z. B. Pneumokokkenperitonitis kleiner Mädchen) stellt ein eher seltenes Ereignis dar.

Ätiologie (4–6)

Die Häufigkeit der Peritonitisursachen zeigt bei Durchsicht der Literatur ein relativ konstantes Verteilungsmuster, wobei die Appendix mit über 50% die häufigste Lokalisation darstellt, gefolgt von Magen bzw. Dünndarm und Dickdarmprozessen mit jeweils 10% (Abb. 4).

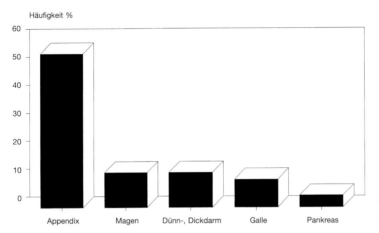

Abb. 4: Verteilungsmuster der Ursachen der Peritonitis

Symptomatik

Die wichtigsten **Leitsymptome** sind:

– abdomineller Schmerz
– Bauchdeckenspannung **(Defense)**
– Zeichen der Exsikkose (trockene Haut, trockene Zunge).

Abhängig vom **zeitlichen Verlauf** sowie der **Schmerzintensität** lassen sich drei Hauptgruppen charakterisieren:

A	B	C
schlagartig einsetzender Schmerz mit sofortiger maximaler Intensität (z. B. Ulkusperforation)	kurzzeitig einsetzender Schmerz mit allmählicher Intensitätszunahme (z. B. Appendizitis)	schleichender Schmerz mit wechselnd starker Intensität (z. B. Pankreatitis)

Akutdiagnostik

Die Diagnose der Peritonitis ist eine Domäne der **klinischen Diagnostik.** Dennoch ist auf ein möglichst kurzes Zeitintervall zwischen Auftreten der Symptome und Beginn der Therapie zu achten, sodaß sich der Notarzt auf das in Tabelle 3 abgebildete **Kurzprogramm** beschränken sollte.

Tabelle 3: Akutdiagnostik der Peritonitis

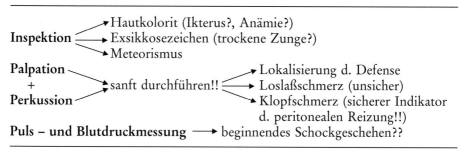

*Tip: Patienten mit **Peritonitis** versuchen in der Regel ängstlich jede unnötige Bewegung zu vermeiden und nehmen oft eine **Schonhaltung** ein (z. B. angezogene Beine bei Appendizitis). Patienten mit **Steinkoliken** neigen zu starker **Unruhe** und **Hypermobilität**.*

*Tip: Wichtig ist auch zu wissen, daß eine längerdauernde **Harnverhaltung** bei älteren Männern ein peritoneales Zustandsbild mit palpablem Tumor im Unterbauch verursachen kann und das Setzen eines Katheters hier rasch Klarheit verschaffen kann.*

Wichtig!! Ein **Analgetikum** darf nur von jenem Untersucher verabreicht werden, der die **Möglichkeit der persönlichen Kontrolle** des Patienten hat. Ansonsten ist die Applikation eines Analgetikums (z. B. auf dem Transport ins Krankenhaus) kontraindiziert!!

Differentialdiagnose

Differentialdiagnostisch kommen eine Reihe von Erkrankungen in Frage, die nicht im Abdomen lokalisiert sind (Tab. 4). Es ist aber nicht notwendig, daß am Krankenbett eine diagnostische Aufarbeitung stattfindet. Bei Vorhandensein der typischen Leitsymptome ist eine Spitalseinweisung unerläßlich.

Therapie

Die Behandlung der Peritonitis ist primär auf die Ausschaltung des die Entzündung verursachenden Geschehens **(Herdsanierung)** ausgerichtet. Die Aufgabe des Notarztes besteht in der **Unterstützung von Vitalfunktionen** bis zu dem Zeitpunkt, an dem die ursächliche Therapie in

Tabelle 4: Differentialdiagnose der Peritonitis

---

1. **Pulmonale, kardiovaskuläre Erkrankungen**
   Pneumonie
   Pleuritis
   Myokardinfarkt
   sympt. Aortenaneurysma
2. **Urologische Erkrankungen**
   Urolithiasis
   Pyelonephritis
   akute Harnverhaltung
3. **Stumpfes Bauchtrauma** (auch Bagatellverletzung)
   Milzruptur
   Bauchdeckenprellung

---

die Wege geleitet werden kann. Zusätzlich sollte ein **Ausgleich des Volumen- und Elektrolytdefizites** bereits auf dem Transport begonnen werden. Bei Vorliegen von Paralysezeichen kann evtl. eine Dekompression mittels einer Magensonde eingeleitet werden.

2.2 Ileus

Definition und Pathophysiologie (3, 4, 5, 10)

Als Ileus wird eine Passagestörung des Dünn- oder Dickdarms bezeichnet, wobei es zu einer Störung der Peristaltik kommt. Pathogenetisch läßt sich der **mechanische** vom **funktionellen** Ileus unterscheiden. Ein **mechanischer Ileus** kann **mit** oder **ohne Beeinträchtigung der Blutzirkulation** einhergehen (Strangulations- oder Obturationsileus). Bei intakter Blutversorgung **(Obturationsileus)** steht die **Distension der Darmwand** mit **Störung der Darmmotilität** und systemischer Entgleisung infolge **Flüssigkeits- und Elektrolytverlusts** im Vordergrund. Der Flüssigkeitsverlust läuft abhängig vom Stadium des Ileus in mehreren Phasen ab (Abb. 5). Beim **Strangulationsileus** kommt als aggravierende Komponente die Blockade des venösen Abflusses mit konsequenter Darmwandschädigung hinzu. Der **funktionelle (paralytische) Ileus** ist eine Lähmung des Magen-Darmtraktes als Reaktion auf eine Vielfalt von verschiedenen Ursachen (endzündlich, reflektorisch, metabolisch, toxisch, funktionell-spastisch).

Ätiologie

Am häufigsten wird der Notarzt mit dem Vorliegen eines mechanischen Ileus konfrontiert, der paralytische Ileus wird eher im Rahmen anderer Erkrankungen (Peritonitis, Mesenterialembolie etc.) gefunden.

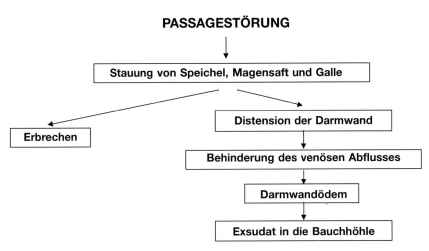

PASSAGESTÖRUNG

Stauung von Speichel, Magensaft und Galle

Erbrechen

Distension der Darmwand

Behinderung des venösen Abflusses

Darmwandödem

Exsudat in die Bauchhöhle

Abb. 5: Pathomechanismen des Ileus

Das mechanische Hindernis kann entweder im Dünndarm oder im Dickdarm gefunden werden. Obwohl sich altersabhängig gewisse Unterschiede in der Ätiologie erkennen lassen (Tab. 5), ist doch etwa in 50% der **Dünndarmileus** durch Adhäsionen (meistens nach Operationen) und in ca. 20% durch inkarzerierte Hernien bedingt. Im Gegensatz dazu wird in 50% ein Karzinom als ursächliches Ereignis eines **Dickdarmileus** gefunden, gefolgt vom Volvulus im Sigmabereich (ca. 15%) und der Divertikulitis (10%).

Symptomatik

Diese hängt von der Höhe des Verschlusses ab. Bei hohem Verschluß wie Pylorus- oder Duodenalstenose ist das Abdomen völlig unauffällig, im Vordergrund steht das **Erbrechen**. Bei Verschlußlokalisation im Ileum oder im Dickdarm ist die **Auftreibung des Abdomens** das Kardinalsymptom. **Stuhl- und Windverhaltung** sind häufig, aber nicht obligat. Bei längerer Dauer eines Ileus treten Symptome der **Exsikkose** mit trockener Zunge, trockener Haut sowie Oligo- oder Anurie auf. Im Anfangsstadium eines mechanischen Ileus sind **krampfartige Schmerzen** infolge primärer Hyperperistaltik häufig.

Merke: Bei hochsitzendem Ileus können noch mehrere Stuhlentleerungen erfolgen und so zu Fehldiagnosen führen!!

346

Tabelle 5: Ursachen für Ileus: Abhängigkeit vom Lebensalter

Neugeborene	Atresien Malrotation Mekoniumileus
–1. Lebensjahr	Pylorusstenose Pancreas anulare Megacolon congenitum
1.–15. Lebensjahr	Invagination Hernia incarc. Fremdkörper- oder Askaridenileus Volvulus (Malrotation) paralyt. bei Appendicitis perf.
15.–50. Lebensjahr	Bridenileus Hernia incarc. M. CROHN malig. Tumoren
ab 50. Lebensjahr	Hernia incarc. malig. Tumoren M. CROHN, Colitis ulcerosa Diverticulitis Mesenterialinfarkt Koprostase, Gallensteinileus

Merke: Erbrechen kann sehr oft zu einer vorübergehenden Dekompression und somit zu einer passageren Befundberuhigung führen!!

Differentialdiagnose

Erbrechen aus anderer Ursache, Meteorismus, Aszites, akute abdominelle Erkrankungen, die einen paralytischen Ileus verursachen (Pankreatitis, Appendizitis, Cholezystitis usw.); Pseudoobstruktion bei alten Menschen infolge einer gestörten Motilität durch Veränderungen in den vegetativen Nervenplexus (OGILVIE-Syndrom) (1).

Akutdiagnostik

Diese beschränkt sich auf die klinische Untersuchung, wobei der Notarzt durch diese sowie eine exakte Anamneseerhebung wertvolle Vorinformationen erreichen kann (Tab. 6).

Tabelle 6: Akutdiagnostik des Ileus

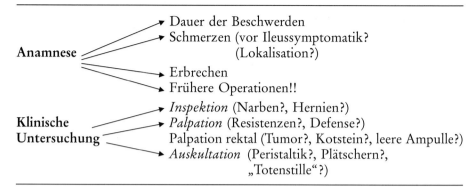

Therapie

Je nach Kreislaufsituation und Exsikkosegrad ist eine Flüssigkeitszufuhr notwendig. Bei extremer Auftreibung des Abdomens, starker Übelkeit und Erbrechen ist eine Magensonde zweckmäßig. Unbedingt ist der Transport an eine Abteilung mit Möglichkeit zur Durchführung einer **„Abdomen leer"**- Röntgenuntersuchung vorzunehmen.

2.3 Akute Pankreatitis

Definition und Pathogenese (4–7)

Die akute Entzündung der Bauchspeicheldrüse ist nicht wegen ihrer häufigen Inzidenz (ca. 0,15–1,5% aller stationären Behandlungen), sondern wegen ihrer absoluten Lebensbedrohung von essentiellem Interesse. Während die **ödematöse** Form der Pankreatitis einen leichten, spontan verheilenden Verlauf nehmen kann, führt die **hämorrhagisch-nekrotisierende** Variante in bis zu 50% der Fälle zum Tod. Obwohl Erfahrungen bezüglich der pathophysiologischen Mechanismen zum Teil noch ungeklärt bzw. kontroversiell sind, steht doch eine **„Autodigestion"** des Organs sowie des umgebenden peripankreatischen Fettgewebes durch aktivierte Pankreasenzyme (Phospholipasen) im Vordergrund. Ausgehend von der ausgeprägten Nekrosebildung kommt es zu einem schweren toxischen Zustandsbild und einer Schocksymptomatik. Ursächlich dafür verantwortlich ist sowohl die generalisierte Ausschwemmung der aktivierten aggressiven Enzyme in die Lunge, das Herz und die Niere, ein Flüssigkeitsverlust durch ein ausgeprägtes retroperitoneales Ödem sowie die Freisetzung von vasoaktiven Substanzen (Kininen).

Ätiologie

Die häufigste Ursache sind **Gallensteine** bzw. Gallengangssteine, gefolgt von der **Alkoholintoxikation.** Zu den **selteneren Formen** gehören die Pankreatitis bei Hyperparathyreoidismus, nach langer Steroidmedikation sowie nach operativen Eingriffen im Oberbauch. In jüngerer Zeit ist auch an die Pankreatitis nach endoskopischen Eingriffen an den Gallenwegen (ERCP) zu denken.

Symptomatik

Leitsymptom ist der akut auftretende **Schmerz** (häufig nach Diätfehlern oder reichlichem Alkoholgenuß), der in der Regel gürtelförmig, gelegentlich aber auch nur einseitig in den Rücken, aber auch z. B. in die Schulter ausstrahlt. Der Oberbauch ist meist druckschmerzhaft, aber meist **ohne Defense.** Bei bereits bestehender Paralyse kann außerdem ein meteoristisch geblähtes Abdomen bestehen.

> **Merke:** Grundsätzlich sollte bei einer Diskrepanz zwischen subjektiven Beschwerden und relativ geringem klinischem Lokalbefund im Oberbauch an das Vorliegen einer Pankreatitis gedacht werden (retroperitoneale Lage)!!

Wird ein Patient aufgefunden, bei dem die Erkrankung bereits 2–3 Tage besteht, so können blau-rote Verfärbungen um den Nabel (CULLEN-Zeichen) oder in den Flanken (GREY-TURNER-Zeichen) auftreten. Es handelt sich dabei um Fettgewebsnekrosen des Unterhautfettgewebes.

Differentialdiagnose

siehe Tabelle 4 im Kapitel „Peritonitis".

Akutdiagnostik

Die Hauptaufgabe des Notarztes besteht in einer Vorerfassung des Schweregrades der Pankreatitis mittels **Abdominalbefund, Kreislaufdiagnostik** und **evtl.** Bestimmung der **Harnausscheidung.**

Therapie

Je nach Kreislaufsituation Volumenzufuhr. Bei Enzephalopathie und aufgetriebenem Abdomen Aspirationsprophylaxe, am besten durch Intubation. Da die Therapie einer Pankreatitis eine sehr aufwendige intensivmedizinisch-chirurgische Betreuung erfordert, ist es angezeigt, die Patienten an eine Abteilung mit Intensivstation und entsprechender Erfahrung auf diesem Gebiet zu transportieren.

> **Merke:** Grundsätzlich gilt für die Analgetikagabe das gleiche wie bei jedem unklaren Abdomen (siehe Kapitel „Peritonitis"). Zusätzlich ist zu bedenken, daß Opiate eine Konstriktion des Musculus sphincter ODDI und damit zur Verschlechterung einer Pankreatitis führen können!

2.4 Mesenterialembolie

Definition und Pathogenese (4–7)

Akuter Verschluß der A. mesenterica superior oder ihrer Äste durch ein **embolisches Geschehen.** Die Ursache ist meist eine flimmernde Kardiopathie. Abhängig von der Lokalisation des Verschlusses kann es von einer Ischämie eines Darmsegmentes bis zur Gangrän des gesamten Dünndarmes und des rechten Kolons kommen. Manchmal kann die Durchblutungsstörung auch durch eine **akute Thrombose** der bereits arteriosklerotisch veränderten Mesenterialarterie bedingt sein. Erwähnenswert ist auch die in jüngerer Zeit häufiger beschriebene Darmgangrän ohne Gefäßverschluß (**„non occlusive mesenteric vascular disease"**). Dabei kommt es vorwiegend bei älteren Patienten mit bereits arteriosklerotisch veränderten Mesenterialarterien im Rahmen einer kardialen Insuffizienz (z. B. Myokardinfarkt) zu einer akuten Mangeldurchblutung mit reversiblen oder irreversiblen Darmwandschäden.

> **Merke:** Die Ischämietoleranz ist relativ kurz, so daß bei einer Ischämiedauer von mehr als sechs Stunden meist eine irreversible Darmnekrose mit konsekutiver Permigrationsperitonitis resultiert!

Symptomatik

Beginn ist immer ein **schlagartiges Einsetzen von heftigen Schmerzen** im Abdomen, das nach einigen Stunden **wieder verschwinden** kann („stilles Intervall"). Wird die Ischämie in dieser Phase nicht behoben, dann entsteht in weiterer Folge eine Darmparalyse und schließlich eine Permigrationsperitonitis. Die **Peritonitis** führt dann zu einem **Wiederauftreten der Schmerzen** mit peritonealer Symptomatik.

Tip: Ein völliges Fehlen von Darmgeräuschen bei der Auskultation bei sonst klinisch unauffälligem Abdomen kann ein Indikator für das Vorliegen eines mesenteriellen Geschehens im „stillen Intervall" sein.

350

Akutdiagnostik

Am Krankenbett kann nur die Verdachtsdiagnose gestellt werden. Grundsätzlich sollte jedoch immer beim gemeinsamen Vorliegen der Symptome **„plötzlicher Abdominalschmerz"** und **„arrythmischer Puls"** an dieses Krankheitsbild gedacht werden.

Therapie

Wichtig ist der Transport in ein Krankenhaus mit **Angiographiemöglichkeit** zu jeder Tageszeit.

2.5 Intraabdominelle Blutung

Definition und Pathophysiologie (4, 5, 7, 8)

Intraabdominelle Blutungen können durch traumatische Milzruptur, spontane Milzruptur oder durch ein rupturierendes bzw. bereits rupturiertes Aortenaneurysma auftreten. Abhängig vom Ausmaß des Blutverlustes stehen **Schock bzw. akute abdominelle Symptomatik** im Vordergrund. Bei geringem Blutverlust wird eher die Schmerzsymptomatik dominieren.

Symptomatik

Langsam zunehmende Schmerzsymptomatik im Abdomen, beim Aortenaneurysma besteht meist ein gut palpabler, pulsierender Tumor sowie je nach Blutverlust eine dementsprechende Kreislaufsymptomatik. In vereinzelten Fällen können bei Perforation des Aneurysmas in den Intestinaltrakt blutige Stühle vorliegen.

Akutdiagnostik

Kreislauf-Abdominalbefund. Mögliche Differentialdiagnosen siehe Tabelle 4, Kapitel „Peritonitis".

Therapie

Volumensubstitution und Stabilisierung des Kreislaufzustands während des Transports an eine chirurgische Abteilung mit gefäßchirurgischen Möglichkeiten.

Literatur

1. ATTIYEH, F. F., KNAPPER, W. H.: Pseudo-obstruction of the colon. Dis. Colon Rectum **23**, 106 (1980)
2. BRITT, L. G., MOORE, O. F., WARREN, L.: Selective management of lower gastrointestinal bleeding. Am. Surg. **49**, 121 (1983)

3. Ellis, H.: Mechanical intestinal obstruction. Br. Med. J. **183,** 1903 (1981)

4. Häring, R.: Dringliche Bauchchirurgie. Stuttgart–New York, Georg Thieme Verlag, 1982

5. Heberer, G., Köle, W., Tscherne, H.: Chirurgie, 5. Auflage. Berlin–Heidelberg–New York–Tokyo, Springer Verlag 1986

6. Jiavag, I.: Intraabdominal infections. Etiology, clinical manifestations, diagnosis and treatment. Scand. J. Gastroenterol. **85,** 26 (1983)

7. Kern, E.: Das akute Abdomen: Klinik und Diagnostik – allgemeiner Überblick. Langenbecks Arch. Chir. **349,** 467 (1979)

8. Müller, M. K., Breuer, N.: Akute intestinale Blutungen. In: Schuster, H. P. (Hrsg.): Notfallmedizin. München–Wien–Baltimore, Urban und Schwarzenberg 1989

9. Nutz, V., Engel, D., Kozak, B., Leipner, N.: Die Szintigraphie in der Diagnostik intestinaler Blutungen. Chirurg **56,** 593 (1985)

10. Richter, H.: Passagestörungen des Dünn- und Dickdarms. In: Häring, R., Zilch, H. (Hrsg.): Diagnose und Differentialdiagnose in der Chirurgie. Weinheim–Basel–Cambridge–New York, VCH Verlag 1990, S. 765

Kardiovaskulär-chirurgische Notfälle

M. Deutsch

Chirurgisch relevante Katastrophen des Herzens und der großen Gefäße sollen aus didaktischen Gründen in 6 Abschnitten dargestellt werden:
1. Verletzungen des Herzens und der großen Gefäße
2. Die traumatische Aortenruptur
3. Die penetrierende Gefäßwunde am Hals
4. Das Aneurysma dissecans
5. Das rupturierende infrarenale Bauchaortenaneurysma
6. Die Pulmonalembolie

1 Verletzungen des Herzens und der großen Gefäße

Die Entwicklung des Massenverkehrs und der zunehmenden aggressiven Kriminalität in unserer Gesellschaft haben den Verletzungen des Herzens und der großen Gefäße eine erhebliche Bedeutung zugewiesen.

Eine Verletzung kann durch
- ein stumpfes Thorax- oder Bauchtrauma,
- einen Stich,
- ein Geschoß

erfolgen.

Mit den Mitteln der modernen Herz- und Gefäßchirurgie sind viele dieser Läsionen kurabel; entscheidend bleibt die rasche Gewährleistung einer effektvollen Ventilation und die Volumstherapie des Kreislaufs über einen möglichst zentralen Zugang. Dieser ist zugleich auch ein ausgezeichnetes differentialdiagnostisches Mittel, um zwischen einer Herzbeuteltamponade und einer inneren Blutung zu unterschieden.

Auf Grund der unterschiedlichen Beziehung der einzelnen Herzkammern zur vorderen Brustwand verteilt sich die Häufigkeit von Läsionen wie folgt:

Rechte Kammer:	55%
Linke Kammer:	20%
Rechter Vorhof:	10%
V. cava und große Gefäße:	15%

Das Ausmaß der Verletzung kann von einer diskreten Wunde, die sich wieder von selbst verschließen kann, bis zur schweren Verletzung mit konsekutiver Tamponade oder Verblutung reichen.

Beim stumpfen Thoraxtrauma kann die einwirkende Gewalt direkt auf den Brustkorb treffen, sie kann aber auch indirekt über das Abdomen zum Tragen kommen und zur Herzruptur führen.

Differentialdiagnostisch von Bedeutung ist neben der klinischen Untersuchung (Tamponade vs. Hämatothorax) **die Auskultation** und das **transthorakale oder transösophageale Echo.** Für eine Computer- oder Kernspintomographie ist im Rahmen einer Herzverletzung kein Platz, im Falle großer Gefäßverletzungen ist aus Gründen der Zeitökonomie der Aortographie der Vorzug zu geben. Ein Thoraxröntgen bringt zusätzlich wertvolle Information.

Aus therapeutisch-strategischen Gründen ist es vorteilhaft, **Herzverletzungen in drei Gruppen einzuteilen:**

Gruppe 1

Umfaßt hämodynamisch stabile oder leicht stabilisierbare Patienten.

Gruppe 2

Enthält jene Patienten, die nach entsprechenden Maßnahmen der Wiederbelebung instabil bleiben und eine notfallmäßige Operation benötigen.

Gruppe 3

Beinhaltet jene Patienten, die sich in einem moribunden Zustand befinden und eine Notthorakotomie zur Diagnostik, Wiederbelebung und Blutungskontrolle benötigen.

Chirurg und Anästhesist sind in die Erstversorgung integriert, welche die endotracheale Intubation, das Legen eines großkalibrigen zentralvenösen Zugangs und – bei Verdacht auf Flüssigkeit im Thorax – eine BÜLAU-Drainage beinhaltet.

Therapie

Gruppe 1: Die Indikation zur Aortographie ist großzügig zu stellen; besonders beim Nachweis folgender Befunde ist sie von großer Nützlichkeit:

– Verbreitertes Mediastinum

– Fraktur der 1. oder 2. Rippe

– Frakturen des Sternums

– Fraktur transversaler Wirbelfortsätze

– große Verletzungen einer oder beider Thoraxhälften

Bei der Indikationsstellung zur Operation selbst und bei der Wahl des optimalen Zugangs ist die Gefäßdarstellung eine wesentliche Hilfe, um unnötige Operationen zu vermeiden.

Gruppe 2: Bei den Patienten dieser Gruppe zwingen der – trotz massiven Volumsersatzes – weiter bestehende Schock oder/und das Vorliegen einer massiven Blutung zur sofortigen Notoperation.

Gruppe 3: Diese Patienten müssen wegen ihres katastrophalen Zustandes bereits in der Notaufnahme thorakotomiert werden. Nicht selten haben sie bereits eine Reanimation auf dem Weg ins Krankenhaus hinter sich. Eine notfallmäßig durchgeführte Thorakotomie erfüllt nur bedingt die Auflagen operativer Asepsis; gelingt es durch diese Maßnahme, den Kreislauf des Patienten wieder in Gang zu bringen, dann muß der Patient zur weiteren chirurgischen Versorgung in den Operationssaal gebracht werden. Nur Notaufnahmen großer Trauma-Zentren verfügen bereits über operative Resourcen in ihrem Bereich.

Der Noteingriff selbst wird in Rückenlage bei mäßiger Elevation der linken Thoraxseite ausgeführt, da über diese Lagerung alle großen Gefäße der Brust und der oberen Thoraxapertur über eine Reihe von **Inzisionen** erreicht werden können. Außerdem besteht die Möglichkeit einer anschließenden explorativen Laparotomie und der Zugang zu den Femoralgefäßen zur Installierung einer unterstützenden extrakorporalen Zirkulation. Die explorative Exposition des Herzens erfolgt über eine linke anterolaterale Inzision. Die notfallmäßige Thorakotomie wird im 4. ICR rechts oder links ausgeführt und kann bei Bedarf über das Sternum erweitert werden.

Eine diagnostische und therapeutische **Perikardiozentese** wird von links subxiphoidal bei 30gradiger Schräglage des Oberkörpers ausgeführt.

2 Die traumatische Aortenruptur

Diese Verletzung der Aorta verläuft meist tödlich. 95% der Rupturen sind unterhalb der linken A. subclavia lokalisiert. Die intakte parietale Pleura und die Adventitia aortae können eine freie Ruptur hinausschieben. Von den 10–20% der Patienten mit traumatischer Aortenruptur, die so lange überleben, daß sie das Spital erreichen, sterben 50% innerhalb der ersten 24 Stunden, wenn die operative Sanierung nicht angestrebt wird.

Klinische Hinweise sind ein herabgesetzter Femoralisdruck und eine verminderte Pulsamplitude in diesem Gefäß („Koarktationssyndrom" durch Invagination des distalen Intima-Schlauches) sowie ein Systolikum zwischen den Schulterblättern. Das native Thoraxbild ist ein ausgezeichnetes Screeningmittel des am Thorax verletzten Patienten in Hinblick auf eine Aortographie. Die wichtigsten Hinweise auf eine Aortenruptur sind:

– Verbreiterung des Mediastinums
– Verdrängung der Trachea nach rechts
– Verdrängung des linken Hauptbronchus nach unten
– Flauer Aortenknopf
– Verschattung des aortopulmonalen Fensters
– Abnorme Verschattung im Arcus-Bereich
– rechts- und linksatriales „Capping".

Da diese Aortenläsion oft nur Ausdruck eines Multitraumas ist – im Schnitt hat ein Patient mit einer Aortenruptur drei weitere Organverletzungen – hat die Versorgung der akutesten Verletzung – wie beispielsweise eine Milz- oder Leberruptur – vor der Rekonstruktion der Aorta zu geschehen.

3 Die penetrierende Halsverletzung

Diese relativ seltenen Traumen sind nicht nur aus vaskulärer Sicht von Bedeutung: eine mögliche Mitbeteiligung der Luftwege, des Pharynx und Ösophagus sowie der Halswirbelsäule kompliziert mitunter ihr Management.

> Unbedingt zu vermeiden ist jeder Versuch, die Wunde zu sondieren, um nicht einen haftenden Thrombus zu mobilisieren; jedes Unterfangen, in einer stark blutenden Halswunde mittels einer Klemme zu agieren, schädigt nur zusätzlich wichtige benachbarte Strukturen und soll unterbleiben.

Während bei Verletzungen im mittleren und kranialen Halsbereich durch bloßen Druck von außen eine vorübergehende Blutungsunterbrechung erzielt werden kann, gelingt dies bei thoraxnahen Verletzungen oft nur mit einer Thorako- oder Sternotomie. In jedem Fall sollte jedoch nach Pulsen und einem eventuellen Schwirren oder Geräusch gesucht werden. Dabei muß bedacht werden, daß 10-30% der Gefäßtraumen in dieser Region einen normalen Gefäßstatus bieten. Ist der Patient kreislaufmäßig stabilisiert, sollte eine angiographische Abklärung durchgeführt werden, wodurch die Gefahr einer negativen Exploration der Halsverletzung deutlich reduziert wird. Wenn eine Karotisverletzung kein schweres neurologisches Defizit zeigt, muß der Verletzte in eine Spezialabteilung gebracht werden, um zu verhindern, daß das Gefäßtrauma mit einer Arterienligatur und schweren neurologischen Folgezuständen endet. Verletzungen der großen Halsvenen sind ein ungleich geringeres Problem; dabei kann die Anwendung einer leichten TRENDELENBURG-Lagerung eine Luftembolie verhindern.

Wichtige **klinische Zeichen** einer Gefäßverletzung am Hals:
- Starke Blutung nach außen,
- pulsierendes oder sich vergrößerndes Hämatom,
- auskultierbares Geräusch,
- fehlender Karotis- oder Temporalispuls,
- Hemiplegie, Himiparese, Aphasie, monokuläre Blindheit etc.

4 Das Aneurysma dissecans der Aorta

Dieser kardiovaskuläre Notfall ist etwa dreimal so häufig wie die Ruptur eines infrarenalen Aortenaneurysmas. **Jeder fünfte Patient** mit einer Aortendissektion **stirbt innerhalb der ersten 6 Stunden;** Die Hälfte der Überlebenden ist nach weiteren 48 Stunden tot.

Für die Pathophysiologie, Klinik und Therapie ist die Unterscheidung von Wichtigkeit, ob der Intimaeinriß mit Einblutung in die Aortenwand im Bereich der Aorta ascendens (**Typ A**) oder descendens (**Typ B**) stattgefunden hat.

Die **Überlebenschance** einer akuten Aortendissektion wird ganz entscheidend von der Optimierung des diagnostischen Ablaufes bestimmt. **Fehleinweisungen oder ein unnötig langer Aufenthalt in nicht zuständigen Abteilungen kann zum tödlichen Zeitverlust führen.**

Die **Therapie** wird **rein medikamentös** sein:
- als initiale Therapie bei allen Formen der akuten Dissektion,
- bei der reinen Typ-B-Dissektion als Therapie der Wahl,
- wenn die Topographie des Intimaeinrisses nicht nachgewiesen werden kann und die Aorta ascendens nicht befallen ist;
- bei Patienten mit hohem Allgemeinrisiko (hohes biologisches Alter, kardiale, zerebrale, pulmonale oder renale Risikofaktoren, fortgeschrittene maligne Grunderkrankungen).

Die **Therapie** ist eine **chirurgische:**
– bei einer Typ-A-Dissektion,
– beim Vorliegen eines Hämatoperikards oder Hämothorax,
– beim Vorliegen einer Anuloektasie der Aorta,
– beim therapierefraktären Schmerzzustand.

5 Das rupturierende und rupturierte abdominelle Aortenaneurysma

Bis zu 50% der Aneurysmaträger wissen zum Zeitpunkt der Ruptur nichts von ihrem Leiden. Die häufigsten differentialdiagnostischen Fehler sind:
– Nieren- und Gallenkolik,
– Pankreatitis,
– Myokardinfarkt,
– radikuläre Läsionen,
– blutendes, penetrierendes Ulkus.

Die **Symptomatologie** der Ruptur kennt zwei Varianten: Einmal das tastbare Aneurysma mit Schmerzen im Abdomen und Rücken sowie das Aneurysma mit den Zeichen des hämorrhagischen Schocks, wobei das retroperitoneale Hämatom sich bis in die Flanke und Leiste ausbreiten und diese livid verfärben kann.

Diese Patienten bilden das **Vollbild eines Blutungsschocks** mit extremer Hypotonie, Azidose, Rhythmusstörungen bis hin zum Herzstillstand, Versagen der Nierenfunktion und des Gerinnungssystems.

Viele dieser Patienten müssen in der postoperativen Phase hämofiltriert und langzeitbeatmet werden. Trotz enormer intensivmedizinischer Fortschritte bewegt sich die Letalität im erschreckenden 40–70%-Bereich.

6 Die Lungenembolie

Die Symptome der massiven Pulmonalembolie sind:
– Dys- und Tachypnoe
– arterielle Hypotonie
– Zyanose
– Brustschmerzen
– Unruhe

Sie besitzen eine zu geringe Spezifität, um die Diagnose mit absoluter Sicherheit zu stellen. Erst die **Blutgasanalyse** festigt den Verdacht durch den Nachweis einer schweren Sauerstoffuntersättigung und eines hohen pCO_2. Der Nachweis der zentralen Pulmonalembolie läßt sich echokardiographisch, angiographisch und szintigraphisch führen. Sie bietet das Bild eines kardio-respiratorischen Zusammenbruchs. Die **Soforttherapie** besteht in der Gabe von Sauerstoff, Heparin und positiv inotropen Substanzen. Ist ein herzchirurgisches Zentrum verfügbar, soll frühestmöglich der Kontakt hergestellt und die Operationskapazität erkundet werden. Eine **Alternative** ist die fibrinolytische Therapie; Kathetersysteme zur Embolus-Extraktion sind noch Gegenstand klinischer Prüfungen.

Weiterführende Literatur

BAKER, C. C., THOMAS, A. N., TRUNKEY, D. D.: The role of emergency room thoracotomy in trauma. J. Trauma **20**, 848 (1980)

BAUER, E. P., LASKE, A., von SEGESSER, L. K., CARREL, T., TURINA, M. I.: Early and late results after surgery for massive pulmonary embolism. Thorac. Cardiovasc. Surg. **39**, 353 (1991)

DALLDORF, P. G., McCARTHY, M. C., TARVER, R. D., MAIL, J. T., BROADIE, R. A.: Traumatic rupture of the aorta. Am. Surg. **56**, 500 (1990)

DEUTSCH, M., HOLZINGER, Ch., MAGOMETSCHNIGG, H., STAUDACHER, M.: Das infrarenale Aortenaneurysma – Chirurgische Behandlungsergebnisse. Wien. klin. Wschr. **101**, 66 (1989)

KNOTT-CRAIG-C. J., DALTON, R. P., ROSSOUW, G. J., BARNARD, P. M.: Penetrating cardiac trauma: Management strategy based on 129 surgical emergencies over 2 years. Ann. thorac. Surg. **53**, 1006 (1992)

PANAGIOTIS, N. Symbas: Cardiothoracic Trauma Current Problems in Surgery Vol XXVIII, 11 (1991)

SCHMIDT, C. A., WOOD, M. N., RAZZOUK, A. J., KILLEEN, J. D., GAN, K. A.: Primary repair of traumatic aortic rupture: a preferred approach. J. Trauma **32**, 588 (1992)

SCHOOP, D., WIMMER B.: Die heutige Diagnostik des disseziierenden Aortenaneurysmas, Radiologe **29**, 237 (1989)

Stromunfall und Blitzschlag

W. ENENKEL

1 Stromunfall

Stromunfälle sind durch die strengen Sicherheitsvorkehrungen selten geworden. Die Seltenheit derartiger Unfälle und die geringen Erfahrungen damit, sowie die Möglichkeit, daß selbst schwere Elektrounfälle ohne äußere Spur möglich sind, können die Diagnose schwierig machen.

1.1 Definition

Alle pathologischen klinischen Zustandsbilder, die auf Stromeinwirkung zurückzuführen sind, werden unter dem Begriff Stromunfälle zusammengefaßt. Dazu gehört neben den Unfällen mit Gleichstrom und mit Wechselstrom auch der Blitzschlag. Wegen einiger Besonderheiten wird der Blitzschlag in einem eigenen Teil dieses Kapitels abgehandelt.

1.2 Ätiologie

Unfälle durch Strom können durch die Einwirkung des Stromes selbst, durch die Hitzeentwicklung als thermoelektrische Schädigung oder durch Stürze bei Arbeiten am Stromnetz verursacht sein. Die direkte Stromeinwirkung betrifft das Herz, Gefäße, periphere Nerven und die Skelettmuskulatur. Hitzeschäden treten vorwiegend in der Haut, aber auch in Bindegewebe, Muskulatur und Blutgefäßen auf.

1.3 Pathophysiologie

Die Auswirkung des Stromes auf den Körper hängt primär von der effektiven Stromstärke ab.

Im niedrigen Stromstärkebereich kommt es lediglich zu Kontraktionen der im Stromweg liegenden Muskelgruppen. Das „Kleben" am Strom ist auf eine überwiegende Kontraktion der Beugemuskulatur der Hände zurückzuführen. Mit steigender Stromstärke nehmen die Muskelkontraktionen zu. Es kommt zu Herzrhythmusstörungen wie Sinusbradykardie, Vorhofflimmern oder Extrasystolie. Im **Stromstärkebereich III** (Gleichstrom 300 mA, Wechselstrom 80 mA) tritt Kammerflimmern auf, wenn das Herz im Stromweg liegt und die Einwirkzeit 0,3 Sekunden überschreitet. Bei einem Gleich- oder Wechselstrom von mehr als 8 A

(Stromstärkebereich IV) kommt es zu thermoelektrischen Schäden, also Verbrennungen und Verkohlungen, Asystolie und Atemstillstand.

Auswirkungen des Stromes auf das Herz

Neben der effektiven Stromstärke sind Zeitpunkt, Einwirkzeit und Stromweg von großer Bedeutung. Die Flimmerschwelle ist bekanntlich während der effektiven Refraktärzeit unendlich hoch und in der vulnerablen Phase (Spitze der T-Zacke im EKG) am niedrigsten. Je länger die Einwirkzeit, um so wahrscheinlicher wird eine vulnerable Phase sein. Vom Stromweg her liegt die größte Gefährdung bei Brust – Rücken, gefolgt von Brust – linke oder rechte Hand, linke Hand – rechte Hand, Hand – Fuß. Besonders gefährlich ist ein Stromweg, wie er bei Defibrillation gewählt wird.

Kammerflimmern ist beim Elektrounfall die häufigste Todesursache. Bei extrem niedrigem Gesamtwiderstand (= Hautwiderstand + Widerstand durch Kleidung + Innenwiderstand), ungünstigem Stromweg und langer Einwirkzeit kann auch Netzstrom zu Kammerflimmern führen.

1.4 Symptomatik

1.4.1 Elektrothermische Schäden

Als häufigste Symptome findet man Verbrennungen, die entweder thermoelektrisch oder als Lichtbogenverbrennungen auftreten. Charakteristisch sind Strommarken an den Ein- und Austrittsstellen des Stromes. Als **Strommarken** bezeichnet man umschriebene Verbrennungen, zumeist an den Händen, die an grau-weißen oder gelblichen Hautveränderungen kleinen Ausmaßes mit ödematös geschwollener Umgebung erkennbar sind. Nach Strommarken muß man bei Verdacht auf Stromunfall unbedingt suchen, sie spielen nicht nur für die Diagnose eine wesentliche Rolle, sondern auch für die Rekonstruktion des Stromweges und für die Suche nach eventuellen Tiefenschäden.

Über Strommarken hinaus können, abhängig von der am betroffenen Organ oder Gewebe entstandenen Temperatur und von der Dauer der Temperatureinwirkung, **Verbrennungen aller 3 Grade** sowohl an der Haut, als auch an Muskulatur, Gefäßen und anderen vom Strom durchströmten Geweben auftreten. Wichtig ist, daß man aus den Veränderungen der Haut das Ausmaß der Schädigung in der Tiefe sehr häufig nicht abschätzen kann. Die Schädigung in der Tiefe wird fast immer unterschätzt, selbst bei nur geringer Ausdehnung der Veränderungen an der Haut können ausgedehnte thermische Schäden mit Nekrosen der Muskulatur bestehen. In seltenen Fällen kann die vollständige Zerstörung mit Verkohlung bis zum Knochen reichen. Selbst bei schwersten thermischen Schäden können Herzrhythmusstörungen fehlen.

Die Stromeinwirkung kann zu **Thrombosen** in den betroffenen Gefäßen führen. Zum Zeitpunkt des Unfalles ist es nicht möglich, die Ausdehnung der Gefäßschädigung zu erkennen. Außerdem kann die Thrombose über einige Tage zunehmen und zu einer Progression der Gewebszerstörung führen.

Durch die Verbrennung und die **Flüssigkeitsverluste** sowohl nach außen als auch in das umgebende Gewebe tritt eine **Hypovolämie** auf, die bis zum Verbrennungsschock gehen kann. Das Ausmaß des Verlustes ist schwer abzuschätzen, wird aber zumeist unterschätzt. Schädigungen am Nervensystem sind selten, das Gehirn ist selten durch Blitzschlag oder Lichtbogen betroffen. Thermoelektrische Schäden können an peripheren Nerven an jenen Stellen der Extremitäten vorkommen, wo eine hohe Stromdichte auftritt.

1.4.2 Kardiovaskuläre Symptome

Der Kreislaufstillstand stellt ohne Zweifel die häufigste Todesursache beim Stromunfall dar. Fast immer handelt es sich um **Kammerflimmern,** nur selten besteht eine **Asystolie** (Blitzschlag). Kammerflimmern kann auch ohne sichtbare äußere Spuren der Stromeinwirkung auftreten.

Nach erfolgreicher Reanimation von Kammerflimmern durch Stromeinwirkung treten nicht selten ventrikuläre Extrasystolen aller LOWN-Klassen über Tage bis Wochen auf. Die Überwachung auf einer Intensivstation ist über diese Zeit zu empfehlen.

Neben Kammerflimmern und Asystolie können durch Stromeinwirkungen folgende, nicht tödliche Rhythmusstörungen ausgelöst werden: Sinustachykardie, Sinusbradykardie, Vorhofflimmern, Vorhofflattern, Knoten- und Kammertachykardie, supraventrikuläre und ventrikuläre Extrasystolien sowie atrioventrikuläre und intraventrikuläre Leitungsstörungen. Diese Rhythmusstörungen sind allerdings selten, sie verschwinden innerhalb von Tagen, häufig ohne Therapie. Die Notwendigkeit einer Schrittmachertherapie besteht außerordentlich selten.

Formale EKG-Veränderungen werden nach Stromunfällen immer wieder beschrieben, und zwar unspezifische Veränderungen von ST und T. Derartige Veränderungen sollte man nicht überbewerten, vor allem wenn kein früheres EKG vorliegt.

In seltenen Beispielen wurden infarkttypische EKGs beobachtet, die in zeitlichem Zusammenhang mit dem Stromunfall standen.

1.5 Akutdiagnostik

Die Anamnese im Hinblick auf Unfallhergang, vor allem die Tätigkeit mit einem Elektrogerät oder in der direkten Umgebung stromführender Leitungen spielt für die Diagnose eine sehr wichtige Rolle. Im Verdachtsfall ist unbedingt nach Strommarken zu suchen. Obwohl diese in der Mehrzahl der Fälle an den Händen zu finden sind, muß man auch an anderen Stellen suchen. Darüberhinaus sind Verbrennungen aller 3 Grade an der Haut und in den darunter liegenden Geweben möglich.

Die Diagnostik des akuten Kreislaufstillstandes ist an anderer Stelle genau beschrieben.

1.6 Therapie

Vorsicht! Retter können bei der Bergung eines Stromunfall-Opfers selbst gefährdet sein, wenn sie in den Stromkreis geraten.

Bei Niederspannungsunfällen kann man den Patienten ohne große Gefährdung aus dem Stromkreis ziehen. Wenn möglich, soll vorher das Gerät ausgeschaltet oder Sicherungen entfernt werden. Bei Hochspannungsunfällen sind schon Retter tödlich verunglückt, wenn sie die Verletzten ohne Schutzmaßnahmen bergen wollten und selbst in den Stromkreis gerieten. **Es wird daher empfohlen, erst nach Freischalten, Sichern gegen Wiedereinschalten und Feststellen der Spannungsfreiheit den Patienten zu bergen.** In Betrieben mit geschultem Personal und entsprechenden Einrichtungen werden diese Maßnahmen rasch und gut funktionieren. In anderen Situationen ist die Chance geringer, den Verletzten aus dem Stromkreis zu holen. Empfohlen wird die Anwendung von Holzstangen, die natürlich trocken sein müssen.

Bei Kreislaufstillstand muß sofort mit der Reanimation begonnen werden.

Nach der Behandlung der Vitalfunktionen Atmung und Herz-Kreislauf muß die Therapie eventuell vorhandener Verbrennungen angeschlossen werden:
- Lokal kaltes Wasser
- Legen eines venösen Zuganges
- Volumenersatz nach Ausdehnung der Verbrennung
- Schmerzstillung mit z. B. 5–10 mg Morphin i. v.
- Sedierung mit z. B. 5–10 mg Valium i. v.
- Abdecken der Verbrennungen mit sterilen Tüchern
- Entscheidung über Hospitalisierung oder Hauspflege.

Die **Indikation zur Hospitalisierung** sollte eher großzügig gestellt werden, und zwar bei drohendem oder vorhandenem Verbrennungsschock, bei Verbrennungen im Gesicht, am Hals oder im Genitalbereich sowie an den Händen; bei Verbrennungen bei Kindern unter 3 Jahren, bei Verdacht thermischer Schäden tiefer Gewebsstrukturen und bei gravierenden Herzrhythmusstörungen (absolute Arrhythmie, höhergradige Bradykardie, gehäufte Extrasystolie), vor allem aber nach erfolgreicher Reanimation.

Tabelle 1: Stromunfall

Symptome
Kreilaufstillstand zumeist durch Kammerflimmern (sehr selten Asystolie). Lokale thermoelektrische Schäden im Sinne von Verbrennungen jeden Grades (von kleinen oberflächlichen Strommarken bis zu ausgedehnte tiefen Verkohlungen mit Schock).

Akutdiagnostik
Sehr wichtig: Anamnese – Tätigkeit mit Elektrogeräten oder in der Nähe stromführender Leitungen. Typisch: Strommarken meist an den Händen.

Soforttherapie
Bei Kreislaufstillstand Reanimation. Bei Verbrennungen kaltes Wasser lokal und sterile Abdeckung. Ausreichender Volumenersatz.

1.7 Verlauf und Prognose

Wenn ein durch Stromeinwirkung aufgetretenes Kammerflimmern erfolgreich reanimiert werden kann, treten nicht selten in den darauffolgenden Tagen komplexe ventrikuläre Rhythmusstörungen auf, die Prognose ist jedoch günstig. Bei Stromunfällen ohne Kreislaufstillstand sind im weiteren Verlauf bedrohliche Rhythmusstörungen nicht zu erwarten, es sei denn, daß im Rahmen des Unfalles ein Herzinfarkt aufgetreten ist.

2 Blitzschlag

Obwohl der Blitzschlag als eine Form des Stromunfalles anzusehen ist, weist er einige Besonderheiten in Entstehung, Art und Schweregrad der Schädigung auf.

2.1 Ätiologie

Blitzunfälle treten nicht nur dann auf, wenn ein Mensch direkt vom Blitz getroffen wird. Andere Mechanismen sind: Kontakt mit einem vom Blitz getroffenen Objekt (z. B. Baum), Überspringen von einem Objekt mit hohem Widerstand (z. B. Haus) auf den Menschen. Dieses Überspringen ist auch von einem Menschen auf einen anderen möglich, weshalb bei Gewittern Menschen nicht zu eng beieinander stehen sollten.

2.2 Pathophysiologie

Bei Blitzschlag muß man mit 10 bis 30 Mio Volt und 2.000 bis 30.000 Ampere rechnen. Damit werden Spannung und Stromstärke des vom Menschen erzeugten Stromes um ein Vielfaches überschritten. Die Dauer der Blitzeinwirkung liegt bei 1 bis 100 ms. Die große Energie führt zu Asystolie und Atemstillstand. Der Strom durchdringt durch die kurze Zeit selten die Haut, zumeist fließt er außen ab (Flashover-Phänomen), ohne Strommarken und andere thermische Schäden in der Tiefe zu hinterlassen. Verbrennungen treten auf, wenn durch den Blitzschlag die Kleidung brennt oder Metallgegenstände des Patienten stark erhitzt werden.

2.3 Symptomatik

Die bei Blitzschlag auftretenden extrem hohen Stromstärkewerte führen zu **Asystolie,** die spontan wieder in Sinusrhythmus übergehen kann. Besonders gefährdet sind die Patienten durch den gleichzeitigen **Atemstillstand,** der über die Zeit der Asystolie hinaus anhalten kann. Die dann auftretende Hypoxie führt zu einem sekundären Kreislaufstillstand durch Kammerflimmern. Mit Wiederbelebungsmaßnahmen muß sofort begonnen werden. Bestehen am Beginn der Reanimation Lebenszeichen, hat der Patient gute Überlebenschancen, allerdings häufig mit bleibenden anderen Schäden. Die Chancen sind wesentlich geringer, wenn beim Auffinden des Patienten sowohl Asystolie als auch Atemstillstand besteht.

Außer Asystolie sind **Arrhythmien,** Ischämie und **Myokardnekrosen** beschrieben. Eine **Herzinsuffizienz** bis zum Lungenödem kann sich sofort oder innerhalb einiger Tage entwickeln.

Neben kardialen Symptomen treten häufig **neurologische Ausfälle** auf. Lähmungen sind in den unteren Extremitäten häufiger als in den oberen. Hemiplegie und Paraplegie, komatöse Zustandsbilder durch eine längere Hypoxie, aber auch vorübergehende Verwirrtheit und Panikattacken können gefunden werden. **Katarakte** treten entweder sofort oder innerhalb von 2 Jahren auf.

Mehr als 50% der Blitzschlagopfer erleiden eine einseitige oder beidseitige **Trommelfellruptur.** Vor allem nach der Einlieferung ins Krankenhaus müssen daher Untersuchungen durch Ohren- und Augenarzt erfolgen.

2.4 Akutdiagnostik

Für einen Blitzschlag sprechen: Unfallopfer im Freien, nach Gewitter, akute Hörschädigung, jüngere Patienten, meist mehrere Verletzte, nur geringe Verbrennungen der Haut und meist deutliche Schäden an der Kleidung.

2.5 Therapie

Sofortige Reanimationsmaßnahmen bei Kreislaufstillstand und/oder Atemstillstand. Die Behandlung eventueller Herzrhythmusstörungen erfolgt nach den in diesem Kapitel empfohlenen Richtlinien. Eine Überwachung des EKGs sollte bis zur Einlieferung ins Krankenhaus durchgeführt werden.

2.6 Prognose

Der Blitzschlag hat eine primäre Mortalität von 20–30%, meist durch Asystolie oder Atemstillstand. Die Überlebenden müssen mit Folgeschäden in etwa 65% rechnen, meist an Augen oder Ohren, seltener am Herzen.

Tabelle 2: Blitzschlag

Symptome
Kreislaufstillstand primär durch Asystolie, sekundär Kammerflimmern möglich, Atemstillstand. Verbrannte oder beschädigte Kleidung.

Akutdiagnosik
Bewußtlose mit Atemstillstand und Asystolie bei Gewitter, im Freien liegend, nur geringe Verbrennungen.

Soforttherapie
Bei Kreislaufstillstand Reanimation. Transport ins Krankenhaus unter Monitoring.

Literatur

1. BRINKMANN, K., SCHÄFER, H., (Hrsg): Der Elektrounfall. Springer, Berlin, Heidelberg, New York 1982

2. COOPER, M. A.: Lightning Injuries. In: TINTINALLI, J. E., KROME, R. L., RUIZ, (Eds): Emergency Medecine. E. Mc Graw – Hill Book Company, 1988, p. 802.

3. KOEPPEN, S., EICHLER, R., FÖLZ, G., HOPPE, D., HOSANG, W., KOSTAK, F., OSYPKA, P.: Der elektrische Unfall. Elektromedizin 6/4, 215 (1962)

Hitzeschäden

W. ENENKEL

Hitzeschäden treten als Nofälle in unserem gemäßigten Klima selten auf. Am Beginn einer Hitzewelle muß man jedoch damit rechnen, mit Patienten mit bedrohlichen Hitzeschäden konfrontiert zu sein. Die geringe Erfahrung durch die geringe Häufigkeit birgt die Gefahr in sich, den Hitzeschaden nicht zu erkennen.

1 Definition

Unter Hitzeschäden werden alle jene Krankheitsbilder subsummiert, die durch Einwirkung von Hitze (mit hoher Luftfeuchtigkeit) und/oder Sonnenbestrahlung auftreten. Die Form der Hitzeschäden, ihre Leitsymptome und der Grad der Gefährdung ist in Tabelle 1 zusammengefaßt. Der Übergang von einer leichten in eine schwere oder bedrohliche Form ist möglich, wenn die Hitzeexposition nicht beendet und keine Therapie durchgeführt wird.

Tabelle 1: Schweregrade, Symptome und Behandlungserfordernis der Hitzeschäden

Sonnenstich	meningeale Reizung	ambulant
Hitzeohnmacht	Kollaps	ambulant
Hitzekrämpfe	Muskelspasmen	ambulant
Hitzeerschöpfung	Hypovolämie	stationär?
Hitzschlag	Hyperthermie + Bewußtseinsstörung	stationär!

2 Ursachen

Hitzeexposition ist selten die alleinige Ursache von Hitzeschäden. Zusätzliche Faktoren sind: körperliche Anstrengung (Jogging, Volksläufe u. a.) womöglich bei mangelndem Trainingszustand, mit unzweckmäßiger Kleidung, bei schlechtem Allgemeinzustand (vor allem Herzinsuffizienz), Alkohol, Schlafdefizit und Einnahme von Psychopharmaka, Diuretika, Anticholinergika, Betablocker usw.

3 Epidemiologie

Bedrohliche Hitzeschäden treten vorwiegend bei älteren Menschen auf. 70% der an Hitzschlag Verstorbenen waren nach einer Statistik aus den USA über 50 Jahre alt. Nicht akklimatisierte Personen sind am Beginn einer Hitzewelle bei der Kombination extrem hoher Temperatur und hoher Luftfeuchtigkeit besonders gefährdet.

4 Pathophysiologie

Die Wärmeproduktion beträgt in Ruhe 60–70 kcal/h, bei maximaler körperlicher Belastung kann sie für kurze Zeit bis 900 kcal/h, durch Aufnahme von Sonnenenergie (+150 kcal/h) bis zu 1000 kcal/h ansteigen. Von der Körperoberfläche erfolgt die Wärmeabgabe über Strahlung, Konduktion, Konvektion und Verdunstung von Schweiß. Bei heißem Wetter kann die Abgabe über Konduktion und Konvektion, ja sogar Strahlung fast komplett wegfallen, bei über 35 Grad Umgebungstemperatur bleibt nur die Verdunstung von Schweiß effektiv. Durch 1,5 l/h Schweiß werden 900 kcal/h abgegeben. Akklimatisierte produzieren bis zu 3–4 l/h und geben daher entsprechend mehr ab. Für eine funktionierende Wärmeabgabe ist ein intaktes Herz-Kreislaufsystem erforderlich. Höhere Wärmeabgabe ist nur durch Vasodilatation möglich, die Senkung des peripheren Widerstandes erfordert ein höheres HZV. Bei kardiovaskulären Erkrankungen ist dies nicht oder nicht ausreichend möglich. Zusammentreffen von exogener und endogener Wärmebelastung und defekter oder insuffizienter Wärmeabgabe führt zu Wärmestau; die Körpertemperatur steigt an.

> **Wichtig:** Bei über 41 Grad Körpertemperatur entgleist die geregelte Energieumsatzsteigerung, was zum thermischen Tod führen kann. Das gilt insbesondere für den unbehandelten Hitzschlag.

Prädisponierende Faktoren

Kreislauferkrankungen und alle, eine Dehydratation fördernde Zustände: Fieber, Adipositas, Schlafdefizit, fehlende Akklimatisierung, aber auch Medikamente wie Diuretika, Antihypertensiva, Betablocker, Antidepressiva, Barbiturate, Alkohol und Rauschgifte, Thyreostatika usw., schließlich alle Erkrankungen mit Herzinsuffizienz oder Störungen der Schweißsekretion.

Die erhöhte Schweißproduktion bei Hitzeexposition führt zu Verlust von Wasser und Elektrolyten. Wenn die Flüssigkeitsverluste nicht oder nicht ausreichend ersetzt werden, entwickelt sich eine Dehydratation, die auch ohne Anstieg der Körpertemperatur bedrohlich werden kann.

5 Wichtige Formen der Hitzeschäden und ihre Therapie

5.1 Sonnenstich (Tab. 2)

Durch direkte starke Sonneneinstrahlung auf den unbedeckten Kopf kommt es zu einer thermischen Meningitis, evtl. auch Enzephalitis. In schwersten Fällen können meningeale Blutungen auftreten. Gefährdet sind vor allem Säuglinge, Kinder und alte Menschen.

Symptome

Hochroter, heißer Kopf bei normaler Körpertemperatur, Übelkeit, Schwindel, Unruhe, Benommenheit, Erbrechen, Meningismus, in schweren Fällen Bewußtlosigkeit und Krämpfe. Hyperthermie nur bei einer Kombination mit einem Hitzschlag.

Therapie

Flachlagerung mit erhöhtem Kopf in kühler Umgebung, kalte, feuchte Tücher auf den Kopf geben. Bei Bewußtlosigkeit stabile Seitenlagerung. Bei zerebralen Krämpfen Thiobarbital 3–5 mg/kg, Intubation und kontrollierte Hyperventilation.

Prognose

Bei Erwachsenen günstig, nur bei Hirndruckzeichen ist eine stationäre Einweisung angezeigt. Bei Säuglingen und Kleinkindern kann die Symptomatik zeitlich verzögert auftreten, die stationäre Einweisung ist schon bei Verdacht angezeigt.

Tabelle 2: Sonnenstich

Symptome
Hochroter Kopf, Zeichen meningealer Reizung

Alarmsymptome
Bewußtlosigkeit, zerebrale Krämpfe

Therapie
Flachlagerung im Schatten, feuchkalte Tücher um den Kopf, bei Ohnmacht stabile Seitenlagerung, bei Krämpfen Thiobarbital 3–5 mg/kg + Intubation

5.2 Hitzesynkope, Hitzeohnmacht

Ist als spezielle Form des orthostatischen Kollaps anzusehen und tritt unter Hitzeexposition bei längerem Stehen oder Gehen auf. Es besteht dabei weder eine Dehydratation noch ein Anstieg der Körpertemperatur. Die temperaturbedingte Vasodilatation der Hautgefäße kann nicht kompensiert werden, es kommt zur Ohnmacht.

Therapie

Als Therapie genügt eine Flachlagerung möglichst in kühler Umgebung, eventuell Hochlagerung der Beine. Eine medikamentöse Therapie ist nicht notwendig. Die Prognose ist günstig.

5.3 Hitzeerschöpfung (Tab. 3)

Hitzeerschöpfung und Hitzschlag sind auf die gleichen Ursachen zurückzuführen, nämlich Wärmestau und Dehydratation. Bei der Hitzeerschöpfung sind die Symptome der Hyperthermie weniger stark ausgeprägt, ein Übergang in den Hitzschlag ist möglich, wenn der Wärmestau anhält und keine ausreichende Therapie durchgeführt wird. Starke Schweißverluste, womöglich kombiniert mit Durchfällen und Erbrechen, führen innerhalb von Tagen zu Symptomen, die keinesfalls unterschätzt werden dürfen.

Symptome

Die leichtere Form – isotone Dehydratation – ist gekennzeichnet durch körperliche Erschöpfung, Kreislaufzentralisation, Tachykardie, evtl. Hypotonie; die Körpertemperatur ist normal bis leicht erhöht.

Die **Salzmangelhitzeerschöpfung** ist charakterisiert durch eine ausgeprägte hypotone Dehydratation mit Schocksymptomatik. Salzarme Getränke bei starken Flüssigkeitsverlusten sind die typische Ursache. Die Körpertemperatur ist nur mäßig erhöht, die Haut kalt und schweißbedeckt als Zeichen des Schocks. Daneben bestehen Muskelkrämpfe und Muskelschwäche, Kopfschmerzen und Benommenheit, Übelkeit und Erbrechen.

Die **Wassermangelhitzeerschöpfung** ist die schwerste Form und häufig Vorstadium eines Hitzschlages. Es handelt sich um eine hypertone Dehydratation, dadurch daß der Betroffene nicht einmal genügend Wasser trinkt. Tritt typischerweise bei alten Menschen oder beim Verdursten in Wüstenklima auf.

Schock, Oligurie und Hyperthermie stehen im Vordergrund, daneben bestehen quälender Durst, Kopfschmerzen, Erregung, evtl. Zeichen eines schweren Durchgangssyndroms. Neben einer Muskelschwäche findet man häufig Dyspnoe und Hyperventilation.

Therapie

Generell ist Flachlagerung in kühler Umgebung zu empfehlen. Bei normalem Bewußtsein kann die Dehydratation oral, durch Trinken von isotonen Elektrolytlösungen erfolgen. Bei Schock oder Bewußtseinsstörung intravenöse Gabe von 1000-1500 ml isotoner Elektrolytlösung (Ringerlösung). Die isotone Lösung wird auch für die hypertone Dehydratation empfohlen, bei der eine Hypernatriämie besteht. Ein zu rasches Absenken des Natriumspiegels sollte nämlich vermieden werden, weil es sonst zu einem akuten Hirnödem kommen kann. Das erste Ziel der Infusionstherapie ist die Bekämpfung der Hypovolämie.

> Daher: Bei allen drei Formen der Hitzeerschöpfung isotone Infusionslösungen anwenden. Bei Hyperthermie Patienten entkleiden und Kühltherapie durchführen.

Verlauf und Prognose

Die Prognose sollte vor allem bei Schock, bei zerebralen Symptomen und Hyperthermie vorsichtig gestellt werden. Daraus kann sich ein Hitzschlag entwickeln, der rasch lebensbedrohlich wird, wenn die Therapie nicht sofort einsetzt und wirksam wird. Die stationäre Einweisung ist bei Hyperthermie und Schock absolut indiziert.

Tabelle 3: Hitzeerschöpfung

Symptome
Kreislaufzentralisation, Tachykardie, Oligurie, Erschöpfung, Muskelkrämpfe

Alarmsymptome
Schock, Hyperthermie, Durchgangssyndrom

Therapie
Flachlagerung in kühler Umgebung, orale oder intravenöse Zufuhr von 1000–1500 ml isotoner Elektrolytlösung

---

5.4 Hitzschlag (Tab. 4)

Der Hitzschlag ist in Mitteleuropa als seltener Notfall anzusehen, der unbehandelt zum Tod führt. Für den Notarzt ist der Hitzschlag von gleicher Bedeutung wie die maligne Hyperthermie für den Anästhesisten.

Der Hitzschlag tritt in zwei Formen auf, wobei betroffene Personengruppen und Pathogenese different sind.

Die beiden Formen sind: der **Anstrengungshitzschlag** und der **klassische Hitzschlag.**

5.4.1 Der Anstrengungshitzschlag (exertional heat stroke)

Tritt bei längerdauernder körperlicher Anstrengung unter Hitze auf. Betroffen sein können Sportler, Soldaten, Bergleute, Hüttenarbeiter usw. Es handelt sich zumeist um gesunde, leistungsfähige Menschen jeden Alters, bei denen die Wärmeabgabe durch unzweckmäßige Kleidung und/oder Klimabedingungen (feuchte Hitze) eingeschränkt oder stark behindert ist. Es entwickelt sich rasch, d. h. innerhalb einer oder einiger Stunden, eine Hyperthermie mit Temperatur über 40 Grad. Durch die rasche Entstehung kann es gar nicht zu einer ausgeprägten Hypovolämie kommen.

Symptome

Hyperthermie über 40 Grad Kerntemperatur, Bewußtseinsstörung bis zum Koma, eingeschränkte Schweißproduktion, hyperdynamer Kreislauf. Aus dieser Symptomatik können sich Gerinnungsstörungen, akutes Nierenversagen und Rhabdomyolyse entwickeln.

5.4.2 Der klassische Hitzschlag

Betrifft meist ältere und kranke Menschen; bestehende Erkrankungen (vor allem solche, die das Herz-Kreislaufsystem beeinträchtigen und mit Fieber einhergehen) und die Einnahme von Medikamenten (Diuretika, Betablocker, Barbiturate, Antidepressiva usw.) begünstigen die Entwicklung. Die Symptome treten innerhalb eines Tages (60%) oder bis zu mehreren Tagen auf. Während extremer Hitzeperioden kann es in Ballungszentren zu einem epidemischen Auftreten kommen.

Symptome

Neben der Hyperthermie entwickelt sich durch den langsameren Verlauf eine ausgeprägte Dehydratation. Die hypertone Dehydratation führt mit der Hyperthermie und der metabolischen Azidose zum Hirnödem mit schweren zerebralen Störungen, also Bewußtseinsstörungen bis zu Koma, tonisch-klonischen Krämpfen und Lähmungen. Die Hypovolämie kann bis zum Schock gehen. Die Haut ist dabei heiß und trocken, weil die Schweißproduktion praktisch aufgehoben ist.

Therapie des Hitzschlages

Das Überleben des Patienten hängt davon ab, wie rasch die Diagnose gestellt wird und eine Therapie einsetzt. Je rascher die Hyperthermie beseitigt werden kann, umso günstiger ist die Prognose.

Die **Kühltherapie** muß am Notfallort beginnen. Dazu soll der Patient entkleidet und mit Eis gerieben oder mit kaltem Wasser besprüht werden. Während des Transportes soll die Kühltherapie fortgesetzt werden, die Kühlung darf erst bei Erreichen bzw. Unterschreiten einer Temperatur von 38,5 Grad beendet werden. Ein EKG-Monitoring bis zur Einlieferung in eine Intensivstation ist wegen der während der Kühltherapie häufig auftretenden Herzrhythmusstörungen angezeigt.

Bei Bestehen einer Hypovolämie (Zentralisation, Tachykardie, Oligurie, Durst) **Infusionstherapie** wie bei Hitzeerschöpfung.

Katecholamine sind kontraindiziert. Bei bewußtlosen Patienten und bei Krämpfen Intubation.

Differentialdiagnosen

Der Hitzschlag muß abgegrenzt werden gegen maligne Hyperthermie, Sepsis, Arzneimittelfieber und thyreotoxische Krise. Bei Hitzebelastung, Hyperthermie und zerebralen Symptomen sollte man immer an einen Hitzschlag denken. Die Anamnese macht die Differentialdiagnose meist leicht.

Verlauf und Prognose

Beim unbehandelten Hitzschlag entwickelt sich ein akutes Multiorganversagen, das zum Tod führt. Die Dauer der Hyperthermie (Kerntemperatur!) entscheidet darüber, ob der Patient eine Überlebenschance hat oder nicht. Daher muß eine aggressive Kühltherapie sofort einsetzen. Patienten mit Hitzschlag müssen in ein Krankenhaus, und zwar auf eine Intensivstation eingeliefert werden.

Tabelle 4: Hitzschlag

Symptome
  Bewußtseinsveränderung bei Hitzebelastung, Hyperthermie
Alarmsymptome
  Temperatur > 40,5° rektal, Bewußtlosigkeit
Therapie
  Sofortige aggressive Kühltherapie, bei Schock Infusion von 1000–1500 ml
  isotoner Elektrolytlösung

Weiterführende Literatur

AHNEFELD, F. W., HAUG, H. V., MEHRKENS, H. H.: Die Notfalltherapie bei Hitze- und Kälteschäden. Notfallmedizin **2**, 403 (1976)

SEELING, W.: Hitzeschäden. In: BERGMANN, H., SLATIN, H. P. (Hrsg.): Aktuelle Notfallmedizin I. Maudrich Verlag, Wien–München–Bern, 1986, S. 25–38

Unterkühlung

K. Steinbereithner

Die Zahl an Unterkühlung Verunfallter nimmt weltweit zu; so sterben in
den USA jährlich etwa 100 Menschen an akuter Hypothermie oder deren
Folgen, aber auch chronische Hypothermie wird – vor allem bei alten
Menschen – in wachsender Häufigkeit beobachtet. Trotzdem ist der Umfang wirklich gesicherten Wissens auf diesem Gebiet erstaunlicherweise
eher dürftig, viele Kontroversen bezüglich pathophysiologischer Fragen, vor allem aber hinsichtlich optimaler Therapie scheinen keineswegs
beigelegt (24). Wir können daher derzeit nur versuchen, den gegenwärti-
gen Problemstand darzulegen und auf ungeklärte Sachfragen hinzuweisen.

1 Definitionen – Einteilungsprinzipien

Grundsätzlich spricht man von Unterkühlung unterhalb einer Körpertemperatur von 35°C. Physikalisch bestimmen folgende Faktoren den
Wärmeverlust (Tab. 1).

Tabelle 1: Physikalische Mechanismen des Wärmeverlustes (Brock (5), Johnson
(13) u. a.)

Konduktion (Wärmeleitung) – direkter Kontakt mit kälterem Medium
 (Immersion, Liegen auf kaltem Grund)
Konvektion (Wärmeabfuhr) – Wind, Luftkühlung
Verdunstung – nasse Kleidung (+ Wind), evtl. Atemluft
Wärmestrahlung – unbedeckte Hautpartien (Kopf!)

Rasche Auskühlung ist häufig durch Kombination mehrerer bzw. aller
4 genannten Momente bedingt; besonders gefährdet sind dabei u. a. sehr
junge und sehr alte Personen.

Die **Ursachen** einer akuten Hypothermie können äußerst vielfältig sein.
Die Tabelle 2 beruht auf einem Klassifikationsschema nach Golden (10),
Hossli (12) u. Kuehn (19), wobei zwischen Primär- und Sekundärhypo-
thermie unterschieden wird (es gibt auch eine Fülle anderer Vorschläge,
ohne jedoch inhaltlich bzw. klinisch bedeutsam abzuweichen!).

Tabelle 2: Zur Ätiologie der akzidentellen Hypothermie

A. Primäre Hypothermie (massiver Wärmeverlust bei normaler Thermoregulation)
  1. Kaltwasserimmersion (+ Fast-Ertrinken)
  2. Durchnässung (ubiquitär)
  3. trockene Kälte (Berg, Lawinen)
  (4. evtl. Tiefseetauchen)
B. Sekundäre Hypothermie (Kälteexposition gering- bis mäßiggradig, aber Thermoregulation gestört)
  1. Regelungsversagen
     zentral (Trauma, ZNS-Schäden, Schock, Koma)
     peripher (Vergiftungsfolgen, Alkohol, Drogen)
  2. Gestörte Wärmeproduktion
     spez. Endokrinopathien und Mangelernährung
     Immobilisation (z. B. Trauma)
  3. Erhöhte Wärmeverluste
     Drogen, Vergiftung
     Hautschäden (z. B. Verbrennungen, Erythrodermie)
     Hyperventilation

Die allgemein gebräuchliche **zeitliche Differenzierung** in akute (bis 6 Stunden), subakute (6–12 Stunden) und chronische (bis 24 Stunden) Hypothermieverläufe ist notfallmedizinisch nur insofern relevant, als Akutfälle in der Regel tiefere Hypothermiegrade aufweisen.

Hinsichtlich **Schweregrad** herrscht zwischen den einzelnen Arbeitsgruppen relativ geringe Einigkeit; wegen der Parallelität zur klinischen Symptomatik erscheinen die Vorschläge von BERGHOLD (2) bzw. PATON (23) am angemessensten (Tab. 3).

Bei einer bergmedizinischen Tagung in Davos 1988 wurde eine weitere zahlenmäßige Reduktion der Schweregrade **(leicht – schwer – Schein-**

Tabelle 3: Hypothermiestadien

Hypothermie-grad	Temperatur (°C)		
	BERGHOLD	Autoren	PATON
Leicht	≥ 34		35–33
Mäßig/mittelschwer	34–30		33–30
Tief/schwer	30–27		< 30
Extrem	< 27 (Scheintod)		

tod) empfohlen (3), als entscheidendes Schwerekriterium gilt hier der Bewußtseinsverlust, beim Scheintod sind auch Atmung und Herzfunktion „erloschen".

2 Klinische Symptomatik und Pathophysiologie

Diese können nur schematisch in Tabellenform mit dem Schwergewicht auf klinisch bedeutsame Manifestationen abgehandelt werden (zu Einzelheiten s. (7, 8, 21, 24, 27, 28)).

Tabelle 4: Klinische Symptomatik und Pathophysiologie der akzidentellen Hypothermie (BERGHOLD (2), HOSSLI (12), STEINBREITHNER(27))

A. Zentralnervensystem
Zunächst Aktivierung (Erregung, Verwirrtheit, zerebral ausgelöstes Muskelzittern, Kältekrämpfe)
In halluzinatorischen Frühstadien kann es evtl. zu intensiver „paradoxer" Wärmeempfindung mit reaktiver Entkleidung kommen (LØNNING et al. (21)).
Unterhalb 33° C: Dämpfung, Apathie, verlangsamte psychische Reaktionen, schläfrig, aber erweckbar (EEG-Verlangsamung)
Ab 30° C: Bewußtseinsverlust, nicht weckbar
Reflexdämpfung: unterhalb 27–25° C fehlen Schmerz- und andere lebenswichtige Reflexe, wie z. B. Husten (keine Reaktion auf Absaugung), Pupillenreaktion sehr träge, später weite, lichtstarre Pupillen (kein sicheres Zeichen für Kreislaufstillstand!)
Auftreten eines Nullinien-EEGs sehr variabel, („bursts" evtl. noch unterhalb 22–18° C)

Obwohl ab 30° C das Bewußtsein in der Regel erlischt (Differentialdiagnose: Vergiftung, Schädel-Hirn-Trauma, zerebraler Insult) bleibt vereinzelt das Hörvermögen bis 27° C erhalten (!)

B. Muskulatur
Anfänglich Steigerung der Aktivität, Zittern (Schüttelfrost), evtl. Zuckungen (abhängig von Abkühlgeschwindigkeit, Kälteempfinden, Bewußtseinslage und Muskelglykogenvorrat), später Abnahme des Muskeltonus, zunehmende Rigidität (Maskengesicht, „bretthartter" Bauch, „Leichenstarre").

Die bei tiefen Temperaturen auftretende Muskelstarre hat nichts mit Erfrierungen zu tun!

C. Atmung, Lungenfunktion

Bis 33° C: vorübergehende Beschleunigung und Vertiefung (im Rahmen der gesteigerten Muskeltätigkeit)

Unterhalb 33° C: zunehmende Starre (Thoraxwand!), Totraumzunahme, ungenügender Gasaustausch

später Atempausen, Apnoe bei 24–20° C, Azidose (vorwiegend metabolisch)

D. 1. Herz-Kreislauf-System

HZV-Abnahme ab etwa 33° C (Frequenzeffekt, Preloadsenkung)

Störungen von Erregungsbildung und -leitung (Arrhythmien)

Schlechter Wirkungsgrad des Herzens

Relative Hypertonie (Gefäßwiderstandszunahme: Peripherie, Lunge, Leber, Niere; massive Plasmaviskositätssteigerung), später Blutdruckabnahme (HZV-Senkung)

Verringerung des Blut-(Plasma-)Volumens (Sequestration)

Hämatokritanstieg (bis auf 50–60%)

Beeinträchtigung der Kreislaufregulation

Im Scheintodstadium Puls (auch an Karotis) nicht tastbar

D. 2. EKG-Veränderungen

Sinusbradykardie (nach initialer Tachykardie)

PQ-, QT-Verlängerung, QRS-Verbreiterung, T-Inversion

Vorhofflimmern, AV-Dissoziation

„J"-(Osborn-)Welle zwischen 30–25° C

Ventrikuläre Extrasystolen – evtl. Kammerflimmern (ab 28° C)

Asystolie (20–15° C)

E. Sonstige Effekte

1. Nierenfunktion

Kältediurese (vor allem bei Alkoholvergiftung), Wassermangel, evtl. Hypovolämie. Allgemeine Funktionsminderung (Durchblutung, Filtration, Rückresorption). Elektrolytstörungen (speziell K), Bikarbonatverluste

2. Magen-Darm-Trakt

Magen- und Darmparalyse (Aspirationsgefahr)

Vereinzelt akute Pankreatitis

3. Stoffwechsel

Gestörte Glukoseutilisation (Hyper-, Hypoglykämie)

Eingeschränkte metabolische Leistung der Leber

Depression (nach Stimulierung) des Endokriniums (Nebenniere, Schilddrüse, Hypophyse)

4. Blutgerinnung

Plättchensequestration

Prothrombinabfall (Leber?); Abfall von Faktor V und VII

Anstieg von Thrombininhibitoren, evtl. disseminierte intravaskuläre Gerinnung

Angesichts universeller Funktionseinschränkung aller Organe sind auch Pharmakokinetik und -dynamik verändert (verzögerte Verteilung, verminderter Abbau und verlängerte Wirkung, was speziell bei Intoxikationen von Bedeutung sein kann; Gleiches gilt für therapeutisch applizierte Stoffe (12)).

3 Akutdiagnose

Die Diagnose der Hypothermie ist einfach, wenn man an die Möglichkeit einer Hypothermie als Ursache einer Bewußtlosigkeit denkt (!). Muskelstarre, auffallende Blässe, abnorme Kälte (spez. der Bauchhaut) ermöglichen die differentialdiagnostische Abgrenzung gegenüber anderen Komaformen. Aber auch Ataxie und Verwirrtheit (evtl. mit Schüttelfrost) können Unterkühlungssymptome bei geringeren Hypothermiegraden sein. Gerade hier kommt einer Früherkennung besondere Bedeutung zu, will man weiteren gefährlichen Temperaturabfall verhüten.

Gesichert werden können Diagnose und Ausmaß/Stadium nur durch Temperaturmessung mittels spezieller Thermometer für niedrige Temperaturbereiche (Frühgeburtenthermometer, batteriebetriebene Thermistoren verschiedener Bauart). Die Messung erfolgt rektal oder oral (mindestens 5 cm tief einführen!), in letzter Zeit werden tympanale Thermofühler (Hirnnähe!) bevorzugt (2, 3, 5, 13, 26).

Das Fehlen solcher Thermometer kann Ursache lebensbedrohlicher diagnostischer und therapeutischer Fehlschüsse sein (etwa beim Schwerverletzten), daher ist deren Anschaffung auf Notfallabteilungen ein absolutes Muß, für NAWs und NAHs ist sie dringlichst zu empfehlen.

4 Zur Behandlung

Wie noch zu zeigen sein wird, ist die (optimale) Therapie der Unterkühlung „noch immer mit einem Schleier des Geheimnisses umgeben" (7). Grundsätzlich soll/muß jeder Unterkühlte (vor allem Verschüttete, z. B. Lawinenopfer; (2)) in ein (geeignetes!) Krankenhaus bzw. an eine Intensivbehandlungsstation transportiert werden.

In der Prähospitalphase soll das Hauptaugenmerk auf
- Verhütung von Bergungs- und Transportschäden
- Vermeidung weiterer Auskühlung

– den erforderlichen Wiederbelebungsmaßnahmen („basic life support",
  wobei bei Bewußtlosen auch die Aspirations- und Erstickungsgefahr
  bedacht sei)

liegen.

Stichwortartige Richtlinien gibt Tabelle 5.

Tabelle 5: Therapie der Unterkühlung unter „Feld"-Bedingungen

---

a) **Leichte Grade**
   Diagnose (Thermometer, Schätzung)
   Von nassen Kleidern befreien (aufschneiden!)
   Passive externe Erwärmung (einpacken, Kopfbedeckung)

b) **33–30° C**

Nicht bewegen, horizontal transportieren (Vakuummatratze, ggf. Bergesack)
CAVE: Bergungstod bei vertikaler Bergung durch akutes Kreislaufversagen!
Wärmeisolierung, Wärmepackung (notfalls schützende Eisschicht belassen)
Evtl. Anlegen eines peripher-venösen Zugangs, vorsichtig infundieren.
Keine Medikamente (gilt auch für Antiarrhythmika!)
Evtl. O_2 über Nasopharyngealtubus, bei Bewußtseinstrübung Intubation
(Temperaturkontrolle).

c) **< 30° C**
   wie b)
   Passive Erwärmung sinnlos, nur Schutz vor weiterer Auskühlung (evtl. Versuch mit Wärmepackung bei sehr langen Transportwegen; (11), (17))
   Evtl. warme Infusion (38° C)
   Erhöhte Transportdringlichkeit (möglichst mit Hubschrauber in geeignetes (!) Schwerpunktkrankenhaus)
   Tunlichst kontinuierliche EKG-Überwachung (J-Welle beweist schwere Hypothermie)

Bei Herz- und/oder Atemstillstand (Pulslosigkeit (?), Kammerflimmern):
– Herzmassage (20 bis 30 Kompressionen/min ohne Unterbrechung)
– Defibrillation nicht sinnvoll, Schrittmachereinsatz abzulehnen!
– Beatmung: 8–10 mal/min, anfänglich mit Atembeutel, sobald als möglich über Endotrachealtubus; schonende Intubation (bei Abwehr evtl. 1/2–1 Amp. = 1–2 mg Flunitrazepam/Rohypnol i. v., Versuch einer (blinden) nasotrachealen Intubation bei Kältestarre des Gesichts nur durch Geübte!).
Die früher propagierte Zurückhaltung gegenüber Intubation (Auslösen von Kammerflimmern, speziell durch brüske Manipulation) ist aufgrund neuerer klinischer und tierexperimenteller Berichte beim korrekt Oxygenierten unbegründet! (7, 8, 9)

Die dargelegten Reanimationsempfehlungen können leider nicht als ab-schließende, wohlfundierte Richtlinien gelten, zumal das Schrifttum **eine Reihe gut dokumentierter Fälle** (1, 4) von **mehrstündiger, folgenlos über-lebter Asystolie** aufweist. DANZL et al. (7) stellen daher als Ergebnis einer 428 Fälle umfassenden Multizenterstudie fest: „The recommendations for basic and advanced life support for hypothermic patients are unresolved".

> Für **hypotherme Patienten mit Kreislaufstillstand** gilt heute die rasche Aufwärmung mittels Herz-Lungen-Maschine als Methode der Wahl (2, 3, 18, 25), sie verbietet sich allerdings bei Traumafällen (Heparinisierung).

Als Ersatz ist eine Erwärmung via Thorakotomie mit Thoraxspülung und offener Herzmassage anzusehen. Andere Verfahren aktiver Kernerwär-mung müssen eher als ausnahmsweiser Ersatz gelten. Die **Reanimations-maßnahmen** dürfen **erst dann beendet** werden, wenn sich der Herz-Kreislauf-Stillstand nach Erreichen einer Körpertemperatur von 32° C (3)–35° C (29) als irreparabel erweist: „No one is dead until warm and dead".

Ob, wie und wann man **Unterkühlte ohne Herzstillstand** aufwärmen sollte, darüber gehen die Meinungen erheblich auseinander. Bis zu Tem-peraturen von 30° C kann mit passiven Verfahren das Auslangen gefun-den werden (10, 19).

Tabelle 6: Erwärmungstechniken

A. Extern (aktiv und passiv, derzeitiger Stand)
Isolierdecke (Plastiksack, Alufolie, Teflonlaminat/Goretex)
Wolldecken (Schlafsack)
Warmer Raum (geheizter Rettungswagen bzw. Hubschrauber?)
Wärmepackungen
Heizdecke (-matratze, -anzug?)
(Lichtbogen? Warmes Bad heute obsolet!)

B. Intern (aktive Kernerwärmung)
Inhalation (Beatmung) mit warmer Luft (Warmluftgeräte; BERGHOLD(3))
Warme Infusion (CAVE: Überwässerung!)
Magen-, Speiseröhren-, Dickdarmspülung
Peritoneallavage
Hämodialyse bzw. -filtration
Thorax- und Perikardspülung
Kardiopulmonaler Bypass (Herz-Lungen-Maschine) speziell bei Herz-Kreislauf-Stillstand
Kurz-(Mikro-)Wellen

Unterhalb 30° C ist grundsätzlich aktive Erwärmung ins Auge zu fassen, wobei trotz vereinzelter guter Erfahrungen mit externen Methoden (s. Tab. 6) die Ergebnisse interner Verfahren besser sein dürften (Gefahr des sog. „Erwärmungsschocks").

Mehr und mehr setzt sich im übrigen die Meinung durch, daß eine Kombination mehrerer Verfahren (z. B.: Inhalation warmer Luft, Peritoneallavage und/oder warme Infusion) anzustreben sei (13). – Präklinisch verzichte man jedoch (Ausnahme: keine Transportmöglichkeit, lange Wege s. o.) auf alle aktiven Erwärmungsversuche. Raschester Transport in eine entsprechend (auch für die Behandlung von Komplikationen) ausgestattete Einrichtung hat absolute Priorität (20)!

5 Prognose; Schutzfaktoren

Eine Anzahl prognostisch wichtiger Aspekte ist in Tabelle 7 aufgelistet.

Tabelle 7: Akzidentelle Unterkühlung – Prognosefaktoren (KUEHN (19), DANZL et al. (7, 8))

Alter (heute umstritten – kritische Grenze?)
Hypothermiegrad
Unterkühlungsgeschwindigkeit
Begleitvergiftung (vor allem Alkohol)
Zusatzerkrankungen – meist lebensentscheidend!

Beim alten Menschen dürften neben altersspezifischen Momenten (herabgesetzte Kälteperzeption, schlechte Stoffwechselgegenregulation, eingeschränkte Reaktionsfähigkeit) sowie Drogeneffekten die zu Unterkühlung führenden Zusatzerkrankungen (s. Tab. 2) entscheidend sein. Für die **hohe Unterkühlungstoleranz bei Kindern** spricht eine Sammelstatistik von CONN et al. (6): Danach wurden bei Kindern unterhalb 7 Jahren Submersionszeiten bis 45 min und Körpertemperaturen bis zu 24° C folgenlos überlebt(!); die hohe Abkühlungsgeschwindigkeit scheint hier eine große Rolle zu spielen.

Nicht übersehen werden darf – auch in Hinblick auf Bergung und Therapie – die schützende Rolle „natürlicher" Isolierfaktoren (s. Tab. 8).

Tabelle 8: Akzidentelle Hypothermie – Isolierfaktoren (KAUFMAN (15) u. a.)

Körpergewebe (Dicke der Unterhautfettschicht)
Kleidung (auch naß, vor allem Wolle)
Luft (nicht auspressen!)
Schnee/Eis (ohne Ersatzisolierung wie: Plastiksack, Metallfolie, Teflonlaminat/Goretex usw. nicht entfernen!)

Gesicherte „tödliche" Hypothermiegrenzen lassen sich **nicht definieren,** wohl aber nimmt mit tieferen Hypothermiegraden die Mortalität drastisch zu ($< 30°$ C: 70% und mehr). Die niedrigste, bei Kälteopfern bisher überlebte Kerntemperatur beträgt etwa $16°$ C, im therapeutischen Bereich (HLM) hingegen $5°$ C (29).

Eine gewisse **Schutzfunktion gegen** die Folgen schwerer Unterkühlung resultiert paradoxerweise aus der begleitenden (häufig kausalen) Intoxikation; besonders günstig liegen die Verhältnisse anscheinend bei **Alkoholvergiftung:** Hypothermietoleranz und Flimmerschwelle sind deutlich erhöht (Kammerflimmern erst bei tieferen Temperaturen), Narkoseeffekt und Vasodilatation fördern die rasche Abkühlung. LØNNING et al. (21) verweisen darauf, daß es sich bei fast allen überlebenden Patienten mit tiefergradiger Hypothermie um Alkoholiker gehandelt hat.

Als **negative Prädiktoren** allgemeiner Art können u. a. nach der Sammelstatistik von DANZL et al. (7, 8) Blutdruckabfall, Bradykardie, Reanimations- bzw. Intubationsnotwendigkeit vor Einlieferung sowie ein hohes Serumkalium gelten. Hingegen sind Alter, Geschlecht, Trauma, Diabetes usw. nach ihren Daten prognostisch anscheinend ohne wesentlichen Einfluß.

6 Besonderheiten des Lawinenunfalls

Diese sind in Tabelle 9 stichwortartig wiedergegeben.

Trotz aller Fortschritte der Lawinenrettung sind die Überlebenschancen unterkühlter Lawinenopfer nach wie vor kritisch (Tabelle 9B). Rasche Bergung, minutiöse Einhaltung präklinischer Behandlungsrichtlinien (s. auch Tab. 5), schnellstmöglicher korrekter Transport (liegend, evtl. im Bergesack) durch Hubschrauber unter **ständiger** notfallmedizinischer Betreuung in ein Schwerpunktkrankenhaus mit entsprechenden Behandlungsmöglichkeiten sind lebensentscheidend.

In ganz seltenen Fälle kann der Retter selbst – auch in unseren Breiten – in alpinmedizinische Probleme im Sinne von Höhenkrankheit kommen (ab 2800 m!), besonders bei raschem Höhenaufstieg im Rahmen eines Rettungseinsatzes (2, 3). Akutsymptome (Kopfschmerzen, plötzlicher Leistungsabfall, Schwindel, Benommenheit, Übelkeit) sprechen auf Gaben von Acetazolamid/Diamox (1–2 mal 250 mg p. o.) an, Gaben von Dexamethason/Fortecortin (4 mg p. o.) sind in der Regel nicht erforderlich.

Tabelle 9: Lawinenunfall (BERGHOLD (2, 3), KARLBAUER (14))

A. Todesursachen
Ersticken (ca. 80%)
  Naß-, fester Altschnee
  Stimmritzenkrampf
  (Achten auf „Atemhöhle" bei Bergung!)
Lungenzerreissung (Barotraumen; ca. 2%)
  Staublawine
Kreislaufschock (+ Kammerflimmern; ca. 20%)
  Trauma
  psychovegetativ bedingt
Unterkühlung (auch nach Bergung!)
  Scheintod (!)
  Zu frühes Abbrechen der Wiederbelebungsmaßnahmen

B. Überlebenschancen

Verschüttungsdauer	%
< 30 min	86
1 h	30
6 h	7
Verschüttungstiefe	
0,5 m	75
1–1,5 m	25
> 3 m	0
Ersthilfe durch	
Kameraden	41
Rettungsmannschaften	12

7 Lokale Kälteschäden (Erfrierungen)
(3, 20, 13, 16, 22)

Die Richtlinien der IKAR (Internationalen Kommission für Internationales Rettungswesen; (22)) aus 1978 sind auch heute noch in weitem Umfang gültig; ergänzt durch neuere Angaben des Schrifttums lassen sich diese Empfehlungen wie folgt zusammenfassen:

Tabelle 10: Zum Vorgehen bei Erfrierungen

1. Gleichzeitige Allgemeinunterkühlung besitzt absoluten Vorrang.
2. Untersuchungen zum Schweregrad der Erfrierung vor Ort sind sinnlos; Stadien II (Blasen) und III (Gewebstod) treten erst nach Tagen in Erscheinung.

3. Keine gefäßerweiternden Mittel vor Ort, sie sind ebenso wie Sympathikusblockaden dem Krankenhaus vorbehalten.
4. Erfrorene Körperpartien (Prädilektion: Nase, Ohren, Finger, Zehen, Kinn, Wangen) nicht reiben oder massieren bzw. mit Schnee einreiben.
5. Lokale Wiedererwärmung (+ aktive Bewegung) nur bei ansprechbaren Patienten und Unmöglichkeit des Abtransports in nächster Zeit: Immersion in Wasser von 38–40° C (keine allmähliche Erhöhung der Wassertemperatur!) für etwa 30 min, danach trockene/sterile, lockere Verbände (Finger- bzw. Zehenzwischenräume polstern). Verhütung allgemeiner Auskühlung hat Priorität!
6. Je ausgeprägter sich lokale Zusatzschäden manifestieren, desto dringlicher erscheint Verbringung des Unterkühlten in ein Krankenhaus mit einsatzbereiter Herz-Lungen-Maschine.

8 Abschließende Bemerkungen

Unser Wissen um die akzidentelle Hypothermie ist, wie wir aufgezeigt haben, mangels gut dokumentierter Studien auch heute fast erschreckend mangelhaft. Viele dringliche Fragen (z. B. optimale Erwärmungsgeschwindigkeit, Differentialindikation: Oberflächen- vs. Kernerwärmung, Kompatibilität kombinierten Vorgehens usw.) müssen noch immer als ungeklärt gelten. Es sollte daher das Anliegen aller Notärzte und jedes Intensivmediziners sein, eigene Beobachtungen auf das Sorgfältigste zu dokumentieren und weiterer Auswertung zugänglich zu machen; auch zentralen Notfalleinrichtungen (7, 8) fällt hier eine wichtige Aufgabe zu.

Literatur

1. ALTHAUS, U., AEBERHARD, P., SCHUPBACH, R., NACHBUR, B., MÜHLEMANN, W.: Management of profound accidental hypothermia with cardiorespiratory arrest. Ann. Surg. **195**, 492 (1982)

2. BERGHOLD, F.: Ärztliche Erstversorgung beim Lawinenunfall – Todesfeststellung erst in der Klinik! ÖÄZ **40**, 19 (1985a)

3. BERGHOLD, F.: Kälteschäden und Höhenkrankheit: Neueste Behandlungsmethoden. ÖÄZ **23**, 7 (1988b)

4. BJERTNAES, L. J.: New developments in the treatment of accidental hypothermia. Acta Anaesth. Scand. **31** (Suppl. 86), No. 40 (1987)

5. BROCK, H.: Kälteschäden. In: MAYR, R., SEISS, A. (Hrsg.): Unterkühlung (Hypothermie). Praeklinische Notfallmedizin. Wien, Aeskulap-Medien 1991, Kap. 14

6. CONN, A. W., BARKER, G. A., EDMONDS, J. F., BOHN, D. J.: Submersion hypothermia and neardrowning. In: POZOS, R. S., WITTMERS, L. E. Jr. (eds.): The nature and treatment of hypothermia. London–Canberra, Croom Helm 1983, p. 35

7. DANZL, D. F., POZOS, R. S. and 13 investigators: Multicenter Hypothermia Survey. Ann. Emerg. Med. **16**, 1042 (1987a)

8. Danzl, D. F., Hedges, J. R., Pozos, R. S.: The Hypothermia Study Group: Hypothermia outcome score. Development and implications. Crit. Care Med. **17**, 227 (1989b)

9. Gillen, J. P., Vogel, M. F., Holterman, R. K., Skiendzielewski, J. J.: Ventricular fibrillation during orotracheal intubation of hypothermic dogs. Ann. Emerg. Med. **15**, 412 (1986)

10. Golden, F. St. C.: Rewarming. In: Pozos, R. S., Wittmers, L. E. Jr. (eds.): The nature and treatment of hypothermia. London–Canberra, Croom Helm 1983, p. 194

11. Hirsch, W.-D.: Diagnostik und präklinische Therapie beim Kältetrauma. Notfallmedizin **14**, 101 (1988)

12. Hossli, G.: Störungen im Wärmehaushalt: Akzidentelle allgemeine Hypothermie. Klin. Anästh. Intensivther. **30**, 172 (1986)

13. Johnson, L.: Hypothermia. In: Schwartz, G. R., Safar, P., Stone, J. H., Storey, P. B., Wagner, D. K. (eds.): Principles and Practice of Emergency Medicine – Vol. II. Philadelphia–London–Toronto, W. B. Saunders Company 1986, p. 1549

14. Karlbauer, A.: Der Lawinenunfall – Medizinische Aspekte unter besonderer Berücksichtigung der präklinischen Behandlungsmaßnahmen. Rettungsdienst **9**, 763 (1986)

15. Kaufman, W. C.: The development and rectification of hiker's hypothermia. In: Pozos, R. S., Wittmers, L. E. Jr. (eds.): The nature and treatment of hypothermia. London–Canberra, Croom Helm 1983, p. 46

16. Kelly, K. J., Glaeser, P., Rice, Th. B., Wendelberger, K. J.: Profound accidental hypothermia and freeze injury of the extremities in a child. Crit. Care Med. **18**, 679 (1990)

17. Klöss, Th.: Therapeutic desiderata and possibilities. In: Gallandat-Huet, R. C. G., Euverman, Th. S. M., Coad, N. R., de Vos, R., Karliczek, G. F. (eds.): Accidental hypothermia and near drowning, Assen, Maastricht, Van Gorcum 1988, p. 53

18. Kornberger, E., Hackl, J. M., Mutz, N., Koller, J.: Results and experience of rewarming of hypothermic patients with peritoneal dialysis and heart lung machine. In: Gallandat-Huet, R. C. G., Euverman, Th. S. M., Coad, N. R., de Vos, R., Karliczek, G. F. (eds.): Accidental hypothermia and near drowning. Assen, Maastricht, Van Gorcum 1988, p. 66

19. Kuehn, L. A.: Introduction. In: Pozos, R. S., Wittmers, L. E. Jr. (eds.): The nature and treatment of hypothermia. London–Canberra, Croom Helm 1983, p. XI

20. Lewis, M. B., O'Connor, N. E.: Thermal Injuries. In: Wilkins, E. W. Jr., Dineen, J. J., Moncure, A. C., Gross, P. L. (eds.): MGH textbook of emergency medicine. Baltimore–London, Williams & Wilkins 1983, p. 624

21. Lønning, P. E., Skulberg, A., Abyholm, F.: Accidental hypothermia. Review of the literature. Acta Anaesth. Scand. **30**, 601 (1986)

22. Neureuther, G., Flora, G.: Kälteschäden. Notfallmedizin **4**, 103 (1978)

23. Paton, B. C.: Cardiac function during accidental hypothermia. In Pozos, R. S., Wittmers, L. E. Jr. (eds.): The nature and treatment of hypothermia. London–Canberra, Croom Helm 1983, p. 133

24. Pozos, R. S., Wittmers, L. E. Jr. (eds.): The nature and treatment of hypothermia. London–Canberra, Croom Helm 1983

25. Schweizer Interverband für Rettungswesen (IRV): Richtlinien für die Behandlung der allgemeinen Unterkühlung (akzidentelle Hypothermie). Aarau 1983

386

26. SEFRIN, P.: Kälteschäden. In: SEFRIN, P. (Hrsg.): Notfalltherapie – Erstversorgung im Rettungsdienst nach den Empfehlungen der DIVI. München–Wien–Baltimore, Urban & Schwarzenberg 1991, S. 347

27. STEINBEREITHNER, K.: Unterkühlung. In: BERGMANN, H., SLATIN, H. P. (Hrsg.): Aktuelle Notfallmedizin I – Beitr. Anaesth. u. Intensivmed., Bd. 15. Wien–München–Bern, Maudrich 1986, S. 15

28. THAUER, R., BRENDEL, W.: Hypothermie. Progr. Surg. **2,** 73 (1962) (Noch immer eine Standardarbeit!)

29. WHITE, J. D.: Hypothermia (unveröffentlichtes Manuskript 1985)

(Beinahe-)Ertrinken

K. Steinbereithner

„Ertrinkungsunfälle im Rettungsdienst sind . . ., verglichen mit anderen Notfällen, eine Seltenheit" (8). Dementsprechend mangelhaft ist vielerorts das Wissen um Pathophysiologie, Klinik und Therapie, zumal praktische Erfahrungen weitgehend fehlen. Dabei sind die Überlebenschancen – rechtzeitig zielgerichtete Behandlung vorausgesetzt – um ein Vielfaches höher als etwa beim sog. „Herztod" (2). Dieser Umstand, vor allem aber die Tatsache, daß sich unter den tödlich Verunfallten ein erschreckend hoher Anteil von Kindern und Jugendlichen befindet (s. u.), sollte zum Nachdenken darüber anregen, wie diesem Mangel notfallmedizinisch zu begegnen wäre.

1 Epidemiologie

Einige Daten zur Häufigkeit des Ertrinkungstodes gibt Tabelle 1. Nach ziemlich verläßlichen Angaben, speziell aus den USA, ist sie mit jährlich 3 Opfern je 100.000 Einwohner anzusetzen; rund die Hälfte der Toten ist dabei jünger als 20 Jahre (!). – Dank der Fortschritte in Reanimation und Intensivtherapie bleibt diese Zahl in den USA trotz gewaltiger Zunahme aquatischer Sportarten weitgehend konstant, in Österreich ist hingegen eine betrübliche Zunahme festzustellen, die nicht allein auf die hohe Freitodrate (ca. 38%) zurückgeführt werden kann.

2 Zur Terminologie und Differentialdiagnose

Für den zumindest vorübergehend (wenigstens 24 Stunden) überlebten Ertrinkungsunfall hat sich unter angloamerikanischem Einfluß die Bezeichnung „Beinahe"- oder „Fast"-Ertrinken („near drowning") eingebürgert. Eine zahlenmäßige Abschätzung in Relation zu primär Ertrunkenen („drowning") erscheint schwierig, wenn nicht gar unmöglich.

Für das akute therapeutische Handeln besitzt diese terminologische Unterscheidung keinerlei Bedeutung!!

Tabelle 1: Ertrinkungstod – Epidemiologie
(Gilbert et al. (5), Martin (9), Necek (10), Tabeling (15), Woinoff et al. (16))

A. Frequenz

Jährlich weltweit (WHO, – ohne Indien und China)	140.000
USA	8.000
Kanada	1.300
GB	ca. 1.000
BRD	460
A	266

B. Relationen

Alter: < 4 a	40%
(¹/₃ aller tödlichen Unfälle bei Kindern)	
< 20 a	50%
Süßwasser : Meerwasser	2 : 1
männlich : weiblich (GB)	75 : 25%
(A)	57 : 43%

C. Ursachen (in A)

Badeunfälle (+ Alkohol)	51,5%
Suizid	38,6%
Mord	0,3%
unklar	9,6%

Vom eigentlichen „primären" Ertrinkungstod ist das sog. „Versinken" bzw. „mittelbare" Ertrinken abzutrennen (vgl. Tab. 2), welches auf andere Ursachen zurückzuführen ist. – Die Bezeichnung **„sekundäres"** (oder „zweites") **Ertrinken** bleibt trotz mancher Einwände (z. B. (16)) auch heute für akute Spätverläufe (foudroyantes Lungenödem, akutes Lungenversagen – ARDS) reserviert.

Tabelle 2: Tod im Wasser – Terminologie und Differentialdiagnose
(Kontokollias et al. (8), Martin (9), Necek u. a. (10))

Asphyktische Schädigung – „primäres" Ertrinken
- Immersions- und Kälteschock (vasovagaler Reflex)
- Laryngospasmus („trockenes Ertrinken", ca. 10–15%)
- Süßwasseraspiration ⎫
- Aspiration von Erbrochenem ⎬ „feuchtes Ertrinken"
- Salzwasseraspiration ⎭

Primär nicht asphyktische Schädigung – mittelbares oder „Folge"-Ertrinken-„Versinken"
- Schwere (innere) Krankheit, die an Land evtl. nicht zum Tod führt
- Vergiftung

- Unfälle (Wassersport)
- Tauchschäden (Labyrinthschock usw.)
- Traumen (evtl. Totschlag/Mordversuch)

Sekundärtod nach erfolgreicher Reanimation
- Hypoxiefolgen (zerebral, kardial, pulmonal – „sekundäres" („zweites") Ertrinken)
- Aspirationsfolgen (Pneumonie, Sepsis)

Die Aussagekraft derartiger Schemata für die klinische Situation und deren therapeutische Konsequenz wird zwar von einzelnen Autoren eher relativiert, u. E. haben sie sich aber als grober differentialdiagnostischer Anhalt durchaus bewährt.

3 Klinik und Pathophysiologie

Hinsichtlich des sog. „primären" Ertrinkens sei hervorgehoben, daß der finale asphyktische Herzstillstand sowohl durch Nichtlösen des Laryngospasmus („blaues Gesicht"), wie auch reflektorisch im Sinne eines Bolustodes („blasses Gesicht") (11) bedingt sein kann; durchaus ähnlich wird sich eventuell auch ein „Versinken" infolge akuten Herz-Kreislaufstillstands präsentieren. – Rund 85% der Opfer aspirieren, wobei aber meist nur minimale Mengen (3–4 ml/kg) aufgenommen werden, was die relative Seltenheit von Blutvolums- und Elektrolytveränderungen erklärt (letztere sind erst ab Aspiratmengen von 22 ml/kg = 1500 ml/70 kg zu beobachten, was nach Angaben des Schrifttums nur bei rund 15% der Fälle vorkommt).

Die allgemein „tradierte" Beschreibung des Ertrinkungsvorganges (Tab. 3, Dauer etwa 2–5 min) basiert, abgesehen von der Selbstbeschreibung des englischen Arztes LOWSON aus 1852 (vgl. (8)), vorwiegend auf tierexperimentellen bzw. gerichtsmedizinischen Beobachtungen und muß daher etwas kritisch beurteilt werden.

Erwähnt sei, da relativ wenig bekannt, als Ursache eines Ertrinkungsunfalls der sog. „Unterwasser-Blackout": Nach Hyperventilation mit forçierter Abatmung von CO_2 kann beim Unterwasser-Schwimmer infolge Sauerstoffmangels evtl. bereits Bewußtlosigkeit eintreten, bevor der allmähliche CO_2-Anstieg als Atemreiz wirksam wird und ein Auftauchen erzwingt (15). In letzter Zeit (8) neigt man allerdings zur Ansicht, daß der sog. „Tauchertod" in seiner Bedeutung überbewertet werde und (wegen der erhöhten CO_2-Produktion bei körperlicher Anstrengung) eher als Ausnahme gelten könne.

Tabelle 3: Stadien des Ertrinkens (in Anlehnung an Kontokollias et al. (8), Striepling (14) u. a.)

Inspiration infolge Kältereiz
Panikreaktion – heftige motorische Aktivität
Apnoe
Schnappatmung
Wasserverschlucken (+ Erbrechen + Aspiration)
Tetanische Krämpfe
Krampfartige Exspirationen (Schaumpilz vor dem Mund)
Apnoe
Terminale Atemexkursion (Aspiration?)
Herzstillstand

Die Unterschiede zwischen Süß- und Meerwasserertrinken wurden auf Basis tierexperimenteller Daten häufig überbewertet.

Wie bereits betont, erreicht die Aspiration beim „Fast"-Ertrinken in der Regel nur ein geringes Ausmaß. Demgemäß sind, worüber heute allgemeiner Konsens besteht (15, 16), Veränderungen von Blutvolumen, Hämatokrit und Serumelektrolyten für die Akutsituation, wenn überhaupt, von höchst geringer Bedeutung und kaum jemals therapiebedürftig.

Pathophysiologisch ist das Beinahe-Ertrinken primär unter dem Aspekt des hypoxischen Multiorganversagens zu sehen.

Dies gilt sowohl für Herz-Kreislaufeffekte (Pulmonalisdruck-Anstieg, Rechtsherzbelastung) wie die Beeinträchtigung der Nierenfunktion (eine Süßwasserhämolyse ist in der Regel belanglos!). Neben dem Ausmaß des Lungenschadens prägt die zerebrale Schädigung entscheidend die Prognose(!).

4 Akutbehandlung

Hauptziel der Therapie muß die rasche Korrektur einer Hypoxämie sein. Folgt man den in Tabelle 4 stichwortartig aufgeführten therapeutischen Empfehlungen, so besitzt eine sachgemäße **Bergung** (primär grundsätzlich horizontal) absolute **Priorität**. Geeignet sind hiefür Bergenetz, Stretcher, Schaufeltrage und Vakuummatratze (14, 4). Mit Rücksicht auf mögliche Begleitverletzungen (speziell Wirbelsäule) sollten für den Bergungsvorgang stets mehrere Helfer (4–6) zur Verfügung stehen.

Tabelle 4: Sofortmaßnahmen beim Ertrunkenen
(nach GOLDEN (6), KONTOKOLLIAS et al. (8), STRIEPLING (14), TABELING (15),
WOINOFF et al. (16))

Ersthelfer
– Rettung/Bergung (horizontal!)
– keine Ausschüttelmanöver!
– Lagerung – stabile Seitenlage (bei Spontanatmung und Herztätigkeit)
– Rückenlage (zur kardiopulmonalen Reanimation)
– Freimachen des Mund-Rachen-Raums
– ggf. kardiopulmonale Reanimation
– Kontrolle von Atmung und Puls
– weiteren Wärmeverlust vermeiden (Decken, Isolierfolie)

Notarzt/Primärmaßnahmen
– EKG, Blutdruckkontrolle, ggf. Fortsetzung der kardiopulmonalen Reanimation
– großzügige Indikation zur Intubation
– sorgfältige Bronchialtoilette
– PEEP-Beatmung, O_2-Gabe
– venöser Zugang (Ringerlaktat, kolloidale Lösungen)
– Magensonde
– Blasenkatheter (meist erst nach stationärer Aufnahme)

Die immer wieder diskutierte Frage, ob man die erforderlichen Wiederbelebungsmaßnahmen bereits im Wasser beginnen soll (sog. „aquatic
CPR") ist heute schlichtweg zu verneinen. Derartige Manöver (evtl. Ausnahme: Mund-zu-Mund-Beatmung eines Kleinkindes) sind sinnlose Zeit-
vergeudung.

> Vor dem Versuch, Flüssigkeit aus den Luftwegen zu entleeren, sei ge-
> warnt, auch der HEIMLICH-Handgriff kann höchstens zur Aspiration
> ausgepreßten Mageninhalts führen.

Bezüglich CPR beim Unterkühlten sind die im Kapitel „Unterkühlung"
erörterten Richtlinien zu beachten. Ersthelfer sollten demgemäß bei Vorliegen einer Hypothermie mit dem Beginn einer Herzdruckmassage eher
zurückhaltend sein und sich vorwiegend auf die Beatmung beschränken.

Einige Ratschläge für die Praxis:
– Patienten mit Zeichen des Schüttelfrosts bedürfen – auch wenn pulslos
  – nie einer Herzmassage (!) (5);
– die von STRIEPLING (14) gegebene Empfehlung, die Schaumbildung in
  den Luftwegen durch intrabronchiale Gabe einiger Tropfen von Alko-

hol zu unterdrücken, ist bisher durch Nachuntersuchungen nicht ausreichend belegt;

– hinsichtlich primär zu applizierender Infusionslösungen zwischen Süß- und Salzwasseropfern zu differenzieren (letztere sollten angeblich nur elektrolytfreie Zuckerlösungen erhalten (8)), erscheint wenig sinnhaft;
– Bei Unfällen in der Nähe von Industrieanlagen ist stets die Möglichkeit zusätzlicher toxischer Schäden (Vergiftungen) im Auge zu behalten;
– jede auch nur kurzzeitige Unterbrechung einer einmal begonnen CPR kann tödlich sein!

Apparativ ist für eine optimale Erstversorgung das volle Equipment eines Notarztwagens zu fordern (Intubationsbesteck, Beatmungsgerät mit Sauerstoff, Infusionssysteme, tragbares EKG usw.).

Grundsätzlich ist jeder Verunfallte auf eine Notaufnahmestation zu verbringen und durch wenigstens 24 (besser 48) Stunden zu beobachten; kritische Fälle bedürfen stets einer gezielten Intensivbehandlung.

5 Zur Prognose

Auch wenn kein Fall von Beinahe-Ertrinken dem anderen gleicht, und daher für den einzelnen Patienten jede Prognosestellung fragwürdig erscheint, konnte die sorgfältige Analyse geretteter Fälle doch eine Reihe von „Schutzfaktoren" beim Ertrinken aufdecken (Tab. 5).

Tabelle 5: Prognosefaktoren beim Fast-Ertrinken
(BIERENS et al. (2), CONN et al. (3))

Alter
Tauchreflex ja/nein
Aktivität beim Untertauchen
Blut-O_2-Gehalt bei Submersion
Hypothermieparameter (Grad, Dauer, Abkühlungsgeschwindigkeit, Organkühlung)
Submersionszeit
Asphyxieresistenz
Aspiration ja/nein
Zeitpunkt des Einsetzens der CPR (Qualität, Kontinuität) und des Beginns aggressiver Intensivbehandlung

---

Neben dem Fehlen von Vorerkrankungen (speziell Kinder) sind dies vor allem der sog. **„Tauchreflex"** und die eine Submersion begleitende **Hypothermie.**

Der Tauchreflex ist nicht nur bei tauchenden Vögeln und Säugetieren, sondern mehr/minder auch beim Menschen ausgebildet. Er dient einer schnellen und drastischen Reduktion des Sauerstoffverbrauchs, bevor es nach Ausschöpfung der Sauerstoffreserven zur Hypoxämie kommt. Besonders deutlich ist dieser Reflex bei Kindern, er wird neurogen durch Eintauchen von Mund und Nase in kaltes Wasser ausgelöst und ist von Chemo- und Barorezeptoren unabhängig. Die Reflexfolgen sind Bradykardie, Vasokonstriktion und Abfall des Herzzeitvolumens, nur Herz und Zentralnervensystem werden normal durchblutet. In seiner **Extremform** sehen die **Unfallopfer wie tot** aus.

Hypothermie erweist sich als besonderer Schutzfaktor bei Kindern (große Körperoberfläche, daher rascher Temperaturabfall). CONN et al. (3) sowie eine Reihe anderer Autoren haben zeigen können, daß bei Kindern noch 45 min nach Untertauchen eine Erholung ohne neurologische Ausfälle möglich ist.

Nicht zu Unrecht sprechen daher WOINOFF et al. (16) in Hinblick auf das Fehlen geringgradiger Defektheilungen bei Kindern von einem Alles-oder-Nichts-Phänomen.

Andererseits erscheint es außerordentlich wichtig, im Seenotfall oder ähnlichen Situationen eine Unterkühlung soweit als möglich zu verhüten bzw. zu verlangsamen, da zwar Wassertemperaturen um 15° C relativ lange überlebt werden können (im Mittel 5 Stunden, Extremwerte 2,5–11 Stunden), umgekehrt aber die Wärmeleitfähigkeit (und damit das Wärmeentzugsvermögen) von Wasser 25mal höher als jene(s) von Luft ist. Die in Tabelle 6 aufgelisteten, derzeit gültigen einschlägigen Empfehlungen sind in der Öffentlichkeit kaum bekannt und sollten dem Publikum grundsätzlich in geeigneter Form nahegebracht werden.

Prognostisch eher negativ wirkt sich das Vorliegen einer Aspiration aus; in der Leidener Serie (2) verstarben fast 40% solcher Patienten.

Ganz entscheidend erscheint **frühzeitiger Reanimationsbeginn.** BIERENS et al. (2) verloren ausnahmslos **alle** Fälle, bei denen CPR erst beim Eintreffen im Krankenhaus begonnen wurde, während **nach präklinischer Reanimation 33% (!) überlebten.**

Entscheidend für den Enderfolg bleibt also die Erholung des Gehirns. Tabelle 7 zeigt dies in eindrucksvoller, aber auch erschreckender Weise.

Da auch bei primär bestehender Areflexie noch echte Chancen defektfreien Überlebens bestehen, ist **jeder Ertrinkungsunfall** primär als **Fast-Ertrunkener** anzusehen.

394

Tabelle 6: Zur Verhütung von Unterkühlung bei Kaltwasserexposition (Bootsunglück, Schiffbruch usw.; nach GOLDEN (6) u. a.)

1. Vorbeugend
- (Trinken großer Mengen warmer Flüssigkeit (Wärmereservoir))
- Anziehen möglichst vieler (!) Kleidungsstücke (Reduktion der Kaltwasserzirkulation um den Körper)
- Schwimmweste verlängert Überlebenschancen um fast das Doppelte (Triage: Bewußtlose Patienten mit Weste haben Vorrang!)

2. Verhalten im Wasser (mit Schwimmweste)
- Nicht schwimmen (außer zu nahem Boot)
- Wenig bewegen (Reduktion des Wärmeabstroms)
- In Dreiergruppen eng zusammenbeiben, Umarmung in Tuchfühlung in vertikaler Position (HELP = Heat-Exchange-Limitation-Position)
- Falls allein, Beine anziehen, Arme verschränken, Wirbelsäule krümmen (Foetenhaltung bzw. Hockstellung als HELP)

Tabelle 7: Beinahe-Ertrinken – Prognose (Beurteilung 2 Stunden nach Reanimation, CONN et al. (3), NECEK (10))

Bewußtseinslage	Tod (%)	Überleben (%)	
		Defekt	ohne Folgen
Bewußtsein klar bis leicht getrübt	–	–	100
Bewußtlos	33	23	44
Areflexie	72	14	14

6 Schlußbemerkungen

Wie wiederholt ausgeführt, tritt der Tod im Wasser in der Regel hypoxiebedingt ein; demgemäß sind in der Akutphase alle Rettungsmaßnahmen primär auf die Behebung einer Hypoxämie auszurichten. **Sofortige kontinuierliche Therapie** ist hier von entscheidender Wichtigkeit.

Da Beinahe-Ertrinken in kaltem Wasser, speziell bei Kindern eine überraschend gute Prognose hat, sollte die Suche nach einem Opfer nie vor 40 Minuten und die Wiederbelebung nicht vor Ablauf von 2 Stunden abgebrochen werden (bei Unterkühlung ist dies erst nach Erreichen einer Körpertemperatur von 35° C zulässig).

Da ernstzunehmende Prognosen erst frühestens 2 Stunden nach primär erfolgreicher Wiederbelebung möglich scheinen, ist **jeder** Fall als **potentiell Überlebender** anzusehen, auch wenn damit Hirndauerschäden (nach Tabeling (15) u. a. bis zu 20% und mehr) in Kauf genommen werden müssen.

Im Lichte der oben gezeigten hervorragenden Reanimationsergebnisse bei rechtzeitiger Therapie muß unser Bemühen auf eine effiziente Frühbehandlung ausgerichtet sein. Dies erfordert sicher ein sozioökonomisches Umdenken und die Schaffung neuer Organisationsformen; einen „machbaren" Weg für eine Hilfe „rund um die Uhr" durch sog. **„Schnelleinsatzgruppen-Wasserrettung"** hat Seibt (12) jüngst eindrucksvoll und überzeugend dargelegt.

7 Anhang: Besonderheiten tauchmedizinischer Notfälle

Die zunehmende Rolle des Tauchens als Freizeitsport (4 Tauchschulen allein in Wien!) hat allenthalben zu einer steigenden Zahl von Tauchunfällen geführt. Solche Notsituationen bedürfen neben notfallmäßigen Standardmaßnahmen meist auch kausaler tauchmedizinischer Therapie, auf die im folgenden kurz eingegangen sei.

Grundsätzlich ist bei Besprechung derartiger Notfälle **zwischen den einzelnen Tauchphasen zu unterscheiden.** Tabelle 8 gibt eine Übersicht von Tauchschäden unter diesem Gesichtswinkel.

Was nun die **Therapie** angeht, so ist notärztliche Dringlichkeit in der **Abstiegphase** eigentlich nur aus **pulmonaler Sicht** gegeben: Wichtige Erstmaßnahmen sind Applikation von 100% O_2, sitzende Lagerung und Durchführung eines unblutigen Aderlasses zur Verminderung des venösen Rückstroms, auch Diuretika sind evtl. angezeigt. – Vermag O_2 allein ein „Blaukommen" in der Kompressionsphase nicht zu beheben, muß der Patient intubiert und beatmet werden. Die anderen in Tabelle 8 aufgelisteten Symptome eines Barotraumas bedürfen akut meist keiner therapeutischen Maßnahmen.

Vergiftungserscheinungen im **getauchten Zustand** sind für Sauerstoff wie Stickstoff durchaus ernstzunehmende Komplikationen und sollten Anlaß zum Auftauchen sein (Therapie: Frischluft, O_2 eher kontraindiziert), manchmal genügt bereits eine Reduktion der Tauchtiefe um wenige Meter.

Besonders **kritisch** kann sich die **Dekompressionsphase** gestalten. Ein – evtl. hilusnaher – **Lungenriß** ist in seiner Dramatik kaum zu überbieten;

die **schlagartig einsetzenden Symptome** (Zyanose, Erstickungsanfälle, Einflußstauung, schwere kardiozirkulatorische Störungen usw.) erfordern sofortige (evtl. beidseitige) Pleurapunktion, zur Prophylaxe zerebraler Gasembolien ist die **Kopftief-Linksseitenlagerung** allgemein aner-

Tabelle 8: Tauchschäden in Abhängigkeit von der Tauchphase
(Arthur und Margulies (1), Hartung (7), Niedoba (11), Simon und Faesecke (13))

A. Kompressionsphase (Abstieg)
Ungenügender Ausgleich zwischen Außen- und Innendruck
Ursachen: Tauchen in Apnoe, überlanger Schnorchel, Absturz von Helmtauchern in größere Tiefe
Barotrauma
– Lunge (relativer Unterdruck – erhöhter Bluteinstrom in die Lunge – Lungenödem evtl. Rechtsherzversagen)
– Mittel- und Innenohr (starke Schmerzen – Trommelfellriß – evtl. Labyrinthschock)
– Nasennebenhöhlen
– Haut, Augen

B. Isopressionsphase (Aufenthalt in der Tiefe)
Intoxikation durch
– Sauerstoff (10 m)
– Stickstoff (30 m, „Tiefenrausch")
– Kohlendioxid (40 m)
– Verunreinigungen im Atemgas (CO)

C. Dekompressionsphase (Auftauchen)
Nicht ausreichender Druckausgleich beim Aufstieg
Ursachen: Luftanhalten (Laryngospasmus), zu rascher (kontrollierter) Aufstieg, (unkontollierter) Notaufstieg
Barotrauma der Lunge
– Pneumothorax
– Interstitielles Lungenemphysem
– Pneumomediastinum
– Hautemphysem
– Gasembolien (arteriell)
(Magen-/Darmüberdehnung)
Caisson-Krankheit
Freisetzung von Gasbläschen im Blut, Verlegung von Kapillaren, evtl. auch größeren Gefäßen
– Typ I: „Taucherflöhe" (juckende, flohstichartige Hautverfärbungen)
„Bends" (grippeähnliches Bild mit Muskel- und Gelenkschmerzen, Fieber)
– Typ II: „Chokes" (echte Gasembolien in Gehirn, Rückenmark usw. mit entsprechenden Ausfallserscheinungen)

kannt. Da Sauerstoffverabreichung in der Regel nicht ausreicht, sind Intubation und Hyperventilation meist unumgänglich; Infusion von Ringerlaktat und niedermolekularem Dextran werden zusätzlich empfohlen. **Ehestmögliche Rekompression kann lebensrettend sein!**

An die (eher seltene) Möglichkeit einer Magen-Darmperforation sollte man zumindest denken!

Gegenüber diesem unmittelbar auftretenden akuten Baro- bzw. „Deco"-Trauma zeichnet sich die eigentliche **Dekompressionskrankheit** durch eine **gewisse Latenz** (30 min bis 24 h) aus, ist aber dennoch mindestens ebenso ernst zu nehmen.

Therapeutisch achte man primär auf Kopftieflagerung und weitestgehende Vermeidung jeder körperlichen Aktivität. Umgehende **Kontaktaufnahme** mit dem nächsten **Druckkammerzentrum** ist bereits bei Auftreten leichter Gelenksschmerzen („bends") angezeigt.

Von einer Rekompression mit neuerlichem Tauchgang (sog. **„nasse Rekompression"**) muß nach übereinstimmender Expertenmeinung (11 u. a) wegen des hohen Risikos **eher abgeraten** werden, zumal „Deco"-Schäden (speziell leichtere Formen) auch nach Tagen noch reversibel sein können. – Als Transportmittel in das Druckkammerzentrum eignen sich sowohl NAW (hoher Zeitaufwand!) wie Notarzthubschrauber (NAH). Bei letzterem muß/soll allerdings eine Flughöhe von nur 300 m eingehalten oder, so machbar, der Kabinendruck auf Meeresniveau eingestellt werden (1).

Druckkammerzentren

a) Landeskrankenhaus 8036 Graz, Auenbruggerplatz 5, Department für Thorax- und hyperbare Chirurgie, Tel.: 0316-385-2803

b) Druckkammerzentrum Bayern, Feuerwehr München, DW-8000 München 80, Anzinger Str. 41, Tel.: (06)-089-406655

Beide Stellen sind rund um die Uhr besetzt.

Literatur

1. ARTHUR, D. C., MARGULIES, R. A.: A short course in diving medicine. Ann. Emerg. Med. **16**, 689 (1987)

2. BIERENS, J. J. L. M., VAN DER VELDE, E. A., VAN BERKEL, M., VAN ZANTEN, J. J.: Submersion in the Netherlands: Prognostic indicators and results of resuscitation. Ann. Emerg. Med. **19**, 1390 (1990)

3. CONN, A. W., BAKER, G. A., EDMONDS, J. F., BOHN, D. J.: Submersion hypothermia and neardrowning. In: POZOS, R. S., WITTMERS, L. E. Jr. (eds.): The nature and treatment of hypothermia. London–Canberra, Croom Helm 1983, p. 152

4. ELLINGER, K., LUTZ, H., FISCHER, K., NISBL, W.: Neue Möglichkeiten der Wasserrettung mit Hilfe der Schaufeltrage. Rettungsdienst **10**, 246 (1987)

5. GILBERT, J., PUCKETT, J., SMITH, R. B.: Near drowning, Current concepts of management. Resp. Care **30**, 108 (1985)

6. GOLDEN, F. St. C.: Rewarming. In: POZOS, R. S., WITTMERS, L. E. Jr. (eds.): The nature and treatment of hypothermia. London–Canberra, Croom Helm 1983, p. 194

7. HARTUNG, H.-J.: Tauchsportliche Unfälle: Oft sind sie lebensbedrohlich. Notfallmedizin **13**, 534 (1987)

8. KONTOKOLLIAS, J. S., CENGEL, N., MUSSAFIROPULOS, A., PENSCHUCK, P., LINDE, I.: Der Ertrinkungstod – Eine Übersicht. Rettungsdienst **12**, 497 (1989)

9. MARTIN, T. G.: Neardrowning and cold water immersion. Ann. Emerg. Med. **13**, 263 (1984)

10. NECEK, S.: Beinahe-Ertrinken. In: BERGMANN, H., SLATIN, H. P. (Hrsg.): Aktuelle Notfallmedizin I. Beitr. Anaesth. Intensivmed. Bd. **15**, Wien, München, Bern, Verlag Maudrich, 1986, S. 39

11. NIEDOBA, H.: Tauchmedizinische Notfälle. In: MAYR, R., SEISS, A. (Hrsg.): Praeklinische Notfallmedizin. Wien, Aeskulap Medien 1991, S. 14

12. SEIBT, W.: Schnelleinsatzgruppen – Wasserrettung. Rettungsdienst **15**, 224 (1992)

13. SIMON, W., FAESECKE K.-P.: Taucherunfälle – Erkennung und Erstmaßnahmen. Rettungsdienst **8**, 337 (1985)

14. STRIEPLING, E.: Wasserunfälle. Rettungsdienst **8**, 320 (1985)

15. TABELING, B. B.: Beinahe-Ertrinken. Klin. Anästh. Curr. Rev. Graz, Akademische Druck- u. Verlagsanstalt 1982. S. 3

16. WOINOFF, S., NATHRATH, W., FORST, H.: Pathophysiologie und Therapie des Beinahe-Ertrinkens. Anästh. Intensivmed. **32**, 97 (1991)

Spezielle internistische Notfälle

C. Leithner, M. Frass und O. Traindl

1 Diabetes-Notfälle

In diesem Kapitel werden nicht nur diabetische Notfälle, sondern auch Störungen des Kohlenhydratstoffwechsels beim Nicht-Diabetiker abgehandelt.

Als **transportable „Labormethoden"** hat sich für die Blutzuckerbestimmung der Haemoglukotest 20–800 R (Boehringer Mannheim), der optisch gut ablesbar ist (evtl. mit Ablesegerät Reflolux S) bewährt. Für den Nachweis von Glukose und Keton im Harn empfehlen sich die üblichen Teststreifen.

1.1 Hypoglykämie

Definition

Die Hypoglykämie ist gekennzeichnet durch einen Blutzuckerspiegel unter 50 mg/dl mit oder ohne Symptomatik.

Vorkommen

Hypoglykämien können bei insulinpflichtigen Diabetikern, aber auch bei mit oralen Antidiabetika behandelten Patienten auftreten. Die **auslösenden Faktoren** für eine **Hypoglykämie bei Diabetikern** sind meist schlechte Schulung, Nahrungskarenz und unberücksichtigte körperliche Belastung. Auch Alkoholexzesse, Wechselwirkung mit anderen Medikamenten (nicht-steroidale Antirheumatika, Betablocker etc.) oder eine Niereninsuffizienz können für eine Hypoglykämie verantwortlich sein.

Hypoglykämie bei Nicht-Diabetikern: Es finden sich unter anderem folgende Ursachen: Alkoholintoxikation bei Alkoholkranken (durch Hemmung der Glukoneogenese), Insulinom, Addison-Krise (siehe diese), Urämie, schwere Lebererkrankung, Hypophyseninsuffizienz, Paraneoplasien, Dumping-Syndrom nach Magenresektion, langdauernde extreme körperliche Belastung, evtl. kombiniert mit Weckaminen. Die **Hypoglykämiesymptome** entstehen durch Glukosemangel im Gehirn sowie durch hormonelle Gegenregulation. Die Symptome sind in Tabelle 1 dargestellt.

400

Symptome (siehe Tab. 1)

Tabelle 1: Symptome der Hypoglykämie

Psychische und neurologische Symptome
– innere Unruhe, Agitiertheit, Aggressivität, evtl. bis zum exogenen Reaktionstyp (wie Psychose)
– Müdigkeit, Schwächegefühl, Gähnen
– Somnolenz und Koma
– Zittern
– periorale Parästhesien
– Doppelbilder, Aphasie und Paresen (DD zu Apoplexie)
– epileptische Anfälle (JACKSON bis Grand mal)
Vegetative Symptome
– Tachykardie, Tendenz zum Blutdruckanstieg
– kühle, blasse, schweißige Haut
– Heißhunger
– vegetative Symptome können beim langdauernden Diabetes fehlen

---

Akutdiagnostik der Hypoglykämie

Der Blutzuckerspiegel liegt unter 50 mg/dl, die Glukose im Harn ist meist negativ.

Differentialdiagnose zwischen Hypoglykämie und Coma diabeticum

Falls sie im Notfall nicht möglich ist, sollte man Glukose (siehe unten) verabreichen. Differentialdiagnostisch sollte beim hypoglykämischen Koma auch an eine Apoplexie und andere zerebrale Erkrankungen, an eine Psychose, eine Urämie, eine Leberinsuffizienz, an eine Intoxikation oder an eine krisenhafte endokrine Erkrankung (Myxödem, Hyperthyreose, ADDISON) gedacht werden.

Therapie der Hypoglykämie
Wichtig ist ein differenziertes Vorgehen, abhängig vom Grad der Hypoglykämie.

Bei einer Hypoglykämie Grad 1, bei der der Patient die Hypoglykämie selbst erkannt hat und sie selbst behandeln kann, empfiehlt sich die Einnahme von rasch resorbierbaren Kohlenhydraten, mindestens 10 g in Form von Traubenzucker, Saccharose (3 Stück Würfelzucker), 100 ml Obstsaft oder 10 g Brot.

Bei der **Hypoglykämie Grad 2a** besteht zwar ein Verlust der Eigenkontrolle des Patienten, das Bewußtsein ist jedoch noch erhalten und eine orale Nahrungsaufnahme möglich. Diese erfolgt am besten in Form von 20 g Traubenzucker oder 5 Stück Würfelzucker in die Backentaschen. Es kann aber auch 200 ml Obstsaft getrunken werden.

Die **Hypoglykämie Grad 2b** ist durch einen Bewußtseinsverlust gekennzeichnet. Bei diesen Patienten werden 10–50 g Glukose i. v. (ca. 50–250 ml 20% Glukose-Lösung) verabreicht. Ergeben sich mit dem venösen Zugang Probleme, können auch 1–2 Amp. Glucagon à 1 mg s. c. oder i. m. (Glucagon „Lilly" oder „Novo" 1 mg Trockensubstanz in Durchstichflasche mit Lösungsmittel) appliziert werden. In den USA gehört Glucagon zur medikamentösen Ausstattung von guten Paramedics-Ambulanzwagen. Für die Gabe von Glucagon ist aber das ausreichende Vorhandensein von Leberglykogen Voraussetzung, daher soll man Glucagon bei Hypoglykämie von mit oralen Antidiabetika behandelten Diabetikern nicht anwenden! In dieser Situation sollte neben Glukose auch ein Glukokortikoid, z. B. 250 mg Prednisolon i. v., gegeben werden.

Verlauf und Prognose

Hypoglykämien verlaufen bei Patienten, die mit oralen Antidiabetika behandelt werden, nicht selten langdauernd und schwer; daher ist eine Hospitalisierung in diesen Fällen absolut notwendig. Die Prognose ist deutlich schlechter als jene bei insulinpflichtigen Diabetikern.

1.2 Coma diabeticum

Das Coma diabeticum kann in ein **ketoazidotisches** und in ein **nichtketoazidotisches** (hyperosmolales) **Koma** eingeteilt werden.

1.2.1 Ketoazidotisches Coma diabeticum

Pathophysiologie

Beim ketoazidotischen Coma diabeticum führt der Insulinmangel zu Hyperglykämie, Glukosurie mit osmotischer Diurese, Dehydrierung bis Exsikkose, Elektrolytverlust und Ketoazidose durch extrem gesteigerte Lipolyse. Vom ketoazidotischen Koma sind vor allem junge insulinpflichtige Diabetiker (Typ-I-Diabetiker; unter Umständen Erstmanifestation) und vernachlässigte Altersdiabetiker (Typ-II-Diabetiker) betroffen. Als **auslösende Ursachen** kommen eine Infektion, Behandlungsfehler sowie kardiovaskuläre Komplikationen des Diabetes (Herzinfarkt, Apoplexie) in Frage.

Symptome (siehe Tab. 2)

Tabelle 2: Symptome des ketoazidotischen Coma diabeticum

- Schleimhäute trocken
- Haut gerötet, trocken, evtl. in Falten abhebbar (an nicht sonnenexponierten Stellen prüfen!!)
- Bulbi weich
- Polyurie und Durst
- Somnolenz, Präkoma oder Koma
- Azetonfötor (wie saurer Apfel)
- Hyperventilation (Kußmaul-Atmung) mit tiefen Atemzügen
- azidotisches Erbrechen, evtl. mit hämorrhagischem Magensekret
- Hypotonie und Tachykardie
- evtl. Pseudoperitonitis (DD zu Appendizitis und Cholezystitis)
- Hypo- bis Areflexie

Akutdiagnostik des ketoazidotischen Komas

Der Blutzuckerspiegel ist hoch, liegt aber in der Mehrzahl der Fälle unter 600 mg/dl. Glukose und Keton im Harn sind deutlich positiv.

Differentialdiagnose

Es muß bei einem Blutzuckerspiegel unter 300 mg/dl und fehlenden Azidosezeichen nach anderen Komaursachen, wie Apoplexie, Intoxikation, Urämie, Leberversagen etc. gesucht werden. Extrem hohe Blutzuckerwerte und fehlende Azidosezeichen sprechen für das nicht-ketoazidotische (hyperosmolale) Coma diabeticum.

Therapie: siehe unten.

Verlauf und Prognose

Das ketoazidotische Coma diabeticum kann (vor allem bei Patienten mit Insulinpumpen) innerhalb weniger Stunden entstehen; die Entwicklung kann aber auch mehrere Tage dauern. Die Letalitätsrate fiel in den letzten Jahren, ist abhängig von der Spezialisierung des Zentrums und beträgt ca. 7%.

1.2.2 Nicht-ketoazidotisches (hyperosmolales) Coma diabeticum

Pathophysiologie

Das nicht-ketoazidotische (hyperosmolale) Coma diabeticum ist als Koma mit massiver Hyperglykämie, oft mit Hypernatriämie und fehlender

Ketoazidose definiert und tritt vor allem bei Altersdiabetikern (Typ-II-Diabetikern) mit einer Restinsulinsekretion auf.

Auslösende Faktoren können eine Infektion, ein Schock durch kardiovaskuläre Komplikationen des Diabetes, schwere Diätfehler sowie Diuretika oder Kortikoide sein.

Symptomatik

Das nicht-ketoazidotische (hyperosmolale) Coma diabeticum zeichnet sich durch eine langsame Entwicklung aus und führt zu einer ausgeprägten Exsikkose, häufig verbunden mit Oligurie durch eine renale Funktionseinschränkung infolge des Volumenverlustes. Weiters tritt eine Bewußtseinsstörung unterschiedlichen Ausmaßes, evtl. mit motorischer Unruhe, auf.

Diagnose

Es zeigt sich ein extrem erhöhter Blutzuckerspiegel (oft über 1000 mg/dl), es fehlen jedoch Azidosezeichen.

Prognose

Die **Prognose** des nicht-ketoazidotischen (hyperosmolalen) Coma diabeticum ist schlechter (Letalitätsrate 8–24%) als die des ketozidotischen Komas.

Therapie des Coma diabeticum

Merke: Die Therapie für das ketoazidotische und das nicht-ketoazidotische (hyperosmolale) Coma diabeticum läuft weitgehend parallel. Die wichtigste Erstmaßnahme ist die Zufuhr von Flüssigkeit zur Rehydrierung.

Infusion von Ringerlaktat (besser als 0,9% NaCl), 1000 ml in der ersten Stunde.

– Akuttherapie

Der Notarzt muß den Flüssigkeitsersatz beginnen. Die Insulintherapie erfolgt zumeist erst im Krankenhaus.

– Therapie nach Einlieferung ins Krankenhaus

CAVE: Ein zu rascher Glukoseabfall und eine rasche iatrogene Azidosekorrektur mit Bikarbonat erhöhen die Gefahr des Hirnödems.

– Ziele

Anzustreben ist ein Abfall des Blutzuckers um ca. 100 mg/dl pro Stunde. Es empfiehlt sich die Gabe von 8–16 IE Actrapid® oder eines anderen Normal-(Alt-)Insulins als Bolus und anschließend die Infusion von 4–8 IE Actrapid® pro Stunde sowie Flüssigkeitsersatz (v. a. mit plasmaisotoner Ringerlaktatlösung; einige Experten empfehlen jedoch hypoosmolale Lösungen). Weiters soll eine Kaliumsubstitution unter stündlicher Kontrolle des Serum-Kaliums sowie eine Phosphat-Substitution erfolgen. Bikarbonatinfusionen sind meist nicht notwendig, da die metabolische Azidose vom Organismus selbst mit der Verbesserung der Stoffwechselsituation allmählich korrigiert wird.

– Gefahren der Komatherapie

Zu nennen sind ein nicht ausreichender Flüssigkeitsersatz, eine Hypokaliämie, die Entwicklung eines Hirnödems und eine Hypophosphatämie.

1.3 Biguanid-induzierte Laktazidose

Die Biguanid-induzierte Laktazidose entsteht durch Hemmung der Zellatmung, wodurch es in der Folge zur hypoxischen Laktazidose kommt. Als auslösende Ursachen sind Überdosierung, Nierenfunktionsstörungen und Alkoholintoxikation bekannt. Die Biguanid-induzierte Laktazidose kommt in Österreich extrem selten vor, da mit Ausnahme von Glucophage® und Glucophage retard® (Metformin) alle Biguanidpräparate aus dem Handel genommen wurden und Laktazidosen unter Metformin eine Rarität darstellen.

Die **Symptome** äußern sich in Muskelschwäche und -schmerzen, in Appetitlosigkeit, Erbrechen, metabolischer Azidose sowie Somnolenz bis Koma.

Die **Notfalltherapie** ist symptomatisch: nach Einlieferung ins Krankenhaus wird eine Hämodialyse oder Hämofiltration durchgeführt.

Die **Prognose** ist schlecht.

2 Endokrine Notfälle

2.1 ADDISON-Krise

Die ADDISON-Krise wird durch eine akute Nebennierenrindeninsuffizienz hervorgerufen. Dabei kann eine ungenügende Gluko- und Mineralokortikoidwirkung aufgrund eines Cortisol- und Aldosteronmangels beobachtet werden.

Ätiologie (siehe Tab. 3)

Tabelle 3: Ätiologie der ADDISON-Krise

1) Destruktion der Nebennieren durch Autoimmunprozeß, Operation, Infektion (Tbc und Pilze), Blutung und Metastasen
2) Abbruch einer Substitutionstherapie bei bekanntem M. ADDISON
3) unzureichende Substitutionstherapie des M. ADDISON bei:
   Infektion, Operation, Trauma, Streß, gastrointestinalen Erkrankungen, starkem Schwitzen im Sommer
4) plötzliches Absetzen einer langdauernden Kortisontherapie (Inaktivitätsatrophie der Nebennierenrinde)
5) Hemmung der Cortisolsynthese (z. B. durch Ketokonazol)
6) Hypophyseninsuffizienz; bei diesen Fällen auch Symptome durch Mangel an Sexualhormonen (Axillar- und Schambehaarung fehlt)

Symptomatik und Verlauf der ADDISON-Krise

Sie zeigt sich in Allgemeinsymptomen wie Schwäche und Müdigkeit, die schließlich in Lethargie, Somnolenz und Koma übergehen können. Weiters kann es zum Auftreten von Übelkeit, Erbrechen und abdominellen Schmerzen (Pseudoperitonitis) kommen. Begleitet wird diese Symptomatik häufig von Fieber und Dehydrierungszeichen, die sich in der Folge zum hypovolämischen Schock mit Tachykardie und schwerer Hypotonie entwickeln können.

Diagnose

Erkennen eines Patienten mit lange bestehendem M. ADDISON: Es finden sich Hyperpigmentationen, die diffus an lichtexponierten Hautgebieten (wie starke Sonnenbräune), aber auch umschrieben an Handlinien, Ellenbogen, Areolae mammae und Operationsnarben auftreten können. Patienten mit bekannter Diagnose haben häufig folgende Medikamente bei sich: Hydrocortone® Tbl. (Hydrocortison) oder Cortone-Azetat® Tbl. 25 mg und eventuell Astonin H® Tbl. (ein Mineralokortikoid). Die Blutzuckerbestimmung mittels Teststreifen wird häufig eine Hypoglykämie ergeben. Im EKG können sich Hinweise auf eine Hyperkaliämie finden.

Laborbefunde im Krankenhaus: Häufig finden sich eine Hyperkaliämie sowie Zeichen der Exsikkose (Hämatokrit und Gesamt-Eiweiß erhöht). Natrium und Chlorid sind oft reduziert, Calcium in 35% der Fälle erhöht, Kreatinin und BUN durch Exsikkose eventuell auch erhöht. Die Blutzuckerbestimmung wird in ca. zwei Drittel der Fälle eine Hypoglykämie ergeben. Das Plasmacortisol (Hydrocortison) ist erniedrigt; im Blutbild findet sich eine Lymphozytose mit Anstieg der absoluten Lymphozytenzahl.

Differentialdiagnose

Es muß an andere Ursachen von Dehydrierung und Schock gedacht werden. Eine Hyperpigmentation kann auch durch eine Hämochromatose („Bronzediabetes"), Sklerodermie oder Porphyria cutanea tarda hervorgerufen werden. Die braune Haut von einigen ethnischen Volksgruppen darf nicht fehlinterpretiert werden. Die Pseudoperitonitis sollte auch an ein ketoazidotisches Coma diabeticum oder eine Urämie denken lassen; weiters müssen Psychosen und Delirium tremens ausgeschlossen werden.

Akuttherapie

In der Akutphase werden 1000 ml 5% Glukose und 1000 ml Ringerlaktat sowie 25–50 mg Prednisolon i. v. (nicht das ideale Steroid bei ADDISON-Krise, zu geringe Mineralokortikoid-Wirkung) verabreicht.

Therapie nach Einlieferung ins Krankenhaus

Als Bolus soll der Patient 100 mg Hydrocortison i. v. (Apothekenanfertigung, in Österreich nicht im Handel!) und dann eine kontinuierliche Infusion von 10 mg/h Hydrocortison erhalten. Zusätzlich ist die Gabe von Glukose- und Elektrolytinfusionen indiziert.

2.2 Koma infolge Hypothyreose – Myxödemkoma

Ätiologie

Die Hypothyreose kann auf eine vorausgegangene Strumektomie, eine zurückliegende Radiojodtherapie, eine „idiopathische" Hypothyreose (Autoaggressionskrankheit) oder selten auf den Ausfall eines höheren Zentrums zurückgeführt werden. **Auslösende Faktoren** für das Myxödemkoma können Kälteexposition, Trauma, Infektion oder Sedativa sein.

Symptomatik des Myxödemkomas

Sie äußert sich in einer Hypothermie (sehr wichtiges Zeichen) bis unter 30° C, in Stupor bis Koma, in einer Atemdepression sowie in Hypotonie und Bradykardie. Das Vollbild der Symptomatik wird als der „scheintote Patient" beschrieben. **Andere Symptome der Hypothyreose** sind ein ausdrucksloses „aufgedunsenes" Gesicht, die Makroglossie, Haarausfall, eine trockene rauhe Haut und das Myxödem. Dieses ist durch ein teigigweiches subkutanes Gewebe charakterisiert, das vor allem prätibial palpiert werden kann und dort nicht wegdrückbar ist. **Weitere Symptome**

der Hypothyreose sind eine Herzdilatation, zum Teil durch Perikarderguß bedingt, im EKG Niedervoltage, Sinusbradykardie oder Bradyarrhythmien, eine tiefe Stimme, Obstipation sowie Muskelschwäche.

Laborbefunde im Krankenhaus: Sie sind gekennzeichnet durch ein erhöhtes Serum-Cholesterin, erniedrigtes Natrium, Kalium und Chlorid, erniedrigtes T_3 (Trijodthyronin) und T_4 (Thyroxin) (Serum vor Therapie sicherstellen) sowie blutgasanalytisch durch eine respiratorische Azidose.

Differentialdiagnose

Das Myxödemkoma muß gegen eine Intoxikation mit Sedativa, gegen zerebrale Erkrankungen, Hypoglykämie, Hypothermie (ohne Myxödem) und andere Komaursachen abgegrenzt werden.

Akuttherapie

Es muß, wenn nötig, intubiert und beatmet werden. Die weitere Akuttherapie beinhaltet symptomatische Maßnahmen; es muß auch eine weitere Abkühlung (mit Alu-Folie) vermieden werden.

Therapie nach Einlieferung ins Krankenhaus

Sie umfaßt die Gabe von L-Thyroxin (T_4; L-Thyroxin-inject.® Fa. Henning, BRD; in Österreich nicht im Handel), wovon 100 µg/24 h infundiert werden oder die Verabreichung von 2–3mal 1 Tbl. Thyrex® à 0,1 mg über die Magensonde am ersten Tag. Weiters muß der Wasser- und Elektrolythaushalt bilanziert werden.

Verlauf und Prognose

Das Myxödemkoma entwickelt sich meist innerhalb von einigen Tagen. Unbehandelt führt es zum Tod. Die Prognose ist ausgesprochen ernst (Letalität 10–50%) und hängt auch vom Grad der Unterkühlung ab.

2.3 Thyreotoxe Krise

Definition

Die thyreotoxe Krise ist eine fulminante Form der Hyperthyreose. Mögliche **auslösende Ereignisse** sind die Zufuhr jodhaltiger Substanzen, schwerer Streß inklusive akuter Infekt und Blutungen, Strumektomie oder Operationen außerhalb der Schilddrüsenregion, das Absetzen einer thyreostatischen Therapie oder einer kurz vorher durchgeführten Radiojodtherapie.

Symptomatik (siehe Tab. 4)

Tabelle 4: Symptomatik der thyreotoxen Krise

- extreme Unruhe, Agitiertheit, Tremor, Delirium, Koma
- Hyperthermie (evtl. über 41° C) oft mit starkem Schwitzen, gerötete feuchte Haut
- später Exsikkose und Oligurie
- Tachykardie (Herzfrequenz 150–200/min) und Tachyarrhythmien
- EKG: Sinustachykardie, tachykardes Vorhofflimmern oder Vorhofflattern
- anfangs Hypertonie mit hoher Blutdruckamplitude
- später Hypotonie als Zeichen des Kreislaufversagens (kardiogener und/oder hypovolämischer Schock)
- myopathische Erscheinungen
- evtl. Hirnnervenlähmung bis zur Bulbärparalyse
- Übelkeit, Erbrechen, Diarrhöen

Laborbefunde im Krankenhaus: Meist finden sich ein erniedrigtes Cholesterin, ein erhöhtes freies T_4 und T_3, ein vermindertes TSH, eine Leukozytose und Exsikkosezeichen (Gesamt-Eiweiß und Hämatokrit erhöht). Bei Oligurie kann ein Anstieg von Serum-Kreatinin und BUN beobachtet werden.

Differentialdiagnose

Ausgeschlossen werden müssen ein Koma anderer Ursache (Hypo- und Hyperglykämie, Intoxikation), tachykarde Herzrhythmusstörungen anderer Genese, eine Lungenembolie, Sepsis, Psychosen und Delirium tremens sowie ein Phäochromozytom (s. REINWEIN, BENKER: Checkliste Endokrinologie).

Akuttherapie

In der Akutphase ist die Gabe eines Betablockers i. v., z. B. 2–10 mg Inderal® langsam i. v. sowie die Infusion von Ringerlaktat und 5% Glukose als Flüssigkeitsersatz indiziert. Bewährt hat sich die Verabreichung von 100 mg Prednisolon i. v. Als weitere Maßnahmen soll der Patient gekühlt werden, Sauerstoff erhalten und eventuell digitalisiert werden.

Therapie nach Einlieferung ins Krankenhaus

Sie besteht in 160–240 mg Favistan® (Thiamazol, ein Thyreostatikum) als Dauerinfusion über 24 Stunden. Ist Favistan® kontraindiziert (Knochenmarkschädigung), dann verabreicht man 4–6 Amp. Endojodin® (Prolonium-Jodid) à 400 mg als Dauerinfusion über 24 Stunden. Die Wirkung des Jodids besteht in der Hemmung der Freisetzung von Schilddrüsenhormon. Im weiteren erhält der Patient eine hochkalorische Ernährung bei gleichzeitiger Bilanzierung des Wasser- und Elektrolythaushaltes. Bei sehr schweren Fällen kann eine Plasmaseparation (Plasmapherese) angezeigt sein.

Prognose

Ungünstige Anzeichen sind vor allem Herzinsuffizienz, Oligurie und Entwicklung eines Komas. Die Letalität beträgt ca. 10–20%.

3 Nephrologische Notfälle

3.1 Oligo-Anurie

Definition

Die Oligurie ist mit einer Urinproduktion von 100–500 ml/24 h oder mit weniger als 20 ml/h definiert. Bei der Anurie ist die Urinproduktion auf 0–100 ml/24 h eingeschränkt.

Die **Ursachen der Oligo-Anurie** können prärenal, renal oder postrenal gelegen sein (CAVE: Das akute Nierenversagen gehört zu den renalen Ursachen der Oligo-Anurie. Eine Oligo-Anurie durch akute Obstruktion der ableitenden Harnwege sollte nicht als akutes Nierenversagen bezeichnet werden.)

3.1.1 Prärenale Oligo-Anurie

Die prärenale Oligo-Anurie kommt durch ungenügende Durchblutung der Nieren, v. a. der Rinde, zustande, meist bei Zentralisation des Kreislaufes. Die Behebung der prärenalen Störung führt im allgemeinen rasch zur Wiederherstellung der Nierenfunktion. Die **Ursachen** sind vor allem in einer Hypovolämie bzw. einem hypovolämischen Schock zu suchen. Diese kommen zustande durch Flüssigkeitsverluste über Haut, Gastrointestinaltrakt und Nieren, durch Sequestration von Flüssigkeiten (Aszites, Ileus) sowie Blutungsschock. Weitere Ursachen sind der kardiogene und der septische Schock.

3.1.2 Renale Oligo-Anurie

Die renal bedingte Oligo-Anurie wird durch eine histologisch nachweisbare Läsion der Niere nachgewiesen.

– Akutes Nierenversagen (akute tubuläre Nekrose)

Dieses kann als Folge eines Schockzustandes auftreten (Möglichkeiten siehe prärenale Oligo-Anurie), aber auch durch Pigmentablagerungen (bei Hämolyse bzw. Rhabdomyolyse) oder durch Toxine (Antibiotika, Kontrastmittel, Schwermetalle, organische Lösungsmittel etc.) induziert werden.

Verlauf: Das akute Nierenversagen beginnt mit dem **oligo-anurischen Stadium,** darauf folgt das **polyurische Stadium,** das durch eine Polyurie (kaum konzentrierter Harn) auch bei geringer Flüssigkeitszufuhr gekennzeichnet ist.

Prognose: Sie hängt beim akuten Nierenversagen von der zugrundeliegenden Erkrankung ab, aber auch davon, wie rasch therapeutisch reagiert wird.

– Spezielle Nierenerkankungen

Vaskuläre Erkrankungen, akute Glomerulonephriden, interstitielle Nephriden, intrarenale Obstruktion (durch Harnsäure etc.) sowie Eklampsie können zu einer renalen Oligo-Anurie führen.

3.1.3 Postrenale Oligo-Anurie

Die postrenale Oligo-Anurie ist bedingt durch eine Obstruktion der Harnwege. Näheres siehe Kapitel „Urologische Nofälle".

Akutdiagnostik (siehe Tab. 5)

Tabelle 5: Akutdiagnostik bei Oligo-Anurie. Untersuchung des Patienten mit folgenden Fragestellungen:

Physikalischer Status	Fragestellungen
Blutdruck, Puls	Schock?
Halsvenenfüllung bei 45°-Lage	Stauung?
Herzbefund	Kardiale Insuffizienz?
Atmung	Hyperventilation?
Lunge	Lungenödem?
Haut und Schleimhäute	Exsikkose? Ödeme?
Fötor	Urämischer Fötor?
Nierenlager	Klopfempfindlichkeit?
Harnblase	Harnretention?
Prostata	Prostatahypertrophie?
EKG	Hyperkaliämie?
	Hypokaliämie?
Harnuntersuchung mit Teststreifen	Blut, Hämoglobin pos.?
	Eiweiß pos.?
	Glukose und Azeton pos.?

Differentialdiagnose der Oligo-Anurie

Man muß zunächst zwischen einer prärenalen, einer renalen oder einer postrenalen Oligo-Anurie unterscheiden. Danach sollte der Versuch einer Diagnosestellung oder einer differentialdiagnostischen Eingrenzung gemacht werden (siehe Ursachen der Oligo-Anurie). Das akute Nierenversagen unterscheidet sich von der prärenalen Oligo-Anurie dadurch, daß es beim akuten Nierenversagen (im oligo-anurischen Stadium) trotz Normalisierung des Kreislaufes (Behebung des Schockzustandes) zu keiner Verbesserung der Harnproduktion kommt.

Akuttherapie (siehe Tab. 6)

Tabelle 6: Akuttherapie der Oligo-Anurie

Therapeutische Maßnahmen vor Abklärung bei:
1) Schock: Siehe Kapitel „Schock"
2) Dehydrierung: Flüssigkeitsersatz mit Ringerlaktat
3) Lungenödem bei Überwässerung: Nitrolingual® 0,8 mg Kps.
                                        Sauerstoff
                                        Lasix® 120–250 mg i. v.
4) hypertensiver Krise: Adalat®-Kps. sublingual (siehe kardiozirkulatorische Notfälle)
5) schwerer Urämie: rasche Einweisung zur Hämofiltration oder Hämodialyse

Die **Akuttherapie** des akuten Nierenversagens (der akuten tubulären Nekrose) **im oligo-anurischen Stadium** besteht nach Behebung eines evtl. Schocks und bei ausreichender Flüssigkeitszufuhr in der Verabreichung von Lasix® 250–500 mg i. v.

CAVE: Eine iatrogene prärenale Oligo-Anurie (Exsikkose durch Diuretika und/oder mangelhafte Flüssigkeitszufuhr) wird durch weitere Diuretikagabe verschlimmert!

Die **Akuttherapie im polyurischen Stadium** beinhaltet den ausreichenden Flüssigkeitsersatz vorerst mit Ringerlaktat. Durch die Polyurie (kaum konzentrierter Urin) besteht die Gefahr der Dehydrierung und des Rückfalls ins oligo-anurische Stadium. Die Polyurie führt meist zu Kaliumverlusten. Daher soll im Krankenhaus unter anderem eine Serumkaliumbestimmung veranlaßt werden.

3.2 Notfall bei Hämodialysepatienten

Mögliche Notfälle bei Hämodialysepatienten sind Shuntblutungen, Elektrolytstörungen, Disäquilibriumsyndrom (zerebrale Störungen bei oder nach Dialyse durch osmolalitätsbedingte Flüssigkeitsverschiebungen), Hypo- und Hypertonie, Herzrhythmusstörungen, Herzbeuteltamponade, Luftembolie sowie der Endotoxinschock. Wichtig ist es, den Hämodialysepatienten sofort am Shunt (subkutane AV-Fistel, meist am Unterarm), am oft graubraunen Hautkolorit und mit Hilfe des Dialysepatienten-Ausweises zu erkennen.

Da die Angehörigen eines Heimdialysepatienten meist gut ausgebildet sind, sollen deren Ratschläge ernst genommen werden. Entscheidend sind ein rascher Kontakt mit dem Dialysezentrum und die Veranlassung eines Transports ins Zentrum.

3.3 Notfall bei Nierentransplantationspatienten

Bei Transplantationspatienten können eine akute Abstoßungsreaktion, bakterielle Sepsis, schwere virale Infektion, akute Harnwegsobstruktion oder andere Nofälle auftreten. Der Patient kann leicht an der Narbe des Transplantats in der Fossa iliaca, an einem meist alten, thrombosierten Shunt (AV-Fistel am Unterarm) sowie unter Zuhilfenahme des Ausweises für Nierentransplantierte erkannt werden. Entscheidend ist auch hier der Kontakt mit dem Zentrum, auch bei „banalen" Krankheiten. Es soll vorzugsweise eine Aufnahme ins Zentrum angestrebt werden.

4 Wasser-, Elektrolyt- und Säure-Basenhaushalt

4.1 Störungen des Wasser- und Natriumhaushaltes, insbesondere Dehydrierung und Hyperhydrierung

Bei einer Reduzierung des Extrazellulärvolumens spricht man von einer **Dehydrierung**, bei einer Vermehrung des Extrazellulärvolumens von einer **Hyperhydrierung**. Jede dieser Störungen kann mit einer Hyponatriämie (Serum hypo-osmolal), Isonatriämie (Serum iso-osmolal) oder Hypernatriämie (Serum hyper-osmolal) vergesellschaftet sein.

Symptome

Wichtig sind Durst und zerebrale Symptome.

Ursachen

Die Ursachen des Durstes sind Hypernatriämie (Serum hyper-osmolal) oder Volumsmangel (unabhängig von Serum-Osmolalität), der sogenannte Volumsmangeldurst. CAVE: Zerebrale Störungen können Durst verschleiern. Die zerebralen Symptome äußern sich vor allem in Verwirrung, Somnolenz, Koma und Krämpfen. Als Ursachen können eine Hyponatriämie (Serum hypo-osmolal), die zur Schwellung der Hirnzellen (Hirnödem) führt oder eine Hypernatriämie (Serum hyper-osmolal), die eine „Exsikkose der Hirnzellen" bewirkt, angesehen werden.

Akutdiagnostik (siehe Tab. 7)

Tabelle 7: Akutdiagnostik bei Störungen des Wasserhaushaltes

	Dehydrierung	Hyperhydrierung
Haut (nicht an sonnen-exponierten Stellen)	Turgor reduziert	Turgor o. B.
Schleimhäute	trocken	feucht (o. B.)
Kreislauf	Hypotonie und Tachykardie	Tendenz zur Hypertonie
Halsvenen	kollabiert beim liegenden Patienten	prall gefüllt in 45°-Lage
Lungen	o. B.	feuchte Rasselgeräusche v. a. basal

Serum-Natrium und Serum-Osmolalität lassen sich rein klinisch kaum abschätzen.

Akuttherapie

Akuttherapie bei Dehydrierung: Bis zur Elektrolyt- und Serum-Osmolalitäts-Bestimmung im Krankenhaus sollte Ringerlaktat infundiert werden. Ringerlaktat ist besser als 0,9% NaCl, da dieses keine optimale Elektrolytzusammensetzung besitzt und die zu hohe Chloridkonzentration azidotisch wirkt.

Akuttherapie bei Hyperhydrierung: Flüssigkeitsrestriktion und, wenn notwendig, Diuretika (Lasix®).

4.2 Störungen des Kaliumhaushaltes

Extrazellulär befinden sich nur ca. 2% des Gesamtkörper-Kaliumbestandes. Der Normalbereich im Serum beträgt 3,5–5,2 mmol/l.

4.2.1 Hypokaliämie

Die Hypokaliämie ist durch einen Serum-Kaliumspiegel unter 3,5 mmol/l gekennzeichnet.

Ursachen (siehe Tab. 8)

Tabelle 8: Ursachen der Hypokaliämie

1) Kaliumverluste über
   Gastrointestinaltrakt: Diarrhoe, Sekret, Laxantienabusus
   Nieren: Polyurie, Diuretika, chron. Pyelonephritis, bei
   verschiedenen endokrinen Erkrankungen
2) Kaliumverschiebungen (Shift)
   Ursachen: Alkalose
             unter der Therapie der Hyperglykämie
             Ileus, Aszites (third space)
             andere seltene Erkrankungen

Symptome der Hypokaliämie

Charakteristisch sind Muskelschwäche (bis zur vollständigen Lähmung) und EKG-Veränderungen, vor allem ventrikuläre Extrasystolen. Bei geringer Hypokaliämie zeigen sich eine geringe ST-Senkung und T-Abflachung, die U-Welle ist deutlicher positiv, oft finden sich TU-Verschmelzungen. Bei schwerer Hypokaliämie ist das T isoelektrisch oder negativ, die U-Welle deutlich höher, und es bestehen breite ± wechselsinnige TU-Verschmelzungswellen.

Differentialdiagnose

Es muß bei Muskelschwäche an andere Ursachen, vor allem neuromuskuläre Erkrankungen (z. B. Myasthenie) gedacht werden. Ventrikuläre Extrasystolen können ebenfalls verschiedenste Ursachen haben (siehe Kap. „Herzrhythmusstörungen im Notfall").

Akutdiagnose

Mit Symptomen und EKG läßt sich nur eine Verdachtsdiagnose stellen, die für eine Indikation zur Therapie nicht ausreicht. Die endgültige Diagnose kann nur durch Serum-Kaliumbestimmung erfolgen.

Therapie

Sie darf nur bei gesicherter Diagnose durchgeführt werden, wird daher in der Notfallsituation sehr selten sein und besteht vorzugsweise in einer Kaliuminfusion. Die Infusionsgeschwindigkeit soll nicht mehr als 20–30 mmol/h betragen. Bei peripher liegendem Venenkatheter sollte die Lösung nicht mehr als 40 mmol pro 1000 ml Lösung (z. B. 5% Glukose) enthalten, um eine schmerzhafte Venenreizung zu vermeiden.

4.2.2 Hyperkaliämie

Die Hyperkaliämie ist durch einen Serum-Kaliumspiegel über 5,2 mmol/l gekennzeichnet, gefährlich sind Spiegel über 7 mmol/l.

Ursachen (siehe Tab. 9)

Tabelle 9: Urachen der Hyperkaliämie
1) Mangelnde Ausscheidung
– Niereninsuffizienz (akute oder chronische)
v. a. bei Oligo-Anurie
bei Gabe von kaliumsparenden Diuretika
– hormonell (M. ADDISON)
2) zu reichliche Kaliumzufuhr
– i. v.
– p. o.: v. a. in Kombination mit chronischer Niereninsuffizienz bei zu reichlicher Zufuhr von Obst und Gemüse
3) Austritt von Kalium aus den Zellen (Shift)
– Azidose
– Urämie
– Coma diabeticum
– Gewebszerfall

Symptome der Hyperkaliämie

Typisch sind kardiale Symptome wie Bradykardie, Arrhythmien, Blutdruckabfall und Herzinsuffizienz. Im EKG finden sich eine zeltförmige T-Zacke bei isoelektrischer ST-Strecke, PQ-Verlängerungen und QRS-Verbreiterungen. Als weitere Symptome können Sensibilitätsstörungen, vor allem Parästhesien in den unteren Extremitäten, genannt werden.

Differentialdiagnose

Die kardialen Symptome der Hyperkaliämie müssen gegenüber anderen Ursachen von Bradykardie, Arrhythmien, Herzinsuffizienz und EKG-Veränderungen abgegrenzt werden (siehe Kapitel „Herzrhythmusstörungen im Notfall"). Hinsichtlich der Sensibilitätsstörungen müssen Hypokalzämie, Polyneuropathien und andere Erkrankungen in Erwägung gezogen werden.

Akutdiagnose

Mit Symptomen und EKG läß sich nur eine Verdachtsdiagnose stellen, die für eine Indikation zur Therapie meist nicht ausreicht. Die Diagnose kann nur durch eine Serum-Kaliumbestimmung erfolgen.

Akuttherapie

Sie darf nur bei gesicherter Diagnose durchgeführt werden (in der Notfallsituation sehr selten). Man verabreicht Lasix® i. v. sowie eine Infusion von Glukose und Insulin (Kalium wird in die Zellen eingeschleust).

Therapie nach Einlieferung ins Krankenhaus

Sie umfaßt neben dem oben Beschriebenen die Hämodialyse oder Hämofiltration sowie die Verabreichung von Ionenaustauschern (Resonium®) p. o. oder als Klysma.

Verlauf

Die Gefahr lebensbedrohlicher Symptome hängt von der Höhe des Kaliumspiegels ab, aber auch davon, wie rasch er ansteigt.

4.3 Störungen des Kalziumstoffwechsels

Der Normalbereich des Serum-Kalziums liegt zwischen 2,1–2,6 mmol/l (= 8,4–10,4 mg/dl).

4.3.1 Hypokalzämie und hypokalzämische Tetanie

Ursachen

Man denke an den Hypoparathyreoidismus (Serum: Kalzium tief, anorganischer Phosphor hoch), der postoperativ (auf Strumektomienarbe achten) oder idiopathisch bedingt sein kann. Weitere mögliche Ursachen sind Malabsorption und Vitamin-D-Mangel (anorg. Posphor tief) und die Rekalzifizierungstetanie (durch Kalzium-Einbau ins Skelett). Diese kann nach Parathyreoidektomie oder am Anfang der Therapie einer Osteomalazie auftreten.

Symptomatik

Sie äußert sich in Parästhesien an den Akren und perioral, in Kopfschmerz und Übelkeit, in psychischen Störungen wie Angst und Unruhe, in Tachykardie oder einem **tetanischen Anfall.** Dieser besteht aus schmerzhaften tonischen Kontraktionen der quergestreiften Muskulatur, an der oberen Extremität als Pfötchenstellung der Hände, an der unteren Extremität als plantare Flexion von Beinen, Füßen und Zehen, im Gesicht als Krampf der perioralen Muskulatur (sog. Karpfenmund). **Tetanische Äquivalente,** die eventuell beobachtet werden können, sind Spasmen der glatten Muskulatur (Bronchien, Gallenwege, Magen und Harnblase) und zerebrale Anfälle (Petit mal bis Grand mal).

Akutdiagnostik

Positiv sind das CHVOSTEKsche Zeichen (Kontraktionen der Gesichshälfte bei Beklopfen des Fazialisstammes ventral des äußeren Gehörganges) und das TROUSSEAUsche Zeichen: Blutdruckmanschette aufblasen und Druck zwischen systolischem und diastolischem Druck halten. Es kommt innerhalb von 3 min zum Karpalspasmus (Geburtshelferstellung der Hand). Im EKG findet sich eine Verlängerung der QT-Dauer. Ohne verläßlichen Laborbefund ist meist nur eine Verdachtsdiagnose möglich!

Differentialdiagnose

In Betracht zu ziehen ist die normokalzämische Tetanie. Diese kann durch eine respiratorische Alkalose (Hyperventilationstetanie) oder durch eine metabolische Alkalose hervorgerufen werden. Die häufigsten Ursachen der metabolischen Alkalose, die zur normokalzämischen Tetanie führen, sind Erbrechen („Magen-Tetanie") oder übermäßige Alkalizufuhr. Eine weitere Ursache der normokalzämischen Tetanie ist die Hypomagnesämie.

> Zur Bewertung des Therapieerfolges bei der hypokalzämischen Tetanie ist es wichtig zu wissen, daß sich jede Tetanie (auch die normokalzämische) durch Kalzium-Injektionen beheben läßt. Daher ist aus der Reaktion auf Kalzium i. v. kein Rückschluß auf die Ursache der Tetanie zulässig!

Therapie der hypokalzämischen Tetanie

Es empfiehlt sich die Gabe von Calcium-Leopold® 10%-Amp. oder Calcium „Sandoz"®-Amp. (10%) 10–40 ml langsam i. v., und, falls die Krämpfe rezidivieren, von 5–10 Amp. Calcium 10% (siehe oben) in 500 ml Ringerlaktat langsam (über 3–6 h) als Infusion.

4.3.2 Hyperkalzämie und hyperkalzämische Krise

> CAVE: Eine Erhöhung des Serum-Gesamteiweißes führt zu einem Anstieg des proteingebundenen Kalziums und damit des Serum-Kalziums (Gesamt-Kalzium), es ist jedoch nur das ionisierte (freie) Kalzium wirksam!

Ätiologie

Es kommen Knochenmetastasen (vor allem Mamma-, Bronchus-, Prostata- und Schilddrüsenkarzinom), Plasmozytom, andere Neoplasmen, die

Parathormon-ähnliche Stoffe produzieren, ein primärer Hyperparathyreoidismus, eine Vitamin-D-Intoxikation, eine Immobilisierung sowie andere Ursachen (Sarkoidose, Milch-Alkali-Syndrom, Hyperthreose, M. ADDISON, idiopathisch) in Betracht.

Symptomatik (siehe Tab. 10)

Tabelle 10: Symptomatik der Hyperkalzämie

- Polyurie mit konsekutiver Exsikkose, kann durch Flüssigkeitsverlust zum akuten Nierenversagen führen
- Polydipsie, Durst
- ZNS: Müdigkeit, Apathie, Somnolenz, Koma, evtl. Halluzinationen und andere psychische Störungen
- Schwäche der Skelettmuskulatur
- Gastrointestinaltrakt: Magen-Darm-Atonie, Übelkeit, Erbrechen, Ulcus ventriculi oder duodeni, akute oder chronische Pankreatitis
- Hypertonie

Akutdiagnostik

Im EKG zeigt sich eine Verkürzung der QT-Dauer. Auch hier ist ohne verläßlichen Laborbefund nur eine Verdachtsdiagnose möglich!

Laborbefunde im Krankenhaus

Sie zeigen ein erhöhtes Serum-Kalzium unter Berücksichtigung von Serum-Gesamteiweiß bzw. -Albumin; im Zweifelsfalle muß das ionisierte Kalzium bestimmt werden.

Differentialdiagnose

In Frage kommen auch ein ketoazidotisches Coma diabeticum, ein Diabetes insipidus, ein Koma anderer Genese oder eine zerebrale Affektion.

Therapie (meist im Krankenhaus)

Sie besteht in einer Korrektur der häufig vergesellschafteten Exsikkose durch Flüssigkeitszufuhr mit Ringerlaktat, in einer Ausschwemmung von Kalzium durch reichliche Flüssigkeitszufuhr und Diuretikagabe (Lasix®) unter regelmäßigen Kontrollen und, wenn nötig, Substitution der Elektrolyte (vor allem auf Serum-Kalium achten). Anzustreben ist eine Behandlung des Grundleidens (wenn möglich). Weiters kann Prednisolon oder ein anderes Glukokortikoid verabreicht werden, auch die Infusion von Calcitonin-Sanabo® 3–12 Amp. à 100 IE/24 h ist möglich. Eine rasche Verminderung des Serum-Kalziumspiegels kann durch kontinuierliche Hämofiltration oder Hämodialyse mit kalziumfreiem Substituat bzw. Dialysat erzielt werden. Hyperkalzämien infolge von Tumormetastasen, Paraneoplasie oder Plasmozytom sprechen zumeist gut auf Lodronat®-Infusionen (Dinatriumclodronat) an.

4.4 Störungen des Säure-Basen-Gleichgewichts

Die Normalwerte der arteriellen Blutgasanalyse sind:

pH	7,35–	7,45	
pO_2	80	– 100	mm Hg (bzw. 100 mm Hg vermindert um das halbe Alter in Jahren)
pCO_2	35	– 45	mm Hg
HCO_3	21	– 26	mmol/l
BE	–3	– +3	mmol/l

> Störungen des Säure-Basen-Gleichgewichtes lassen sich in Notfallsituationen oft nur vermuten. Sie sind häufig Begleiterscheinungen lebensbedrohlicher Zustandsbilder.

Daraus ergibt sich schon der Hinweis, daß vordringlich die basale Erkrankung (bzw. das lebensbedrohliche Zustandsbild) behandelt werden sollte.

4.4.1 Metabolische Azidose

Die metabolische Azidose ist durch einen pH-Wert unter 7,35 und ein Bikarbonat (HCO_3) unter 21 mmol/l definiert (**Merksatz:** pH zu tief, HCO_3 geht MIT, Azidose ist METabol).

Ursachen

Möglich sind ein vermehrter Anfall von nicht-flüchtigen Säuren (Ketonsäuren bei diabetischer Ketoazidose oder Hunger; Milchsäure bei hypoxischer Laktazidose oder Leberinsuffizienz; Intoxikationen mit Methanol, Äthanol, Salicylat, Paraldehyd oder Äthylenglykol), eine verminderte Ausscheidung von Säure (Urämie) oder Alkaliverluste über Darm und Nieren.

Leitsymptom

Man findet eine Hyperventilation (Kußmaul-Atmung); der Organismus versucht, durch gesteigerte Abatmung von CO_2 die metabolische Azidose zu kompensieren. Die Symptome der Grundkrankheit können mannigfaltig sein.

Der **Verdacht** auf eine metabolische Azidose ergibt sich, wenn eine Hyperventilation vorliegt und die Untersuchung von Herz, Kreislauf und Lungen keine Ursache der Hyperventilation erkennen läßt.

Differentialdiagnose

Auszuschließen sind ein Hyperventilationssyndrom (respiratorische Alkalose psychisch gestörter Patienten mit Dyspnoe, meist blasser Haut und Karpopedalspasmen) sowie eine zerebral bedingte Hyperventilation (respiratorische Alkalose; z. B. bei Hirnblutung oder Meningitis: meist komatöser Patient).

Akuttherapie

In der Notfallsituation, in der zumeist keine Blutgasanalyse greifbar ist, sollte man zurückhaltend agieren, da eine rasche pH-Korrektur mit Natriumbikarbonat zu zerebralen Störungen führen kann. Über die Sinnhaftigkeit des Azidoseausgleiches mit Bikarbonat gibt es auch bezüglich der metabolischen Azidose unterschiedliche Expertenmeinungen. Im Vordergrund steht die Therapie des Grundleidens (wenn möglich), dann eventuell Natriumbikarbonat: z. B. 60 mmol $NaHCO_3$ in 1000 ml Ringerlaktat langsam infundieren.

4.4.2 Metabolische Alkalose

Die Blutgasanalyse bei metabolischer Alkalose ergibt einen pH-Wert über 7,45 bei einem HCO_3 über 26 mmol/l (**Merksatz:** pH zu hoch, HCO_3 geht MIT, Alkalose ist METabol).

Ursachen

Möglich sind eine Hypokaliämie oder eine metabolische Alkalose durch Verlust von Magensaft (dabei evtl. tetanische Erscheinungen; siehe sog. Magentetanie). Die metabolische Alkalose kann aber auch iatrogen bedingt sein.

Symptome

Sie ergeben sich durch die zugrundeliegende Störung. Der **Verdacht** auf metabolische Alkalose ergibt sich, wenn eine Hypokaliämie vermutet wird (siehe diese) bzw. wenn die Symptome auf eine sogenannte Magentetanie hinweisen.

Akuttherapie

Die Akutbehandlung der Hypokaliämie wurde bereits beschrieben; bei Verlust von Magensaft kann man 0,9% NaCl oder Ringerlaktat infundieren. Der Organismus korrigiert dann die Alkalose selbst.

4.4.3 Respiratorische Azidose

Die arterielle Blutgasanalyse zeigt einen pH-Wert unter 7,35 und ein pCO_2 über 45 mm Hg.

Ursachen

Möglich sind eine Depression des Atemzentrums (Medikamente, Drogen, Trauma, Tumor, Hirnblutung etc.), sowie obstruktive (Status asthmaticus, chronische Bronchitis, Emphysem, Verlegung der Atemwege durch Aspiration) und restriktive Ventilationsstörungen (Lungenödem, Lungenfibrose, großer Erguß, Infiltration). Zudem kann auch eine Atemmuskellähmung bei Phrenikusparese, Polyneuropathie, Poliomyelitis, Myasthenie oder bei schwerster Hypokaliämie vorliegen. Als iatrogene Ursache ist eine unzureichende Beatmung anzusehen.

Symptome

Sie ergeben sich vor allem durch die zugrundeliegende Störung. Die Hyperkapnie führt anfangs meist zu Tachykardie und Blutdrucksteigerung. Nimmt die Hyperkapnie weiter zu, wird der Patient allmählich bewußtlos (CO_2-Narkose) und es treten Bradykardie, Herzrhythmusstörungen und Blutdruckabfall auf.

Akuttherapie

In der Notfallsituation ist die sofortige Behandlung in Form von Freimachen und -halten der Atemwege sowie – wenn notwenig – Intubation und mechanische Beatmung indiziert.

> Die Gabe von Bikarbonat ist unsinnig! Die kausale Therapie der respiratorischen Azidose ist die Behandlung des Grundleidens!

4.4.4 Respiratorische Alkalose

Die arterielle Blutgasanalyse ergibt einen pH-Wert von über 7,45 und ein pCO_2 von unter 35 mm Hg.

Ursachen

Zur respiratorischen Alkalose kommt es durch Hyperventilation, die entweder psychisch (Angst, Schmerz), toxisch (Frühphase der Sepsis, Leberzirrhose, Salizylate), hypoxämisch (Anämie, Frühphase des hämorrhagischen Schocks, Herzinsuffizienz, pulmonale Infiltrationen) oder durch Fieber verursacht werden kann. Eine Stimulierung des Atemzentrums wird auch bei Schädel-Hirn-Traumen und entzündlichen Erkrankungen des ZNS fallweise beobachtet. Als iatrogene Ursache kommt eine forcierte Beatmung in Betracht.

Symptome

Sie sind vor allem durch das Grundleiden geprägt. Die respiratorische Alkalose kann zu tetaniformen Krämpfen führen, die entweder spontan auftreten oder provoziert werden können. (TROUSSEAU-Zeichen, CHVOSTEK-Zeichen). Bei chronischer Hyperventilation kommt es durch metabolische Teilkompensation zur Hyperchlorämie.

Differentialdiagnose

Bei tetaniformen Krämpfen müssen andere Ursachen, wie Hypokalzämie etc. ausgeschlossen werden. Zu erwägen ist auch eine Hyperventilation als respiratorischer Kompensationsversuch einer metabolischen Azidose (Ursachen siehe dort). Definitionsgemäß gibt es jedoch keine Überkompensation.

Akuttherapie

Die Behandlung des Grundleidens steht im Vordergrund. Bei der Hyperventilationstetanie wird man den Patienten beruhigen, eventuell sedieren und in einen Beutel atmen lassen, wobei das wieder eingeatmete CO_2 der Alkalose entgegenwirkt. Patienten mit respiratorischer Alkalose bei Schädel-Hirn-Trauma müssen häufig tief sediert und beatmet werden.

5 Coma hepaticum

5.1 Leberzerfallskoma

Ursachen

In Betracht kommen eine fulminante Virushepatitis, die Leptospirose, Intoxikationen (mit Knollenblätterpilz, Phosphor, Arsen, chlorierten Kohlenwasserstoffen, Parazetamol etc.) und primäre oder sekundäre Tumoren.

5.2 Leberumgehungskoma

Ursachen

Das Leberumgehungskoma kann bei Leberzirrhose durch gastrointestinale Blutungen, eiweißreiche Ernährung, Operationen, Infekte, Alkoholkonsum, Sedativa, Diuretika und Elektrolytstörungen ausgelöst werden.

Symptome des Coma hepaticum

Man findet Somnolenz bis Koma, flapping tremor, Foetor hepaticus, Ikterus, hämorrhagische Diathese, Meläna und eventuell Oligo-Anurie (Hinweis auf hepatorenales Syndrom).

Symptome der Cirrhosis hepatis (siehe Tab. 11)

Tabelle 11: Symptome des Leberzirrhose-Patienten

- Spider naevi
- Teleangiektasien
- Lacklippen
- Zungenatrophie
- Ikterus
- Palmarerythem
- DUPUYTREN-Kontraktur
- Gynäkomastie
- femininer Behaarungstyp
- venöse Kollateralen an der Bauchwand
- Aszites
- Leber: derb, evtl. Knoten tastbar

Akutdiagnostik

Man suche nach den beschriebenen Symptomen. Wichtig ist auch eine Blutzuckerbestimmung, da Hypo-, aber auch Hyperglykämien auftreten können. Das Bilirubin im Harn ist meist positiv.

Akuttherapie

Sie besteht aus Volumensubstitution und Glukosezufuhr unter Blutzuckerkontrolle. Das Koma kann meist durch Anexate® kurzfristig aufgehoben werden. Vorsicht ist geboten bei Verabreichung von Sedativa und Diuretika.

Verlauf und Prognose

Gefürchtet sind unter anderem die Blutungskomplikationen, die Enzephalopathie und das Auftreten eines hepatorenalen Syndroms (zusätzliches Nierenversagen mit sehr niedriger Natriumkonzentration im Harn). Das voll ausgeprägte Coma hepaticum hat trotz des Einsatzes intensivmedizinischer Maßnahmen eine sehr ernste Prognose.

6 Notfälle durch hämorrhagische Diathesen

Hämorrhagische Diathesen können eingeteilt werden in Koagulopathien (Blutgerinnung gestört), in thrombozytäre, vaskuläre und kombinierte Störungen.

Notfallanamnese

Nach Schockbekämpfung fragt man nach familiärer Blutungsneigung (Bluterpaß?), vorbestehender Blutungsneigung, Leber- und Niereninsuffizienz sowie der Einnahme von Antikoagulantien (Antikoagulantienausweis?), von Antirheumatika, Zytostatika, Antibiotika etc.

Akutdiagnostik

Art und Verteilung der Hämorrhagien lassen gewisse Rückschlüsse auf die Ursache zu: Petechien sprechen für thrombozytäre oder vaskuläre Störungen, Gelenksblutungen für die klassische Hämophilie und subkutane und Muskelhämatome eher für eine Störung der plasmatischen Gerinnung.

6.1 Hämophilie A und B

Symptome

Betroffen sind fast ausschließlich männliche Patienten. Es kommt zum Auftreten von Gelenksblutungen, Muskelhämatomen (Differentialdiagnose zwischen rechtsseitigem Psoashämatom und Appendizitis), Blutungen nach Zahnextraktion, Epistaxis und gastrointestinalen Blutungen.

Akuttherapie

Sie umfaßt die Schockbekämpfung und den Kontakt mit dem betreuenden Zentrum bzw. Transport dorthin (wichtige Adresse: Univ.-Klinik für Innere Medizin I, Klinische Abteilung für Hämatologie und Hämostaseologie, AKH Wien, Station 18i, **Tel.: 40400/4474,** Gerinnungsdienst verlangen). Zur Schmerzbekämpfung sollen keine i. m.-Injektionen und keine nichtsteroidalen Antirheumatika verwendet werden.

6.2 Antikoagulantienblutung

Ursachen

Außerhalb des Krankenhauses sind Blutungen fast nur durch orale Antikoagulantien (Marcoumar® und Sintrom®) bedingt. Zu einer Blutung kommt es durch Überdosierung oder durch Wechselwirkung mit anderen Pharmaka (Antirheumatika, Clofibrat, Allopurinol u. a.) sowie durch organische Läsionen, wie Ulcus ventriculi und duodeni, Neoplasmen, Divertikel, Nephrolithiasis, Aneurysma etc.

Akuttherapie
In der Akutphase empfiehlt sich ein differenziertes Vorgehen, um nicht bei leichter und mittelschwerer Blutung mehr Schaden (Ansteigen des Thromboserisikos) als Nutzen anzurichten.

Bei einer schweren, lebensbedrohlichen Blutung steht die Schockbekämpfung im Vordergrund. Weiters können 10 mg Vitamin K (Konakion® „Roche" 10 mg in Mischmizellenlösung-Amp.) infundiert werden (bei rascher i. v.-Gabe schockartige Nebenwirkungen möglich); Vitamin K wirkt erst nach Stunden. Bei einer mittelschweren Blutung werden 1–3 mg Vitamin K (1–3 gtt der Konakion®-Tropfen) p. o. gegeben. Bei leichter Blutung empfiehlt sich die Kontrolle des Thrombotests.

6.3 Blutung bei Heparintherapie

Eine heparinbedingte Blutung tritt selten außerhalb des Krankenhauses auf. Die **Akuttherapie** besteht primär in der Schockbekämpfung und im Absetzen des Heparins. Protaminsulfat soll nur bei lebensbedrohlichen Blutungen gegeben werden, da es schwerste anaphylaktoide Reaktionen auslösen kann.

Weiterführende Literatur

BERGER, M., JÖRGENS, V.: Praxis der Insulintherapie, 4. Auflage, Springer, Berlin–Heidelberg–New York–Tokyo 1990

DEUTSCH, E., LASCH, H. G., LENZ, K.: Lehrbuch der Internistischen Intensivtherapie, Schattauer, Stuttgart–New York 1990

JAENECKE, J.: Antikoagulantien- und Fibrinolysetherapie. 4. Auflage, G. Thieme, Stuttgart–New York 1991

REINWEIN, D., BENKER, G.: Checkliste Endokrinologie, 2. Auflage, G. Thieme, Stuttgart–New York 1988

Intoxikationen und Drogennotfälle

K. Hruby und H. Schiel

1 Einleitung

Im notärztlichen Bereich ist die Anzahl an Vergiftungen im Vergleich zu anderen akuten Krankheitsgeschehen relativ gering. Der auf Vergiftungen und Drogen entfallende Anteil notärztlicher Einsätze beträgt im Wiener Raum 2–3 Prozent. Dieser relativ niedrigen Inzidenz an Vergiftungsfällen steht die große Anzahl an möglichen Ursachen und den daraus resultierenden vielfältigen Vergiftungsbildern gegenüber. Aus dieser Konstellation ergibt sich für den Arzt bei der Diagnosestellung wie auch bei der Behandlung eine Reihe von Problemen. In der Folge sollen jene Möglichkeiten dargestellt werden, die sich dem Arzt bei der Erkennung, Gefährlichkeitseinschätzung und Behandlung von akuten Vergiftungen bieten.

In jedem Fall empfiehlt sich ein systematisches Vorgehen nach den in der Folge dargelegten Gesichtspunkten (Abb. 1).

2 Anamnese

Bei akuten Vergiftungen ist die Anamnese insofern von besonderer Bedeutung, als sie häufig den einzigen Aufschluß über die Vergiftungsursache liefert. Da die überwiegende Zahl der Patienten zum Zeitpunkt der Erstuntersuchung ansprechbar ist, steht genügend Zeit für eine genaue Erhebung der Vorgeschichte sowie auch für die klinische Untersuchung zur Verfügung. Naturgemäß ist dabei der Vergiftungsursache in bezug auf deren exakte Bezeichnung, Menge, Aufnahmeweg, Expositionsdauer etc. besondere Aufmerksamkeit zu widmen.

Ist eine Erhebung der Anamnese aufgrund der eingeschränkten Bewußtseinslage des Patienten nicht möglich, müssen die verfügbaren außenanamnestischen Daten ausgeschöpft werden.

3 Klinische Beurteilung, Diagnose

Vergiftungen gehen nur selten mit charakteristischen Symptomen einher. Nur etwa 3% aller Intoxikationen können anhand der Symptomatologie diagnostiziert werden. In der Regel besteht eine Reihe von unspezifi-

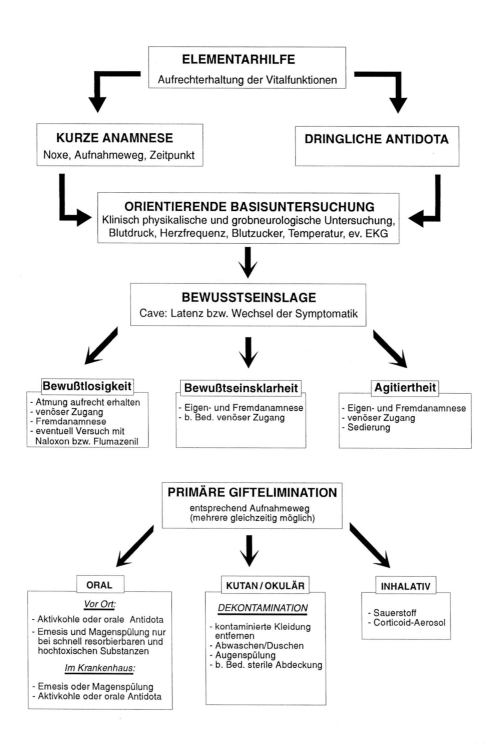

ELEMENTARHILFE
Aufrechterhaltung der Vitalfunktionen

KURZE ANAMNESE
Noxe, Aufnahmeweg, Zeitpunkt

DRINGLICHE ANTIDOTA

ORIENTIERENDE BASISUNTERSUCHUNG
Klinisch physikalische und grobneurologische Untersuchung,
Blutdruck, Herzfrequenz, Blutzucker, Temperatur, ev. EKG

BEWUSSTSEINSLAGE
Cave: Latenz bzw. Wechsel der Symptomatik

Bewußtlosigkeit
- Atmung aufrecht erhalten
- venöser Zugang
- Fremdanamnese
- eventuell Versuch mit
  Naloxon bzw. Flumazenil

Bewußtseinsklarheit
- Eigen- und Fremdanamnese
- b. Bed. venöser Zugang

Agitiertheit
- Eigen- und Fremdanamnese
- venöser Zugang
- Sedierung

PRIMÄRE GIFTELIMINATION
entsprechend Aufnahmeweg
(mehrere gleichzeitig möglich)

ORAL

Vor Ort:
- Aktivkohle oder orale Antidota
- Emesis und Magenspülung nur
  bei schnell resorbierbaren und
  hochtoxischen Substanzen

Im Krankenhaus:
- Emesis oder Magenspülung
- Aktivkohle oder orale Antidota

KUTAN / OKULÄR

DEKONTAMINATION
- kontaminierte Kleidung
  entfernen
- Abwaschen/Duschen
- Augenspülung
- b. Bed. sterile Abdeckung

INHALATIV
- Sauerstoff
- Corticoid-Aerosol

Abb. 1: Schematische Darstellung der Vorgangsweise bei Vergiftungen.

428

Tabelle 1: Häufigste unspezifische Symptome bei Vergiftungen

Gastrointestinale Störungen
- Erbrechen
- Diarrhoe
- Schmerzen im Ingestionstrakt

ZNS-Störungen
- Bewußtseinstrübung verschiedenen Grades bis zum Koma
- Exzitation
- Krampfanfälle
- Extrapyramidale Störungen

Kardiovaskuläre Störungen
- Kreislaufinsuffizienz
- Herzrhythmusstörungen

Respiratorische Störungen
- Ateminsuffizienz (peripher oder zentral)
- Lungenödem

schen Symptomen (siehe Tab. 1). Diese können in Einklang mit der Anamnese unter Umständen ein wertvolles Indiz für das Vorliegen einer Intoxikation liefern. Gelegentlich beobachtet man auch Symptome oder Symptomenkomplexe, die sich direkt bestimmten Giften zuordnen lassen. Diese sogenannten Toxidrome werden in voller Ausprägung allerdings nur selten beobachtet. Dies ist einerseits auf den Umstand zurückzuführen, daß die eingenommenen Dosen in der Regel zu gering sind, um charakteristische klinische Bilder zu erzeugen und andererseits auf den Umstand, daß die Anzahl der Mischintoxikationen überwiegt. Fließende Übergänge im zeitlichen Verlauf werden mitunter beobachtet. Die Kenntnis der Toxidrome und ihrer Leitsymptome ist jedoch für das rasche Erkennen und die gezielte Therapie im Falle einer akuten Intoxikation mit deutlich ausgeprägter Symptomatik unbedingt erforderlich.

3.1 Toxidrome

Eine exakte klinische Trennung der einzelnen Toxidrome ist in der Praxis gelegentlich schwierig.

3.1.1 Sedativa/Hypnotika-Syndrom

Ethanol	Antikonvulsiva
Opiate*	Trizyklische Antidepressiva*
Barbiturate	Neuroleptika
Benzodiazepine	Antihistaminika
Meprobamat	

*) leichte bis mittelschwere Intoxikationen

Symptomatik

Sedierung mit progressiver Verschlechterung der ZNS-Funktion: Verwirrtheit, Delirium, Halluzinationen, Hypotonie, Koma; bei langer Liegedauer Hypothermie.

3.1.2 Narkotika-Syndrom

Acetylmorphin	Meperidin
Codein	Methadon
Dextromethorphan	Nalorphin
Dihydrohydroxycodeinon	Pantopon
Fentanyl	Pentazocin
Heroin	Pethidin
Hydrocodon	Propoxyphen
Hydromorphin	

Symptomatik

Eingeschränkte Bewußtseinslage, Reaktionslosigkeit, Koma, Zyanose, Bradypnoe, Apnoe, Bradykardie, Miosis, Hypothermie, Hypotonie, Schock.

3.1.3 Stimulantien-Syndrom

Kokain	Trizyklische Antidepressiva*
Antihistaminika*	Methylphenidat
Amphetamine	Theophyllin
Antipsychotika	Coffein
(Pseudo-)Ephedrin	Phencyclidin

*) passager

Symptomatik

Ruhelosigkeit, Logorrhoe, Hypermotorik, Tremor, Schlaflosigkeit, toxische Psychose, Halluzinationen, Krämpfe.

3.1.4 Anticholinergika-Syndrom

Anticholinergika

Atropin	Scopolamin
Homatropin	Atropa belladonna
Biperiden	Datura stramonium
Procyclidin	

Substanzen mit anticholinergen Komplikationen

Adiphenin	Phenothiazine
Antihistaminika	tri-, tetrazyklische Antidepressiva

Symptomatik

Hyperthermie, Flush, Tachykardie, Harnverhaltung, Ileus, Schweißhemmung, Sehstörungen, Mydriasis, Myoklonien, Choreaathetose, toxische Psychose mit Halluzinationen, Krämpfe, Koma; bradykarde Herzrhythmusstörungen (zusätzlich bei Trizyklika, Neuroleptika).

4 Allgemeine Therapiemaßnahmen

Gefährdung des Patienten durch:

– akute Störung von Vitalfunktionen,
– Organschäden und Störung von Vitalfunktionen im Verlauf der Intoxikation,
– sekundäre Komplikationen.

Zielsetzung der Akuttherapie:

– Wiederherstellung und Aufrechterhaltung vitaler Funktionen.
– Rasche Entfernung der Noxe, Verminderung der Toxizität, Beschleunigung des Metabolismus und der Elimination.

4.1 Elementarhilfe

Die ersten Maßnahmen müssen entsprechend den allgemeinen Gesichtspunkten der Intensiv- und Notfalltherapie der Sicherung der Vitalfunktionen dienen.

4.2 Sofortmaßnahmen

4.2.1 Allgemeine Richtlinien

Die ersten Maßnahmen sind größtenteils vom Aufnahmeweg der Noxe abhängig.

– Ingestion

Unverzüglich Aktivkohle oder spezifische orale Antidota verabreichen. Aktivkohle kann auch im bloßen Verdachtsfall bzw. bei Unkenntnis der Noxe gegeben werden.

Emesis oder Magenspülung durchführen, wenn die Resorption vermutlich noch nicht abgeschlossen ist (siehe 4.3).

Bei Ingestion von Korrosiva ist ein Verdünnungseffekt durch orale Flüssigkeitszufuhr (Wasser, Tee o. ä.) anzustreben. Es sollten größere Mengen der raschest verfügbaren Flüssigkeit nachgetrunken werden. Neutralisationsversuche sind nicht sinnvoll und gefährlich (siehe 5.4).

– Hautkontamination

Bekleidung entfernen und entsorgen. Benetzte oder verätzte Hautstellen gründlich mit reichlich Wasser spülen. Keine Neutralisationsversuche. Lipophile Substanzen (Insektizide, Phenol, Kresol, Anilin, Benzol etc.) mit Polyethylenglykol bzw. Seifenlösung entfernen. Dabei unbedingt auf **Selbstschutz** achten (Handschuhe).

– Augenkontamination

Augen gründlich mit Augenspülflasche oder unter fließendem Wasser ausspülen. Danach stets augenärztliche Kontrolle veranlassen.

– Inhalation

Der Betroffene muß aus der Giftatmosphäre entfernt werden. Auf entsprechenden **Selbstschutz** ist dabei unbedingt zu achten. Kontaminierte Kleidungsstücke entfernen, Applikation von 100% Sauerstoff, bei Bedarf Beatmung. Bei Mund-zu-Mund-Beatmung sollte das Risiko des Helfers sorgfältig abgewogen werden (siehe Tab. 2). Die Verwendung entsprechender Beatmungshilfen ist sicherer. Patienten vor Wärmeverlust schützen (siehe auch 5.6.2).

Selbstgefährdung des Helfers bei Mund-zu-Mund-Beatmung
In diesen Fällen sollten Beatmungshilfen (Beatmungsbeutel, . . .) benutzt werden.

> Kontaminationsgefahr besteht bei Alkylphosphaten (E 605), starken Korrosiva, Zyaniden, chlorierten Kohlenwasserstoffen, Methanol.

– Biß- oder Stichverletzungen durch Gifttiere
Siehe „Therapie spezieller Vergiftungen" (5.10)

4.2.2 Spezielle medikamentöse Sofortmaßnahmen

Die in Tabelle 2 angeführten Antidota sind bei schwerer Symptomatik im Rahmen der Sofortmaßnahmen zu verabreichen.

Der Einsatz ist im Kapitel „Therapie spezieller Vergiftungen" beschrieben.

Tabelle 2: Antidota mit hoher Dringlichkeit

Antidot	Noxe	siehe
Atropin	Alkylphosphate, Carbamate, Cholinergika	5.8.1
Calcium	Flußsäure	5.4.2
Corticoid-Spray	Reizgase, korrosive Dämpfe	5.6.2
Ethanol	Methanol, Glykole	5.3
Flumazenil	Benzodiazepine	5.1.1
4-DMAP	Zyanide, Schwefelwasserstoff, Nitrite	5.5
Naloxon	Opiate	5.1.2
Toluidinblau	Methämoglobinbildner (Anilin, Nitrite)	5.9.2

4.3 Primäre Giftelimination

Primäre Giftelimination bedeutet die Entfernung von eingenommenen Giftstoffen noch vor der gastrointestinalen Absorption. Die Wahl der Methode ist abhängig von den Eigenschaften des Giftstoffes, der eingenommenen Menge, der seit der Einnahme verstrichenen Zeit und dem klinischen Zustand des Patienten.

Der Einsatz muß unverzüglich erfolgen, da der Nutzen aller Methoden stark von der seit der Einnahme vergangenen Zeit abhängt. Wird der Zeitraum von einer Stunde zwischen Gifteinnahme und primärer Giftelimination überschritten, nimmt die Wirksamkeit der Eliminationsmaßnahmen signifikant ab. Ausgenommen sind Vergiftungsfälle mit schwerlöslichen Giften bzw. retardierten Arzneimitteln.

4.3.1 Aktivkohle

Pharmakologie

Die Adsorptionsfähigkeit der Aktivkohle hängt von ihrer Oberfläche ab, die bei geeigneten Suspensionen 1000–3000 m²/g beträgt. Diese Eigenschaft bewirkt eine intensive Toxinadsorption im Magen-Darmtrakt, Verminderung der Absorption und damit eine beschleunigte Elimination (Abb. 2). Sie ist in ihrer Wirksamkeit sowohl der bloßen Emesis wie auch der Magenspülung überlegen und bis zu 4 Stunden post ingestionem erwiesenermaßen effektiv. Bestimmte Substanzen wie Methanol, Ethanol und Schwermetalle werden von Aktivkohle allerdings nicht ausreichend gebunden.

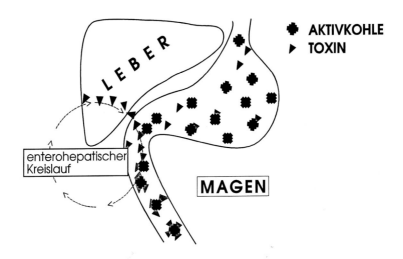

Abb. 2

Indikation

Die Indikation zur sofortigen Verabreichung ist prinzipiell beim bloßen Verdacht auf Ingestion irgendeiner toxischen Substanz gegeben. Außerdem sollte sie immer im Anschluß an eine Magenspülung oder induzierte Emesis zur Adsorption restlicher, im Darmtrakt befindlicher Substanzmengen nochmals verabreicht werden.

Durch wiederholte Gabe kann auch ein entero-hepataler oder enteroenteraler Kreislauf der Noxe unterbunden und damit die Ausscheidung beschleunigt werden.

Kontraindikationen

– Gabe von spezifischen Antidota (siehe 4.3.5): Die gleichzeitige Gabe von Aktivkohle würde das spezifische Antidot inaktivieren.
– Korrosiva: Aktivkohle ist unwirksam und behindert eine allfällige Endoskopie.

Durchführung und Dosierung

Initial 0,5–1 g/kg Körpergewicht. Bei wiederholter Gabe anschließend 0,3 g/kg Körpergewicht alle 3 Stunden.
Die Suspension kann getrunken oder mittels Sonde verabreicht werden.

Anmerkung

– Kohletabletten erfüllen die Anforderungen nicht!
– Auf gute Durchmischung der Suspension ist zu achten.

4.3.2 Induzierte Emesis

Indikationen

Orale Einnahme von Substanzen in potentiell toxischer Dosis, innerhalb eines Zeitraumes, in dem die Resorption vermutlich nocht nicht abgeschlossen ist[*]. Die Indikation kann großzügiger als bei der Magenspülung und auch in Fällen mit fraglicher Anamnese und grenzwertiger oder nicht einschätzbarer Toxizität und Menge der verschluckten Substanz gestellt werden.
Es muß aber immer mit der Möglichkeit einer Aspiration gerechnet werden.

Kontraindikationen

– Bewußtseinstrübung mit fehlenden Schutzreflexen.
– Kardiorespiratorische Erkrankungen, Schock, Atemdepression, Krampfneigung, hohes Alter
– Ingestion von Korrosiva (Säuren, Laugen, Oxidantien etc.)
– Ingestion von organischen Lösungsmitteln (Benzin, chlorierte Kohlenwasserstoffe etc.)
– Ingestion von Schaumbildnern (Spül- und Waschmittel etc.).

---

[*] Die optimale Effektivität beschränkt sich auf den Zeitraum von ca. einer Stunde.

Durchführung und Dosierung

Ipecacuanha-Sirup

Zur Zeit Mittel der Wahl. Es muß jedoch eine Latenz von 15 bis 30 Minuten berücksichtigt werden. Sollte nach einer zweiten Gabe trotz Reizung der Rachenhinterwand keine Emesis erfolgt sein, muß eine Magenspülung durchgeführt werden (Kardiotoxizität in 1 bis 3% der Fälle).

Kind bis 1,5 a: 10 ml
Kind bis 5 a: 15 ml
Kind über 5 a: 30 ml
Erwachsener: 30 ml
Dazu mehrmals reichlich Flüssigkeit.

Apomorphin

Obsolet (Ipecac-Emesis nebenwirkungsärmer und effektiver).

Kochsalz

Obsolet (NaCl-Vergiftung möglich!).

Mechanische Reizung der Rachenhinterwand

Nur in Notfällen bei Ingestion hochgiftiger Substanzen und fehlendem Ipecacuanha-Sirup.

Anmerkung

Je nach Methode muß mit einer mehr oder weniger langen Latenz bis zum Einsetzen der Emesis gerechnet werden, man muß daher auch sicher sein, daß zum Zeitpunkt des Einsetzens des Erbrechens die Schutzreflexe noch erhalten sind.

4.3.3 Magenspülung

Indikation

Orale Einnahme von Substanzen in toxischer Dosis innerhalb eines Zeitraums, in dem die Resorption vermutlich noch nicht abgeschlossen ist *) und eine Kontraindikation für Ipecacuanha-Sirup besteht sowie bei Vergiftungen mit Koma auch nach vorherigem Erbrechen oder länger zurückliegender Gifteinnahme. Patienten, bei denen eine Aspiration zu befürchten ist, sind unter endotrachealer Intubation zu spülen! (Benommene Patienten mit fehlenden Schutzreflexen, krampfbereite, komatöse Patienten sowie nach Ingestion von Korrosiva, fettlöslichen Substanzen, Petroleumdestillaten, organischen Lösungsmitteln, Schaumbildnern etc.)

*) Die optimale Effektivität beschränkt sich auf den Zeitraum von ca. einer Stunde.

436

Absolute Kontraindikationen

Mangelhafte Ausrüstung oder Erfahrung, nicht oraler Aufnahmeweg oder Einnahme subtoxischer Dosen, schwere kardiozirkulatorische und/oder pulmonale Insuffizienz, Spülung ohne Intubation in den oben angeführten Fällen mit Gefahr der Aspiration.

Relative Kontraindikationen

Ingestion von Korrosiva (Abwägung der Gefahr durch lokale Schäden gegen Resorptivtoxizität), Ingestion von Petroleumdestillaten unter 1 bis 2 ml/kg Körpergewicht, Ingestion von Schaumbildnern (erforderlichenfalls nach Ingestion exzessiver Mengen nach Schaumdämpfung mit Aktivkohle oder Simethicon-Tropfen).

Durchführung

Prämedikation mit Atropin (Erw.: 0,5–1 mg i. v. oder 5 mg i. m., Kind: 0,02 mg/kg), ausgenommen Patienten mit anticholinerger Symptomatik. Stabile rechte Seitenlage und Tieflagerung des Kopfes. Bei Bedarf endotracheale Intubation. Das Lumen des Magenschlauches muß so weit sein, daß Tabletten oder Dragees etc. ungehindert passieren können (Kind: 9–12 mm, Erw.: 18 mm!). Die Spülung erfolgt durch den dicken Magenschlauch mit körperwarmem Wasser oder physiologischer Kochsalzlösung von ca. 37° C. Vor Beginn der Spülung unbedingt Lagekontrolle des Schlauches. Pro Spülvorgang 3 ml/kg KG unter einem hydrostatischen Druck von maximal 1 m Wassersäule instillieren und wiederum abheben. Der Vorgang wird wiederholt, bis die Spülflüssigkeit klar und frei von sichtbaren Resten ist (Erw.: Gesamtspülmenge mindestens 20 Liter). Nach Abschluß der Spülung Instillation von 1 g Aktivkohle/kg KG. Vor Entfernung des Schlauches Abklemmung, um Aspiration von rückfließender Flüssigkeit zu verhindern.

Anmerkung

Die Magenspülung sollte nur stationär durchgeführt werden. Die Ausnahmen bilden lediglich Vergiftungen mit hochtoxischen Substanzen, bei denen keine Möglichkeit besteht, innerhalb kürzerer Zeit ein entsprechendes Zentrum zu erreichen.

4.3.4 Kontinuierliche Magenspülung

Indikationen

Schlecht lösliche oder verklumpende Substanzen und retardierte Arzneimittel, die verzögert absorbiert werden. Substanzen, die in den Magen-

Darmtrakt resezerniert werden oder einem enterohepatischen Kreislauf unterliegen; Magen-Darmatonie.

Kontraindikationen

Wie Magenspülung.

Durchführung

Nach erfolgter Magenspülung wird eine Dauerspülung über eine doppellumige Sonde oder eine fraktionierte Spülung über eine Magensonde durchgeführt (1- bis 3stündliche Spülung!); zusätzlich wiederholte Gabe von Aktivkohle (dreistündlich 0,3 g/kg KG).

4.3.5 Spezifische orale Antidota (Tab. 3)

Adsorbentien und Chelatbildner, die das eingenommene Gift im Gastrointestinaltrakt physikalisch bzw. chemisch binden oder verändern und es dadurch unschädlich machen bzw. die Absorption vermindern, sowie Substanzen, die nach oraler Gabe in den Metabolismus der Noxe eingreifen und dadurch die Toxizität herabsetzen.

CAVE: Die gleichzeitige Gabe von Aktivkohle reduziert die Adsorption bzw. Wirkung dieser Antidota.

Tabelle 3: Spezifische Antidota und deren Indikationen

Antidota	Indikation
Aktivkohle	siehe 4.3.1
Berlinerblau	Thallium
Calcium	Fluoride
Deferoxamin	Eisen
DMPS	Quecksilber, Arsen, Antimon, Blei, Chrom, Gold, Kupfer
Methionin	Paracetamol
N-Acetylcystein	Paracetamol, chlorierte Kohlenwasserstoffe

4.4 Sekundäre Giftelimination

Die sekundäre Giftelimination ist im allgemeinen Domäne der stationären Therapie und soll hier nur kurz gestreift werden. Die Kenntnis der Indikationen ist dennoch nötig, da bereits beim Transport des Patienten über das anzusteuernde Krankenhaus und die dort gebotenen Möglichkeiten entschieden wird. Bei der sekundären Giftelimination wird versucht, einen Giftstoff bzw. wirksame Metaboliten nach erfolgter primärer Absorption aus dem Organismus zu entfernen. Dabei ist allerdings immer zu überlegen, ob eine Steigerung der Toxinelimination möglich ist und das Behandlungsrisiko in einem vertretbaren Verhältnis zur Wirkung steht.

4.4.1 Darmlavage

Indiziert bei Intoxikationen mit Paraquat, Diquat sowie Vergiftungen mit mehrfach letalen Dosen, schweren Vergiftungen mit mehreren Stunden zurückliegender Einnahme, Ingestion von Retard- und Eisenpräparaten.

4.4.2 Forcierte Diurese

Nur indiziert bei Intoxikation mit hochtoxischen Substanzen oder potentiell letalen Mengen einer Substanz, die forciert renal ausgeschieden werden kann. In der Praxis nur Ausnahmefälle, wie schwere Vergiftungen mit Barbital, Phenobarbital und Azetylsalicylsäure, wenn eine Hämodialyse nicht möglich ist.

Anmerkung

Die Gabe von Furosemid zur „forcierten Diurese" ist sinnlos.

4.4.3 Hämodialyse/-filtration

Indikationsstellung prinzipiell wie bei forcierter Diurese: Barbital, Phenobarbital, Salicylat und zusätzlich Lithium, Ethanol, Methanol, Ethylenglykol, Thallium.

4.4.4 Hämoperfusion

Indiziert bei zunehmender Verschlechterung des Zustandes (prolongiertes Koma), bedrohliche Toxinkonzentration im Serum, schwere EEG-Veränderungen, mangelhafte natürliche hepatale oder renale Elimination bei entsprechender Organinsuffizienz.

4.4.5 Forcierte Ventilation

Bei Intoxikation mit Halogenkohlenwasserstoffen. Die Hyperventilation sollte nur in einem spezialisierten Zentrum durchgeführt werden bzw. sollte der Kontakt zu einem solchen gesucht werden.

5 Therapie spezieller Vergiftungen

Prinzipiell gelten für alle Vergiftungsnotfälle die oben angeführten Therapierichtlinien. Die hier erwähnten Vergiftungen wurden entsprechend dem dringlichen Einsatz spezifischer Antidota oder speziellen Therapierichtlinien ausgewählt. Die im vorangegangenen Kapitel beschriebenen allgemeinen Therapierichtlinien sind daher als Grundlagen zu verstehen. Es wird hier nur auf die entsprechenden Details eingegangen.

5.1 Pharmaka

5.1.1 Benzodiazepine

(Symptomatik siehe Seite 430, Toxidrom: Sedativa)

Therapie

Bei Koma bzw. Gefahr der Beeinträchtigung von Vitalfunktionen:
Flumazenil: initial 0,2–1 mg langsam i. v.
Bei Bedarf Wiederholung, i. v.-Infusion, nach klinischem Bild titrieren.

CAVE: Erzeugung von Krämpfen bei Mischintoxikationen mit Neuroleptika/Antidepressiva, akutes Entzugssyndrom.

Kontraindikation

Schädel-Hirn-Trauma.

5.1.2 Opiate

(Symptomatik siehe Seite 430, Toxidrom: Sedativa, Narkotika)

Therapie

Bei bedrohlicher Symptomatik:
Naloxon: Kind: 10 µg/kg i. v., i. m., s. c.
Erw.: 5 µg/kg i. v., i. m., s. c.
Sollte keine Wirkung eintreten, Wiederholung in 2–3-Minutenabständen. Die kurze Wirkdauer (2–4 Stunden) macht in schweren Fällen eine Dauerinfusion nötig.
Erw.: 0,4 mg/h mit laufender Angleichung an den Effekt.
Kind: initial 5 µg/kg und anschließend 2,5 µg/kg/h.

CAVE: akutes Entzugssyndrom.

5.1.3 Paracetamol

Da die initiale Symptomatik unspezifisch ist und nicht mit dem Schweregrad korrelieren muß, sollte in jedem Fall nach Einnahme von über 150 mg/kg KG mit der Therapie begonnen werden, da nach Latenz (3.–6. Tag) eine toxische Hepatopathie entstehen kann.

Methionin: Erw. und Kind: 4stündl. 2500 mg bis zu einer Gesamtdosis von 10 g p. o.

N-Acetyl-Cystein: p. o.: initial 150 mg/kg
i. v.: initial 150 mg/kg in 200 ml 5%iger Glucose

5.1.4 Trizyklische Antidepressiva

(Symptomatik siehe Seite: 430, Toxidrom: Sedativa, Stimulantien, Antcholinergika)

Patient durch Kreislauf-, Ateminsuffizienz, Krämpfe, Herzrhythmusstörungen gefährdet.

Bei Krämpfen: **Diazepam,** bei Dyskinesien: **Biperiden.**

Bei Herzrythmusstörungen, insbesondere Erregungsausbreitungsstörungen: **Natriumbikarbonat** 1–2 mval/kg KG.

Bei Arrhythmie: **Phenytoin.**

Nur beim schwersten zentralen anticholinergen Syndrom: **Physostigmin.**

> CAVE: Sympathikomimetika wirken häufig arrhythmogen.
> Azidose verstärkt die Kardiotoxizität.
> Chinidin, Procainamid, Disopyramid sind kontraindiziert.

Anmerkung

Die Verbreiterung des QRS-Komplexes korreliert mit dem Blutspiegel.

5.2 Drogennotfälle*

5.2.1 Kokain und Amphetamine

Symptomatik

(siehe auch Seite: 430, Toxidrom: Stimulantien)

Phase 1: Euphorie, Agitiertheit, Schwindel, Tremor, Übelkeit, Erbrechen, Hyperthermie, Tachykardie.

Phase 2: Lethargie, Reflexsteigerung, Krämpfe (Status epilepticus); Tachykardie, Hypertonie, Hyperthermie, Inkontinenz.

Phase 3: Schlaffe Lähmung, Koma, weite, reaktionslose Pupillen, Areflexie, Lungenödem, Herz-Kreislaufstillstand.

---

*) Entzugssyndrome siehe Pkt. 6

Therapie

Der Schwerpunkt der Ersttherapie gilt der Vermeidung hypoxischer Komplikationen durch Beseitigung einer Ateminsuffizienz, Kreislaufstabilisierung und Unterbrechung zerebraler Krämpfe.

Betablocker bei Sinustachykardie und Tachyarrhythmien.
Phenytoin bei Arrhythmien.
Diazepam bei Agitiertheit und Krämpfen.
Haloperidol bei psychotischen Zuständen und höhergradiger Agitiertheit.
Bei Hyperthermie externe Kühlungsbehandlung.

> CAVE: Butyrophenone und Phenothiazine können Krampfschwelle herabsetzen.

5.2.2 Phencyclidin (Angel Dust)

(Symptomatik und Toxidrom: Stimulantien)

Symptomatik

Leicht: Halluzinationen, Agitiertheit, Euphorie, Angst, Tachykardie, Tachypnoe, Hypertonie.

Schwer: Krämpfe (bis zum Status epilepticus), toxische Psychose, Koma, hypertone Krise, Opisthotonus, Herzrhythmusstörungen, Hyperthermie, Rhabdomyolyse, Nierenversagen, Atemlähmung.

Therapie

Diazepam bei Krämpfen.
Haloperidol bei psychotischen Reaktionen.
Theophyllin bei Bronchospasmen.
Nifedipin bei Hypertonie.
Bei Koma bzw. Katatonie 0,8–2 mg **Naloxon** i. v., auf ausreichende Diurese achten.

5.2.3 Halluzinogene (LSD, Cannabis)

Symptomatik

Angst, Verwirrtheit, Halluzinationen, Hyper- oder Hypotonie, Tachykardie, Reflexsteigerung, Hyperthermie, Hyperglykämie, toxische Psychose, Depersonalisation, akute Panikattacken, Piloerektion.

Therapie

Diazepam bei akuten Panikattacken.
Haloperidol bei psychotischen Reaktionen.

Anmerkung

Eine schwere Vergiftung mit Cannabis ist praktisch nur durch parenterale Verabreichung möglich. Dabei auftretende Hypotension und renale Insuffizienz können meist mit Infusionstherapie beherrscht werden.

5.2.4 Bodypackersyndrom

Intoxikation durch gastrointestinale Resorption von zumeist verschluckten Heroin- oder Kokainpäckchen (siehe dort), infolge Freisetzung aus undichten oder rupturierten Kunststoffbehältnissen wie Kondomen o. ä.

Therapie

Entsprechend der Droge, der Menge und der Verpackung.
Bei vermutlich intakter Verpackung stationäre Überwachung, multiple Gabe von Aktivkohle und Beschleunigung der Darmpassage. Bei Auftreten schwerer, anhaltender Vergiftungssymptome ist eine akute chirurgische Intervention zur Entfernung der Noxe oft unumgänglich.

Anmerkung

Das Toxin kann oft trotz intakter Verpackung in Blut und Harn nachgewiesen werden, da geringe Mengen der Noxe häufig durch die Verpackung diffundieren.

5.3 Alkohole, Glykole

5.3.1 Methanol

Nach Einnahme leichte Rauschsymptomatik, mit Latenz von 6 bis 30 Stunden toxische Zerebralschädigung und schwerste Azidose. Sofortiger Therapiebeginn auch im Verdachtsfall: **Ethanol** p. o., Blutspiegel von ca. 0,3 bis 0,8% anzustreben.

CAVE: Magenspülung wegen Aspirationsgefahr unter Intubationsschutz.

5.3.2 Glykole

Bei Ethylen- bzw. Diethylenglykol vorgehen wie bei Methanolvergiftung: **Ethanol** p. o., Blutspiegel von 0,5 bis 1% anzustreben.

5.4 Korrosiva

5.4.1 Korrosiva allgemein

Typische **Symptome:** Ätzspuren in Mund und Rachen (fehlen manchmal), Hypersalivation, Würgen, Erbrechen, retrosternaler oder epigastrischer Schmerz, Abrinnspuren.

Therapie

Verdünnen durch orale Zufuhr von reichlich Wasser.
Keine Neutralisationsversuche!
Schmerzbekämpfung mit oralen Schleimhautlokalanästhetika.
Antazida: oral und parenteral auch bei Laugen! (H_2-Blocker).

> CAVE: Magenspülung **nur** bei systemtoxischen Substanzen vorsichtig innerhalb der ersten 1–2 Stunden mit weichem Schlauch unter Intubationsschutz. Immer an Perforation denken (orale Medikation kontraindiziert).

5.4.2 Flußsäure

Symptome wie Korrosiva, zusätzlich Hypokalzämie.
Auch Verätzungen mit geringem klinischem Befund sind behandlungsbedürftig (Latenz bis 24 Stunden möglich).

Therapie

Orale Intoxikation: **Kalziumglukonat** (40 g p.o. und 0,1–0,2 ml/kg 10%ige Lösung i.v.)
Dermale Kontamination: Therapie wie Korrosiva, zusätzlich:
intraarteriell (langsam): 10 ml 10%iges **Kalziumglukonat,**
subkutane Infiltration: 0,5 ml 10%iges **Kalziumglukonat** pro cm^2 betroffenen Hautareals.

Anmerkung

Der Erfolg wird durch Minderung der Schmerzen signalisiert.

5.5 Zyanide

Bei Zyanidvergiftungen muß **sofort** die Antidotagabe erfolgen! Alle übrigen Maßnahmen sind zweitrangig.
4-DMAP mit aspiriertem Blut verdünnt (3–4 mg/kg KG) in einer halben Minute streng i.v.

Natriumthiosulfat unmittelbar danach:
i. v.:   Erw.: 12 g, Kind: 50–100 mg/kg, Maximaldosis 500 mg/kg
p. o.:   Erw.: 200 ml einer 1–4%igen wäßrigen Lösung,
         Säugling: 10 ml, Kleinkind: 20 ml, Schulkind: 50 ml
In leichten Fällen: **4-DMAP** (10 mg/kg KG) p. o.

Anmerkungen

4-DMAP kann eine lebensbedrohliche Methämoglobinämie verursachen, wenn keine Zyanidvergiftung vorliegt. Wenn jedoch Anzeichen einer Zyanidvergiftung vorliegen, muß das Risiko eingegangen werden. Bei Überdosierung oder bei fehlender Intoxikation: **Toluidinblau** (siehe Methämoglobinbildner).

Natriumthiosulfat bildet mit Zyaniden ungiftige Komplexe, die Wirkung tritt aber sehr langsam ein.

> CAVE: Toluidinblau nicht bei echter Intoxikation verabreichen, da Zyanide sonst wieder freigesetzt werden.
> Vorsicht bei Anwendung an Säuglingen, da Methämoglobinreduktase noch insuffizient.

5.6 Gase

5.6.1 Kohlenmonoxid

Je nach Konzentration von leichtem Kopfschmerz und Unwohlsein bis zu Koma, Schock und metabolischer Azidose. Da das Ausmaß der zentralnervösen Spätschäden nicht vorhersehbar ist, sind auch Patienten mit geringer Symptomatik oder reine Verdachtsfälle therapiewürdig.

Therapie

Entfernung aus Gasatmosphäre und Insufflation von 100% Sauerstoff über 2 bis 3 Stunden. Komatöse Patienten intubieren und mit 100% Sauerstoff beatmen.

5.6.2 Reizgase

Die Lokalisation der Schleimhautreizung im Respirationstrakt hängt von der Wasser- bzw. Lipidlöslichkeit des Gases ab. Es entstehen zum Teil mit erheblicher Latenz Glottisödem, Tracheitis, Bronchitis, Alveolitis, Lungenödem.

Therapie

Initial einige Hübe **Kortikoid-Aerosol,** danach alle 3 min ein Hub und anschließend stündlich ein Hub. Sauerstoffgabe und gegebenenfalls Hustendämpfung. Bei Bronchospasmus Sympathomimetika-Aerosole. Symptomatische Behandlung des Lungenödems (in schweren Fällen PEEP-Beatmung).

Anmerkung

Bei Bränden eventuell zusätzliche Intoxikation durch Kohlenmonoxid, Zyanide, Methämoglobinbildner.

5.7 Methämoglobinbildner

Typische **Symptome:** Graue Zyanose, Tachypnoe, Tachykardie, Hypotonie, Krampfanfälle, Koma, Azidose.

Therapie

Zufuhr von reinem Sauerstoff mit Maske.
1–2 mg/kg KG **Methylenblau** 1%ige Lösung oder 3–4 mg/kg KG **Toluidinblau** (bei Bedarf Wiederholung nach 30 Minuten).
Beide Substanzen sind langsam und streng i. v. (über 5 min) zu applizieren.

> CAVE: Herzrhytmusstörungen, hämolytische Anämie, nie als zentralvenöse Injektion.

Anmerkung

Vitamin C (als Adjuvans bzw. bei Verdacht und zur Überbrückung).

5.8 Insektizide

5.8.1 Phosphorsäureester

(E605, Parathion, Metasystox, Alkylphosphate etc.)

Symptomatik

Pathophysiologie: Akkumulation von Acetylcholin an parasympathischen (muskarinartige Symptome) und einigen sympathischen (nikotinartige Symptome) Nervenendigungen sowie an cholinergen Synapsen im ZNS und an Synapsen somatischer und autonomer Nervenganglien. Dadurch vorübergehende Stimulation, die rasch infolge der unterbrochenen Reizübertragung in Lähmung übergeht.

446

Die **Symptome** treten mit einer Latenz von Minuten bis zu einigen Stunden auf und können eventuell tagelang anhalten. Stark lipidlösliche Phosphorsäureester können nach 24- bis 48stündiger milder Symptomatik schwere cholinerge Krisen auslösen.

Das klinische Bild wird bei leichten Vergiftungen bzw. in der Initialphase überwiegend durch die muskarinartigen, bei schweren Vergiftungen durch die nikotinartigen und zentralnervösen Symptome geprägt (s. Tab. 4).

Typisch ist das Auftreten der Trias: Miosis, Koma, exzessive Bronchialsekretion. Die starke Sekretbildung kann mitunter ein Lungenödem vortäuschen.

Die Messung der Cholinesterasenaktivität ist obligat. Im Vergiftungsfall ist die Aktivität signifikant erniedrigt, der Verlauf ist ein wichtiger prognostischer Hinweis.

Anmerkung

- häufig knoblauchartiger Geruch der Ausatemluft bzw. des Erbrochenen.
- Warnfarbe (blau).
- Chronisch exponierte Personen sind empfindlicher.

Tabelle 4: Klinische Symptome bei Alkylphosphatintoxikation

Muskarinartige Symptome

Salivation	Bradykardie, AV-Block	Lakrimation
Hypotonie	Harninkontinenz	Sehstörungen
Diarrhoe	Miose	Koliken
Bronchospasmus	Übelkeit	Bronchorrhoe
Erbrechen		

Nikotinartige Symptome

Muskelfaszikulation	Atemlähmung	Krämpfe
Tachykardie	schlaffe Lähmung	Hypertonie
Areflexie		

ZNS -Symptome

Kopfschmerz	Koma	Angst
Areflexie	Atemdepression	Ataxie
Unruhe	Psychose	Krämpfe

Therapie

Dekontamination (siehe 4.2.1) mit Polyethylenglykol, Selbstschutz unbedingt nötig!

Atropin: initial: Erw.: 2–5 mg i. v., Kind. 0,5–2 mg i. v., danach Atropingabe je nach klinischem Bild bis zum Sistieren der bronchialen Hypersekretion, anschließend Dauerinfusion entsprechend Auskultationsbefund bzw. Schleimhautsekretion.

Obidoxim (nur bei Parathion, Phosphamidon und Trichlorphon) anschließend an die erste Atropingabe sehr langsam i. v.; bei unzureichender Wirkung eventuell Gabe wiederholen. Erw.: 0,25 g, Kind: 4–5 mg/kg KG. Weitere Gabe frühestens nach 2 Stunden. Nur innerhalb der ersten 24 Stunden sinnvoll.

Diazepam bei Krämpfen, **Betablocker** bei deutlicher Sympathikussteigerung.
Bei Bedarf beatmen, Azidoseausgleich, Hypothermie- und Schockbekämpfung.

CAVE: Obidoxim bei Carbamatvergiftung und großen Dimethoatmengen kontraindiziert.

5.8.2 Carbamate

Therapie: wie bei Alkylphosphaten, Obidoxim ist kontraindiziert!

5.9 Herbizide

5.9.1 Paraquat, Diquat

Eventuell lokale Verätzungen, nach symptomarmem Intervall toxische Nephritis, Leber- und Lungenschädigung, Tod durch irreversible Lungenfibrose.

Therapie

Muß unverzüglich eingeleitet werden!
Bereits kleine Mengen hochtoxisch!

Sofortmaßnahme: **Aktivkohle** bzw. im Notfall orale Gabe von Gartenerde. Unverzüglich Magenspülung und nochmals Instillation von Aktivkohle. Anschließend langzeitige Darmlavage, Kohlehämoperfusion und

PEEP-Beatmung oder bei Spontanatmung CPAP zur Prophylaxe der toxischen Lungenveränderungen.

> **CAVE:** Sauerstoff verstärkt die lungenschädigende Wirkung von Paraquat!

Anmerkung

Substanz durch Warnfarbe (blau) gekennzeichnet und mit Emetikum versetzt.

5.9.2 Chlorate

Innerhalb von 2–24 Stunden gastrointestinale Beschwerden, Elektrolytentgleisung, graue Zyanose (Met-Hb-Bildung), Hämolyse, Nierenversagen, disseminierte intravasale Gerinnung.

Therapie

Zufuhr von reinem Sauerstoff mit Maske.
Dialyse bei renaler Insuffizienz oder potentiell letaler Dosis.
Frühzeitig Blutaustauschtransfusion bei Hämolyse.

> **CAVE:** Kleinere Mengen können auch nach Stunden zu toxischen Erscheinungen führen.

Anmerkung

Methylenblau und Toluidinblau ineffektiv, laut Einzelberichten wurde Natriumthiosulfat erfolgreich eingesetzt.
Chlorate gut dialysierbar, bei Hämolyse schwere Hyperkaliämie.

5.10 Gifttiere

5.10.1 Schlangen

Typische Wunde (Bißmarke); örtliche Schwellung und Ödembildung, Petechien, Lymphknotenschwellung bis lokale Nekrose. Durch die resorptive Wirkung können Übelkeit bis Kollaps und Atemlähmung auftreten. Die Symptome sind sehr variabel, je nach Lokalisation des Bisses (Venen, Hals- und Gesichtsbereich am gefährlichsten) und abhängig von der Schlangenart.

Therapie

Ruhigstellung und Bandagierung der betroffenen Extremität mit straff sitzender elestischer Binde. Unnötige Manipulationen, wie Aussaugen, Ausquetschen, Inzidieren usw. vermeiden. Im Notfall Blutdruckmanschette mit 55 mm Hg proximal der Bißstelle anlegen. Schmerzbekämpfung, Sedierung. Wenn nötig, intensivmedizinische Betreuung (Kreislauf, Blutgerinnung!).

Schlangenserum: Nur im Falle systemischer Vergiftungssymptome (progressive Schwellung, Parästhesien, Gerinnungsstörungen, Hypotension und Schock 30–60 Minuten nach Biß). Serumgabe nur nach Allergietest. (CAVE: anaphylaktische Reaktionen!) Bei europäischen Schlangen Indikation extrem streng stellen, da Nebenwirkungsgefahr sehr groß und Serumgabe selten nötig (am ehesten bei Kindern). Bei bestimmten exotischen Schlangen kann das Serum die Letalität allerdings beträchtlich verringern.

5.10.2 Spinnen

Gleiche Behandlung wie Schlangenbisse, die Giftwirkung von gefährlichen Spinnen kann wesentlich stärker als die von Schlangenbissen sein. Dexamethason (4 mg i. m., 4 mg s. c. an Bißstelle hat sich bewährt).

6 Entzugssyndrome

Das Einsetzen der Entzugssymptomatik ist abhängig von der Halbwertszeit der Droge.
Entsprechend der Polytoxikomanie der meisten Suchtkranken sollte immer auch an Mischentzüge gedacht werden.

6.1 Kokain und Amphetamine

Symptomatik

Schwerste Depression mit Suizidgefahr, Wahnvorstellungen.

Therapie

Sedierende Antidepressiva, Benzodiazepine.

6.2 Hypnotika/Sedativa

Symptomatik

Muskelzittern, Schweißausbrüche, epileptiforme Krämpfe, dysphorische Agitiertheit, Aggression, Angst, Schlaflosigkeit, Delirium.

Therapie

Chlorprothixen (Truxal), Prothipendyl (Dominal).
Antiepileptische Prophylaxe mit Carbamazepin.

Anmerkung

Die Symptomatik entspricht größtenteils dem Alkoholentzug. Die Entzugserscheinungen können aber verzögert mit einer Latenz von bis zu sieben Tagen auftreten.

6.4 Opiate

Symptomatik

Schüttelfrost, Schweißausbrüche, Piloerektion, Rhinorrhoe, Lakrimation, Mydriasis, Schlaflosigkeit, Agitiertheit, Angst, Halluzinationen, abdominelle Krämpfe, Wadenkrämpfe, Gliederschmerzen, massive Diarrhoe, Erbrechen, Tachykardie, Hypertonie, Hyperthermie.

Therapie

Ausgleich des Flüssigkeits- und Elektrolythaushaltes, Metoclopramid, Clonidin (CAVE: Blutdrucksenkung).
Bei bedrohlicher Symptomatik: Substitution z. B. mit Tramadol (nicht i. v.)

Anmerkung

- Mydriasis/Miosis zur schnellen Differentialdiagnose zwischen Intoxikation und Entzug.
- Epileptische Anfälle oder Delirium weisen auf Mischentzug hin.

CAVE: Multimorbidität der Suchtkranken, Sekundärinfekte (Hepatitis, HIV)

Psychiatrische Notfälle

H. Katschnig und H. P. David

1 Allgemeiner Teil

1.1 Begriffsbestimmung

Das Konzept des psychiatrischen Notfalls im weitesten Sinn umfaßt zwei nicht scharf voneinander abgegrenzte Bereiche: den Begriff des **psychiatrischen Notfalls im engeren Sinn,** der dem Begriff des medizinischen Notfalls nahesteht, und den mehr dem psychosozialen Bereich zugehörigen Begriff der „Krise". In der praktischen Verwendung der Begriffe gibt es fließende Übergänge. Die für den medizinischen Notfall gültige Definition, daß es sich um eine Situation handelt, in der die Dringlichkeit einer medizinischen Intervention im Vordergrund steht – entweder weil **unmittelbare Lebensgefahr** besteht, oder auch, weil es bei Ausbleiben der Intervention zu einer **kritischen Verschlechterung** mit einer dann auftretenden Lebensgefahr kommen kann, oder aber weil **irreversible Schäden** auftreten könnten –, ist für psychiatrische Notfälle dahingehend auszuweiten, als auch Situationen, in denen **Gesundheit oder Leben anderer Personen gefährdet** sind, einbezogen werden.

Ein weiterer Aspekt, in dem sich **psychiatrische Notfälle** von rein **medizinischen Notfällen** unterscheiden, ist die **unterschiedliche Akzeptanz** der Intervention. Es kommt bei psychiatrischen Notfällen nicht nur immer wieder vor, daß man darum „werben" muß, daß sich der Betroffene helfen läßt, oft genug stößt der Helfer auch auf offene Ablehnung. Die Diskrepanz der Auffassungen zwischen dem Betroffenen, seiner Umgebung und den Fachleuten, ob überhaupt ein Notfall vorliegt und ob fachliche Hilfe notwendig ist, stellt bei psychiatrischen Notfällen einen ganz wesentlichen zusätzlichen Belastungsfaktor für den Helfer dar. Es kann vorkommen, daß jemand eine dringende psychiatrische Intervention bei sich für notwendig hält, ohne daß eine objektivierbare Indikation gefunden werden kann; häufiger ist der umgekehrte Fall, daß der Betroffene bei sich keinen psychiatrischen Notfall erkennt, jedoch seine Umgebung und/oder die Fachleute Grund für ein rasches therapeutisches Eingreifen sehen.

Eine weitere Besonderheit bei der Beurteilung des psychiatrischen Notfalles besteht darin, daß es häufig zu **Überschneidungen mit somatischen Krankheitsbildern** kommen kann. So können einerseits psychiatrische Symptome durch organische Erkrankungen hervorgerufen werden, andererseits auch somatische Erkrankungen durch psychiatrische vorgetäuscht oder in ihrem Verlauf beeinflußt werden.

1.2 Versorgungsmöglichkeiten

Grundsätzlich muß unterschieden werden zwischen der Versorgung von Patienten, die sich freiwillig einer Behandlung unterziehen wollen und solchen, die einer Behandlung ablehnend gegenüberstehen. Bei ersteren kann bei ausreichendem sozialem Netz, das eine Betreuung des Patienten und eine Zuführung zu einer eventuellen Weiterbehandlung garantieren kann, ein Gespräch oder eine medikamentöse Therapie als Akutintervention genügen. Dabei besteht in Wien ein Unterschied in den Interventionsmöglichkeiten des Rettungsarztes, der nur ein Medikament verabreichen kann und des ärztlichen Notdienstes, der auch ein Rezept ausstellen kann. Nach erfolgter Behandlung kann in diesen Fällen der Patient der Obhut seiner Bezugspersonen überlassen werden.

Bei bestehendem Behandlungswunsch des Patienten und Unmöglichkeit, einen niedergelassenen Psychiater aufzusuchen, besteht in **Wien** die Möglichkeit zur ambulanten Versorgung an der **Psychiatrischen Universitätsklinik,** an den **Aufnahmeabteilungen des Psychiatrischen Krankenhauses Baumgartner Höhe** sowie im **Sozialpsychiatrischen Notdienst** (Fuchsthallergasse 18, 1090 Wien, Tel.: 310 87 79, 310 87 80). An Wochentagen stehen untertags auch das **Kriseninterventionszentrum** (1090 Wien, Spitalgasse 11, Tel.: 43 95 95-0, 43 99 66-0) und die **Ambulanzen an den Psychosozialen Stationen** der jeweiligen Region zur Verfügung.

Bei krankheitsuneinsichtigen Personen, bei denen kein Anlaß zu einer sofortigen Einweisung gegeben ist (z. B. störende, aber nicht unmittelbar selbstgefährdende Patienten), besteht die Möglichkeit der Zuziehung eines psychiatrischen Konsiliardienstes über den Psychosozialen Notdienst.

1.3 Rechtliche Aspekte

Zunächst gilt im Umgang mit psychiatrischen Notfällen auch alles, was im Abschnitt „Rechtsmedizinische Grundlagen der Notfallmedizin" gesagt wurde. Insbesondere gilt als grundsätzliche gesetzliche Leitlinie für das Vorgehen des zu einem psychiatrischen Notfall gerufenen Arztes wie in anderen Notfällen die Hilfeleistungspflicht laut § 95 Strafgesetzbuch, wobei man aber mit dem § 110 StGB (eigenmächtige Heilbehandlung) in Konflikt geraten kann (siehe Abschnitt 6 des genannten rechtsmedizinischen Kapitels).

Wird eine stationäre Aufnahme eines Patienten in Erwägung gezogen und ist dieser dazu nicht freiwillig bereit, dann müssen die Bestimmungen des neuen, am 1. 1. 1991 in Kraft getretenen Unterbringungsgesetzes (UBG) herangezogen werden. Gemäß § 3 UBG darf in einer Anstalt nur untergebracht werden, wer

1. an einer psychischen Krankheit leidet,

2. im Zusammenhang damit sein Leben oder seine Gesundheit oder das Leben oder die Gesundheit anderer ernstlich und erheblich gefährdet und

3. nicht in einer anderen Weise, insbesondere außerhalb einer Anstalt, ausreichend ärztlich behandelt oder betreut werden kann.

Unterbringung im Sinne des UBG heißt Aufnahme in einem geschlossenen Bereich einer Krankenanstalt oder Abteilung für Psychiatrie. Dabei gibt es auch eine Unterbringung auf Verlangen. Hier wird aus Häufigkeitsgründen jedoch nur die Unterbringung ohne Verlangen diskutiert. Die entsprechenden Bestimmungen des UBG lassen sich kurz so zusammenfassen:

Eine Person darf gegen oder ohne ihren Willen nur dann in eine Anstalt gebracht werden, wenn ein im öffentlichen Sanitätsdienst stehender Arzt oder ein Polizeiarzt sie untersucht und bescheinigt, daß die Voraussetzungen der Unterbringung vorliegen. Die Organe des öffentlichen Sicherheitsdienstes sind berechtigt und verpflichtet, eine Person, bei der sie aus besonderen Gründen die Voraussetzungen der Unterbringung für gegeben erachten, zur Untersuchung zum Arzt zu bringen oder diesen beizuziehen. Bei Gefahr in Verzug können die Organe des öffentlichen Sicherheitsdienstes die betroffene Person auch ohne Untersuchung und Bescheinigung in eine Anstalt bringen. Der Arzt und die Organe des öffentlichen Sicherheitsdienstes haben, soweit das möglich ist, mit psychiatrischen Einrichtungen außerhalb einer Anstalt zusammenzuarbeiten und erforderlichenfalls den örtlichen Rettungsdienst beizuziehen.

Nachdem die Person ohne oder gegen ihren Willen in die Anstalt gebracht wurde, müssen zwei Fachärzte Gutachten beibringen, die bescheinigen, daß die Voraussetzungen der Unterbringung gegeben sind. Außerdem ist unverzüglich der Patientenanwalt zu verständigen sowie – wenn der Patient nicht widerspricht – ein Angehöriger. Darüber hinaus hat der Abteilungsleiter oder sein jeweiliger Vertreter unverzüglich das Gericht zu verständigen. Das Gericht hat innerhalb von vier Tagen nach Verständigung mit dem Patienten eine Erstanhörung durchzuführen und einen gerichtlichen Beschluß über die weitere Vorgangsweise (Anhaltung oder nicht) zu fällen.

1.4 Umgang mit Patienten in psychiatrischen Notfallsituationen

Im Gegensatz zu den meisten somatischen Notfällen muß der **Patient in einer psychiatrischen Notfallsituation** zunächst **für eine Kooperation gewonnen** werden. Die **Art der Kontaktaufnahme** ist in der Regel entscheidend dafür, ob eine solche Kooperation etabliert werden kann. Besonders dann, wenn der ärztliche Kontakt durch Dritte und nicht durch den Betroffenen selbst hergestellt wurde – weil der Patient etwa selbst- oder fremdgefährlich ist –, wird die Notwendigkeit einer ärztlichen Hilfe oft nicht eingesehen oder aktiv abgelehnt.

Als wichtigste Regel gilt, daß zunächst ein **ruhiger Kontakt** angeknüpft werden soll, besonders bei aggressiven Patienten und wenn es zu Auseinandersetzungen zwischen dem Patienten und seiner Umgebung gekommen ist. Man sollte sich betont auf den Patienten konzentrieren, nichts nebenbei tun und sein Interesse durch wohlwollendes Nicken und klärendes Nachfragen demonstrieren. Bei Konflikten ist neben einem ruhigen und festen Auftreten oft nützlich, den **Patienten und beteiligte Dritte voneinander zu trennen** oder – bei potentiell gefährlichen Patienten – **neutrale Dritte beizuziehen**. Bei mißtrauischen Patienten sollte die räumliche Gesprächsanordnung so gewählt werden, daß der Patient nicht das Gefühl bekommt, keinen Fluchtweg zu haben. Man muß sich ständig vor Augen halten, daß man zur **Entschärfung der Situation** beitragen soll, vom Betroffenen aber als zusätzliche Bedrohung empfunden werden kann.

Von Anfang an stellt sich dem eingreifenden Arzt die Frage, ob der Patient in seiner Umgebung belassen werden kann oder **eine akute stationäre Aufnahme** indiziert und der Patient dazu bereit ist. Des weiteren ist zu entscheiden, ob – neben einem Gespräch – **in der Akutsituation eine medikamentöse Behandlung** erforderlich ist und ob der Patient diese Therapie akzeptiert. Schließlich muß für den Fall, daß der Patient in seiner Umgebung belassen werden kann, geklärt werden, ob eine **Nachbetreuung** organisiert werden muß oder nicht.

Wenn es für den eingreifenden Arzt klar ist, welche Entscheidungen im gegebenen Fall optimal wären, sollte er mit dem Patienten und gegebenenfalls mit seinen Angehörigen das Vorgehen gemeinsam besprechen. Eine als notwendig erachtete akute medikamentöse Behandlung sollte nur im äußersten Notfall gegen den Willen des Patienten erfolgen. Bei der Frage der stationären Aufnahme ist zunächst danach zu trachten, den Patienten zu einer freiwilligen Aufnahme zu bewegen. Die Unterbringung gegen den Willen des Patienten sollte nur unter therapeutischen Gesichtspunkten gesehen werden.

Das **unmittelbare soziale Umfeld** des Patienten ist für die genannten Entscheidungen in zweifacher Weise wichtig: einmal, weil Bezugspersonen, aber auch andere, in das Geschehen verwickelte Personen an der **Entstehung** des Notfalls mitbeteiligt sein können; zum anderen, weil Bezugspersonen eine wichtige **Mithilfe bei der Bewältigung** der Notfallsituation darstellen können.

In jedem Fall sollte eine lückenlose Betreuung bis zum Abklingen der Symptomatik sichergestellt werden. Bei Verdacht auf Intoxikation sollte auch an die Abnahme von Blut bzw. Urin gedacht werden (auch wegen eventueller forensischer Folgeprobleme). Bei stationärer Einweisung müssen genaue Angaben über die verabreichten Medikamente erfolgen.

2 Spezieller Teil

Die Beurteilung einer psychiatrischen Notfallsituation hat in erster Linie von den vorliegenden psychopathologischen Phänomenen auszugehen, aus denen sich die unmittelbar notwendigen Maßnahmen ergeben. Die meisten dieser psychopathologischen Phänomene sind **ätiologisch mehrdeutig** (psychogen, endogen, organogen), haben also Syndromcharakter. Sie können in der Regel zunächst unabhängig von der nosologischen Zuordnung – die in der Notfallsituation meist ohnehin nicht möglich ist – als Syndrom behandelt werden. Lediglich **Verwirrtheit und Bewußtseinstrübung weisen eindeutig auf eine organische zerebrale Beeinträchtigung hin.** Bei Vorliegen dieser Symptome sollte bereits in der Notfallsituation versucht werden, die Ursache zu eruieren und entsprechend spezifische therapeutische Maßnahmen zu setzen.

Für die Beurteilung einer Notfallsituation empfiehlt es sich, die bunte Vielfalt psychopathologischer Phänomene stark vereinfachend auf einige **wenige Leitsymptome** zu reduzieren, die als im Vordergrund stehend imponieren, aber auch miteinander kombiniert vorkommen können. Hier werden sechs Gruppen derartiger Leitsymptome unterschieden, über deren Vorliegen man sich unbedingt ein Bild machen sollte:

> Leitsymptome: Verwirrtheit und Bewußtseinstrübung
> Leitsymptome: Verworrenheit, Realitätsverlust (Wahn, Halluzinationen)
> Leitsymptome: Erregung, psychomotorische Unruhe und Aggressivität
> Leitsymptome: Depressivität, Verzweiflung und Suizidalität
> Leitsymptom: Angst
> Leitsymptome: Hemmung, Antriebslosigkeit und Stupor

Die Reihenfolge hat eine gewisse Bedeutung im Hinblick auf die Priorität in der Diagnostik und in den zu treffenden Maßnahmen. Zunächst darf die Beteiligung organischer Faktoren nicht übersehen werden (Verwirrtheit, Bewußtseinstrübung), dann das Vorliegen von Realitätsverlust im Rahmen einer (organischen oder endogenen) Psychose, durch die latente Selbst- oder Fremdgefährdung gegeben sein kann. Die Beurteilung des Vorliegens der ersten beiden Gruppen von Leitsymptomen kann dadurch erschwert sein, daß andere Symptome im Vordergrund stehen. Ein verwirrter Patient kann auch erregt, depressiv, suizidal oder ängstlich sein oder auch psychotische Symptome haben. Patienten mit Halluzinationen und Wahnideen im Rahmen einer endogenen Psychose können primär als erregt oder ängstlich imponieren.

In der Regel liefern bereits die bloße **Beobachtung** des Patienten und das Stellen einiger unverfänglicher **allgemeiner Fragen** zur Lebenssituation, etwa nach Alter, Beruf und Angehörigen, entscheidende Hinweise auf die Leitsymptomatik. Bei aller Notwendigkeit, über die Leitsymptomatik möglichst rasch ein adäquates Bild zu erhalten, ist zu bedenken, daß die **Herstellung des Kontaktes** mit dem Patienten genauso wichtig ist wie die Informationsgewinnung. Deshalb sollten **Fragen, die potentiell kontakt- und kooperationsstörend sind** – etwa nach **Suizidalität, zeitlicher und örtlicher Desorientierung, Drogen- und Medikamenteneinnahme, Halluzinationen und Wahnideen** sowie nach **psychiatrischen Vorerkrankungen –, erst sekundär gestellt werden.** Sie dürfen aber bei entsprechendem Verdacht auch nicht unterbleiben. Fragen nach **spezifischen aktuellen Konfliktsituationen** und ihren Hintergründen können in manchen Fällen die Kontaktherstellung erleichtern, in anderen wieder erschweren. **Auskünfte Dritter** sind meist nützlich, können aber, gerade im Fall von Konflikten mit diesen Personen, tendenziös sein, besonders was das Vorliegen suizidalen Verhaltens betrifft. Dissimulation aus Angst vor stationärer Einweisung erschwert oft die Beurteilung von Suizidalität und psychotischen Symptomen.

2.1 Leitsymptome: Verwirrtheit und Bewußtseinstrübung

Verwirrtheit (= zeitliche und örtliche Desorientierung) wird oft erst nach direktem Befragen offenkundig (nicht allein aufgrund einer Unkenntnis des aktuellen Datums diagnostizieren, eher nach Monat, Jahreszeit, Jahr fragen). Verwirrtheit ist oft mit Merkfähigkeitsstörung und mit Inkohärenz der Sprache verbunden.

Verwirrtheit und Bewußtseinstrübung sind immer auf eine **organische zerebrale Beeinträchtigung** zurückzuführen.

Differentialdiagnose: „gespielte" Verwirrtheit bei Hysterie, GANSER-Syndrom („hysterischer Dämmerzustand").

Psychopathologisch wird eine **delirante** Verwirrtheit von einer **„einfachen"** Verwirrtheit unterschieden.

2.1.1 Delirante Verwirrtheit

Delirante Verwirrtheit ist außer durch **zeitliche und örtliche Desorientierung** durch **psychomotorische Unruhe** und durch **vorwiegend optische Halluzinationen** gekennzeichnet, die schnell wechseln und beweglich sind; dabei besteht eine Tendenz zur Verkleinerung, zur Wahrnehmung großer Mengen von kleinen Tieren (viele kleine Fliegen; Käfer, die auf der Haut herumkriechen). Die Patienten versuchen diese Tiere (nestelnd) wegzuwischen. Typisch sind auch Personenverkennungen (Arzt ist Freund), optische Halluzinationen von Geistern und Teufelsfratzen, völlige Verkennung der Umgebung (Patient wähnt sich in der Wohnung oder am Arbeitsplatz). Bezeichnend ist ein **Oszillieren der Symptomatik,** die Patienten können durch energisches Ansprechen, besonders zu Beginn des Delirs, wieder ganz klar und geordnet erscheinen, verfallen aber, alleingelassen, sofort wieder in ihre halluzinatorische Welt zurück.

Ätiologie: Entzugsdelir bei Alkoholismus und **Hypnotika-Mißbrauch** (dabei Entzugssymptome, wie Schwitzen und Tremor). **Intoxikationen durch anticholinerg wirksame Substanzen (Belladonna-Präparate, trizyklische Antidepressiva und Neuroleptika, Antiparkinson-Mittel), dabei rote, trockene Haut, Tachykardie, Mydriasis.**

Akzidentell sieht man ein anticholinerges Delir bei depressiven dementen Patienten, die fälschlicherweise mit trizyklischen Antidepressiva behandelt wurden.

Therapie: Delirante Verwirrtheit muß stationär behandelt werden, deshalb sofortige Einweisung (früher sehr hohe Letalität). Bei längerem Transport RR-Kontrolle, evtl. Kreislaufstabilisierung mittels Infusionen. Zur Sedierung kann **Meprobamat** (Miltaun$^{®}$, Pertranquil$^{®}$) 400 mg per os wiederholt gegeben werden, bis zu 4×4 Tabletten in 24 Stunden, evtl. auch mehr; evtl. Clomethiazol (Distraneurin$^{®}$) (Atemdepressionsgefahr!); evtl. tagsüber Piracetam (Nootropilinfusionen [bis zu 40 g]); **Wasser- und Elektrolythaushalt kontrollieren, Herz-Kreislaufstützung.**

2.1.2 Einfache Verwirrtheit

Bei allen somatischen Notfällen, die mit Bewußtlosigkeit einhergehen, kommt es in leichteren Stadien der Bewußtseinstrübung zu Verwirrtheitszuständen; typisch ist die einfache Verwirrtheit bei seniler und arteriosklerotischer Demenz. Organische Ursachen sind möglichst abzuklären (neurologischer Status, Labor etc.) und entsprechend zu behandeln (z. B. Hypoglykämie, Exsikkose). Wenn eine Sedierung mit Psychopharmaka notwendig ist, dann **Meprobamat** (per os 1–2 Tabletten à 400 mg) oder **kleine Dosen Haloperidol** (Haldol® 2–5 mg); evtl. auch intramuskulär. **Blutdruck normalisieren, kardiale Stützung.** Einfache Verwirrtheit bei seniler und arteriosklerotischer Demenz kann unter Umständen – in Abhängigkeit von der Möglichkeit der Angehörigen, für den Patienten zu sorgen – ambulant bzw. zu Hause behandelt werden.

2.2 Leitsymptome: Verworrenheit und Realitätsverlust (Wahn, Halluzinationen)

Verworrenheit = inkohärentes Denken und Verhalten (im Gegensatz zu „Verwirrtheit" = zeitliche und örtliche Desorientierung).

Wahn = falsche Auffassung von der Realität, an der unkorrigierbar festgehalten wird (paranoid = wahnhaft). Wahnthemen: Verfolgungswahn, Größenwahn u. a.

Halluzinationen = Trugwahrnehmungen (auf allen Sinnesgebieten möglich; z. B. Stimmenhören, Geschmackshalluzinationen).

Differentialdiagnostisch ist hier an **endogene Psychosen** (z. B. Schizophrenie, schizoaffektive Psychose) und **organische Psychosen** (z. B. Alkoholparanoia, Enzephalitis, Drogenpsychose) zu denken.

Wenn die Verworrenheit im Vordergrund steht, ist ein sinnvolles Gespräch nicht möglich. **Bei Wahnideen und Halluzinationen sollte man dem Patienten nicht zu beweisen versuchen, daß er irrt; man sollte ihm vielmehr zu verstehen geben, daß man akzeptiere, daß er die Dinge so sehe, daß er aber akzeptieren möge, daß man selber die Dinge nicht so sehe.**

Bei fehlendem Realitätsbezug kann es sehr schwierig sein, Gedanken oder Impulse im Sinne einer **Selbst- bzw. Fremdgefährdung** adäquat zu beurteilen und eine Entscheidung über eine stationäre Behandlung zu treffen. Wenn Angst oder Wahnideen im Vordergrund stehen, sollte die Frage der Selbst- bzw. Fremdgefährdung nur sehr behutsam angesprochen werden. Mann sollte in diesen Fällen schon **frühzeitig ein Behandlungsangebot machen** und **reale äußere Bezüge ins Spiel bringen,** um zu einem „Behandlungsbündnis" zu kommen. **Akut psychotische Patienten sind überraschend oft kooperationsbereit, wenn man ruhig und fest auftritt und ein konkretes Hilfsangebot macht, sei es in Form einer medikamentösen Behandlung und/oder einer Krankenhausaufnahme.**

Eine medikamentöse Behandlung gegen den Willen des Patienten sollte nur im äußersten Notfall durchgeführt werden. Neuroleptika helfen in erster Linie gegen Wahnideen und Halluzinationen, von denen sich der Patient dann leichter distanzieren kann; gegen Denkstörungen sind sie weniger gut wirksam.

Haloperidol (Haldol®), 5–10 mg i. m., ist wegen seiner großen therapeutischen Breite und guten Verträglichkeit das Mittel der Wahl, besonders auch bei organisch begründbaren psychotischen Zustandsbildern. (Z. B. Verfolgungsideen bei seniler Demenz; dort ist eine geringere Dosierung zu empfehlen.)

Bei zusätzlicher Erregung ist ein stärker dämpfendes Neuroleptikum angezeigt, z. B. Chlorprothixen (Truxal®) 50 mg i. m., das allerdings weniger antipsychotisch wirkt, anticholinerge Nebenwirkungen hat und zu orthostatischer Fehlregulation führen kann. **Bei vermutetem organischem Faktor ist Chlorprothixen (Truxal®) wegen seiner anticholinergen Nebenwirkungen kontraindiziert.**

Bei Neuroleptikagabe, besonders bei Intensivneuroleptika wie Haloperidol (Haldol®) oder Fluphenazin (Dapotum®) können **akute Dyskinesien** (vor allem im Kopfbereich, z. B. Zungenschlundkrämpfe, okulogyre Krisen, Torticollis) auftreten, die an sich ungefährlich, aber äußerst unangenehm sind. Sie sprechen auf eine Ampulle Biperiden (Akineton®), 5 mg i. v., in der Regel prompt an. Der Patient bzw. seine Angehörigen sollten über diese mögliche Nebenwirkung der Neuroleptika informiert werden.

Wenn Fremd- und Selbstgefährlichkeit ausgeschlossen werden können und der Patient zu einer medikamentösen Behandlung bereit ist, kann je nach Schweregrad der Symptomatik und der Toleranz und Belastbarkeit der Umgebung auch eine ambulante Behandlung in Erwägung gezogen werden. Dabei müßte allerdings sichergestellt werden, daß nach dem Notfalleinsatz eine weitere ärztliche Betreuung erfolgt.

2.3 Leitsymptome: Erregung, psychomotorische Unruhe und Aggressivität

Zunächst müssen immer **organische Ursachen** ausgeschlossen werden. Hier sind **Intoxikationen am häufigsten, etwa mit Alkohol, Medikamenten und Drogen.** Auch Hypoglykämie, psychoorganische Syndrome (z. B. bei seniler Demenz, Zustand nach Schädel-Hirn-Trauma), Temporallappenepilepsie, Tumore im Bereich des limbischen Systems kommen in Frage. Immer auf allfällige Bewußtseinstrübung und Verwirrtheit achten! **Psychotische** Erregungszustände sind teils durch das Vorliegen psychotischer Symptome – Halluzinationen, Wahnideen, Inkohärenz im Denken – relativ leicht diagnostizierbar, können zum Teil aber, besonders bei chronisch psychisch Kranken, nicht sofort evident sein. Typisch sind schwere Erregungszustände (bis zum Amoklaufen) bei **Katatonie,** wo sie plötzlich aus einem Stupor heraus auftreten können. Dabei oft Bewegungs- und Sprachstereotypie, Grimassieren, Befehlsautomatismen, Echolalie, Echopraxie und Echomimie (Patient imitiert den Untersucher in Sprache, Gestik und Mimik). Bei **Manie** können **zornig getönte Erregungszustände** auftreten, es kann zu unvermutet raschem Stimmungswechsel kommen („Mischbild"). **Psychoreaktiv** können Erregungszustände, z. B. **bei abnormer Grundpersönlichkeit** (u. a. bei intellektueller Grenzbegabung), in Form von unkontrollierbaren Temperamentsausbrüchen vorkommen. Andererseits kann es bei primär als gesund angesehenen Personen **bei psychosozialen Krisen** (Anlaß ist bekannt, z. B. Ehe, Familie, Hausgemeinschaft, Beruf) oder bei plötzlicher schwerer Kränkung zu einer überschießenden Reaktion (Kurzschlußreaktion) kommen, die auf momentan nicht ausreichende Bewältigungsstrategien für die gegebene Situation zurückzuführen ist. „Hysterische" Erregungszustände sind anlaßgebundene Erregungen bei entsprechender Grundpersönlichkeit. Es kann zu „hysterischen Krampfanfällen" kommen, **die im Unterschied zu epileptischen Anfällen selten zu Verletzungen führen; es treten auch kein Zungenbiß, keine abnorme Pupillenreaktion, keine Apnoe und Zyanose** auf. Eventuell „Arc de cercle", keine Ansprechbarkeit. **5–20 mg Diazepam (Valium$^{®}$) i. v.** sind hier auf jeden Fall nicht falsch, da Diazepam auch bei Epilepsie antikonvulsiv wirkt.

Zum **Umgang** mit erregten Personen vergleiche das im allgemeinen Teil über den Umgang mit psychiatrischen Notfallsituationen Gesagte.

> Der Umgang mit einem erregten Patienten, der eine Waffe besitzt, darf unter keinen Umständen zu einem Versuch führen, den Patienten zu „entwaffnen". Statt dessen ist es wichtig, ruhig und fest zu bleiben und den Patienten aufzufordern, die Waffe wegzulegen.

Ruhiges Reden kann bei drogenbedingten Erregungszuständen recht gut wirken („Talk down", man muß sich dafür allerdings Zeit nehmen). **Medikamentös** können **Tranquilizer** (5–20 mg Diazepam p. o., i. m. oder langsam i. v.) oder **Neuroleptika** versucht werden. Besonders **wenn Verdacht auf eine organische Ursache besteht** (z. B. Erregungszustände bei alten Menschen), **sollte man sich neuroleptisch auf Haloperidol (Haldol$^{®}$) beschränken und nicht Chlorprothixen (Truxal$^{®}$) geben.**

Haloperidol wirkt nicht so stark sedierend wie Chlorprothixen, ist aber wesentlich nebenwirkungsärmer und hat eine besonders große therapeutische Breite (Truxal® hat anticholinerge und orthostatische Nebenwirkungen). Haloperidol kann in Dosen von 5–10 mg p. o., i. m. oder i. v. gegeben werden, auch wiederholt in Abständen von 30–60 Minuten (bei gerontopsychiatrischen Patienten sind meist geringere Dosen wirksam, etwa schon 2 mg). **Bei Tranquilizern sollte die Gefahr der Atemdepression und bei alten Patienten die der paradoxen Wirkung beachtet werden.** Zu rechtlichen Fragen vgl. das im allgemeinen Teil Gesagte. Im Zweifelsfall sollte ein Patient, der massiv selbst- oder fremdgefährlich ist, **eher mechanisch beschränkt als mit zu hohen Dosen medikamentös behandelt werden,** nicht zuletzt auch deshalb, weil sonst nach dem Transport ins Krankenhaus die diagnostische Beurteilung erschwert ist.

> Wenn mechanische Beschränkungen notwendig sind, dann sollten diese nach Möglichkeit durch eine ausreichende Zahl von Personen durchgeführt werden, damit die Verletzungsgefahr für den Patienten und die Beteiligten minimiert wird.

Exkurs: Die Behandlung des akuten Drogenentzuges

Erregungszustände können auch beim Drogen- bzw. Medikamentenentzug auftreten, wobei die durch die am häufigsten mißbrauchten Medikamente (Tranquilizer, Barbiturate) und Drogen hervorgerufenen Symptome (Sedierung, Relaxierung, Euphorisierung) in ihr Gegenteil verkehrt werden. Es kann also zu ängstlich bis dysphorisch getönten Erregungszuständen mit motorischer Unruhe und, je nach Schweregrad des Entzuges, verschieden stark ausgeprägten vegetativen Symptomen – Schwitzen, Muskelkrämpfe, Knochen- und Muskelschmerzen (Opiatentzug), Erbrechen, Durchfall – kommen. Neben den zur **Stabilisierung der vegetativen Symptomatik** notwendigen Maßnahmen (Flüssigkeitszufuhr, Antidiarrhoika, kreislaufstabilisierende Medikamente) haben sich zur Behandlung der Erregung und Verstimmung und der ebenfalls häufig bestehenden Schlafstörungen **Doxepin (Sinequan®) bis zu 300 mg am Tag,** u. U. auch mehr, gegen die Muskelkrämpfe und die ziehenden Schmerzen in den Knochen und Gelenken (vor allem bei Opiatentzug) **Clonidin (Catapresan®) bis zu 3 × 0,15 mg pro Tag** u. U. auch mehr, bewährt. Bei körperlichen Begleiterkrankungen oder Verletzungen (z. B. Unfällen) ist bei Opiatsüchtigkeit zunächst mit **Methadon** (Heptadon®) zu substituieren (10-mg-weise).

2.4 Leitsymptome: Depressivität, Verzweiflung und Suizidalität

Depressivität und Suizidalität können bei fast allen psychiatrischen Krankheitsbildern vorhanden sein: bei psychoorganischen Syndromen (bei arteriosklerotischer Demenz typischerweise „reaktiv", weil die Einsicht in die intellektuelle Leistungsverschlechterung relativ lange erhalten bleibt), bei endogenen Psychosen (typischerweise bei der „endogenen Depression"), aber auch oft bei chronisch Schizophrenen (hier oft mehrdeutig, und zwar als mögliche Folge einer chronischen Neuroleptikatherapie oder „reaktiv" – wegen der Krankheitseinsicht nach Abklingen der akuten Episode), bei Personen mit einer depressiven Persönlichkeitsstruktur sowie als Folge von belastenden Lebensereignissen, die von subtilen Kränkungen bis zu massiven objektiven Belastungen reichen können. Bei Patienten mit Wahnideen und Halluzinationen kann Suizidalität auch ohne offensichtliche Depressivität vorhanden sein.

> Die Unterscheidung in neurotische und endogene Depression ist für das Suizidrisiko nicht so relevant wie die Beurteilung der Antriebslage, also die Unterscheidung zwischen **„gehemmter"** und **„agitierter" Depression,** wobei letztere eine wesentlich höhere Suizidgefährdung mit sich bringt.

Zu bedenken ist, daß die heute vielfach ambulant durchgeführte Therapie mit antriebssteigernden Antidepressiva zu Beginn anticholinerge Nebenwirkungen hervorruft, anschließend den Antrieb steigert und erst nach bis zu drei Wochen die depressive Stimmungslage hebt. Wenn der Antrieb schon gesteigert, die Stimmung aber noch nicht normalisiert ist, ist das Suizidrisiko am größten.

Von **psychischer Krise als Reaktion auf äußere Ereignisse** spricht man dann, wenn jemand unfähig ist, diese Ereignisse, seine üblichen Anpassungsmechanismen und früheren Erfahrungen zu bewältigen. Es erscheint sinnvoll, zwischen **traumatischen Krisen** (Tod einer nahestehenden Person, Ausbruch einer schweren Erkrankung) und **Lebensveränderungskrisen** (Pensionierung, Arbeitslosigkeit) zu unterscheiden. Eine typische traumatische Krise nimmt üblicherweise einen phasischen Verlauf. In der **Schockphase,** in der der Betroffene meistens vom Notarzt gesehen wird, kommt es zu ausgeprägter **Regression und zu chaotischen Reaktionen. Der Patient sollte möglichst nicht alleine gelassen werden;** für eine gute allgemeine Betreuung muß unbedingt gesorgt, auf eine vernunftmäßige Bearbeitung der Krisensituation soll jedoch verzichtet werden. Es folgen die **Reaktionsphase,** die Phase der **Bearbeitung des Konfliktes** und die Phase der **Neuorientierung.**

Eine **adäquate Krisentherapie/Krisenintervention** muß immer **polypragmatisch** sein. Die **Pharmakotherapie** ist hier genauso sinnvoll einsetzbar wie eine auf Abreagieren von negativen Emotionen und Konfrontation mit der Realität ausgerichtete **Kurzpsychotherapie** oder die **Mobilisierung der Unterstützung durch die Familie und andere wichtige Bezugspersonen.** Wesentlich ist, daß der **Therapeut sofort eingreift, aktiv ist und direktiv vorgeht,** sich beim Bearbeiten von Problemen **auf die Gegenwart konzentriert,** den Betroffenen **stützt** und möglichst dessen **soziale Umgebung einbezieht.**

Psychosoziale Krisen in Konfliktsituationen mit nahen Bezugspersonen nach Kränkungen oder massiven äußeren Verlusten führen häufig zu **Suizidversuchen,** vorwiegend mit Medikamenten, oft gemischt mit Alkohol. Die suizidale Absicht vermischt sich hier in oft nicht klar unterscheidbarer Weise mit dem Wunsch, „einfach einmal Ruhe zu haben" („parasuizidale Pause"). Es empfiehlt sich, bei jeder stattgefundenen Selbstbeschädigung, die nicht unbedingt eine stationäre medizinische Behandlung erfordert, **den Patienten auf keinen Fall allein zu lassen** und dafür zu sorgen, daß sich Angehörige oder Freunde um ihn kümmern und er nachbetreut wird. Im Zweifelsfall ergibt sich immer wieder die Frage nach einer stationären Aufnahme, die in Österreich nicht gut lösbar ist, da es nicht, so wie in manchen Ländern, sogenannte „Kriseninterventionsstationen" gibt, an denen sich die Betroffenen viel eher freiwillig aufnehmen lassen als in einem psychiatrischen Krankenhaus.

Wenn ein Suizidversuch im Rahmen einer psychoorganischen oder einer psychotischen Erkrankung erfolgt, ist eine stationäre Behandlung erforderlich, auch gegen den Willen des Patienten. Psychiatrische Erkrankungen in der Vorgeschichte, kürzliche Entlassung aus einer psychiatrischen Klinik und Suchterkrankung sind besonders relevante Risikofaktoren.

Eine antidepressive Medikation ist im Notfalleinsatz nicht sinnvoll. Allenfalls ist ein agitierter Patient mit Suizidabsichten (nicht nach erfolgtem Suizidversuch) für den Transport mit Diazepam (Valium®) 10–20 mg oder Haloperidol (Haldol®) 5–20 mg i. m. oder i. v. zu sedieren.

2.5 Leitsymptom: Angst

Angst = Gefühl der **Bedrohung** zusammen mit **vegetativer Begleitsymptomatik** (Tachykardie, Schwitzen, Zittern u. ä.). In der Alltagssprache wird von den Betroffenen das Wort „Angst" oft im Sinn von Sorgen („Angst vor der Zukunft", „Hoffnungslosigkeit") verstanden; diese Art

464

von „Angst" ist eher dem depressiven Bereich zuzuordnen (Suizidalität nicht übersehen!). Bei der Angst im engeren Sinn ist in der Regel keine Suizidgefahr vorhanden, im Gegenteil, die Patienten fürchten manchmal, daß sie sterben.

Angst kann als Begleitsymptom bei praktisch allen psychiatrischen Krankheitsbildern vorkommen, die nicht übersehen werden dürfen: bei organisch beeinträchtigten verwirrten Patienten, bei psychotischen Patienten (dort oft mit Erregungszuständen gepaart) und bei depressiven Patienten; massive Angstsymptomatik kann auch nach akutem psychosozialem Streß auftreten (nicht vergessen: nach psychosozialen Auslösern fragen!). Nicht übersehen werden darf, daß viele somatische Notfälle besonders im thorakalen Bereich mit einer ausgeprägten Angstsymptomatik einhergehen können.

Als eigenständiges Krankheitsbild ist für die Notfallsituation die sogenannte **Panikattacke** relevant. Es handelt sich dabei um ein plötzlich auftretendes Angstgefühl – das Maximum wird innerhalb von Sekunden bis zehn Minuten erreicht – mit zahlreichen vegetativen Beschwerden, oft begleitet von der Angst zu sterben, verrückt zu werden bzw. die Kontrolle über die Situation zu verlieren. Da in vielen Fällen Beschwerden im Thorax-Bereich im Vordergrund stehen (Palpitationen, Druck und Schmerzen in der Brust), befürchten die Patienten, an einem Herzinfarkt erkrankt zu sein. Anamnestische Auskünfte, daß derartige Zustände bereits wiederholt aufgetreten sind und bei Durchuntersuchungen nie etwas gefunden wurde, können zur Klärung der Diagnose beitragen. Differentialdiagnostisch ist wichtig, daß diese Patienten nicht wirklich krank aussehen. In der Regel klingt die Angst bei derartigen „Panikattacken" innerhalb von Minuten bis meistens einer Stunde auch ohne Behandlung wieder ab, sämtliche somatische Durchuntersuchungen verlaufen negativ. Wenn Panikattacken gehäuft auftreten, entwickeln sich Erwartungsangst und Vermeidungsverhalten; solche Patienten verlassen oft das Haus nicht mehr oder fahren zumindest nicht mehr mit öffentlichen Verkehrsmitteln, gehen nicht mehr einkaufen, nicht mehr ins Kino oder Theater. Panikattacken sind vermutlich u. a. durch passagere Überfunktion des Locus coeruleus (noradrenerge Neuronen) bedingt.

Obwohl Patienten, die schon mehrfach derartige Panikattacken erlitten haben, „wissen", daß nicht wirklich eine organische Veränderung vorliegt, glauben sie doch jedesmal wieder, daß es sich um eine bedrohliche körperliche Erkrankung handelt. Deswegen besteht, obwohl die Panikattacken spontan abklingen, oft die Notwendigkeit, therapeutisch einzugreifen, sei es durch ein **beruhigendes und entängstigendes Gespräch,** bis die Symptome geringer werden, sei es unter Umständen auch durch die Gabe von **Diazepam (Valium®) i. v.** 5–10 mg möglichst langsam, da es zu Atemdepression kommen kann. Mit herkömmlichen Tranquilizern sind derartige Panikattacken peroral nicht zu behandeln, hingegen kann durch eine ausreichend dosierte Behandlung mit trizyklischen Antidepressiva, z. B. einschleichend bis zu täglich etwa 150 mg Imipramin (Tofranil®), die Frequenz des Auftretens von Panikattacken signifikant verringert werden. Da diese Behandlungsmöglichkeit noch nicht sehr bekannt ist, sollten der Patient bzw. seine Angehörigen darauf aufmerksam gemacht werden. Eine Zuweisung an die Ambulanz der Wiener Psychiatrischen Universitätsklinik, an der mit diesem Krankheitsbild umfangreiche Erfahrungen bestehen, ist möglich (Tel. 40400/3603).

2.6 Leitsymptome: Hemmung, Antriebslosigkeit und Stupor

Stuporöse Zustandsbilder sind unspezifische, in der zeitlichen Ausdehnung sehr unterschiedliche Zustände, in denen der Patient ausdruckslos und unbeweglich verharrt und auf keine äußere Stimulation reagiert. Die Mimik ist starr, der Patient spricht nichts, nimmt keine Nahrung zu sich. Stupor ist ein Zustand der Äußerungslosigkeit, die Aufmerksamkeit kann voll erhalten sein (Patient kann manchmal später alles genau erzählen). Substupor = schwächerer Ausprägungsgrad. Gewisse nosologische Differenzierungen sind möglich:

– **Katatoner Stupor** („gespannter" Stupor) ist ein schizophrenes Symptom. Man findet Mutismus (Aufhören jeglicher sprachlicher Äußerung), eventuell auch „wächserne Biegsamkeit" und „kataleptische Starre". Zu beachten ist, daß ein katatoner Stupor sehr rasch in einen Erregungszustand mit Bewegungssturm umschlagen kann.

– **Depressiver Stupor** („schlaffer" Stupor) zeigt sich in extremer Verlangsamung; in der Anamnese sind oft andere depressive Symptome wie traurige Verstimmtheit, Entschlußlosigkeit, Antriebsarmut vorhanden.

– **Psychogener Stupor** zeigt eventuell Abwehrreaktionen oder auch Zeichen der Neugier. Gelegentlich nach Vergewaltigungen zu beobachten.

Abzugrenzen sind diese Bilder von allen organischen Ursachen der Verlangsamung und der Bewußtseinstrübung, wie Intoxikationen verschiedenster Art, Störungen des Elektrolythaushaltes etc.

> **Durch fehlende Nahrungsaufnahme** über längere Zeit kann es bei einem Stupor auch sekundär zu organischen Beeinträchtigungen kommen. In diesem Fall zuerst Elektrolyte und Hydrierung normalisieren.

Ein **psychotischer Stupor oder Substupor kann unter Umständen mit Diazepam (Valium**®**) i. v. zumindest vorübergehend durchbrochen** werden. Dort, wo es sich nicht um einen durch Zuwendung oder Verabreichung kleiner Dosen eines Tranquilizers (z. B. 5 mg Diazepam) oder Neuroleptikums (z. B. 5 mg Haloperidol i. v.) durchbrechbaren hysterischen Stupor handelt, ist eine Spitalseinweisung zur weiteren Abklärung indiziert.

Wir danken Herrn Oberarzt Dr. O. Presslich und Frau Dr. Teresa Knieczna für ihre Kommentare zu den Abschnitten Drogenentzug bzw. Krisenintervention.

Weiterführende Literatur

BENKERT, O., HIPPIUS, H.: Psychiatrische Pharmakotherapie. (Besonders Kapitel „Pharmakotherapie psychiatrischer Akutsituationen".) Springer, Berlin–Heidelberg–New York–Tokyo 1986, S. 321

BERZEWSKI, H.: Der psychiatrische Notfall. Notfall-Medizin, Band 7, Fachbuch-Verlagsgesellschaft, Erlangen 1983

CULLBERG, J.: Krisen und Krisentherapie. Psychiatrische Praxis **5**, 25, 1978

GALLENKAMP, U.: Psychiatrische Notfälle. In: SEFRIN, P. (Hrsg.) Notfalltherapie im Rettungsdienst. Urban & Schwarzenberg, München–Wien–Baltimore 1981

HEUSER, I.: Notfälle aus der Psychiatrie. In: AHNEFELD, F. W., DICK, W., KILIAN, K., SCHUSTER, H.-P. (Hrsg.) Notfallmedizin. Springer, Berlin–Heidelberg–New York–London–Paris–Tokyo 1986, S. 319

HYMAN, S. E.: Manual der psychiatrischen Notfälle. Ferdinand Enke, Stuttgart 1988

KATSCHNIG, H., DAVID, H. P.: Unterschiede und Beziehungen zwischen psychiatrischen und medizinischen Notfällen. 40. Ärztekongreß Van Swieten-Tagung, 20. bis 22. Oktober 1986, Verlag der Österreichischen Ärztekammer, 1986, S. 165

LAUX, G.: Psychopharmaka. Gustav Fischer, Stuttgart–New York 1988

LESCH, O.-M., MUSALEK, M., WESSELY, P., ZEILER, K.: Neurologische und psychiatrische Akutmaßnahmen. Facultas, Wien 1986

LIPTON, F. R., GOLDFINGER, S. M. (Eds.): Emergency Psychiatry at the Crossroads. Jossey-Bass Inc., San Francisco–London 1985

RUDOLF, G. A. E.: Therapieschemata Psychiatrie. Urban & Schwarzenberg, München–Wien–Baltimore 1988

SCHARFETTER, CH.: Allgemeine Psychopathologie. G. Thieme, Stuttgart–New York, 1985

SONNECK, G.: Krisenintervention und Suizidverhütung. Ein Leitfaden für den Umgang mit Menschen in Krisen. Facultas, Wien 1985

SPENGLER, A.: Psychiatrische Notfälle. Praktische Gesichtspunkte zum Problem der „Zwangseinweisung". Z. Allg. Med. **63**, 177, 1987

WALLER, H. (Hrsg.): Zwangseinweisung in der Psychiatrie. Zur Situation in der Bundesrepublik Deutschland, in Österreich und in der Schweiz. Hans Huber, Bern–Stuttgart–Wien 1982

Notfälle in Frauenheilkunde und Geburtshilfe

N. Pateisky

Häufig stellen sich gynäkologische Notfälle sehr dramatisch dar, besonders wenn eine außergewöhnliche vaginale Blutung vorliegt. Rasche Entscheidungen sind vor dem eventuellen Transport der Patientin ins Krankenhaus zu treffen, da die ersten Maßnahmen am Einsatzort den Ausgang der Notfallsituation maßgeblich beeinflussen. Um eine schnelle Diagnose stellen zu können, empfiehlt es sich nach Leitsymptomen vorzugehen, nach deren Vorherrschen eine entsprechende Therapie einzuleiten und dann erst – wenn notwendig – einen Transport ins Krankenhaus zu veranlassen.

1 Zuordnung häufiger gynäkologischer oder geburtshilflicher Akutfälle nach Leitsymptomen

1.1 Leitsymptom: Weitgehend schmerzlose Blutung

Endometriumkarzinom
Blutung aus Karzinomkratern

1.1.1 Endometriumkarzinom

Ätiologie

Es handelt sich in erster Linie um:
– ältere Frauen,
– eine schmerzlose Blutung,
– teilweise stinkende, eitrig-blutige Abgänge (Pyometra!).
Selten sind diese Blutungen lebensbedrohlich.
Diese Erkrankung betrifft besonders Frauen mit folgender Risikotrias:
– Adipositas,
– Hypertonie,
– Diabetes mellitus.

Therapie

Nach Überprüfung und eventueller Stabilisierung des Kreislaufs sofortige Spitalseinweisung zu weiteren Maßnahmen (Kürettage).

1.1.2 Blutung aus Karzinomkratern

Ätiologie
Arrosion von Gefäßen durch fortgeschrittenes Kollum-, Zervix-, Vaginal- oder Vulvakarzinom.

Symptomatik
Plötzliche starke, vaginale Blutung.

Diagnostik
Anamneseerhebung, eventuell Fremdanamnese durch Familienangehörige: St. p. operiertem oder bestrahltem Kollum-, Zervix-, Vulva- oder Vaginalkarzinom.

Differentialdiagnosen
Differentialdiagnostisch kommt ein Blasenkarzinom in Frage oder eine andere plötzliche uterine Blutung, wie Spontanabort o. ä.

Therapie
Je nach Befindlichkeit der Patientin:
– Schockbekämpfung,
– auf schnellstem Weg Transport ins Krankenhaus.

Verlauf und Prognose
Diese sind – entsprechend dem Grundleiden – meist schlecht.

1.2 Leitsymptom: Starke Schmerzen
Akute Bartholinitis
Stieldrehung von Ovarialtumoren

1.2.1 Akute Bartholinitis

Ätiologie
Infektion und Verklebung des Ausführungsganges der Bartholinischen Drüse. Eine Bartholinische Pseudozyste entsteht durch Retention von Eiter im Ausführungsgang der Drüse.

Symptomatik
Schmerzen besonders beim Sitzen, Gehen und bei der Defäkation.

Diagnostik

Tumor im hinteren Drittel der Labien mit Rötung und Schwellung; meist einseitig.

Therapie

Zunächst zuhause: Zugsalbe und Sitzbäder. Systemische Schmerztherapie in der Regel nicht erfolgreich.

Falls sich durch diese Maßnahmen keine Besserung ergibt, muß eine Spitaleinweisung erfolgen (Rotlicht bis zur Reifung, Eröffnung und Drainage bzw. Tamponade, Marsupialisation).

Da die Krankheit zu Rezidiven neigt, ist eher zu einer invasiven Therapie im Krankenhaus zu raten.

1.2.2 Stieldrehung von Ovarialtumoren

Ätiologie

Eine Stieldrehung eines Ovarialtumors (einer Ovarialzyste) kann durch langsames Wachstum und das Emporsteigen desselben aus dem kleinen Becken, aber auch durch die Darmperistaltik erfolgen. Meist tritt eine Stieldrehung aber nach plötzlich abgebremsten Bewegungen wie Umdrehen, Bücken, Springen auf. Eine Schwangerschaft kann eine Stieldrehung begünstigen.

Symptomatik

Plötzlich starke Schmerzen aus „völliger Gesundheit heraus" im Bereich des Tumors, die schließlich in das gesamte Abdomen ausstrahlen mit allen Zeichen des akuten Abdomens (Defense musculaire, Schockzustand, Übelkeit mit Brechreiz und später Subileus- und Ileuszeichen).

Diagnostik

Anamnese, eventuell Fremdanamnese. Facies abdominalis. Manchmal Fieber, Schmerzen sind bewegungsabhängig. Häufig Leukozytose.

Differentialdiagnosen

Differentialdiagnostisch kommen alle anderen Erkrankungen in Frage, die zu einem akuten Abdomen führen können (Adnexitis, Appendizitis, Extrauteringravidität, aber auch Kolon- und Rektumkarzinome etc.).

Therapie

Da Differentialdiagnose am Einsatzort oft nicht verifizierbar: Flachlagerung der Patientin, Beine eventuell aufstellen (Schmerzlinderung), Opioide eher vermeiden, Einweisung ins Krankenhaus. Abklärung der Diagnose oft erst dort möglich.

1.3 Leitsymptom: Blutung und Schmerzen

Dysmenorrhoe
Kohabitationsverletzungen
Verletzungen infolge Unfalls
Fremdkörper in der Vagina
Uterusperforation

1.3.1 Dysmenorrhoe

Dysmenorrhoe ist oft durch Prostaglandine ausgelöst und nur selten psychogenen Ursprungs. Die Dysmenorrhoe setzt meist schon mit Beginn der Menarche ein.

Schmerzen, die durch eine Endometriose bedingt sind, setzen schon vor Beginn der Menstruation ein und enden mit dem Eintreten derselben.

Wir unterscheiden zwei Arten von Dysmenorrhoen:

1.3.1.1 Primäre Dysmenorrhoe

Diese wird hervorgerufen durch gestörten Prostaglandinmetabolismus oder hat psychische Ursachen.

1.3.1.2 Sekundäre Dysmenorrhoe

Ätiologie

Endometriose, Myome, Mißbildungen, Polypen, Zervixstenose, Retroversioflexio uteri, IUD, Stuprum (siehe unter Kohabitationsverletzungen).

Therapie

Am Notfallort höchstens Spasmolytika (Prostaglandininhibitoren), stationär evtl. chirurgische Maßnahmen.
Zur Abklärung an Facharzt verweisen.

1.3.2 Kohabitationsverletzungen

Am häufigsten bei jungen Mädchen und älteren Frauen nach längerer sexueller Karenz.

Symptome

Vaginale Blutung und Schmerzen post cohabitationem.

Diagnostik

Inspektion (Genauer Status nur unter exakter Spiegeleinstellung möglich).

Differentialdiagnose

Stuprum (Vergewaltigung)

Vorgehen:

Wichtig ist eine möglichst vollständige schriftliche Dokumentation folgender Punkte:

- Zeitpunkt der Untersuchung,
- Zeitpunkt des angeblichen Stuprums,
- Angaben über den Tathergang,
- Zustand der Patientin (nüchtern, betrunken, verwirrt, psychischer Schock),
- Zustand der Kleidung,
- Inspektion des Körpers (Suche nach Würgemalen etc.),
- Inspektion des Genitales, falls möglich.

Befreiung von der ärztlichen Schweigepflicht gegenüber Kriminalpolizei, Staatsanwaltschaft und Gerichten. In Gynäkologischer Ambulanz untersuchen lassen.

Therapie

Bei kleineren Verletzungen am äußeren Genitale genügt Lokalanästhesie zur Schmerzstillung. Bei größeren Verletzungen auf alle Fälle Spitalseinweisung.

Für den Transport: sterile Vorlage, Infusion in Abhängigkeit vom Kreislaufzustand. Keine Tamponade der Vagina, da sonst zusätzliche Verletzungsgefahr.

Verlauf und Prognose

Bei sachgerechter Versorgung keine körperlichen Folgeschäden.

1.3.3 Verletzungen infolge Unfalls

Typisch nach stumpfer Gewalteinwirkung von kaudal her.

Ätiologie

– Sturz auf Pfahl, Zaun oder Ähnliches (Pfählungsverletzungen),
– Sportverletzungen (z. B. Wasserschi ohne Schutzanzug),
– auch bei Verkehrsunfällen häufig vorkommend (Radunfall).

Symptomatik

Die Symptome richten sich nach der Art und dem Ort der Gewalteinwirkung:

– Hämatome,
– Schmerzen,
– Blutungen.

Diagnostik

Anamneseerhebung und Inspektion.

Therapie

Rascher Transport in die nächste Gynäkologie-Ambulanz.

Eingedrungene Gegenstände sollten auf keinen Fall herausgezogen werden.

1.3.4 Fremdkörper in der Vagina

Diagnostik

Stützt sich in erster Linie auf die Anamnese, erst in zweiter Linie auf die Inspektion.

Therapie

Da in der Regel keine geeigneten Instrumente zur Verfügung stehen, muß der Facharzt aufgesucht werden.

1.3.5 Uterusperforation

Ätiologie

Iatrogen: bei Kürettage nach Abort,
           bei Abrasio von Karzinomen.
Kriminell: bei Abtreibungsversuchen.

Diagnostik

Vor Ort ist meist nur eine Verdachtsdiagnose möglich (Anamneseerhebung!)

Therapie

Einweisung in nächstgelegenes Krankenhaus bzw. in die Frauenklinik.

1.4 Leitsymptom: Schmerzen und Fieber (und Blutung)

Adnexitis
Tuboovarialabszeß
Pelveoperitonitis

Ätiologie

Aszendierende Infektion (meist im Anschluß an Menstruation oder Abort), Gonorrhoe, selten rupturierter Ovarialabszeß; manchmal Folge eines unbehandelten chronischen Fluor vaginalis. Häufig sind junge, sexuell aktive Patientinnen betroffen.

Symptomatik

Unterbauchschmerzen.

Allgemeine Symptome stellen Fieber, Ausfluß, gastrointestinale Störungen, Dyspareunie und Blutungen dar.

Diagnostik

Physikalische Untersuchungen des Bauches: Druckschmerz im Unterbauch, Abwehrspannung (zunächst unterhalb des Nabels, später eventuell auch diffus).

Bei vaginaler Untersuchung ist der Douglas-Raum stark druckschmerzhaft und eventuell vorgewölbt.

Differentialdiagnosen

Im Krankenhaus muß abgeklärt werden, ob es sich um eine Appendizitis, eine Tubaria (Graviditätstest) oder ein akutes Abdomen anderer Genese handelt.

1.5 Leitsymptom: Gravidität und Blutung (nach außen)

Postpartale Blutungen
- Kontraktionsstörungen
- Zervix- und Vaginalrisse, seltener Dammrisse
- Retention von Plazenta bzw. Plazentaresten
- Geburtshilfliche Koagulopathien

Placenta praevia

1.5.1 Postpartale Blutungen

Kontraktionsstörungen

Diese treten besonders häufig auf nach:

- protrahierten Geburten,
- Mehrlingsschwangerschaften und
- bei Kindern über 4.500 Gramm.

Symptomatik

Starke vaginale Blutung.

Diagnostik

Zunehmende Anämie, drohender Schock.

Differentialdiagnosen

Mechanischer Grund.

Gerinnungsstörung.

Therapie

Zunächst Schockbekämpfung.

Medikamentös: Ist der Uterus leer und eine andere Blutungsursache (z. B. Risse) ausgeschlossen, handelt es sich um eine atonische Nachblutung:

Prostaglandine: z. B. 1 Amp. Nalador (500 µg) verdünnen auf 2 ml und in den Uterus injizieren, durch die Bauchdecken (geht sehr einfach), ansonsten i. m. (wirkt aber lange nicht so schnell und gut).

Syntocinon: 1 Amp. i. m., 1 Amp. i. v.

Massage des Uterus,

Eisblase.

Notlösung bis ins Krankenhaus: Bimanuelle Kontraktion des Uterus: eine Hand geht in die Scheide, die andere drückt von außen den Uterus der ersten Hand entgegen.

Im Krankenhaus wird die konservative Therapie fortgeführt; nur wenn diese erfolglos und die Vitalbedrohung bestehen bleibt, entschließt man sich zur Hysterektomie.

Zervix- und Vaginalrisse

Diese sind eventuell auch ohne Spekula, nur durch Inspektion festzustellen. Die Patientin ist sofort ins Spital zur chirurgischen Versorgung einzuweisen.

Retention von Plazenta bzw. Plazentaresten

Wenn die Plazenta nicht innerhalb von 20 bis 30 Minuten nach der Geburt ausgestoßen wird, spricht man von einer Retention.

Ätiologie

- Wenn die Wehenkraft nicht ausreicht oder eine pathologische Adhärenz besteht, kann es zur Retention kommen.
- Wenn ein Spasmus im Zervix-Isthmus-Bereich besteht (welcher oft eine Folge von Überdosierung von Wehenmitteln ist), kann es zur Inkarzeration kommen.

Symptomatik

Ausbleiben der Plazenta nach der Geburt.

Diagnostik

Wie oben schon erwähnt, meist bereits ohne Spekula zu sehen. Die Zahl der Plazenten, die nach 30 Minuten noch spontan kommt, ist gering, dagegen steigt aber die Blutungsgefahr erheblich an.

Therapie

Bei fehlender oder nur geringer Blutung: 3 bis 5 IE Syntocinon (Oxytocin) i. v. „Stempeldruck". Kommt die Plazenta nicht, manuelle Lösung. Bei jeder stärkeren Blutung manuelle Lösung (stationäre Maßnahme).

Verlauf und Prognose

Sind günstig.

476

Geburtshifliche Koagulopathien

Wenn eine vaginale Blutung besteht, bei der das Blut nicht gerinnt, so ist an eine Verbrauchskoagulopathie zu denken und die Patientin umgehend in ein Krankenhaus einzuweisen, um eine entsprechende Therapie nach Bestimmung des Gerinnungsstatus einzuleiten.

1.5.2 Placenta praevia

Im Extremfall bedeckt die Plazenta den gesamten inneren Muttermund.

Symptomatik und Diagnostik

Treten schmerzlose, rezidivierende oder kontinuierliche Blutungen im letzten Schwangerschaftsdrittel oder unter der Geburt ohne ersichtliche Ursache auf, so ist an eine Placenta praevia zu denken. Meist ist die Placenta praevia von den Routine- Ultraschalluntersuchungen her bekannt.

Differentialdiagnose

Vorzeitige Lösung der Plazenta.

Therapie

Jede ungeklärte Blutung in der Schwangerschaft gehört umgehend ins Krankenhaus. Keine vaginale oder rektale Untersuchung, keine Tamponade, bei starkem Blutverlust Schockbehandlung.
Bei gesicherter Diagnose ist eine sofortige Sectio-Entbindung durchzuführen.

Verlauf und Prognose

Diese ist in Abhängigkeit von der Versorgungsgeschwindigkeit sehr gut bis katastrophal.

1.6 Leitsymptom: Gravidität und Blutung (nach innen) und Schmerzen

Ektope Gravidität
Vorzeitige Plazentalösung
Uterusruptur

1.6.1 Ektope Gravidität

Eine erhöhte Neigung zur ektopen Gravidität besteht bei:
– IUD-Trägerinnen,
– Entzündungen in der Anamnese,

- St. p. Tubaria,
- St. p. Tubenchirurgie.

Symptomatik

Amenorrhoe durch 6 bis 10 Wochen, dann abnorme Blutung und Unterbauchschmerzen.

Diagnostik

Am Notfallort lediglich durch die Anamnese. Stationär wird die Diagnose durch Laboruntersuchungen (u. a. Graviditätstest), bildgebende Verfahren (Ultraschall) und Laparoskopie oder Douglaspunktion gesichert.

Differentialdiagnosen

Akutes Abdomen anderer Genese.

Therapie

Vor Ort Schockbekämpfung, falls erforderlich. Weitere Therapie nach Diagnosesicherung nur stationär: operativ.

1.6.2 Vorzeitige Plazentalösung

Ätiologie

Durch ein retroplazentares Hämatom infolge einer arteriellen Blutung kommt es zu einem Blutungsschock für Mutter und Kind.

Symptomatik

Bei der Lösung in der Mitte der Plazenta tritt keine Blutung nach außen auf, aber starke Schmerzen, schlechte kindliche Herztöne; bei einer Randlösung, ähnlich wie bei der Plazenta praevia, starke schmerzlose vaginale Blutung.

Bei der vorzeitigen Lösung drohen: eine lebensbedrohliche Blutung mit Schock, Gerinnungsstörungen, akutes Nierenversagen, Fruchtwasserembolie.

Diagnostik

Anamneseerhebung vor Ort, Schmerzcharakter! (Dauerschmerz). Weitere diagnostische Verfahren wie Ultraschall, CTG, sind nur stationär möglich.

Therapie

Sofortige Spitalseinweisung zur Sectio.

1.6.3 Uterusruptur

Ätiologie

Selten gibt es eine Uterusruptur am nicht voroperierten Uterus. Vorsicht ist bei einem St. p. sectio oder einem St. p. konservativer Myomoperation geboten.

Symptomatik und Diagnostik

a) Drohende Uterusruptur (sub partu)
  - verstärkte Wehentätigkeit (Wehensturm),
  - Überdehnung und Schmerzhaftigkeit des unteren Uterinsegmentes (oft Leitsymptom),
  - Unruhe der Kreißenden.
b) Erfolgte Ruptur
  - Abnahme oder plötzliches Aufhören der Wehentätigkeit,
  - Aufhören der kindlichen Herztätigkeit,
  - peritonealer Schockzustand,
  - Blutung nach innen.

Differentialdiagnose

Wegen der klassischen Symptomatik im Zusammenhang mit einer Spätschwangerschaft stellt sich dieses Problem kaum.

Therapie

Schockbekämpfung, sofortige Krankenhauseinweisung. (Laparotomie, auch bei Verdacht auf eine Ruptur.)

Verlauf und Prognose

Diese sind bei sofortigem Eingreifen gut.

1.7 Leitsymptom: Gravidität und Blutung (nach außen) und Schmerzen

Abortgeschehen
  - Spontanabort
  - septischer Abort
Placenta praevia mit Wehen

1.7.1 Abortgeschehen

1.7.1.1 Spontanabort

Ätiologie

Es gibt einige genetische Ursachen, die zu spontanem Abort führen können; meist sind es aber mechanische oder hormonelle Ursachen, die einen Abort begünstigen. Oft ist die Entstehung eines Aborts aber ungeklärt.

Meistens verläuft ein Abortus unbemerkt als verspätete Regelblutung, d. h. viele befruchtete Eier enden in einem Abortus.

Der sogenannte „missed abort" kann, wenn er nicht entdeckt und behandelt wird, zu Gerinnungsproblemen führen.

Symptomatik

Zunächst Amenorrhoe, Schwangerschaftszeichen, dann starke vaginale Blutung, Abgang von Plazentargewebe, eventuell Abgang des Foetus.

Diagnostik

Hauptsächlich durch Anamneseerhebung. Cave: Oft unrichtige Angaben der Patientin.

Differentialdiagnose

Vaginale Blutung anderer Genese, eventuell Verletzung bei versuchtem kriminellem Abort.

Therapie

Diese besteht in einer sofortigen Krankenhauseinweisung, wenn möglich mit näherer Angabe über den Abort:
- drohend, (leichte Blutung)
- beginnend (Cervix öffnet sich)
- inkomplett (eher nach SSW 12)
- komplett
- missed.

1.7.1.2 Septischer Abort

Ätiologie

Meist artifizieller Abort; durch Reste von plazentarem und fetalem Gewebe ausgelöst.

Symptomatik

Unterbauchschmerzen, Fieber, eventuell septischer Schockzustand.

Diagnostik

Die Diagnose kann aus der Anamnese und den Symptomen abgeleitet werden.

Therapie

Syntocinon, Methergin.
Wenn Fetus bzw. Kind nicht zu retten, Prostaglandin i. m. (Nalador, 1 Amp. auf 10 ml verdünnen). Es ist dies das wirksamste zur Verfügung stehende Mittel.
Schockbekämpfung.
Für den Transport: Beine überkreuzen, Schocklagerung.
Nicht selten ist bei raschem Verlauf eine Hysterektomie nötig.

1.7.2 Placenta praevia mit Wehen

Diagnostik

Wie oben bereits beschrieben.

Symptomatik

Rezidivierende oder kontinuierliche Blutungen mit Schmerzen im letzten Schwangerschaftsdrittel oder während der Geburt ohne ersichtlichen Grund.

Therapie

Wie oben.

2 Andere geburtshilfliche Probleme

Bauchtrauma der Schwangeren
Vorzeitiger Blasensprung
Vena-cava-Kompressionssyndrom
Präeklampsie – Eklampsie
Peripartale Notfallsituationen von seiten des Kindes
Nabelschnurvorfall
Beckenendlage
Querlage (selten)
Schulterdystokie
Fruchtwasserembolie (selten)

2.1 Bauchtrauma der Schwangeren

Ätiolgoie

Häufig entsteht ein Bauchtrauma durch einen Verkehrsunfall.

Therapie

Die Schwangere gehört auf jeden Fall in stationäre Überwachung, da sich retroplazentare Hämatome oft erst nach Stunden bilden.

2.2 Vorzeitiger Blasensprung

Ätiologie

Ein vorzeitiger Blasensprung ist Zeichen einer beginnenden Geburt. Er kann aber auch durch Infektionen und durch mechanische Ursachen ausgelöst werden.

Symptomatik

Schmerzloser Abgang von Fruchtwasser, eventuell Wehenbeginn.

Diagnostik

Auf Grund einer bestehenden, fortgeschrittenen Gravidität. Eine vaginale Untersuchung ist zu empfehlen, um einen Nabelschnurvorfall auszuschließen, welcher insbesonders bei Vorliegen eines Hydramnions oder bei hochstehendem Kopf eintreten kann.

Therapie

Jede Patientin mit vorzeitigem Blasensprung gehört sofort in stationäre Betreuung.

2.3 Vena-cava-Kompressionssyndrom (Supine-hypotensive-syndrome)

Ätiologie

Durch Druck des Uterus auf die V. cava inferior bei Rückenlage in den letzten Schwangerschaftswochen kann es zu einer Unterbrechung des venösen Rückflusses zum Herzen kommen. Begünstigend für diesen Zustand wirkt sich eine vorbestehende Anämie aus.

Symptomatik und Diagnostik

In Rückenlage der Hochschwangeren tritt Atemnot, Hyperpnoe, kombiniert mit Blutdruckabfall und Übelkeit auf.

Differentialdiagnose

Es handelt sich um ein klassisches Bild, sodaß es kaum differentialdiagnostische Probleme gibt.

Therapie

Seitenlage, nach einiger Zeit langsames Aufsetzen.

Verlauf und Prognose

Sehr gut, Patientin kann zuhause bleiben.

2.4 Präeklampsie – Eklampsie

2.4.1 Eklamptischer Anfall

Der eklamptische Anfall ist die ausgeprägteste Form einer Spätgestose und tritt am häufigsten kurz vor oder während der Geburt auf.

Ätiologie

Durch bis heute ungeklärte Mechanismen kommt es durch den Einfluß pressorischer Substanzen auf die peripheren Gefäße zu den unten beschriebenen Symptomen.

Symptomatik und Diagnostik

Prodromi: Blutdruckanstieg, Ödeme – besonders im Gesicht –, Augenflimmern, Schwarzsehen, Gesichtsfeldausfälle, frontale Kopfschmerzen, häufige Oberbauchschmerzen, unmittelbar vor dem Anfall motorische Unruhe; tonisch-klonische Krämpfe, Koma (nicht obligat).

Differentialdiagnosen

Andere komatöse Zustände in der Schwangerschaft, an die eventuell zu denken sind: Coma diabeticum, Coma hypoglycaemicum.
Eventuell Hinweise aus der Anamnese, Fremdanamnese.

Therapie

Allgemeine Maßnahmen: Ausschaltung von Licht- und Lärmreizen, Oropharyngeal-Tubus oder Gummikeil einführen, Seitenlagerung zur Vermeidung der Aspiration von Mageninhalt, Blutdrucksenkung z. B. mit $^1/_2$ Amp. Nepresol i. v., $^1/_2$ Amp. i. m., Infusion.
Antikonvulsive Therapie: Valium fraktioniert bis zum Sistieren des eklamptischen Anfalls.

Erst nach diesen Maßnahmen Transport ins Krankenhaus. Jede schwere Gestose und jede Eklampsie gehört ins Krankenhaus.

Verlauf und Prognose

Mit jedem weiteren Anfall verschlechtert sich die Prognose für Mutter und Kind.

2.5 Peripartale Notfallsituationen von seiten des Kindes

Prinzipiell gehört jeder dieser Notfälle sofort ins Krankenhaus. Aktionen vor Ort sind meist aus technischen Gründen nicht durchführbar und verschlechtern häufig die Situation durch Verzögerung des Transportes. Notfälle intra partum können sein: Nabelschnurvorfall, Beckenendlage, Querlage.

2.6 Nabelschnurvorfall

Diagnostik

Die Nabelschnur liegt bei gesprungener Fruchtblase vor dem Kopf.

Therapie

Sofortmaßnahmen: Beckenhochlagerung, Eingehen in die Vagina, Zurückschieben des vorangehenden Teiles zur Entlastung der Nabelschnur, Wehenhemmung.
Transport: Beckenhochlagerung so hoch wie möglich, Zurückhalten des kindlichen Kopfes mit der in die Vagina eingeführten Hand auch auf dem Transport.
Versuch der Wehenhemmung: 1 Amp. eines gängigen Wehenhemmers (z. B. Gynipral) auf 10 ml NaCl verdünnen und langsam i. v. injizieren, 1 Amp. Alupent verdünnen und langsam i. v.

2.7 Beckenendlage

Diagnostik

Der vorangehende Kindesteil besteht aus dem Beckenende.

Therapie

Geburtsleitung so konservativ wie möglich, so aktiv wie notwendig, eventuell Wehenhemmung bis ins Spital.

2.8 Querlage

Diagnostik

Querovaler Uterus, Kindeskopf seitlich (rechts oder links) tastbar, Herztöne in der Nabelgegend, bei vaginaler Untersuchung kleines Becken leer.

Therapie

Auf schnellstem Weg ins Krankenhaus (Sectio).

2.9 Schulterdystokie

Die Schultern stecken am Beckeneingang nach bereits erfolgter Geburt des Kopfes.

Therapie

Große Episiotomie, eventuell beidseitig.

Druck von außen oberhalb der Symphyse, um den fetalen Schultergürtel ins kleine Becken zu drücken.

2.10 Fruchtwasserembolie (Amnioninfusion)

Eindringen von Fruchtwasser über die Venen der Endozervix oder der Plazentahaftstelle während oder kurz nach der Geburt in die Lungenvenen.

Ätiologie

Durch den oben beschriebenen Vorgang kommt es zur Einschwemmung gerinnungsaktiver Substanzen in den Blutkreislauf mit allen Folgen. Begünstigend sind starke Wehentätigkeit nach Blasensprung, Überdosierung von Oxytocin, aber auch eine Eröffnung von Uterusgefäßen bei Sectio, Uterusruptur, vorzeitige Placentalösung, Zervixrisse.

Symptomatik und Diagnostik

Prodromi: Unruhe, Übelkeit, Erbrechen, Tachykardie, Tachypnoe; akute Symptome treten plötzlich auf: Dyspnoe, Zyanose, Blutdruckabfall, kleiner, frequenter Puls, Bewußtlosigkeit (nicht obligat), Nystagmus, tonisch-klonische Krämpfe (nicht obligat), akutes Rechtsherzversagen (Lungenödem), sekundär: Koagulopathie.

Differentialdiagnose
Eventuell Präeklampsie und Eklampsie (Cave: Blutdruck!)

Therapie
Umgehender Transport ins Krankenhaus.

Verlauf und Prognose
Sehr schlecht; oft letaler Ausgang für Mutter und Kind.

3 Verhalten bei Geburt im Gange

Es wird häufig die Frage gestellt, bis zu welchem Zeitpunkt der Transport ins Krankenhaus noch sinnvoll ist. Diese Frage kann nicht generell für alle derartigen Situationen beantwortet werden.

> **Als Richtlinie könnte gelten:**
> Wenn sich bei der Erstgebärenden bei vaginaler Untersuchung noch 2 Finger zwischen Beckenwand und kindlichen Schädel einlegen lassen, ist in der Regel noch Zeit zum Transport.
> Bei der Mehrgebärenden ist jederzeit mit der Geburt zu rechnen, wenn der Schädel bereits ins kleine Becken eingetreten ist.

Vor dem Transport kann eine Wehenhemmung versucht werden.

4 Reanimation der Schwangeren bei Herzstillstand

> Die Reanimation der Hochschwangeren ist in Rückenlage nicht durchzuführen, da die aortokavale Kompression durch den Uterus eine suffiziente Herzmassage nicht erlaubt. Daher ist die Schwangere – wie beim Vena-cava-Syndrom – in (Links-)Seitenlagerung zu bringen und diese mittels eines Keils unter dem Rücken zu stabilisieren, wobei darauf zu achten ist, daß ein etwa 45°-Winkel erreicht wird. Als einfacher Ersatz für den zur Stabilisierung erforderlichen Keil kann der seitlich kniende Helfer seine eigenen Knie unter den Rükken der Schwangeren schieben, wodurch diese auf seinen Oberschenkeln in anterolateraler Position zu liegen kommt. Die Thoraxkompressionen sind auf diese Weise auch durch einen Helfer durchführbar (Abb. 1 und 2).

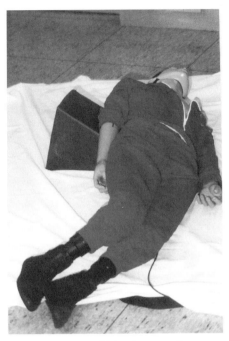
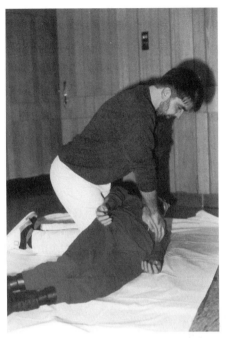

Abb. 1   Abb. 2

Abb. 1: Stabile Linksseitenlagerung zur Reanimation hochschwangerer Frauen, unterstützt durch einen Keil.

Abb. 2: Positionierung Hochschwangerer auf den Oberschenkeln des knienden Helfers bei der Reanimation (Keilersatz).

Notfälle bei Kindern

C. POPOW und M. SCHLEMMER

> **Dosierung von Medikamenten bei Kindern**
> **Faustregel:** Erwachsenendosis / 50 = Kinderdosis / kg
> z. B. Erwachsenendosis 500 ml → Kinderdosis 10 ml/kg

1 Reanimation und Beatmung von Neugeborenen

(Basisreanimation von Säuglingen und Kindern s. S. 115)

Definition
Erstversorgung des Neugeborenen unmittelbar nach der Geburt.

Pathophysiologie
Herz-, Kreislauf-, Atemdepression variablen Ausmaßes infolge Sauerstoffmangelversorgung unter der Geburt (z. B. Plazentainsuffizienz, Kompression der Nabelgefäße, Narkose).

Symptomatik und Akutdiagnostik
Evaluation nach dem allgemein üblichen APGAR-Schema (s. S. 490).

Therapie
Wenn das Neugeborene nicht ausreichend atmet, keine Zeit mit Atemstimulation verlieren, sondern:
Atemwege freimachen
- Gesicht abwischen,
- mit weichem Absaugkatheter gezielt und rasch Mundhöhle, Pharynx, Magen (und Nase) absaugen.

Beatmen mit Maske und Beutel (O_2 2–6 l/min).

Intubation erst, wenn das Neugeborene durch die Maskenbeatmung in einem stabilen Zustand ist.

Ausnahmen (sofortige Intubation):
- mißfärbiges Fruchtwasser bzw. Verdacht auf Fruchtwasseraspiration: möglichst vor dem ersten Atemzug endotracheal absaugen;

– Zwerchfellhernie (Gefahr der Lungenkompression durch luftgefüllten Magen oder Darmschlingen).

Technik siehe unten (Besonderheiten der Beatmung im Kindesalter).

Wärmeverlust vermeiden: Schon während der Reanimation wegen der hohen Wärmeabgabe (große Körperoberfläche) das Neugeborene gut abtrocknen und in warme (nicht heiße!), trockene Tücher einhüllen. Alle Maßnahmen möglichst unter einer Wärmelampe durchführen (Reanimationstisch).

Kreislauf: Erholt sich bei gut durchgeführter Reanimation „von selbst", Therapie selten erforderlich.

Schocktherapie: i. v. Flüssigkeitszufuhr möglichst über periphere Vene (Neoflon® 0,6 mm), notfalls über die Nabelgefäße: 10 ml/kg 5% Glukose oder PPL langsam (über 20 Minuten) infundieren.

Nabelkatheterismus: strenge Asepsis:

– Nabelvene (das weitlumige, dünnwandige Gefäß), Nabelarterie (die beiden englumigen dickwandigen Gefäße);

– Gefäß nur halb eröffnen („anschneiden"), mit Irispinzette sondieren;

– 4-F-Katheter mit runder Spitze einführen (nur, wenn leicht möglich): Nabelvenenkatheter ca. 10 cm, Nabelarterienkatheter ca. 15 cm;

– Blut aspirieren(!), keine hypertonen Lösungen durch den Nabelvenenkatheter infundieren (Gefahr der Pfortaderthrombose).

Zufuhr von Pufferbasen

Fast immer unnötig (Ausnahme hämorrhagischer Schock bei vorzeitiger Plazentalösung).

„Blindpufferung" mit 1 mmol/kg Natriumbikarbonat 1 : 1 verdünnt mit Aqua bidest.

Hypoglykämie (Blutzucker unter 40 mg%): Korrektur mit 0,5 g Glukose/kg (Körpergew. × 10/2 = ml 10%-Glukose).

Narkotika-Überhang: Beatmen und warten, evtl. Narcanti Neonatal® 0,02 mg/kg i. v.

Differentialdiagnose

Wenn das Baby nicht rosig wird:

– insuffiziente Batmungstechnik (fast immer);

– seltenere Probleme (Pneumothorax, Zwerchfellhernie, extreme Lungenunreife, Larynxmembran etc.)

Verlauf und Prognose

Transferierung an die Neugeborenenintensivstation:
– alle Neugeborenen < 2200 g bzw. < 37. SSW,
– alle Neugeborenen mit 5 Minuten APGAR-Score ≤ 6,
– alle Neugeborenen mit Problemen.
Die Prognose ist eindeutig abhängig von der Qualität der Erstversorgung.

APGAR-Schema

Bewertung	0	1	2
Herzfrequenz	fehlt	< 100	> 100
Atmung	fehlt	schwach irregulär	gut, schreit
Muskeltonus	gering	leichtes Beugen der Extremitäten	gutes Beugen der Extremitäten
Reflexe (Saugkatheter in die Nase)	0	grimassiert	Husten oder Niesen
Farbe	blaß, bläulich	Körper rosig, Extr. bläulich	vollständig rosig

Punkteweise zusammenzählen:
Nach 1 Minute: APGAR-Score 0–6 → Baby benötigt Therapie
Nach 5 Minuten: APGAR-Score 0–1 → hohe Mortalität
0–3 → hohe (neurolog.) Morbidität
0–6 → Asphyxie, Baby benötigt postpartale Betreuung an einer Neugeborenenintensivstation

2 Besonderheiten der Beatmung im Kindesalter

2.1 Geräte für die Reanimation

Maske

Für Neugeborene gut geeignet sind Rendall-Baker® Gr. 0 bzw. Ambu®- oder Laerdal®-Baby-Masken.

Laryngoskop (mit geradem Spatel)

- Frühgeborene # 0
- Reife Neugeborene # 1

Endotrachealtuben

Tubusgröße nach der Größe des kleinen Fingers des Patienten schätzen.
Neugeborene: Tubusgröße / Gestationsalter < 0,1!, kein Cuff!
- Frühgeborene ID 2,5 mm
- Reife Neugeborene ID 3,5 mm

Tuben unter 2,5 mm ID nicht verwenden (Obstruktionsgefahr, Absaugprobleme).
Orotrachealer Tubus: Insertionslänge ca. 0,14 × Körperlänge + 1,4 (cm).

2.2 Grundeinstellung des Respirators

Anfangseinstellung

AZV 7,5–10 ml/kg oder PIP (Spitzendruck) 20 mbar, PEEP 2–3 mbar, f = 40/min, TI (Inspirationszeit) ca. 0,5 s.
Spitzendruck nach Thoraxexkursion einstellen.

Weiteres Vorgehen

Blutgasanalyse – orientiert (p_aO_2 ca. 60–80 mm Hg, p_aCO_2 ca. 35 mm Hg, pH > 7,3); O_2–Sättigung (Pulsoximeter): Soll $\geq$ 90%.
Regel: rasche Erhöhung, aber nur langsame Reduktion der Respiratortherapie.

Sedierung am Respirator

- Chloralhydrat 50–100 mg/kg
- Phenobarbital 5–10 mg/kg
- (Mo [SO_4] 0,1 mg/kg oder Fentanyl® 0,001 mg/kg

Muskelparalyse:
Besser Hyperventilation (Cave: Blutdruckabfall!)
Pavulon® 0,1 mg/kg, Alloferin® 0,3 mg/kg

3 Notfallsmedikamente für die Neugeborenenreanimation

Glukose 5%   10 ml/kg
  (Volumstherapie, Therapie der Hypoglykämie)
Adrenalin (Suprarenin®)   0,01 mg/kg
  (Bradykardie, Hypotension, Schocktherapie)
Natriumbikarbonat   BE × kg KG / 3 = mmol
  „Blindpufferung"   1 mmol/kg KG
    1 : 1 mit Aqua bidest. verdünnen!
Naloxon (Narcanti Neonatal®) 0,02 mg/kg
  (Morphinantagonist)

Außerdem evtl.:
Lidocain (Xylocain® 1%)   1 mg/kg
  (Therapie der ventr. Tachykardie > 300/min)
Defibrillatoreinstellung   2 WS/kg KG
Surfactant   75–150 mg/kg
  (z. B. Exosurf®, Curosurf® etc.)
  (bei schwerem Atemnotsyndrom über den Tubus verabreichen)

4 Akute respiratorische Notfälle

4.1 SIDS (Sudden Infant Death Syndrome)

Definition

Plötzlicher Kindestod; tritt meist im Schlaf auf, vorwiegend im ersten bis vierten Lebensmonat, saisonal (Jänner bis März) und familiär gehäuft.

Pathophysiologie

Ursachen: zentrale Atemregulationsstörung, Atemwegsobstruktion.
Folge: vermindertes Ansprechen des Atemzentrums auf erhöhte CO_2-Konzentrationen → CO_2-Narkose → Exitus letalis, oft auch chronische Hypoventilation im Schlaf → pulmonalarterielle Hypertension.

Symptomatik

Zyanose → Asphyxie.

Meist leere Anamnese, evtl. sehr lange Atempausen als Warnzeichen.

Akutdiagnostik

Atemwegsobstruktion?

Differentialdiagnose

Obstruktive Atemwegserkrankungen, Krampfanfälle, Infektionserkrankungen, Stoffwechselerkrankungen.

Therapie

Kardiopulmonale Reanimation (s. S. 115).

Prophylaxe: Apnoemonitoring bei Risikokindern (Frühgeborene, Säuglinge, bei denen lange Atempausen und Zyanose beobachtet wurden), Theophyllin-Therapieversuche.

Verlauf und Prognose

Abhängig vom bereits eingetretenen (Hirn-)Schaden, Apnoemonitoring erforderlich, jenseits des ersten Lebenjahres praktisch kein SIDS-Risiko mehr.

4.2 Fremdkörperaspiration

Definition

Verlegung der Atemwege durch inhalierte Fremdkörper (Nahrungsmittel, Kleinspielzeug etc.).

Pathophysiologie

Abhängig von der Größe der verlegten Luftwege.

Atelektase → respiratorische Insuffizienz, evtl. (exspiratorisch wirksamer) Ventilmechanismus → Emphysem, Pneumothorax.

Symptomatik

Plötzlich auftretender starker Husten, Atemnot, „wheezing"; (chronisch: rezidivierende Pneumonien [„am selben Ort"]).

Akutdiagnostik

– Anamnese,
– (Thorax-Röntgen in In- und Exspiration, Notfallsbronchoskopie).

Differentialdiagnose

Sonstige Lungenerkrankung, Lungenödem, Spontanpneumothorax, Trauma.

Therapie

Wenn möglich, außer digitaler Ausräumung des Hypopharynx keine improvisierte „Aktuttherapie" (Ausklopfen, auf den Kopf stellen etc. – Gefahr der Verlegung größerer Bronchien durch Mobilisierung des Fremdkörpers aus einem peripheren Bronchus).

Sobald als möglich Bronchoskopie.

Prophylaxe! (Kein Kleinspielzeug, keine Erdnüsse, Luftballons etc. für Säuglinge und Kleinkinder).

Bei bedrohlicher Atemnot:
– evtl. bei größeren Kindern HEIMLICH-Manöver (rasche Kompression des Abdomens durch Umfassen von hinten mit einer Faust im Epigastrium und der anderen Hand darüber); Verletzungsgefahr (Leber-, Milz-, Nierenruptur)
– evtl. Koniotomie (sofern Fremdkörper oberhalb desselben die Atemwege obstruiert).

Verlauf und Prognose

Abhängig von Größe und Lokalisation des Fremdkörpers.

Komplikationsmöglichkeiten: Spontanpneumothorax, Verlegung und Obstruktion größerer Luftwege.

4.3 Lungenödem

Definition

Abnorme Ansammlung von Flüssigkeit in der Lunge.

Pathophysiologie

Entstehungsmechanismen:
– vermehrter pulmonalkapillärer hydrostatischer Druck;
– vermehrte pulmonalkapilläre Durchlässigkeit;
– (verminderter plasmaonkotischer Druck);
– Überforderung der Kapazität der pulmonalen Lymphgefäße;

v. a. bedingt durch Linksherzversagen (ischemic heart disease: fehlabgehende Koronararterien, Aortenstenose, Myokardiopathie), Rauchgasinhalation, Heroin-, Salicylatvergiftung, Asthma bronchiale, Bronchiolitis).

Symptomatik

Tachypnoe, Dyspnoe, Unruhe, Zyanose, Tachykardie, Reizhusten; auskultatorisch zunächst normaler Befund, dann endinspiratorische feinblasige RGs, schließlich schaumiger bzw. schaumig-blutiger Auswurf.

Akutdiagnostik

Auskultation; erhöhte alveolär-arterielle O_2-Differenz; pCO_2 anfangs normal oder vermindert.

Differentialdiagnose

Kardiale Insuffizienz, Asthma bronchiale, Pneumonie, Fremdkörperaspiration etc.

Therapie

O_2, PEEP.

Oberkörper hochlagern
Preload bzw. Afterload vermindern
Diuretika (z. B. (Lasix® 0,5–1 mg/kg), Dopamin 2 mcg/kg/min
Myokardiale Kontraktilität verbessern:
– Dobutamin (Dobutrex® 4 mcg/kg/min),
– Digitalis (z. B. Lanitop® 0,5 mg/m² [= 50% der Sättigungsdosis] auf 2 Dosen),
– Theophyllin (Euphyllin® 4 mg/kg loading dose, dann 0,9 mg/kg/h).
Sedieren:
z. B. Morphin 0,1 mg/kg

Verlauf und Prognose

Abhängig von Grunderkrankung und Therapie.

4.4 Asthma bronchiale

Definition

Intermittierend obstruktive Lungenerkrankung bedingt durch (prinzipiell reversible) Hyperreaktivität der Luftwege.

Pathophysiologie

Verschiedene unspezifische Reize bzw. Allergene führen über die Freisetzung von Mediatoren aus lokalen Mastzellen zu einer Kontraktion der

Bronchialmuskulatur (zusätzlich evtl. Schleimhautödem und Sekretproduktion) mit vorwiegend exspiratorisch wirksamer Atemwegsobstruktion.

Symptomatik

Vorwiegend exspiratorische Dyspnoe, Tachy- bzw. Orthopnoe, Zyanose; auskultatorisch: verlängertes Exspirium, Pfeifen, Giemen, Brummen (können auch fehlen [silent asthma]); Lungenüberblähung; wenn therapieresistent: Status asthmaticus.

Akutdiagnostik

Typisches Atemmuster und Auskultationsbefund, verminderter Atemstoß, Pulsus paradoxus, Zyanose.

Differentialdiagnose

Kongenitale Malformationen, Fremdkörperaspiration, Infektionserkrankungen (Croup, Bronchitis, Bronchiolitis).

Therapie

Notfalltherapie (immer laufende Medikation erfragen! Retard-Theophyllin-Therapie, keine loading dose)
- O_2 (befeuchtet!)
- Theophyllin (z. B. Euphyllin® 4 mg/kg, dann 0,9 mg/kg/h)
- β_2-Sympathomimetika, z. B. Terbutalin (Bricanyl®) 1–2 Hübe aus dem Dosieraerosol oder Aerosol 0,5%-Lösung, 0,1–0,3 mg/kg inhalieren lassen oder 4 mcg/kg s. c. oder i. v.
- Steroide: z. B. Becotide® 1–2 Hübe; Prednisolon 1–2 mg/kg
- Flüssigkeit (z. B. 5% Glukoselösung)
- Beatmung (nur wenn anders nicht möglich): niedrige Frequenzen, kein PEEP

Verlauf und Prognose

Therapieresistente Formen müssen unbedingt hospitalisiert werden!

Zyanose und ZNS-Beeinträchtigung sind Zeichen schwerster Atemwegsobstruktion.

4.5 Pneumothorax

Definition

Luftansammlung im Pleuraraum.

Pathophysiologie

Lungenruptur (meist bedingt durch eine Ventilstenose der Luftwege) oder Verletzung führen zu abnormer extraalveolärer Luftansammlung und Lungenkompression von außen.

Ursachen: Beatmungskomplikation; Verletzung, Asthma, Pneumonie, Malignome, lobäres Emphysem, Fremdkörperaspiration.

Symptomatik

Plötzlich eintretende Dyspnoe, Bradykardie, scheinbare Lebervergrößerung.

Akutdiagnostik

Anamnese; typischer Auskultations- und Perkussionsbefund mit sonorem bis hypersonorem Klopfschall bei gleichzeitig abgeschwächtem bis fehlendem Atemgeräusch über der betroffenen Lunge; verlagerter Herzspitzenstoß, verminderter, paradoxer Puls.

Therapie

Entlastung (z. B. mit Venflon und angesetzer, wassergefüllter Spritze ohne Stempel, in der mittleren Axillarlinie am oberen Rand der 4. Rippe einstechen; BÜLAU-Drainage).

Differentialdiagnose

Asthma bronchiale, Lungenödem, Fremdkörperaspiration.

Verlauf und Prognose

Therapieabhängig, prinzipiell gut.

4.6 Laryngitis ([Pseudo]Croup)

Definition

Durch verschiedene respiratorische Viren (RS, Parainfluenza, Adeno) evtl. auch durch Bakterien (H. influenzae, Corynebact.) ausgelöste Obstruktion der oberen Luftwege, v. a. im Bereich von Glottis und Subglottis.

Pathophysiologie

Atemwegsobstruktion durch infektiös bedingte Schwellung der Submukosa vorwiegend im Bereich von Glottis und Subglottis.

Symptomatik

Typischer inspiratorischer Stridor, Dyspnoe, meist afebril.

Akutdiagnostik

Typisches klinisches Bild, typisches Alter (6 Monate bis 3 Jahre).

Differentialdiagnose

Epiglottitis, retropharyngealer Abszeß, Angina LUDOVICI, Fremdkörper-aspiration.

Therapie

- Luft bzw. O_2 (befeuchtet)
- Sedierung (z. B. Chloralhydrat 50–100 mg/kg rektal, Phenobarbital 5–10 mg/kg rektal)
- Steroide (z. B. Prednisolon 1–2 mg/kg)
- 2% Adrenalin (Micro-Nefrin® 0,5 ml verdünnt auf 2 ml NaCl 0,9% über Vernebler

Verlauf und Prognose

Schwere Verläufe möglich, Prognose im allgemeinen günstig.

4.7 Epiglottitis (akute Supraglottitis)

Definition

Bakteriell (H. influenzae) entzündlich bedingte Schwellung der Epiglottis und der aryepiglottischen Falten.

Pathophysiologie

Rasch und progredient einsetzende supraglottische Atemwegsobstruktion, evtl. kompliziert durch Laryngospasmus.

Symptomatik

Hochfieberhafte Erkrankung, inspiratorische Dyspnoe, Heiserkeit, Angst!

Akutdiagnostik

- Typisches klinisches Bild;
- nicht spalten, außer zur Intubation (evtl. Sedierung, Narkose);
- evtl. seitliches Halsröntgen (notärztliche Begleitung!).

Differentialdiagnose

Akute Laryngitis, retropharyngealer Abszeß, Angina LUDOVICI, Fremd-körperaspiration.

Therapie

- O$_2$, Luftbefeuchtung
- Sedierung
- Intubation (mit dünnem Tubus)
- i. v. Antibiotika (z. B. Ampicillin 200 mg/kg auf 2 Gaben)

Verlauf und Prognose

Unter entsprechender Therapie rasche Besserung innerhalb von ein bis zwei Tagen.

4.8 Bronchiolitis

Definition

Akute, viral (RS, Parainfluenza, Adeno-Viren) bedingte entzündliche Er-krankung der kleinsten Luftwege.

Pathophysiologie

Im Rahmen der Entzündung führen Schleimhautschwellung und Kon-striktion der Bronchiolarmuskulatur zu einer Obstruktion der kleinsten Luftwege.

Symptomatik

Vorwiegend exspiratorische Dyspnoe, „wheezing" Tachypnoe, Zyanose, Lungenüberblähung, Fütterungsprobleme.
Auskultatorisch „wheezing" oder „stumme Lunge".

Akutdiagnostik

Typisches klinisches Bild, typisches Alter (< 6 Monate bis max. 2 Jahre).

Differentialdiagnose

Adenoide, retropharyngealer Abszeß, Femdkörperaspiration, akute La-ryngitis, ischemic heart disease.

Therapie

- O_2, Luftbefeuchtung
- Sedierung
- evtl. CPAP
- (Theophyllin, Steroide)

Verlauf und Prognose

Akute Probleme meist nur ein bis drei Tage, dann protrahierter weiterer Verlauf.

4.9 Staphylokokkenpneumonie

Definition

Lungenentzündung mit charakteristischen Komplikationen.

Pathophysiologie

Entzündlich bedingte Schleimhautschwellung und -destruktion führt zu Ventilstenose der (kleinen) Luftwege und obstruktiven Veränderungen (Pneumatozelen), evtl. eitrige Einschmelzung ganzer Lungenbezirke (Empyem), eitriger Pleuraerguß.

Symptomatik

Häufig Säuglinge unter drei Monaten, aber auch größere Kinder betroffen.

Hochfieberhafter Infekt, Dyspnoe, Orthopnoe, Tachypnoe, evtl. akute respiratorische Insuffizienz; Pneumothoraxgefahr.

Akutdiagnostik

Klinik, typisches Röntgenbild, toxisch-granulierte Leukozyten im Differentialblutbild.

Differentialdiagnose

Pneumonie, Pleuritis, Emphysem anderer Genese.

Therapie

Hochdosiertes Staphylokokkenpenizillin (z. B. Flucloxacillin 200 mg/kg).

Verlauf und Prognose

Meist gut, Pneumatozelen verschwinden im allgemeinen wieder von selbst.

5 Meningokokkensepsis

Definition

Generalisierte (endemische) Infektion mit Neisseria meningitidis (gramnegativer Keim).

Pathophysiologie

Septikämie/Endotoxinämie.

Fulminante Form (WATERHOUSE-FRIDERICHSEN-Syndrom): Verbrauchskoagulopathie, bds. Nebennierenblutung → tödlich.

Symptomatik

Meist Kinder < 2 Jahren, aber auch ältere Kinder.

Zunächst meist Infekt der oberen Luftwege, Fieber, evtl. flüchtiges Exanthem, Kopfschmerzen, Erbrechen.

Dann hohes Fieber, Petechien oder Purpura (Stamm, Extremitäten); evtl. Zeichen einer Meningitis; Schock, Herzinsuffizienz.

Akutdiagnostik

Typisches klinisches Bild.

Im Differentialblutbild gramnegative Diplokokken.

Differentialdiagnose

Sepsis mit anderen Endotoxin-produzierenden Keimen (H. influenzae, E. coli, Pseudomonas) oder Enterovirus-Erkrankungen.

Therapie

Antibiotika (Penicillin 1 Mio. E/kg auf 6 Dosen); symptomatisch; Heparin.

Verlauf und Prognose

10–20% der Meningokokkenseptitiden verlaufen fulminant, in dieser Gruppe beträgt die Mortalität 80–100%.

Komplikationen: Arthritis, Gastroenteritis, Pneumonie, Perikarditis, Myokarditis.

6 Schock

Definition

Plötzlich eintretende generelle Mangeldurchblutung.

Pathophysiologie

Vielfältige Ursachen:
- Hypovolämie, z. B. Blutung nach außen/innen, Flüssigkeitsverlust nach außen/innen (z. B. Verbrennung, Diarrhoe, Erbrechen, third space loss etc.);
- Sepsis (v. a. gramnegative Bakterien: Meningo-, Pneumokokken, H. influenzae; Neugeborene: betahämolysierende Streptokokken);
- Anaphylaxie (z. B. Bienengiftallergie, Kuhmilcheiweißintoleranz);
- kardiogen (z. B. kongenitale Vitien, insbesondere mit subvalvulärer Pulmonalstenose, Aortenstenose, postoperative Herzbeuteltamponade, akute Herzrhythmusstörungen, Kardiomyopathie etc.);
- akute Nebenniereninsuffizienz (z. B. nach traumatischer Geburt, AGS).

Mißverhältnis zwischen zirkulierendem Blutvolumen und Gefäßvolumen bedingt zunächst Absinken des arteriellen Mitteldruckes und meist auch des Herzindex (v. a. Blutungsschock). Kompensatorisch im Sinn einer Streßreaktion Ansteigen der Herzfrequenz, dann (periphere Vasokonstriktion) leichte Erholung von arteriellem Mitteldruck und Herzindex. Schwere- und therapieabhängige Normalisierung des arteriellen Mitteldruckes oder endgültiger Druckabfall mit letalem Ausgang. Der ZVD bleibt (Ausnahme kardiogener Schock) zunächst gleich (bzw. sinkt bei Hypovolämie) und steigt unter Therapie bzw. präfinal an.

Symptomatik

Blässe, Tachykardie, Tachypnoe, flache Atmung, Hypotonie, Bewußtseinsbeeinträchtigung, Oligurie.

Akutdiagnostik

Typische klinische Symptomatik, Puls/Blutdruck-Verhältnis nimmt zu. Primär wichtige Differenzierung:
- Blutung?
- Obstruktion der oberen Luftwege?

Differentialdiagnose

Nach den oben angeführten Ursachen.

Therapie

Ziel: Verbesserung der Minderdurchblutung, Behandlung der Schock-ursachen und -folgen.

a) Flüssigkeitszufuhr (10 ml/kg alle 10 min) bis zur Normalisierung der peripheren Zirkulation (5% Glukose, Ringerlösung, PPL) besser nach ZVD (soll 5–10 mm Hg sein).

b) Ursache bekämpfen, z. B. Blutung stillen, Antibiotika bei septischem Schock.

Anaphylaxie:
- Suprarenin® 0,01 mg/kg s. c., i. v.,
- (Steroide, z. B. Prednisolon 1–2 mg/kg),
- (Antihistaminika, z. B. Tavegyl® 0,04 mg/kg i. v.).

c) Sauerstoffgabe.

d) Inotrop wirksame Substanzen, z. B.:
- Suprarenin® (0,01 mg/kg; 0,2–1 mcg/kg/min),
- Dobutamin (Dobutrex® 4–8–12 mcg/kg/min),
- (Digitalis [Lanitop® 0,5 mg/m², auf 2 Gaben]),

e) (evtl. Steroide [Prednisolon 1–2 mg/kg]),

f) (evtl. Bikarbonat [BE mal kg/3]),

g) Harnausscheidung soll > 1 ml/kg/h betragen, evtl. Dopamin 2 mcg/kg/min,

h) Körpertemperatur überwachen.

Verlauf und Prognose

Abhängig von Ursache und therapeutischer Reaktionsgeschwindigkeit.

Prognostisch günstige Indizes: Körpertemperatur > 37° C, pH > 7,4, $\overset{\circ}{V}O_2$ > 200 ml/min/m².

Prognostisch ungünstige Indizes: 40–50% Blutverlust, Bewußtlosigkeit, nicht palpable Pulse.

7 Krampfanfälle

Definition

Anfallsartig auftretende Konvulsionen oder Bewußtseinsstörungen, die das ganze Kind oder einen Teilbereich betreffen.

Pathophysiologie

Krampfanfälle haben unterschiedliche Ursachen: Sie können primär oder sekundär im Rahmen von Hypoxie, Intoxikation, vaskulär, metabolisch, traumatisch u. v. m. auftreten.

Fieberkrämpfe sind Konvulsionen, die im früheren Kindesalter anläßlich fieberhafter, nicht zerebraler Erkrankungen auftreten.

Wichtig ist eine genaue Anamnese.

Symptomatik

Für den notfallmedizinischen Bereich sind vor allem die (prognostisch günstigen) Fieberkrämpfe und die generalisierten oder fokalen, mit motorischer Entladung und Bewußtseinsstörungen einhergehenden „großen" Anfälle bedeutsam.

Länger als 10 Minuten dauernde Anfälle und gehäufte fokale Anfälle werden als Status epilepticus bezeichnet.

Akutdiagnostik

– Anamnese.
– Evtl. Blutabnahme für (spätere) Serumglukose und -kalziumbestimmung.

Differentialdiagnose

– hypoxisch,
– Fieber,
– Infektion,
– Intoxikation,
– vaskulär,
– metabolisch,
– Epilepsie,
– Trauma,
– sonst.: Anaphylaxie, system. Lupus erythem., Enzephalopathie, Tumor.

Therapie

Airway, O_2.
Beim Status epilepticus ist **sofortige medikamentöse Anfallsunterbrechung wichtig:**
Diazepam (Valium®) 0,1–0,3 mg/kg oder Clonazepam (Rivotril®) 0,01–0,03 mg/kg alle 3 Minuten (2–3mal) i. v.

Diazepam rektal (Stesolid® Rektaltuben 5 mg für Kinder unter 15 kg Körpergewicht, 10 mg für schwerere Kinder)
Wenn die Krämpfe nicht sistieren:
    Thiopental 5–10–20 mg/kg i. v.
    Phenytoin (Epanutin®) 5–10–20 mg/kg.
Bei Atemdepression Intubation und Fortführung der Therapie.
Bei tonischen Anfällen sind Benzodiazepine kontraindiziert, daher Therapiebeginn mit Barbiturat oder Phenytoin.
Zusätzliche Maßnahmen:
- Fieber senken (z. B. Paracetamol [Mexalen®]);
- Hirnödemprophylaxe;
- bei Verdacht auf Hypoglykämie: Blutzucker ≤ 40, dann 0,5 g/kg Glukose i. v.;
- bei (Verdacht) Hypokalzämie 5–10 ml Ca-Gluc. langsam i. v.;
- Anamnese!!!

Verlauf und Prognose

Abhängig von der Ursache.

Herzrhythmusstörungen s. Arrhythmien (S. 197 ff.).

Literatur

AVERY, M. E., TAEUSCH, H. W.: Schaffer's Diseases of the newborn, Saunders, Philadelphia 1984

BERK, J. L., SAMPLINER, J. E.: Handbuch der Intensivmedizin, Karger, Basel–München–Paris 1986

BRETT, E. M.: Paediatric neurology. Churchill Livingstone, Edinburgh 1983

FEIGIN, R. D., CHERRY, J. D.: Textbook of pediatric infectious diseases. Saunders, Philadelphia 1987

HARNACK, G. A.: Therapie der Krankheiten des Kindesalters. Springer, Berlin–Heidelberg–New York–Tokyo 1985

LEVIN, D. L., MORRISS, F. C.: Essentials of pediatric intensive care. Quality Medical Publishing, Inc., St. Louis 1990

ROGERS, M. C.: Pediatric Intensive Care. Williams & Wilkins, Baltimore 1987

STOPFKUCHEN, H.: Pädiatrische Intensivpflege. Wissenschaftliche Verlagsgesellschaft mbH, Stuttgart 1991

WILLE, L., OBLADEN, M.: Neugeborenen-Intensivpflege. Springer, Berlin–Heidelberg–New York–Tokyo 1989

Die Akutproblematik in der Urologie

D. Latal und O. Zechner

1 Die Nierenverletzung

Ursachen und Pathologie

- **Geschlossene Nierenverletzung:** Durch direkte oder indirekte Gewalteinwirkung (bei Unfällen).
- **Offene Nierenverletzung:** Durch Stich, Schuß oder Schnitt.
- **Spontanruptur bei pathologischer Morphologie:** Zystennieren, Hydronephrose, Tumor, chronische Entzündung.
- **Starkstromverletzungen:** Veränderungen an den großen Gefäßen durch hohe Stromstärken. Intimaeinrisse der Nierenarterien mit Thrombose.

Symptomatik

Schock, Flankenschmerz, Übelkeit.

Lokalsymptomatik

Prellmarken, evtl. Flankentumor durch Hämatom, Peritonismus, nahezu immer Makro- oder Mikrohämaturie.

Akutdiagnostik

Anamnese; Inspektion, Palpation, Perkussion des Nierenlagers; Harnuntersuchung.

Sofortmaßnahmen

Ruhigstellung des Patienten in liegender Position und allgemeine Schocktherapie. Unmittelbar weiterführende diagnostische Maßnahmen im Spital: Sonographie, intravenöse Pyelographie und, wenn möglich, Computertomographie, um das Ausmaß der Verletzung festzustellen.

Nach exakter Diagnostik ist heute die Mehrzahl der Verletzungen konservativ zu behandeln, inklusive kleinerer Parenchymrupturen.

Sofern eine Operation indiziert ist – mit Ausnahme von Hilusverletzungen oder kompletter Zertrümmerung der Niere mit Schock und massivem Blutverlust –, ist nur eine verzögerte Dringlichkeit gegeben.

2 Der akute Nierenschmerz

Ätiologie

Tritt am häufigsten als Folge von Nephro- bzw. Ureterolithiasis auf. Eine akute Entzündung (meistens Pyelonephritis) kann mitunter ebenfalls heftige Schmerzen verursachen. Seltener sind Trauma oder vaskuläre Prozesse.

Akutdiagnostik

Anamnese (eindeutige Diagnose bei rezidivierender Urolithiasis). Palpation des Nierenlagers, Harnuntersuchung; Temperaturmessung wichtig, um akute Pyelonephritis zu diagnostizieren!

Sofortmaßnahmen

Schmerztherapie mit Spasmolytika oder, sehr wirksam, 5 ml Novalgin® i. v. und 10 mg Diazepam i. m.

3 Die akute Nierenblutung

Pathophysiologische Ursachen nach Vorkommenshäufigkeit

1. Tumor
2. Nephrolithiasis
3. Gerinnungsstörung und Antikoagulantientherapie
4. Trauma
5. Glomerulonephritis
6. idiopathisch

Symptomatik

Makrohämaturie mit Schmerzen in der Niere deuten auf Obstruktion (Stein oder Koagel) hin.

Akutdiagnostik

Kreislaufkontrolle, Palpation der Blase, da Blasentamponade möglich. Weiterführende Maßnahmen an einer urologischen Abteilung: Urethrozystoskopie, um Blutungsquelle zu lokalisieren; Sonographie der Nieren.

Meistens keine Akuttherapie erforderlich, da nur bei der seltenen Ursache der Ruptur eines Nierenarterienaneurysmas eine Kreislaufdestabilisation zu erwarten ist.

> CAVE: Keine symptomatische hämostyptische Therapie, da Lokalisationsdiagnostik erschwert und die Wahrscheinlichkeit der Blasentamponade erhöht wird.

4 Die akute Harninfektion

4.1 Akute Pyelonephritis

Pathophysiologie

Meistens hämatogen verursachte bakterielle Entzündung, nur bei vesikoureteralem Reflux aszendierend.

Symptomatik

Unilateraler oder bilateraler Nierenschmerz; meistens Reduzierung des Allgemeinzustandes; beträchtliche Temperaturerhöhung; gelegentlich Dysurie; trüber, gelegentlich übelriechender Harn.

Akuttherapie

Breitbandantibiotikum parenteral; Wärme, reichlich Flüssigkeitszufuhr, gegebenenfalls Spasmolytika.
Eine exakte urologische Abklärung in der Folge ist unbedingt indiziert.

4.2 Akute Zystitis

Pathophysiologie

Erkältung, Blasenentleerungsstörung, unbekannte Ursache; häufigster Erreger: E. coli.

Symptomatik

Plötzlich auftretende Dysurie und Pollakisurie. Manchmal schmerzhafte Makrohämaturie (hämorrhagische Zystitis bei Frauen ungleich häufiger als beim Mann).
Sehr selten ist eine Temperaturerhöhung zu erwarten.

Akuttherapie

Wärme, reichlich Flüssigkeitszufuhr, Spasmolytika, Breitbandantibiotikum oral. Von kohlensäurehältigen Getränken ist abzuraten.

4.3 Akute Prostatitis

Pathophysiologie

Bakterielle Entzündung der Prostata.

Symptomatik

Meist dramatisches Zustandsbild mit Fieber, Schüttelfrost, Miktionsbeschwerden (gelegentlich Harnretention), Schmerzen im Dammbereich oder suprapubisch.

Differentialdiagnose

Prostatopathie kann auch heftige Schmerzen verursachen, jedoch nie Temperaturerhöhung.

Akutdiagnostik

Äußerst vorsichtige rektale Palpation; Organ sehr druckschmerzhaft. Bei Fluktuation der Prostata Verdacht auf Prostataabszeß.

Therapie

Sofortige stationäre Aufnahme und hochdosierte antibiotische Therapie.

CAVE: Nie Katheterismus. Im Falle von Harnretention suprapubische Stichzystostomie indiziert.

5 Die Harnblasenverletzung

Ursache und Pathologie

- **Offene Verletzung:** Schuß- oder Stichverletzung bzw. iatrogen im Rahmen von Operationen.
- **Geschlossene Verletzung:**
  - Extraperitoneal: fast immer in Kombination mit Beckenfraktur als Folge von Knochensplitterverletzung der Blase.
  - Intraperitoneal: als Folge eines stumpfen Bauchtraumas oder eines Sturzes; ausschließlich vom Füllungszustand abhängig. Bei leerer Blase praktisch nie intraperitoneale Verletzung.

Im Rahmen von Beckenfrakturen sind kombinierte Verletzungen von Urethra und Blase möglich.

Symptomatik

Schmerzreaktion im Unterbauch, eventuell Peritonismus; Makrohämaturie; wenn Miktionsversuch frustran, liegt entweder eine ausgedehnte Blasenverletzung oder Urethraabriß vor.

Akutdiagnostik

Abdominelle und rektale Palpation.

Unbedingt zu vermeidende Maßnahmen:

- Sofortiger Katheterismus ohne vorhergehende Urethrographie beim Mann.
- Unterlassung des Zystogramms bei Verdacht auf Blasen- oder Urethraverletzung, Becken- und/oder stumpfes Bauchtrauma. Eine nicht erkannte Blasenverletzung hat fatale Folgen!!

6 Die akute Blasenblutung

Ursache und Häufigkeit

Entzündung: akute hämorrhagische Zystitis, Strahlenzystitis, Bilharziose,
- Tumor,
- Blutung aus prostatischen Gefäßen bei Prostatahyperplasie oder Prostatakarzinom,
- Blasensteine,
- Endometriose: meist Menses-abhängig.

Akutdiagnostik

Schmerzhafte Makrohämaturie deutet auf Entzündung oder Stein hin; schmerzlos bei Tumor, Endometriose oder Strahlenblase.
Palpation und Perkussion der Blase, um Füllungszustand zu beurteilen.

Akutmaßnahme

(Nur bei Blasentamponade notwendig): Evakuation der Blase mittels Dreiweg-Ballonkatheter Charr. 18. Nach Klarspülung Installierung einer langsam laufenden Rundspülung mit Kochsalzlösung.

7 Die akute Harnretention (Harnverhaltung)

Pathophysiologie

- Nierenversagen (extra-, intra- oder postrenal).
- Subvesikale Obstruktion: Prostataadenom oder -karzinom, Blasen- oder Urethrastein, Blasentamponade – Koagel, Urethrastriktur, Urethralklappen bei Knaben, Phimose.
- Neurologische Blasenentleerungsstörung: subvesikale Obstruktion, evtl. in Kombination mit Blasenatonie.

Symptomatik

- **Schmerzlos** bei Nierenversagen, chronischer Obstruktion, neurogenen Blasenstörungen; Überlaufinkontinenz – ständiger Harndrang.
- **Schmerzhaft** bei akuter Obstruktion.

Akutdiagnostik

1. Anamnese (Miktionsverhalten vor Retention, neurologische Erkrankungen),
2. Palpation und Perkussion der Blase,
3. Einmalkatheterismus.

Differentialdiagnostik

- Anurie (leere Blase!),
- Tumor im Unterbauch – volle Blase.

Therapie

- Einmalkatheterismus (TIEMANN-Katheter Charr. 14–16) bei erster Retention.
- Dauerkatheter (wiederholte Retention), evtl. Dreiweg-Katheter zur Dauerspülung bei gleichzeitiger starker Blasenblutung.
- Suprapubische Stichzystostomie bei erschwertem oder frustranem Katheterversuch.

Verlauf und Prognose

Beseitigung des Abflußhindernisses nötig.

Bei primärem Nierenversagen (Anurie) evtl. vorübergehend Dialyse notwendig.

8 Harnröhrenverletzungen

Definition
Offene oder geschlossene bzw. komplette oder inkomplette Harnröhrenverletzung.

Pathophysiologie
- Traumatisch (Grätschtrauma, Beckenfraktur),
- iatrogen (Katheterismus oder bei transurethralen Eingriffen),
- Masturbationsverletzung (Pars pendulans).

Symptomatik
- Blutung aus der Urethra,
- Teilmiktion, evtl. mit Makro- oder Mikrohämaturie,
- Retention bei komplettem Abriß,
- Hämatom (genital, evtl. perineal).

Akutdiagnostik
Lokale Inspektion und rektale Palpation.

Differentialdiagnose
- Blasenruptur
- Penisfraktur

Therapie

Sofortige Einweisung an fachurologische Abteilung; bei Harnretention Stichzystostomie.
Katheterismus ist **kontraindiziert.**

Verlauf und Prognose
Abhängig vom Grad der Verletzung bzw. von zusätzlichen Verletzungen im Rahmen eines Polytraumas.

CAVE: Katheterisierungsversuch ohne vorhergehendes Urethrogramm – kontraindiziert!!

9 Harnröhrenengen

Definition

Engen im Verlauf der hinteren oder vorderen Harnröhre, solitär oder multipel, kurz- oder langstreckig.

Pathophysiologie

- Angeboren (bei Knaben bulbär, bei Knaben und Mädchen Meatusstenose),
- entzündlich (nach spezifischer oder unspezifischer Urethritis, nach längerer Katheterbehandlung),
- Posttraumatisch (Unfall, iatrogen).

Symptomatik

- Abgeschwächter Harnstrahl oder intermittierende Miktion,
- Pollakisurie und Nykturie,
- Harnretention.

Akutdiagnostik

Anamnese, Miktionsverhalten, vorangegangene Entzündungen bzw. instrumentelle Eingriffe.

Differentialdiagnose

Prostataadenom (-karzinom), akute Zystitis, akute Urethritis, Fremdkörper in der Urethra.

Therapie

- Vorsichtiger Katheterismus mit TIEMANN-Katheter Charr. 14.
- Bei frustranem Katheterismus – suprapubische Stichzystostomie.

Verlauf und Prognose

Bougierung von Stenosen nur an urologischer Fachabteilung; operative Behebung der Engstelle.

10 Verletzungen von Penis, Skrotum und Hoden

Definition

- Penis- und Skrotumdenudation
- Penisruptur

- Strangulationsverletzung des Penis
- Penisamputation
- Hodenkontusion
- Hodenruptur (offen oder geschlossen)

Pathophysiologie

- Denudation durch rotierende Maschinenteile,
- Penisruptur: meist Kohabitationsverletzung (in 30 % mit Urethraverletzung kombiniert),
- Penisstrangulation: bei Säuglingen Haar oder Faden; Masturbation,
- Penisamputation: Unfall, Selbstbeschädigung,
Hodenkontusion bzw. -ruptur: traumatisch (Tritt!)

Symptomatik

Hautdefekt bzw. Hämatom.
Schmerzen; oft starke Blutung.

Akutdiagnostik

Inspektion und Palpation.

Differentialdiagnose

Hoden: Torsion, inkarzerierte Skrotalhernie.

Therapie

Sicherstellung der denudierten Hautteile.
Lokale Blutstillung und Ruhigstellung des Patienten.

Verlauf und Prognose

Gegebenenfalls operative Versorgung.

11 Orchitis und Epididymitis

Definition

Hoden- bzw. Nebenhodenentzündung.

Pathophysiologie

- Spezifisch (Hoden: Lues; Nebenhoden: Tbc),
- unspezifisch: Mumps, Varizellen, Bakteriämie,

– nach transurethralen, instrumentellen Eingriffen, z. B. Katheter,
– hämatogen bei Harninfekten.

Symptomatik

Lokaler Schmerz, Rötung, Schwellung; evtl. hoch fieberhaft.

Akutdiagnostik

Palpation, Harnbefund; an Fachabteilung – Sonographie.

Differentialdiagnose

Hodentorsion,
Inflammierte Hydrozele,
Hämatozele,
FOURNIERsche Gangrän (nekrotisierende Gangrän der Skrotalhaut).

Therapie

Ruhigstellung des Patienten, Hochlagerung des Genitales, Antiphlogistika, Antibiotika.

Verlauf und Prognose

Meist konservativ beherrschbar.

12 Hoden- und Hydatidentorsion

Definition

Drehung des Hodens bzw. einer Hydatide (meist Nebenhodenhydatide).

Pathophysiologie

Abnorme Beweglichkeit des Hodens, abnorme Weite der Tunica vaginalis testis meist knapp vor, während oder nach der Pubertät.

Symptomatik

Plötzlich sehr starker Schmerz, evtl. Übelkeit und Erbrechen, Hoden steht höher, evtl. Rötung der Skrotalhaut, kein Fieber, Harn o. B.

Akutdiagnostik

Vorsichtige Palpation, Temperaturmessung, Harnbefund. An Fachabteilung – Sonographie, DOPPLER-Sonographie (Feststellung der Durchblutung).

Differentialdiagnose

Epididymitis, Orchitis, inflamm. Hydrozele oder Hämatozele, inkarzerierte Skrotalhernie.

Therapie

Operative Reposition innerhalb von 6 Stunden!
– **sofortige** Spitalseinweisung

Verlauf und Prognose

Wenn 6-Stunden-Grenze überschritten, meist Hodennekrose.

13 Priapismus

Definition

Schmerzhafte Dauererektion des Penis ohne sexuelle Erregung; Corpus spongiosum und Glans nicht betroffen.

Pathophysiologie

Wenn Blutzufuhr die Abflußmöglichkeiten übersteigt (Störung des Zusammenspiels des neurovaskulären Gewebes, Balancestörung zwischen Sympathikus und Parasympathikus). Schmerzhaftigkeit durch Gewebsischämie und lokale Hypoxie.

Ätiologie

– Primär oder idiopathisch (selten): wenn Ursache nicht zu finden.
– Sekundär: Bluterkrankungen (Leukämie, Sichelzellanämie, Thrombozytopenie etc.),
  – Medikamentös provoziert: Antihypertensiva und Antidepressiva – Störung der neurovegetativen Balance,
    SKAT Therapie (heute die häufigste Ursache),
  – Alkohol- und Marihuana – induziert,
  – Zentrale oder periphere neurale Läsionen: z. B. spinale Traumen, Neoplasie, Diabetes, Insult, MS,
  – Infektionskrankheiten (Mumps),
  – Infiltrationen der Beckenvenenplexus bei Hämodialyse trotz Heparin.

Symptomatik

Über Stunden bzw. Tage bestehende Erektion.

Akutdiagnostik

Anamnese.
Lokale Inspektion (Glans und Corpus spongiosum weich).
Gelegentlich Retention durch schmerzhafte Erektion.

Prognose

Ohne Behandlung: Abnahme nach 2 bis 3 Wochen spontan (es bleiben unelastische, verdickte Corpora cavernosa zurück). Keine Erektion möglich.

Erfolgreiche Behandlung: In ca. 50 % (20 bis 82 %) Wiederkehr der Erektionsfähigkeit. Zeitfaktor vom Beginn der Erektion bis Therapiebeginn wichtig.

Komplikationen

Schwellkörperfibrose, Penisgangrän (Ischämie und Infektion).

Therapie

Sofortige Spitalseinweisung: Sedierung (Benzodiazepine), Hydrierung („Blutverdünnung").
Invasiv: Lokalanästhesie an Penisbasis,
Punktion und Aspiration der Schwellkörper,
Intrakavernöse Injektion von sympathikomimetischen Substanzen (1 Amp. Effortil 1 ml)
Punktionsshunt („Winter"): Fistel zwischen Corpus cavernosum und Corpus spongiosum,
Gelegentlich operativer Shunt zwischen Corpus cavernosum und Corpus spongiosum.

14 Phimose und Paraphimose

Definition

Vorhautverengung bzw. Unmöglichkeit der Reposition bei Phimose.

Pathophysiologie

Kongenital; entzündlich (chronische Balanitis, Diabetes).

Symptomatik

Oft Balanitis durch Smegmaretention;
Präputial- und Glansödem, evtl. Glansnekrose.

Differentialdiagnose

Peniskarzinom, Trauma, Lues.

Therapie

Phimose ad Operation.
Paraphimose: manueller Repositionsversuch nach digitaler Glanskompression im Frühstadium; sonst ad Op. (Schnürringspaltung).

Verlauf und Prognose

Operative Sanierung immer nötig.

Weiterführende Literatur

ALTWEIN, J. E., RÜBBEN, H. (Hrsg.): Urologie. Stuttgart, F. Enke Verlag, 1991

LUTZEYER, W. (Hrsg.): Traumatologie des Urogenitaltraktes. Berlin, Springer Verlag, 1981

Ophthalmologische Notfälle

T. M. Radda

Ophthalmologische Notfälle ergeben sich nach Unfällen, plötzlichem Sehverlust und Schmerzen verschiedener Genese im Bereich des Sehorgans. Das Ausmaß der Dringlichkeit ist für den Ersthelfer bei Augenunfällen von größtem Interesse.

Um dem Notarzt eine Orientierungshilfe zu geben, werden die Notfälle willkürlich in drei Gruppen unterteilt, und zwar in solche mit höchster Dringlichkeit, mit hoher Dringlichkeit und relativ hoher Dringlichkeit.

Im Einzelfall sollte natürlich auch bei Notfällen mit relativ hoher Dringlichkeit wie z. B. bei einer Hornhauterosion, getrachtet werden, möglichst rasch Hilfe zu leisten. Es soll aber aufgezeigt werden, daß beim Vorliegen anderer Notsituationen beim selben Patienten das Augenproblem durchaus eine gewisse Wartezeit zuläßt (z. B.: Schockbehandlung bei einem Patienten mit perforierender Augenverletzung). Falls mehrere Notfallpatienten anstehen (Triage), ist zu bedenken, daß das Augenlicht das höchste Gut für den Betroffenen darstellt, daß aber vor einer kardialen Reanimation auch eine schwere Augenverletzung zurückzustehen hat.

Bei Augennotfällen mit hoher und höchster Dringlichkeit ist ein Rettungstransport mit Blaulicht durchaus angezeigt und gerechtfertigt.

1 Höchste Dringlichkeit

1.1 Verätzungen und Verbrennungen

Bei Verätzungen Spülung des vorderen Augenabschnittes binnen Sekunden erforderlich.

Definition

Verätzungen der Lider, Hornhaut und Bindehaut erfolgen durch Laugen, Säuren, Kalk, Mörtel, Tintenstift, Tränengas, chemische Reinigungsmittel, Superkleber usw.

519

Symptomatik

Bindehaut gerötet bis anämisch, chemotisch. Oberflächliche Hornhauttrübungen, Blepharospasmus (Lidkrampf), Epiphora (Tränen), meist Schmerzen und Fremdkörpergefühl, bei Verbrennungen Zilien (Wimpern) versengt.

> CAVE: Frische Verätzungen machen oft einen benignen Eindruck – das volle Ausmaß der Schädigung wird erst nach zwei Tagen sichtbar.

Therapie

So rasch wie möglich spülen (z. B. mit lauwarmem Leitungswasser). Eine 20 ccm Spritze (ohne Nadel) kann zum Spülen verwendet werden. Wenn notwendig (Blepharospasmus), werden dem Patienten vorher z. B. 0,4% oder 1% Novesin gtt eingetropft. Das Unterlid wird umgestülpt und das Oberlid ektropioniert, und es wird in die Umschlagfalte gespült. Das Ektropionieren erfolgt mit einem DESMARRES-Löffel (Abb. 1) oder mit Hilfe eines Hypomochlions (Zeigefinger oder Stieltupfer; Abb. 2).

Fremdkörper im Bindehautsack können mit einem Stieltupfer entfernt werden; größere Partikel (Mörtel) mit einer Pinzette. Bei Laugenverät-

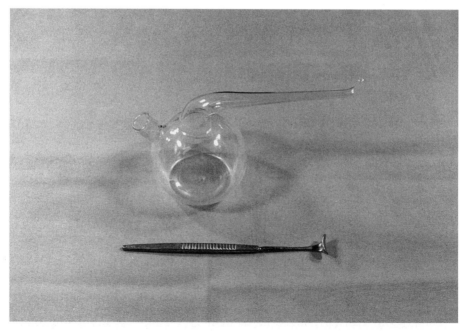

Abb. 1: Undine zum Spülen, DESMARRES-Löffel zum Ektropionieren

520

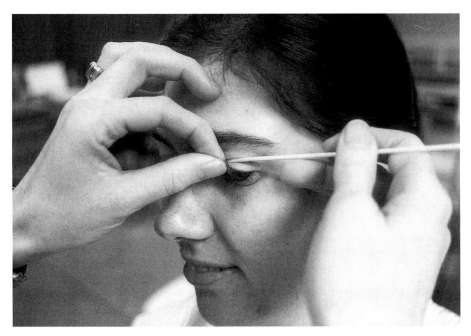

Abb. 2: Ektropionieren (ein Stieltupfer dient als Hypomochlion)

zungen ist Spülung mit Pufferlösung sinnvoll (Titriplex III 1% oder EDTA). Bei Verätzungen mit Säuren kann mit 2%igem Natrium bicarbonicum gespült werden, bei Phosphorsäureverätzungen mit 2%iger Kupfersulfatlösung.

1.2 Zentralarterienverschluß

Transport an eine Augenabteilung binnen Minuten erforderlich

Definition

Verschluß der A. centralis retinae mit Ischämie der Netzhaut. Die Arterie ist eine funktionelle Endarterie; die Überlebenszeit der Retina beträgt ca. 1 Stunde.

Symptomatik

Plötzliche einseitige Erblindung. Gelegentlich Amaurosis fugax – Attakken vorher, keine Schmerzen, keine Traumaanamnese.

Ursachen

Karotiserkrankungen, Vorhofflimmern, arterielle Hypertonie (Arteriosklerose) oder arterielle Hypotonie, Ovulationshemmer, Nikotin etc.

Therapie

Bulbusmassage (mit beiden Zeigefingern abwechselnd auf das geschlossene Augenlid drücken), bei Herzinsuffizienz – digitalisieren. Raschester Transport an eine Augenabteilung. Je schneller dort eine Therapie einsetzt, desto besser sind die Erfolgsaussichten. (Es wird eine Vorderkammerpunktion zur Druckentlastung durchgeführt).

1.3 Perforierende Augenverletzung

Relativ rascher Transport zur Augenabteilung notwendig

CAVE: Besteht der geringste Verdacht auf das Eindringen eines Fremdkörpers ins Auge – Transport an Augenabteilung (Röntgen).

Definition

Verletzung, die den Augapfel eröffnet, Wunde in Hornhaut (Kornea) oder Lederhaut (Sklera).

Ursachen

Windschutzscheibenverletzung bei nicht angegurteten Autofahrern, Glasscherben von zerbrochenen Brillen oder explodierten Gefäßen, Angelhaken, Scheren, Dartpfeile und intraokulare Splitterverletzungen mit kleinen Fremdkörpern aus Glas, Stein oder Metall.

CAVE: Intraokulare Eisen-Fremdkörper führen nach Wochen zur Siderosis bulbi.

Symptomatik

Bei perforierenden Hornhautverletzungen ist die Vorderkammer aufgehoben, die Pupille verzogen, oft besteht ein Irisvorfall in die Wunde, die Linse kann bei Verletzung gequollen sein. Skleraverletzungen sind schwieriger zu diagnostizieren. Dabei kann der SEIDELsche Test hilfreich sein: Nach Auftropfen von Fluoreszein-Farbstoff erkennt man an der Verdünnung des Farbstoffs die Perforationsstelle.

Im Augapfel steckende Fremdkörper sollen nicht entfernt werden. Man sollte keinen Druck auf den Bulbus ausüben und keinesfalls versuchen, die prolabierte Iris zu reponieren („zurückzustopfen").

CAVE: Bei allen perforierenden Verletzungen besteht höchste Infektionsgefahr!

Therapie

Der Patient soll nüchtern bleiben – die Operation wird meist in Vollnarkose durchgeführt. Steriler Augenverband (Abb. 3), Schmerzstillung, wenn notwenig, eventuell Schockbehandlung, rascher Transport an die Augenabteilung, bei längerem Transport antibiotische Abschirmung.

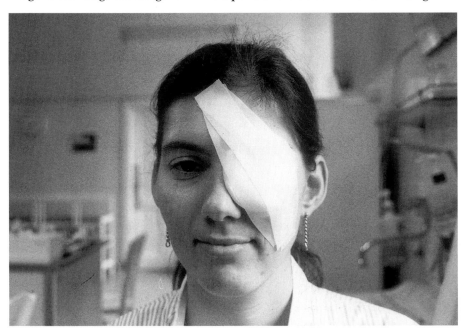

Abb. 3: Steriler Augenverband

Differentialdiagnose

Reine Bindehautwunde ohne Sklerabeteiligung: relativ harmlos – mikrochirurgische Versorgung an Augenabteilung trotzdem erforderlich.

Hyposphagma: Spontane Blutung unter die Bindehaut ohne Traumaanamnese, – harmlos; Therapie: adstringierende Augentropfen (Coldan).

2 Hohe Dringlichkeit

2.1 Stumpfes Trauma

Transport zur Augenabteilung binnen einer Stunde

CAVE: Beim stumpfen Trauma kann eine Ruptur des Bulbus vorliegen, die zunächst nicht sichtbar ist, da von Bindehaut bedeckt.

Definition

Stumpfes Trauma (Contusio bulbi) durch Squashball, Tennisball, Sturz auf Tischkante, Faustschlag etc.

Symptome

Schmerzen, Sehverschlechterung, Lichtscheu, Tränen, Blepharospasmus. Eventuell Hyphaema (Blut in der Vorderkammer) oder Hämophthalmus mit Augendrucksteigerung oder Linsenluxation.

Therapie

Eventuell Schockbehandlung und Transport an eine Augenabteilung. Ruhigstellung des Auges durch sterilen Augenverband.

2.2 Akuter Glaukomanfall

Schmerzstillung und Diamox i. v. an Ort und Stelle geben und Transport an Augenabteilung binnen einer Stunde.

Definition

Erhöhung des Augeninnendrucks von normal unter 20 mm Hg auf bis zu 70 mm Hg und darüber. Ursache ist ein Winkelblock und dadurch bedingte Abflußstörung des Kammerwassers oft bei hyperopen Patienten.

Symptome

Kopfschmerzen, Schmerzen im Bereich der Stirn und des Auges, Bauchschmerzen und Übelkeit.

CAVE: Ein akuter Glaukomanfall bietet nicht selten Symptome wie ein akutes Abdomen.

Therapie

500 mg Diamox i. v. zur Augendrucksenkung, Schmerzbekämpfung, alle 10 min 1–2% Pilocarpin gtt eintropfen, Transport an Augenabteilung, wo eine periphere Iridektomie durchgeführt wird. Wenn diese Operation nicht erfolgt, kann es zu einem neuerlichen Anfall kommen.

524

2.3 Keratoconjunctivitis photoelectrica

Definition

Durch UV-Strahlung bedingte Entzündung des vorderen Augenabschnittes (autogenes Schweißen, Gletscherschifahren).

Symptome

Blepharospasmus, Schmerzen (treten erst ca. 6 Stunden nach Exposition auf).

Therapie

Salbenverband, zur Begutachtung zu einem Augenarzt.

3 Relativ hohe Dringlichkeit

Versorgung so rasch wie möglich, jedoch mindestens binnen 6 Stunden notwendig.

3.1 Arteriitis temporalis mit Augenbeteiligung

Definition

Apoplexie des Sehnervenkopfes infolge entzündlichen Verschlusses der kurzen hinteren Ziliararterien.

Symptome

Plötzliche einseitige Erblindung bei älteren Patienten mit Kopfschmerzen (Differentialdiagnose: Zentralarterienverschluß). Die BSG ist erhöht.

Therapie

Kortison (z. B. 50–100 mg Solu-Dacortin i. v.). Das befallene Auge kann nicht mehr sehend „gemacht" werden, die Therapie dient nur zum Schutz des nicht betroffenen Auges. Transport an Augenabteilung, Arterienbiopsie.

3.1.1 Andere Ursachen für plötzlichen Sehverlust eines Auges

- Zentralarterienverschluß (s. dort).
- Glaskörperblutung (bei Patienten mit diabetischer Retinopathie, hypertensiver Retinopathie oder Periphlebitis retinae).
- Neuritis nervi optici (starke Beeinträchtigung des Sehvermögens, als Ursache kommt Multiple Sklerose in Frage).
- Hemianopsien: bei plötzlichem Auftreten ist die Ursache meist ein apoplektisches Geschehen, seltener sind es Tumoren.

3.2 Zentralvenenthrombose

Definition

Thrombose der Netzhautvenen (Ursache: Hypertonie, Hyperlipidämie, Adipositas).

Symptome

Von außen keine Veränderungen am Auge erkennbar. Am Augenhintergrund korkenzieherartig geschlängelte und gestaute Venen und flächige Blutungen. Der Patient bemerkt eine deutliche Herabsetzung der Sehschärfe.

Therapie

Transport an eine Augenabteilung. Dort Therapie mit Fibrinolytika, Thrombolytika und Antikoagulantien, evtl. Lasertherapie.

3.3 Netzhautabhebung (Ablatio retinae)

Definition

Sehstörung durch Abhebung der Netzhaut (häufig bei Myopen).

Symptome

Als Prodrome werden oft Lichtblitze wahrgenommen. Dann kommt es zu Sehstörungen in Form einer grauen Wand, die sich in das Gesichtsfeld des betroffenen Auges hineinschiebt und schließlich die Sehschärfe stark herabsetzt.

Therapie

Transport an eine Augenabteilung (Lochbrille ist heutzutage nicht mehr notwendig), Operation.

3.4 Akuter Keratokonus

Definition

Bei Patienten, die an einem Keratokonus (kegelförmige Vorwölbung und Verdünnung der Hornhautmitte) leiden, kann es zu einem plötzlichen Eindringen von Kammerwasser in die Hornhaut kommen.

Symptome

Plötzliche Sehverschlechterung; Keratokonus ist anamnestisch bekannt (eventuell nicht bei Mongoloiden). Schmerzen.

Therapie

Druckverband, Transport an Augenabteilung, Hornhauttransplantation.

3.5 Hornhauterosion

Definition

Abschürfung des Hornhautepithels durch mechanische Einwirkungen (Fingernagel, Ast, Kontaktlinse, subtarsaler Fremdkörper etc.).

Symptome

Fremdkörpergefühl, Schmerzen, Tränen.
Auch durch zu langes Tragen einer Kontaktlinse kann eine Erosion entstehen (Overwear – Syndrom).

Diagnose

Bei Anfärben mit Fluoreszein-Lösung erkennt man die Stelle, an der das Epithel fehlt.

CAVE: Kortisonhältige Salbe bei Hornhauterosion kontraindiziert!

Therapie

Verband mit Antibiotika-Salbe und Transport zum Augenarzt. Wird kein Verband gegeben, besteht die Gefahr einer Ulkusbildung und einer rezidivierenden Erosion.

3.6 Hornhautfremdkörper (Corpus alienum corneae)

Definition

Fremdkörper (Metall, Holz, Stein etc.), der in der Hornhaut steckt.

Ursache

Beim Stemmen, Fräsen, Bohren, Motorradfahren, starkem Wind etc. wird Fremdkörper gegen Hornhaut geschleudert und bleibt dort stecken.

Symptome

Fremdkörpergefühl, Schmerzen, Tränen.

Therapie

Nach Eintropfen mit 1% Novesin-gtt kann der Fremdkörper mit einer Fremdkörperlanzette entfernt werden.

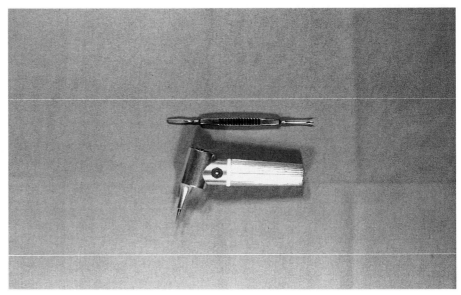

Abb. 4: Fremdkörperfräse und Fremdkörperlanzette

Entfernung des Hornhautfremdkörpers durch den Notfallarzt nur dann, wenn Transport an Augenabteilung nicht möglich. Bei Eisenfremdkörpern entsteht ein Rostring in der Kornea. Dieser muß vom Augenarzt mit einer Fremdkörperfräse (Abb. 4) an der Spaltlampe unter Lokalanästhesie entfernt werden. Nach Entfernung des Fremdkörpers – Salbenverband (antibiotische Salbe).

> CAVE: Bei Klein- und Kleinstkindern darf man einen Augenverband nicht allzu lange geben – Gefahr der Amblyopie (Schwachsichtigkeit) durch die Okklusion.

3.7 Subtarsaler Fremdkörper

Definition
Der Fremdkörper (z. B. Insekt) liegt auf der Conjunctiva tarsi oder bulbi.

Symptome
Fremdkörpergefühl, Tränen.

Therapie
Lokalanästhesie der Bindehaut mit Novesin- oder Benoxinat-gtt und Entfernung des Fremdkörpers mit einem Stieltupfer. Wenn keine ande-

528

ren Verletzungen (z. B. Hornhauterosion) vorliegen, ist ein Transport zum Augenarzt nicht notwendig.

3.8 Lagophthalmus

CAVE: Bei Bewußtlosen liegt oft ein Lagophthalmus vor! Die Austrocknung der Hornhaut wird durch Schließen der Lider und Applikation z. B. von Oleovit-Salbe verhindert.

Definition
Mangelhafter Lidschluß und dadurch Austrocknung der Hornhaut.

Ursache
Fazialisparese, Narben, hochgradiger Exophthalmus. Da sich der Augapfel beim Lidschluß normalerweise nach oben dreht (BELLsches Phänomen), kommt es im unteren Hornhautdrittel zur sogenannten Keratitis e lagophthalmo.

Therapie
Uhrglasverband (feuchte Kammer) (sitzt richtig, wenn von innen beschlagen) (Abb. 5), Oleovitsalbe, Okuzell-gtt.

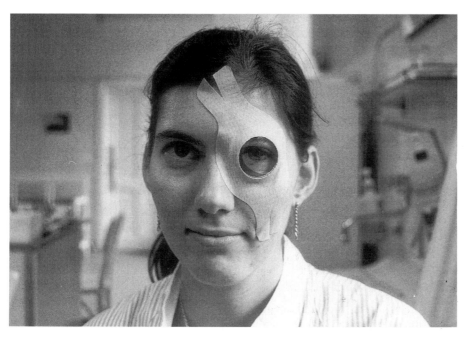

Abb. 5: Feuchte Kammer (Uhrglasverband)

3.9 Herpes corneae (Keratitis dendritica)

Definition

Infektion der Hornhaut mit Herpes-simplex-Virus.

CAVE: Bei frischer Keratitis dendritica ist eine Kortisonsalbe kontraindiziert (Gefahr einer Hornhautperforation).

Symptome

Schmerzen, Lichtscheu, Blepharospasmus (oft aber auch geringe Symptome wie bei einer banalen Konjunktivitis; DD: bei Keratitis dendritica besteht Hypästhesie der Hornhaut und hirschgeweihartig verzweigte Ulzerationen sind mit Fluoreszein anfärbbar.

Therapie

Zovirax-Augensalbe, Zovirax i. v., Transport an Augenabteilung.

3.10 Zoster ophthalmicus

Definition

Herpes-Zoster-Virusinfektion des 1. Trigeminusastes.

Symptome

Rasch eintrocknende Bläschen an Stirn, Kopfhaut, Oberlid und Nasenwurzel, heftige Schmerzen.

Mögliche Komplikationen am Auge: Keratitis, Iridozyklitis, Neuritis nervi optici.

Therapie

Analgetika, Zovirax lokal und parenteral, Transport an Augen- oder Hautabteilung.

3.11 Ulcus serpens

Definition

Hornhautulkus, hervorgerufen durch Bakterien oder Pilze, und Hypopion (Eiter in der Vorderkammer).

Entsteht durch Verletzungen der Hornhaut (Erosion durch Kontaktlinsen etc.) und Infektion durch Keime, die meist aus dem Tränensack stammen.

Symptome

Schmerzen, Lichtscheu, Blepharospasmus.

Therapie

Transport an Augenabteilung, antibiotische Therapie erst nach Abstrich für Antibiogramm oder Resistenzbestimmung einleiten.

3.12 Lid- und Orbitaphlegmone (Abszeß)

CAVE: Bei schweren Entzündungen von Lidern und Orbita besteht die Gefahr von Lid- und Orbitalphlegmone und Sinus-cavernosus-Thrombose.

Definition

Ausgehend von verschmutzten Verletzungen, von Tränensackentzündungen oder hämatogen entstandene bakterielle Infektion.

Symptome

Entzündlicher Exophthalmus, Bewegungsunfähigkeit des Augapfels, starke Schmerzen.

Liderysipel: Fieber, Schüttelfrost.

3.13 Iridozyklitis

Definition

Entzündung der Iris und des Ziliarkörpers durch Immunreaktion.

Symptome

Schmerzen, Lichtscheu, Reizmiosis, ziliare Injektion.

Therapie

Transport an eine Augenabteilung, Mydriatica, Antiphlogistica.

3.14 Lidverletzungen

Definition

Durch mechanische Traumen bedingter Einschnitt oder Einriß von Lid oder Lidrändern.

Therapie

Chirurgische Versorgung eventuell auch an einer allgemein chirurgischen Abteilung möglich.

CAVE: Bei Einriß von Tränenröhrchen oder Lidrändern muß Versorgung an einer Augenabteilung erfolgen.

3.15 Diplopie

Definition

Doppelbilder, die infolge von Verletzungen oder spontan auftreten.

Ursache

Blow-out-Fraktur, Arteriitis temporalis, apoplektischer Insult, Vergiftungen (Blei, Alkohol, Schlafmittel, Botulismus).

Therapie

Eventuell ein Auge abdecken – Doppelbild verschwunden – für Patienten angenehmer. Transport an die Augenabteilung.

3.16 Anisokorie

Definition

Ungleich weite Pupille.

Ursache

Neurologische Störungen, Intoxikationen (siehe entsprechende Kapitel). Eine relativ häufige und harmlose Ursache für Anisokorie ist Kontakt mit Trompetenstrauch (enthält Scopolamin) – keine Therapie notwendig.

Literatur

HOCKWIN, O., KOCH, H.-R.: Unerwünschte Arzneimittelwirkungen am Auge, Stuttgart, Gustav Fischer Verlag, 1982

HRUBY, K.: Kurze Augenheilkunde, München, Berlin, Wien, Urban und Schwarzenberg, 1972

SACHSENWEGER, R. u. M.: Notfallsituationen am Auge, Stuttgart, Ferdinand Enke Verlag, 1985

Notfälle in der HNO-Heilkunde

H. Höfler und B. Welleschik

Das Spektrum der Notfälle und Notsituationen im Hals-Nasen-Ohren-Fachgebiet umfaßt neben objektiv minder bedrohlichen Störungen, wie z. B. einem plötzlichen Hörverlust, relativ häufig auch akut lebensbedrohliche Situationen, die ein rasches und überlegtes Handeln erforderlich machen. Im Rahmen der interdisziplinär ausgerichteten notärztlichen Betreuung des Kopf-Halsbereichs sind somit auch Kenntnisse der Notfälle im HNO-Bereich unverzichtbar.

1 Erstickungsgefahr

Störungen der Atmung gehören zu den dringlichsten Situationen, mit denen der Notarzt konfrontiert wird. Voraussetzung sinnvollen Handelns ist die schnelle diagnostische Abklärung der vorliegenden respiratorischen Insuffizienz. Dabei muß in erster Linie geklärt werden, ob eine Verlegung (Stenose) der Atemwege vorliegt bzw. welche andere Ursache die insuffiziente Atmung hat, weiters auch, wie bedrohlich der Zustand des Patienten ist.

1.1 Ätiologie

Die Ursachen einer Verlegung der Atemwege liegen
- im **Pharynx:** Tonsillitis und Peritonsillarabszeß bzw. Retropharyngealabszeß, submuköse Blutung, Zurücksinken der Zunge beim Bewußtlosen, Fremdkörper im Hypopharynx,
- im **Larynx:** kongenitaler Stridor (Säugling), Epiglottitis und Epiglottisabszeß, Laryngitis subglottica (Pseudocroup), Fremdkörperaspiration (häufig bei Kindern), Glottisödem, Larynxtumor, Verletzung des Larynx, beidseitige Stimmlippenlähmung,
- in der **Trachea:** Trachealstenose, Trachealabriß, Fremdkörperaspiration.

1.2 Symptomatik

Die typische **Stenoseatmung** zeigt eine verlangsamte Atemfrequenz, ein geringes Atemvolumen bei angestrengter forcierter Atmung, eine verlängerte Einatemphase mit deutlichem, überwiegend inspiratorischem Stridor. Beim **Erstickungsanfall** (Asphyxie) kommt es schließlich zu stärkster Atemnot und angestrengtester Atmung, Angstgefühl, Unruhe, Hervorquellen der Augen und starker Zyanose.

Bewußtlosigkeit kann durch eine Atemnot verursacht, jedoch auch Ursache der Atemnot sein (Zurückfallen der Zunge). Zyanose deutet auf Sauerstoffmangel durch respiratorische oder kardiale Insuffizienz.

DD: Erkrankungen der Lunge (z. B. Bronchialasthma, Pneumothorax, Pneumonie), dekompensierte Herz-Kreislauferkrankungen, Störungen der Atmungssteuerung (ZNS, periphere Nerven) und der neuromuskulären Übertragung (Myasthenie, Tetanus, Botulismus, Muskelrelaxantien [Narkose], etc.).

1.3 Akutdiagnostik

1.3.1 Notfallanamnese

Zeitliche Entwicklung der Atemnot:

Akut (Minuten): Fremdkörperaspiration, Verletzung (Kehlkopf, Trachea), Larynxödem (Insektenstich).

Rasch (Stunden): entzündlich (viral, bakteriell).

Langsam (Tage): abszedierende Entzündung (Peritonsillarabszeß, Parapharyngealabszeß).

Sehr langsam: Larynxtumor, Narbenstenose.

Rasche Zunahme einer seit langem bestehenden Belastungsdyspnoe: beidseitige Rekurrensparese, Tracheomalazie.

Alter des Patienten:

Säuglinge: Larynxmißbildung, Stridor congenitus.

(Klein)Kinder: Fremdkörper, Entzündungen (subglott. Laryngitis, Epiglottitis), Retropharyngealabszeß, Larynxpapillomatose.

Erwachsene: Verletzungen, allergisches Ödem, bilaterale Stimmlippenlähmung.

Senioren: Tumorstenose.

1.3.2 Notfalluntersuchung

Beurteilung der Atmung

Atemfrequenz

verlangsamt	Stenose, Asthma bronchiale, Emphysem
beschleunigt	kardiale und pulmonale Ateminsuffizienz, Hyperventilationssyndrom
unregelmäßig	zentrale Ateminsuffizienz

Atemvolumen

gering	Stenose, Asthma bronchiale, Emphysem, pulmonale Ateminsuffizienz, zentrale Ateminsuffizienz
groß oder normal	kardiale Ateminsuffizienz, Hyperventilationssyndrom

Stridor

inspiratorisch	extrathorakale Stenose (oft zusätzlich exspiratorisch), evtl. zentrale Ateminsuffizienz (Zurücksinken der Zunge)
exspiratorisch	Asthma bronchiale, tracheobronchiale Stenose
kein	starrwandige Stenose (Larynx, Trachea) kardiale und pulmonale Ateminsuffizienz, Hyperventilationssyndrom

Untersuchung von Mund und Rachen mit dem Spatel

Larynxspiegelung, evtl. direkte Inspektion mit Intubationsspatel oder direkte Laryngo-, Tracheo- bzw. Bronchoskopie in Narkose.

1.4 Notfalltherapie bei Atemwegsverlegungen

Umgehend müssen Maßnahmen zur Wiederherstellung, respektive Sicherung der Atmung bzw. zur Verhinderung einer weiteren Verschlechterung der Situation getroffen werden. Nur dann kann auch eine künstliche Beatmung zielführend eingesetzt werden. Letztlich ist für eine rasche stationäre fachärztliche Betreuung zu sorgen.

1.4.1 Medikamentöse Therapie

Bei allen entzündlich-ödematös bedingten Fällen von Stenoseatmung sollte umgehend Prednisolon i.v. gegeben werden (z.B. Solu-Dacortin® 250 mg), evtl. Calcium i.v., ggf. Sauerstoffüberdruckbeatmung mit der Maske. Ausreichende Befeuchtung der Atemluft, insbesondere bei subglottischer Laryngitis!

1.4.2 Sicherung der Atemwege

Erste-Hilfe-Maßnahmen

Reinigung (Absaugen) von Mund und Rachen. Sichtbare Fremdkörper im Pharynx oder Hypopharynx (notfalls mit Fingern) entfernen. Überstrecken des Kopfes, Vorziehen des Unterkiefers, Einsetzen eines oro- oder nasopharyngealen Tubus. Ggf. Mund-zu-Mund-Beatmung.

Intubation

Die Intubation ist der wichtigste Eingriff, durch den die Atemwege frei-
gehalten bzw. freigemacht werden können. Bei Vorliegen einer Stenoseatmung muß aber mit u. U. erheblichen anatomischen Abweichungen von
der Norm gerechnet werden, die die Intubation wesentlich erschweren
oder unmöglich machen.

Die Intubation beim voll bewußten Patienten ist schwierig und sollte
nicht versucht werden. Eine Einleitung der Intubation mit Relaxierung
ist im Hinblick auf die häufig zu erwartende erschwerte Intubation
(lokale Veränderungen!) riskant und daher zu unterlassen. Solange der
Patient bei Bewußtsein ist und die Atemnot nicht anderweitig beeinflußt
werden kann, Sauerstoffüberdruckbeatmung mit der Maske. Beim bewußtlosen Patienten mit behinderter Atmung ist eine sofortige Intubation notwendig. Bei offener Kehlkopf- oder Trachealverletzung Intubation durch das offene Lumen.

Gefährlich ist die Intubation bei:

– Fremdkörpern im Hypopharynx und Larynx,
– submuköser Blutung (z. B. Hämophilie),
– Kehlkopftrauma,
– Trachealabriß.

Koniotomie (= Conicotomie = „Nottracheotomie")

Ist eine Intubation wegen der lokalen Situation oder wegen fehlender
Ausrüstung nicht möglich, so ist als Notfallmaßnahme eine Koniotomie
durchzuführen. Dieser Eingriff kann aber nur als Überbrückungshilfe bis
zur definitiven stationären Versorgung angesehen werden, welche in
Form einer regulären Tracheotomie innerhalb weniger Stunden erfolgen
muß.

Prinzip: Das Lig. conicum zwischen Schildknorpel und Ringknorpel
wird quer durchtrennt. Die Eröffnung der Luftwege erfolgt also unterhalb der Stimmbandebene, noch tiefer gelegene Stenosen werden nicht
umgangen. Es ist allerdings durch die Koniotomieöffnung (bedingt) eine
Intubation möglich.

Instrumentarium: Messer (Skalpell), kleine Trachealkanüle bzw. Gerät
zum Offenhalten der Öffnung (z. B. abgeschnittene Plastikspritze). Falls
vorhanden: Nottracheotomiebesteck, z. B. Nu-Trake® emergency crico-
thyrotomy device.

Durchführung: Arzt an der rechten Patientenseite, mit der linken Hand
wird der Larynx fixiert. In der Medianlinie Hautschnitt auf Schild- und
Ringknorpel von etwa 2–3 cm Länge. Queres Eingehen mit dem Messer

zwischen Unterrand des Schildknorpels und Oberrand des Ringknorpels und Öffnen der Wunde durch Drehen des Messers. Einsetzen einer kleinen Trachealkanüle oder eines entsprechenden Behelfs. Bei Verwendung des Nu-Trake-Systems Stichinzision der Haut über dem Lig. conicum und Punktion der Trachea durch das Ligament mit einer aufweitbaren Flügelkanüle (Abb. 1).

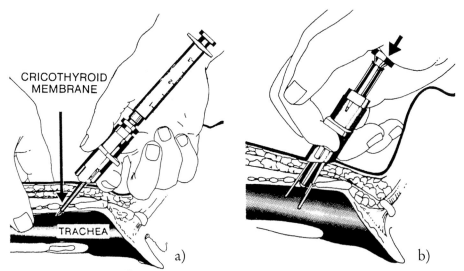

Abb. 1: Nu-Trake® emergency cricothyrotomy-System a) Punktion der Membrana cricothyreoidea, b) Einführung des Kanülenröhrchens.

Tracheotomie

Für die Tracheotomie sind ein Operationsbesteck, ggf. eine Lokalanästhesie, eine Hilfsperson (Assistenz) und eine entsprechende Lagerung des Patienten notwendig. Liegen krankheitsbedingte Veränderungen (Struma, Malignom etc.) im Operationsgebiet vor, kann die Tracheotomie auch für den Geübten selbst im Operationssaal unter optimalen Bedingungen ein schwieriger Eingriff sein. Die Tracheotomie ist also keine Notoperation, die mit dem Taschenmesser an Ort und Stelle durchgeführt werden kann. In einer Akutsituation kommt nur die Koniotomie in Frage.

1.5 Atemnot bei Kanülenträgern

1.5.1 Ätiologie

Atemnot bei Trachealkanülenträgern ist keine Seltenheit.
Die Ursachen sind:

- Sekretborken in der Kanüle oder in der Trachea direkt unterhalb der Kanüle,
- Granulationsgewebe am Kanülenende,
- Stenose der Trachea unterhalb der Kanüle,
- falsche Lage der Kanüle (nicht bei Zustand nach Laryngektomie).

1.5.2 Therapie

Die üblichen Metallkanülen sind zweiteilig; in diesem Fall ist zuerst der Innenteil der Kanüle („Seele") zu entfernen und zu reinigen; durch die verbleibende Hülse lassen sich mit dem Sauger auch tiefergelegene Borken (ggf. nach Einträufeln von Kochsalzlösung oder Tacholiquin®) absaugen oder mobilisieren, sodaß sie ausgehustet oder nach Entfernung der Kanüle instrumentell extrahiert werden können. Granulationen unter der Kanüle oder eine Stenose in tieferen Trachealabschnitten können notfalls mit einem durch das Tracheostoma eingeführten Tubus überwunden werden. Beim Kanülenwechsel muß dafür Sorge getragen werden, daß das Tracheostoma offengehalten wird (Dilatator, Nasenspekulum, aufgespreizte Pinzette).

2 Blutungen

Für den betroffenen Patienten stellt eine Blutung aus Nase, Ohren oder Mund fast immer eine Notsituation dar, deren Gefährlichkeit aber oft überschätzt wird. Der Notarzt muß die Bedrohlichkeit der Situation abschätzen und eine adäquate Therapie durchführen bzw. veranlassen.

2.1 Blutung aus der Nase (Epistaxis)

Nasenbluten ist eine häufige Notfallsituation in der HNO-Heilkunde und kann speziell bei symptomatischen Formen bedrohliche Ausmaße annehmen.

2.1.1 Ätiologie

Man unterscheidet

Örtliches Nasenbluten (lokale Gefäßschäden) bei:
- Juvenilem Nasenbluten ohne erkennbare Ursache,
- Verletzungen: im vorderen Septumdrittel (Locus KIESSELBACH) durch Nasenbohren, Schleimhauteinrisse bei Frakturen,
- Rhinitis sicca anterior,
- Fremdkörper,
- Tumoren.

Symptomatisches Nasenbluten (Begleitsymptom) bei:
- Infektionskrankheiten,
- Gefäß- und Kreislauferkrankungen (Hypertonie, Arteriosklerose),
- Hämorrhagischen Diathesen (z. B. bei Hämophilie, Leukämien, Marcoumarisierung),
- Vikariierender Epistaxis (Menstruation, Gravidität).

2.1.2 Symptomatik

Meist **einseitiger Blutaustritt** unterschiedlicher Intensität; **beidseitige Blutung** bei Blutungsquellen in beiden Nasenseiten, Übertritt in die andere Nasenseite über den Epipharynx (bes. bei heftigeren Blutungen) oder durch eine Septumperforation; bei stärkerer Blutung häufig auch **Blutspucken** infolge Abrinnens in den Pharynx.

Das **Ausmaß** der Blutung ist

meist **harmlos** bei:	**bedrohlich** bei:
- Verletzungen durch Nasenbohren	- Hypertonie und Arteriosklerose
- juvenilem Nasenbluten	- Frakturen von Gesichtsschädel
- viralen Infekten	und Schädelbasis
- Frakturen der Nase	- hämorrhagischer Diathese
- Tumoren	

Die **Lokalisation der Blutungsquelle** ist bei Verletzung durch Nasenbohren, juvenilem Nasenbluten und viralen Infekten meist vorne am Nasenseptum, bei Hypertonie und Arteriosklerose, Frakturen von Nase, Gesichtsschädel und Schädelbasis sowie bei Tumoren in tieferen Nasenabschnitten gelegen.

2.1.3 Notfalluntersuchung

Notfallanamnese

- Alter des Patienten
- Umstände des Blutungsbeginns (Unfall)
- Infekt
- Grundleiden

Beurteilung der Blutung

Patienten aufsetzen, ausschneuzen lassen, Kopf vorbeugen. Beurteilung der Blutungsseite und -stärke. Wenn möglich Rhinoskopie.

Beim bewußtlosen Patienten kann die Beurteilung des Blutungsortes und des Blutungsausmaßes erheblich erschwert sein.

Differentialdiagnostisch ist eine Blutung aus dem Pharynx- oder Larynxbereich abzugrenzen. Dies geschieht durch gezieltes Absaugen der Nase und des Mund- und Rachenbereiches oder durch Einführen eines Ballon-katheters (ein- oder beidseitig) in die Nase, welcher so weit vorgeschoben wird, daß er in den Epipharynx reicht. Nach Aufblasen des Ballons mit 10(–20) ccm Luft und gleichzeitiger Kontrolle der Lage des Ballons wird durch Zug am Katheter die Choane verschlossen. Bei Blutung im Nasen-bereich steigt Blut in die Nase auf (s. u.: Behelfsmäßige hintere Nasen-tamponade mit Ballonkatheter).

2.1.4 Therapie (Erste Hilfe)

Beruhigung des Patienten. Hochlagerung des Oberkörpers und Vorbeu-gen des Kopfes. Kalte Umschläge auf die Nackenregion.

Leichtere Blutungen vom vorderen Septum können vielfach bereits durch Zusammenpressen der Nasenflügel über einige Minuten zum Still-stand gebracht werden; machmal führt die Einlage resorbierbarer blutstil-lender Tampons (Spongostan®-Schwämmchen; Tabotamp®-Streifen) zum Stillstand einer Blutung aus den vorderen Nasenabschnitten.

Bei stärkerer Blutung bzw. wenn die Blutungsquelle tiefer in der Nase liegt, stehen folgende Behandlungsalternativen zur Verfügung:

Merocel®-Tampons (komprimierter, nicht resorbierbarer Kunststoff-schwamm) unterschiedlicher Größe, welche in die Nase eingeführt wer-den, dort durch Flüssigkeitsaufnahme aufquellen und eine gute und gleichmäßige Tamponadewirkung im gesamten Nasenbereich bewirken. Sie eignen sich dadurch besonders für mittelstarke sowie für diffuse Blu-tungen.

Vordere Streifentamponade

Benötigt werden:
- Beleuchtung (Stirnlampe, Stirnreflektor),
- Nasenspekulum,
- Tamponadezange oder Kniepinzette,
- Schere,
- Tamponadestreifen (Gaze 2–4 cm breit, doppelt gelegt ca. 15 cm lang, mit Vaseline o. ä. bestrichen oder fertige Tamponadesteifen, z. B. DU-KA).

Da die Tamponade schmerzhaft ist, empfiehlt sich eine vorherige Ober-flächenanästhesie durch Einlegen von Wattebäuschchen mit Lokalanäs-thetikum. Die Tamponade soll möglichst in sitzender Stellung durchge-führt werden. Unter Sicht werden die Streifen einzeln parallel zum Na-senboden eingeschoben und nach unten festgepreßt. Das ganze Nasenlu-men muß ausgefüllt werden.

Wird mit einer vorderen Tamponade die Blutungsquelle nicht erreicht oder ist der Druck der Tamponade in den hinteren Nasenabschnitten nicht ausreichend, muß auch eine **hintere Nasentamponade** vorgenommen werden. Prinzip: Verschluß der hinteren und vorderen Nasenöffnung, sodaß schließlich die Blutung durch Selbsttamponade auch dann zum Stillstand kommt, wenn durch die Tamponade selbst die Blutungsquelle nicht komprimiert wird.

Ballontamponade der Nase

Einbringung vorgeformter aufblasbarer Ballons in die Nase, z. B. BRIGHTON Epistaxis Balloon®: der hintere Ballon tamponiert die Choane, der vordere den Nasenvorhof (Abb. 2).

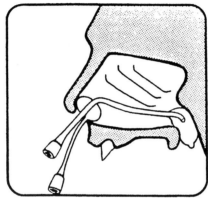

Abb. 2: Plazierung des BRIGHTON Epistaxis Balloon®.

Behelfsmäßige hintere Nasentamponade mit Ballonkatheter

Benötigt werden

– Instrumente zur vorderen Tamponade,
– normaler Harnkatheter (Ballonkatheter),
– 20 ccm Einmalspritze,
– Klemme (Einmalklemme aus Plastik),
– eingeschnittene Tupfer.

Vor Beginn der Tamponade wird der Ballonkatheter probeweise aufgeblasen, wobei darauf zu achten ist, daß sich der Ballon gleichmäßig entfaltet – evtl. etwas kneten. Dann wird er durch die Nase so weit vorgeschoben, daß er gerade in den Rachen reicht (Kontrolle durch Beobachtung durch den Mund). Aufblasen des Ballons mit (10–)20 ccm Luft, gleichzeitig Lagekontrolle. Ggf. den Katheter etwas zurückziehen, sodaß der Ballon auch tatsächlich im Nasenrachen liegt. Durch Zug am Katheter wird die Choane verschlossen; unter Beibehaltung des Zuges (Hilfsperson) wird sodann eine kurze vordere Tamponade angelegt. Der erste Streifen sollte unter den Katheter zu liegen kommen. Als letztes werden als Polster und Widerlager eingeschnittene Tupfer um den Katheter gelegt und der Katheter mit einer Klemme fixiert. Erst jetzt kann auf den Zug am Katheter verzichtet werden.

Klassische hintere Tamponade nach BELLOCQ:

Ein dünner Katheter wird durch die Nase in den Rachen geschoben und von dort aus dem Mund herausgeführt. Der BELLOCQ-Tampon (verschnürtes und mit langen Haltefäden versehenes Verbandsmullpaket) wird mit den Schnüren an den Katheter angebunden und durch den Mund von hinten in die Choane gezogen. Die Uvula darf dabei nicht mit in den Nasenrachen gezogen werden (Nekrosegefahr). Während die aus der Nase geführten Fäden unter Zug gehalten werden, wird eine vordere Nasentamponade angelegt. Schließlich werden die Fäden der hinteren Tamponade auf einem Tupfer auf der vorderen Tamponade verknüpft (Schnüre dürfen nicht am Naseneingang anliegen, sie schneiden sonst ein). Muß die Tamponade länger als 24 Stunden liegen bleiben, so ist wegen der Gefahr einer Mittelohrentzündung eine antibiotische Abschirmung erforderlich.

2.2 Blutung aus dem Epipharynx

2.2.1 Ätiologie

Am häufigsten sind Nachblutungen nach Adenotomie, gefolgt von Tumorblutungen, ganz selten Blutung der A. carotis int. bei traumatischem Aneurysma oder infolge Tumorarrosion.

DD: Epistaxis aus choanennahem Nasenabschnitt; Hochhusten von Blut in den Epipharynx bei Blutungen im Hypopharynx oder Tracheobronchialbereich.

2.2.2 Diagnostik und Therapie

Der Hinweis auf eine **Nachblutung nach Adenotomie,** die sich auch als Nasenbluten äußern kann, ergibt sich aus der Vorgeschichte. Die Beurteilung des Blutverlustes ist oft schwer, da meist viel Blut verschluckt wird. Die Blutung kann besonders bei kleinen Kindern bedrohlich sein, weshalb eine sorgfältige Beurteilung des Allgemeinzustandes erforderlich ist. Ggf. Schocktherapie! Falls fachärztliche Hilfe nicht rasch erreicht werden kann, behelfsmäßige hintere Nasentamponade mit Ballonkatheter, wobei auf eine vordere Tamponade meist verzichtet werden kann, oder BELLOCQ-Tamponade des Epipharynx.

Blutungen aus Tumoren des Nasenrachenraumes (auch nach Biopsie) hören in der Regel von selbst auf bzw. können zur Versorgung an eine Fachabteilung überwiesen werden.

Bei einer **massiven Blutung** aus dem Epipharynx möglichst feste Tamponade (großer BELLOCQ-Tampon, stark aufgeblasener Ballonkatheter), Blutersatz, Schockbekämpfung, Transport an eine Fachabteilung.

2.3 Blutung aus Mundhöhle und Rachen

Blutungen des Zahnfleisches, symptomatische Mundschleimhautblutungen, traumatische Blutungen oder auch Blutungen nach Zahnextraktionen sind selten so schwerwiegend, daß Notfallmaßnahmen erforderlich sind.

Nachblutung nach Tonsillektomie: Wenn in der Tonsillennische ein Koagulum vorhanden ist und trotzdem weiter eine Blutung oder der Verdacht einer weiteren Blutung besteht, muß das Koagulum entfernt werden (Absaugen, lange Pinzette). Spritzende Gefäße werden mit einer Klemme gefaßt und umstochen. Wenn die Umstechung nicht möglich ist, kann die Klemme unter ständiger Aufsicht bis zum Erreichen fachärztlicher Hilfe belassen werden. Bei diffuser Blutung wird ein in die Klemme eingespannter Tupfer in die Nische gepreßt (CAVE: Aspiration – evtl. Sicherung des Tupfers mit eingenähtem Faden). Puls- und Blutdruckkontrolle wegen der Gefahr eines Volumenmangelschocks.

Durch **Tumorarrosion** kann es zu schwersten Blutungen kommen, die letztlich oft nur durch Ligatur der A. carotis ext. oder gar communis gestillt werden können. Ist die Blutungsquelle sichtbar, kann evtl. ein spritzendes Gefäß mit der Klemme gefaßt oder durch Einpressen eines in eine Klemme eingespannten Tupfers (evtl. Tabotamp® o. ä.) die Blutung gestillt werden. Notfalls digitales Abdrücken der A. carotis bis zum Erreichen fachärztlicher stationärer Hilfe.

Differentialdiagnostisch ist bei Blutungen aus dem Mund auch an eine Blutungsquelle im Hypopharynx und Larynx (Tumor), Ösophagus (z. B. Ösophagusvarizenblutung: massenhaftes Erbrechen frischen Blutes) oder Tracheobronchialbereich (Aushusten von schaumigem, hellrotem Blut) zu denken.

2.4 Blutungen aus dem Ohr

Blutungen aus dem Ohr treten spontan bei akuten hämorrhagischen Mittelohrentzündungen (Grippeotitis), bei direkten Verletzungen (Pfählung), Frakturen der Gehörgangsvorderwand durch Schlag (Sturz) aufs Kinn und bei Schädelbasisbrüchen auf. In der Regel sind sie nicht stark und kommen von selbst zum Stehen. Notfalls kann der Gehörgang tamponiert werden (CAVE: Trommelfellverletzung). Die kausale Therapie erfolgt durch den HNO-Facharzt.

2.5 Blutung aus dem Tracheostoma beim Trachealkanülenträger

Blutungen aus dem Tracheostoma bei Trachealkanülenträgern sind nicht selten. Durch Druckstellen der Kanüle bilden sich leicht blutende Granulationen. Auch eine Tracheitis sicca oder Tumorrezidive können Ursache der Blutung sein. Zur Vermeidung von Blutaspiration ist die Metallkanüle durch eine Kanüle mit aufblasbarer Manschette (z. B. Tracheoflex®) zu ersetzen. Die Arrosion großer Gefäße durch Druck der Kanüle endet meist letal.

3 Fremdkörper

Fremdkörper in Ohr, Nase, Rachen, Luft- und Speiseröhre sind in der HNO-Heilkunde keine seltenen Notfälle. In vielen Fällen ist rasches Handeln notwendig, um akute Lebensgefahr abzuwenden oder gefährliche Spätkomplikationen zu vermeiden.

3.1 Fremdkörper in Ohr und Nase

Fremdkörper im Ohr – zumindest glatte – dürfen nicht mit der Pinzette oder etwas Ähnlichem gefaßt werden, da sie damit nur tiefer in den Gehörgang gepreßt werden und zur Gefahr für Trommelfell und Mittelohr werden. Die Entfernung bleibt dem HNO-Facharzt überlassen. Handelt es sich um lebende Tiere (Insekten), sind diese durch Einträufeln von Öl zu immobilisieren bzw. abzutöten.

Fremdkörper in der Nase sollten ebenfalls nur unter optimalen Bedingungen vom Facharzt entfernt werden. Das Durchstoßen nach hinten ist wegen der Gefahr der Aspiration des Fremdkörpers kontraindiziert.

3.2 Fremdkörper im Pharynx- und Larynxbereich

Fischgräten bleiben meist in den Tonsillen, im Zungengrund, in den Valleculae epiglottidis oder im Bereich der Aryhöcker stecken und führen in erster Linie zu Schluckbeschwerden; in der Aryhöckerregion können sie aber auch zur Dyspnoe infolge eines Schleimhautödems führen.

Therapie: falls identifizierbar, Extraktion (am besten durch den Facharzt). Bei atmungsrelevantem Ödem Kortikoidtherapie und stationäre Beobachtung.

Größere Gegenstände, die in den Mund genommen werden, können bei unbeabsichtigtem Schlucken im Hypopharynx bzw. im Kehlkopfeingang steckenbleiben und durch Verlegung des Kehlkopfs zum Erstickungsanfall oder zu einer reflektorisch-mechanischen Apnoe (Bolustod) führen.

Erste Hilfe: Versuch, den Fremdkörper mit den Fingern zu entfernen; Anwendung des Handgriffes nach HEIMLICH; Koniotomie.

3.3 Fremdkörperaspiration (tracheobronchiale Fremdkörper)

Die Aspiration von Fremdkörpern kommt überwiegend bei kleinen Kindern vor (Erdnüsse, Bohnen, Lego-Steine etc.), bisweilen sind aber auch Erwachsene betroffen (mit den Lippen gehaltene Nadeln, abgebrochene Prothesenteile etc.).

3.3.1 Symptomatik

Häufig wird der Fremdkörper bereits beim Kontakt mit der Larynxschleimhaut prompt wieder ausgehustet, wenn dies jedoch nicht gelingt (bei herabgesetztem Hustenreflex, Alkoholisierung, Schlafmittelvergiftung etc., bei Bewußtlosigkeit etc.), bleibt er in der Trachea liegen.

Im letzteren Fall weisen ein starker, nur langsam nachlassender Hustenreiz und/oder eine mehr oder weniger starke Atemnot, evtl. mit Lippenzyanose, auf das Ereignis hin. Wenn der Fremdkörper in den Bronchialbaum (meist rechter Hauptbronchus) gelangt und sich dort festsetzt, ist eine gewisse Stabilisierung der Situation erreicht. Nach einem freien Intervall von 1–2 Monaten kommt es dann aber vielfach zu chronisch rezidivierender Bronchitis, Bronchopneumonien, Bronchiektasien etc. Bei spitzen Fremdkörpern besteht Perforationsgefahr mit Pneumothorax, Mediastinalemphysem oder Arrosionsblutung.

3.3.2 Therapie

Notmaßnahmen: Kleine Kinder mit dem Kopf nach unten an den Beinen halten, dabei kräftig auf den Rücken klopfen. Beim Erwachsenen evtl. Anwendung des Handgriffs nach HEIMLICH. Rascher Transport an eine Fachabteilung! Evtl. Sauerstoffbeatmung.

Bereits bei Verdacht auf einen Fremdkörper in Trachea oder Bronchien muß eine Tracheobronchoskopie durchgeführt werden, da ansonsten die Gefahr pulmonaler Komplikationen besteht.

3.4 Fremdkörper in der Speiseröhre

3.4.1 Symptomatik

Fremdkörper in der Speiseröhre sind bei Kindern (Münzen, Spielzeug) und alten Menschen (Knochen, Speisebrocken) relativ häufig. Die subjektiven Symptome reichen von leichten Schluckbeschwerden bis zu starken, meist retrosternalen Schmerzen (DD: Ösophagitis, Globusgefühl; Herzinfarkt!) und der Regurgitation jeglicher Nahrung.

3.4.2 Diagnostik und Therapie

Die Diagnose kann meist aufgrund der Vorgeschichte gestellt werden bzw. wird vom Patienten angegeben. Nach Röntgenuntersuchung zur Lokalisation des Fremdkörpers sowie zum Ausschluß von Divertikeln etc. (kein Bariumbrei, da sonst anschließende Suche nach Fremdkörper erschwert!) muß der Fremdkörper endoskopisch an einer Fachabteilung entfernt werden. Das Essenlassen von Sauerkraut oder dergleichen, um den Fremdkörper weiterzubefördern, ist absolut kontraindiziert! Der Versuch, den Fremdkörper ohne Sicht mittels Bougie o. ä. in den Magen zu stoßen, ist ein Kunstfehler!

4 Verletzungen

Im HNO-Bereich gibt es eine Reihe typischer Verletzungen, die zwar nicht in allen Fällen einer notfallmedizinischen Versorgung bedürfen, stets aber HNO-fachärztlich behandelt werden müssen.

4.1 Verletzungen des Ohres

4.1.1 Ohrmuschelverletzungen

Beim **Othämatom** kommt es durch scherende Gewalteinwirkung zur Ablösung des Perichondriums vom Ohrknorpel und zur subperichondralen Blutansammlung. Es resultiert eine elastische Verwölbung an der Vorderseite der Ohrmuschel, oft blaurötlich gefärbt. Das Othämatom bedarf keiner Notfallbehandlung, muß jedoch an einer Fachabteilung punktiert oder inzidiert werden.

Beim **Abriß einer Ohrmuschel** bestehen gute Chancen, daß diese wieder anheilt. Ist auch der Gehörgang in die Verletzung miteinbezogen, besteht die Gefahr einer späteren Gehörgangsstenose. Verletzungen der Ohrmuschel oder des Gehörgangs sollten daher umgehend an einer Fachabteilung versorgt werden. Abgerissene Ohrmuschel mitbringen (s. oben)! Bis zur Versorgung steriles Abdecken des Wundgebietes.

4.1.2 Gehörgangs- und Trommelfellverletzungen

Pfählungsverletzungen durch Einbringen spitzer Gegenstände in das Ohr können als **Gehörgangsverletzung** mit Ablederung der Gehörgangshaut, aber auch als **Trommelfellperforation** bis hin zur **Luxation**

des Steigbügels in Erscheinung treten. Auch wenn nur eine Gehörgangsverletzung vorliegt, sollten Manipulationen im Gehörgang unterbleiben. Bei der direkten Verletzung des Trommelfells besteht die Gefahr einer anschließenden Mittelohrentzündung, eine fachärztliche Behandlung ist also in jedem Fall notwendig (binnen 12 Stunden). Tritt im Gefolge der Verletzung Schwindel in Form von heftigem Drehschwindel auf, so ist dies beweisend für eine Steigbügelluxation oder eine **Verletzung des Innenohres.** Der Patient sollte umgehend in eine Fachabteilung gebracht werden.

Bei **Trommelfellzerreißung** (durch Schlag aufs Ohr, Explosionstrauma, beim Wassersport etc.) ist eine Ohrspülung kontraindiziert. Der Patient ist möglichst umgehend einem HNO-Facharzt vorzustellen, der zu entscheiden hat, ob eine chirurgische Versorgung notwendig ist.

4.1.3 Schläfenbeinfrakturen

Laterobasale Schädelfrakturen gehen im allgemeinen mit Ohrsymptomen einher, die eine HNO-Abklärung notwendig machen.

Bei der **Pyramidenlängsfraktur** (häufigste Schädelbasisfraktur) beginnt der Bruchspalt meist in der Schläfenbeinschuppe, strahlt in den Warzenfortsatz ein, durchsetzt den knöchernen Trommelfellrahmen und verläuft an der Oberkante der Pyramide. Meist **Blutung aus dem Ohr** bzw. **Hämatotympanon,** evtl. Liquorrhoe; **Schalleitungsschwerhörigkeit** unterschiedlichen Grades. Keine vestibuläre Symptomatik.

Notfallmaßnahmen: Steriles Abdecken des Ohres. Keine Manipulationen im Gehörgang, keine Spülung! Antibiotischer Schutz (offene Schädelfraktur). Wenn keine anderen Verletzungen vorliegen, Transport an eine Fachabteilung.

Bei **Pyramidenquerfrakturen** geht der Bruchspalt durch das Labyrinth, daher akuter einseitiger **Labyrinthausfall** mit Ertaubung und Drehschwindel (Ausfallnystagmus zur Gegenseite). Meist keine Blutung aus dem Ohr; manchmal Hämatotympanon. Evtl. Liquorabfluß via Tube und Nase (Gefahr der Meningitis). Relativ häufig auch Schädigung des N. facialis.

Procedere: HNO-Diagnostik und -Verlaufskontrolle im Hinblick auf evtl. Operationsindikation. Wenn keine anderen Verletzungen vorliegen, Transport an eine Fachabteilung.

4.2 Verletzungen der Nase und des Gesichtsschädels

Typische Symptome einer **Nasenbeinfraktur** sind eine abnorme Stellung der Nase, subkutanes Hämatom, Krepitation bei abnormer Beweglichkeit. Eine Notfalltherapie ist nur notwendig, wenn starkes Nasenbluten vorliegt (s. dort). Kontrolle des Septums (Septumhämatom?) durch den Facharzt! Dieser hat auch festzustellen, ob eine Reposition erforderlich ist; wenn ja, so ist sie innerhalb von 4 (bis max. 7) Tagen durchzuführen.

Ausgedehnte **Frakturen der Nasennebenhöhlen und des Mittelgesichts** können sich hinter äußerlich harmlos wirkenden Verletzungen des Gesichtsbereichs verbergen. Eine Notfalltherapie ist nur notwendig, wenn eine starke Blutung vorliegt. Die genaue Abklärung des Verletzungsausmaßes einschließlich entsprechender Versorgung ist Aufgabe der Fachabteilungen.

4.3 Verletzungen in der Mundhöhle

Pfählungsverletzungen des Gaumens kommen hauptsächlich bei Kindern vor. Wichtig ist die Suche nach Fremdkörpern in der Wunde, welche am besten im Rahmen der fachärztlichen Versorgung erfolgt.

Zungenverletzungen (meist Bißverletzungen) größeren Ausmaßes sind chirurgisch zu versorgen. Stärkere Blutungen machen den raschen Transport an eine Fachabteilung notwendig.

4.4 Verletzungen im Halsbereich

Die Symptome eines **stumpfen Halstraumas** sind Heiserkeit, Dyspnoe, Schluckschmerzen, prälaryngealer Druckschmerz, evtl. auch Krepitation des Larynxskeletts, Luftemphysem. Wegen der Möglichkeit einer **Fraktur des Larynx** und der Bildung eines Hämatoms mit rasch zunehmender Atemnot ist umgehender Transport an eine Fachabteilung angezeigt. Eiskrawatte, Ruhigstellung. Notfalls Intubation; Koniotomie.

Bei einer **offenen Halsverletzung** steht die Gefahr der Blutaspiration im Vordergrund. Wenn Luft aus der Wunde austritt, ist der Defekt der Luftwege aufzusuchen und über diesen Weg ein Tubus einzuführen. Blutstillung größerer Gefäße. Umgehender Transport an eine Fachabteilung.

4.5 Verätzungen

Irrtümlich werden nur geringe Mengen ätzender Flüssigkeiten getrunken, große Mengen praktisch nur in suizidaler Absicht. Als **Sofortmaßnahme** bei frischen Verätzungen kommt Flüssigkeitszufuhr in Frage, evtl. auch Magenspülung, die Entscheidung dazu sollte jedoch besser an einer Fachabteilung gefällt werden. Akute Gefahr besteht durch Schock, Glottisödem (Atemnot), Perforation von Ösophagus oder Magen (Mediastinitis, Peritonitis, Arrosionsblutung). Daher Schockbekämpfung, Kortison, rascher Transport an eine Fachklinik; u. U. Koniotomie notwendig.

5 Schluckstörungen

Akute Schluckstörungen können für den betroffenen Patienten durchaus Notfallcharakter aufweisen. Anamneseerhebung und orientierende Untersuchung (einschließlich des Kau- und Schluckapparates) sollen den Notarzt in die Lage versetzen, den Patienten zur adäquaten Therapie an die entsprechende Disziplin zu überweisen.

Die Ursachen liegen im ZNS (bulbär, suprabulbär; selten akut) oder peripher, wobei hier vor allem an traumatische, entzündliche (Tonsillitis), toxische (Bleiintoxikation; Tetanus), tumorbedingte und auch myopathische Störungen zu denken ist.

6 Notfälle bei Entzündungen

Entzündungen im HNO-Bereich erlangen vor allem bei starken Schmerzen sowie im Fall von Komplikationen Notfallcharakter.

6.1 Ohrbereich

Im Ohrbereich können sowohl von einer **Otitis externa** als auch von einer akuten **Otitis media** heftige Schmerzen hervorgerufen werden. Chronische Mittelohrentzündungen, speziell **Cholesteatome,** können schwerwiegende endokranielle Komplikationen (Meningitis, Hirnabszeß, Sinusthrombose), Labyrinthausfälle und Fazialisparesen bewirken. Hinweise auf eine drohende Komplikation sind seitens der Anamnese neben Ohrschmerzen und Fieber auch Kopfschmerzen, Benommenheitsgefühl, Schüttelfrost, Übelkeit und Erbrechen, seitens des klinischen Bildes Mastoiddruckschmerz, Fazialislähmung, Spontannystagmus, Nackensteifigkeit.

6.2 Nasen- und NNH-Bereich

Entzündungen im Nasen- und NNH-Bereich können einen komplizierten Verlauf nehmen, der von der aufsteigenden Thrombophlebitis und Sinus cavernosus-Thrombose beim **Nasenfurunkel** bis zur **orbitalen bzw. endokraniellen Komplikation bei Sinusitiden** reicht. Der Verdacht auf eine Komplikation ergibt sich beim Nasenfurunkel bei einer zunehmenden Druckempfindlichkeit der V. angularis im medialen Augenwinkel; orbitale Komplikationen bewirken Druckschmerzen, Bulbusverlagerung nach lateral und entzündliche Lidschwellung, bei endokranieller Ausbreitung sind Fieber, Meningismus, evtl. Wesensveränderungen nachzuweisen; septische Temperaturen sowie eine teigige, stark schmerzhafte Schwellung im Stirnbereich weisen auf eine **Stirnbein-osteomyelitis** hin.

6.3 Oropharyngealer Bereich

Im Mund- und Rachenbereich führen hauptsächlich Komplikationen von Entzündungen des lymphatischen Rachenrings zu Notsituationen. Dazu gehören **Peritonsillar- und Retropharyngealabszesse, Zungengrund-abszeß und tonsillogene Sepsis; Mundbodenphlegmone und Epiglotti-tis** sind hier ebenso anzuführen wie **akute Speicheldrüsenschwellungen** bei Sialadenitis oder Sialolithiasis.

6.4 Larynx und Trachea

Entzündungen im Larynx und in der Trachea sind besonders im Kindes-alter (subglottische Laryngitis) sowie bei gleichzeitig bestehenden ste-nosierenden Erkrankungen (z. B. beidseitige Stimmlippenlähmung; Tra-chealstenose) wegen der Gefahr der respiratorischen Insuffizienz notfall-medizinisch bedeutsam. Therapeutisch stehen konservative Maßnahmen (Antibiotika, Kortikoide, Mukolytika, evtl. Sedativa; Luftbefeuchtung, Inhalationen) im Vordergrund.

7 Cochleovestibuläre Funktionsstörungen

Sie können als Hörstörungen und/oder Gleichgewichtsstörungen in Er-scheinung treten und eine vielfältige Ätiologie aufweisen.

7.1 Akuter Hörverlust

Die Ursachen reichen von der Verlegung des Gehörgangs mit einem Oh-renschmalzpfropf über traumatische und entzündliche Formen bis zum akuten Hörsturz und zur psychogenen Taubheit. Notärztliche Akutmaß-nahmen erübrigen sich meistens; jedoch ist speziell der **akute Hörsturz** als dringender Notfall einzuordnen und umgehend eine fachärztliche Be-treuung in die Wege zu leiten.

7.2 Akuter Schwindel

Schwindel ist ein sehr häufiges Symptom. Schwerer labyrinthärer Schwindel mit Erbrechen ist für den Patienten (und oft auch für den Arzt) ein so schweres Krankheitsbild, daß Lebensgefahr befürchtet wird.

Das markante Symptom des **vestibulären Schwindels** ist ein horizontaler Spontannystagmus, d. h. die Augen machen eine langsame unwillkürliche

Bewegung auf eine Seite und kehren ruckartig zur Ausgangsposition zurück. Differentialdiagnostisch sind Prozesse im Stammhirn in Erwägung zu ziehen, welche ebenfalls Nystagmus zeigen können. Hier sind jedoch weitere neurologische Ausfälle zu finden.

Ursachen plötzlichen labyrinthären Schwindels können sein: **Labyrinthitis, Innenohrverletzungen, M. Menière und Neuronitis vestibularis.**

Besondere Notfallmaßnahmen sind in keinem Fall notwendig, ein umgehender Transport an eine Fachklinik ist angezeigt. Bei heftiger Symptomatik Dimenhydrinat (Vertirosan forte® 1 ml i. m.) oder Droperidol (Dehydrobenzperidol® 2 ml i. v.).

Literatur

Feldmann, H.: HNO-Notfälle. Springer, Berlin–Heidelberg–New York–Tokyo 1974

Kessler, L. Oeken, F.-W.: Notfälle im HNO-Bereich. VEB G. Thieme, Leipzig 1986

Rauchfuss, A.: Ärztlicher Notdienst: Kopf- und Halsbereich. G. Thieme, Stuttgart–New York 1989

Strahlenunfälle

E. Ogris und E. Havlik

Strahlenunfälle sind, gemessen an anderen Arten von Unfällen, sehr selten. Der von einem Strahlenunfall potentiell gefährdete Personenkreis umfaßt Personen, die in folgenden Betrieben arbeiten: Reaktoren, Zyklotrons, Kernkraftwerke, Wiederaufbereitungsanlagen, Radiopharmaka herstellende Industriebetriebe, Industriebetriebe, die mit Röntgengeräten oder Beschleunigern oder radioaktiven Prüfstellen, die Gammastrahlen oder Neutronenstrahlen aussenden, arbeiten; Spitäler mit röntgendiagnostischen Stationen; nuklearmedizinische oder strahlentherapeutische Institute sowie Forschungslabors in Universitäten und Industriebetrieben.

Im Falle eines nuklearen Großereignisses können darüberhinaus Personen von Einsatztruppen (Feuerwehr, Heer, . . .) sowie Personen der Allgemeinbevölkerung betroffen sein.

1 Unfallkategorien

1.1 Der kriegerische oder zivile nukleare Großunfall

Es handelt sich um **Großereignisse,** die eine ganze Reihe von nationalen und internationalen Maßnahmen nach sich ziehen.

1.2 Der zufällig und nachträglich entdeckte Unfall

Der Strahlenunfall wird erst bekannt, wenn die dadurch betroffenen Personen den Arzt mit den **Zeichen einer stattgehabten Ganzkörper- oder Teilkörperbestrahlung** aufsuchen, ohne gewußt zu haben, daß sie überhaupt oder während einer bestimmten beruflichen Tätigkeit ionisierender Strahlung ausgesetzt waren. Dieser Unfall kann erst durch den Verlauf der als Folge davon aufgetretenen Strahlenkrankheit entdeckt und beurteilt werden. Meßtechnische Maßnahmen kommen zu spät. Der Unfallhergang muß rekonstruiert, die Dosis abgeschätzt werden. Die Rekonstruktion des Unfallherganges sowie die Abschätzung der Unfallsfolgen können mitunter erheblich von der Realität abweichen.

1.3 Der meßtechnisch entdeckte Unfall

Bei diesem Unfallereignis wird eine **erhöhte Strahlenbelastung durch meßtechnische Verfahren bekannt** (die chronisch erhöhte Strahlenbelastung am Arbeitsplatz wird zumeist mit Hilfe der Personendosimetrie entdeckt). Zu dieser Art von Strahlenunfall gehört auch der unbeabsichtigte Kontaminationsunfall.

1.4 Der offensichtliche Unfall

Bei dieser Art von Strahlenunfällen handelt es sich um ein Ereignis, das **schon durch seinen äußeren Ablauf als Strahlenunfall erkannt** werden kann, wie z. B. bei einem Kritikalitätsunfall in einem Kernkraftwerk. Hier können meßtechnische Daten bewußt und auch während der Ereignisse eingesetzt werden, um den Schaden abzuschätzen oder gegebenenfalls auch zu mitigieren.

Von entscheidender Bedeutung bei der Beurteilung und beim Treffen von Gegenmaßnahmen bei einem Strahlenunfall ist zunächst dessen Klassifizierung.

2 Definition des Strahlenunfalls

Nach der Definition der österreichischen Strahlenschutzverordnung liegt ein Strahlenunfall dann vor, wenn Personen der Allgemeinbevölkerung einer Strahlendosis > 1,67 mSv pro Jahr, beruflich strahlenexponierte Personen einer Dosis > 50 mSv pro Jahr ausgesetzt sind. Ereignisse, bei denen diese Werte nicht überschritten werden, werden als **Strahlenzwischenfälle** eingestuft.

Von eminenter Bedeutung für das Management des Strahlenunfalls ist die Erhebung einer **genauen Anamnese,** um dadurch eine möglichst genaue Klassifikation des Unfalles treffen zu können. Bereits aus der Einteilung der Strahlenunfälle geht hervor, daß die Klärung folgender Fragen notwendig ist:

– Wo hat der Unfall stattgefunden?
– Bei welcher Tätigkeit ist es zum Unfall gekommen?
– Hat eine Exposition durch Strahlen seitens einer außerhalb des Körpers gelegenen Strahlenquelle stattgefunden oder nicht?
– Wenn ja, wie lange, mit welcher Strahlenquelle, mit welcher Strahlenqualität?
– Hat eine Ganzkörper- oder eine Teilkörperexposition stattgefunden?
– Hat eine Kontamination mit Radionukliden stattgefunden und, wenn ja, mit welchen?
– Besteht die Möglichkeit einer Inkorporation?
– Wurden bereits Maßnahmen zur Dekontaminierung eingeleitet?

Da der Strahlenunfall an und für sich selten ist, bei seinem Eintreten jedoch sofort ganz gezielte Maßnahmen getroffen werden müssen, ist es wichtig, Szenarios zu entwerfen, bei denen es zu Strahlenunfällen kommen kann. Wesentlichste Aufgabe für das Management eines Strahlenunfalls ist es, die Basis für Interventionen in wirksamer Weise und kurzer Zeit herzustellen.

Ziel der zu treffenden Maßnahmen ist es,
– Art und Ausmaß des Unfalls festzustellen,
– die Konsequenz abzuschätzen, um die notwendigen Voraussetzungen schaffen zu können, und
– Entscheidungen zu treffen, die geeignet sind, Konsequenzen zu vermeiden oder zu mitigieren.

Strahlenunfälle werden hauptsächlich nach der Art der Exposition klassifiziert:
– Unfälle durch externe Bestrahlung,
– Unfälle mit radioaktiver Kontamination,
– Unfälle mit Inkorporation radioaktiver Stoffe.

2.1 Unfälle durch externe Bestrahlung (Tab. 1)

Unfallcharakteristik

Unfälle durch externe Bestrahlung mit Röntgen-, Beta-, Gamma- oder Neutronenstrahlen.

Unfallquellen

Röntgengeräte, Beschleuniger, offene und umschlossene radioaktive Stoffe.

Tabelle 1: Unfallorte und wahrscheinlicherweise auftretende Strahlenarten bei Unfällen durch externe Bestrahlung
Abkürzungen: Röntgen- (X), Alpha- (α), Beta- (β), Gamma- (γ), Neutronenstrahlen (n)

Unfallorte	\multicolumn{5}{c}{Strahlenarten}
	X	α	β	γ	n
Nukleare Anlagen: Reaktoren, Beschleuniger, Kernkraftwerke		×	×	×	×
Spitäler: Röntgendiagnostik	×				
Nuklearmedizin			×	×	
Strahlentherapie	×		×	×	
Industrielle Anlagen u. Labors: Radiographie	×				
Beschleuniger	×		×	×	×
Wissenschaftl. Forschungslabors		×	×	×	×

554

Unfallfolgen

Ganzkörper- und/oder Teilkörperexposition.

2.2 Unfälle mit radioaktiver Kontamination

Unfallcharakteristik

Unfälle mit Kontamination der Körperoberfläche durch offene radioaktive Stoffe.

Unfallquellen

Offene radioaktive Stoffe.

Tabelle 2: Unfallorte und wahrscheinlicherweise auftretende Strahlenarten bei Unfällen mit radioaktiver Kontamination oder Inkorporation

| Unfallorte | Strahlenarten | | | | |
	X	α	β	γ	n
Nukleare Anlagen		×	×	×	
Spitäler: Nuklearmedizin			×	×	
Industrielle Anlagen und Labors: radioaktive Prüfquellen			×	×	
Wissenschaftl. Forschungslabors		×	×	×	

Unfallfolgen

Kontamination der Haut, der Haare, von Schleimhäuten, von Wunden (und damit Gefahr der Inkorporation).

2.3 Unfälle mit Inkorporation radioaktiver Stoffe

Unfallcharakteristik

Unfälle mit Inkorporation radioaktiver Stoffe durch Inhalation, Ingestion, Resorption, (Injektion).

Unfallquellen

Offene radioaktive Stoffe.

Unfallorte und wahrscheinlicherweise auftretende Strahlenarten

Wie bei Unfällen mit radioaktiver Kontamination (Tab. 2).

Unfallfolgen

Inkorporation radioaktiver Stoffe; je nach Radionuklid und chemischer Form unterschiedlich lange Retention im Körper.

Unfallbeschreibung

Eine Inkorporation (interne Kontamination) radioaktiver Stoffe ist dann gegeben, wenn diese in das Innere des Körpers gelangen.

Auch bei einem **Inkorporationsunfall** ist eine detaillierte **Anamnese zur Klassifizierung** notwendig. Insbesondere der Zeitpunkt der möglichen Inkorporation, die dazu führenden Umstände und die Art des inkorporierten Radionuklids sind von entscheidender Bedeutung. Daher sind, wenn möglich, die folgenden Umstände anamnestisch zu klären:

- Art des radioaktiven Stoffes, dessen physikalische und biologische Halbwertszeit und Aktivität.
- Strahlenqualität des inkorporierten radioaktiven Stoffes sowie die Energie der Strahlung.
- Biokinetik des inkorporierten radioaktiven Stoffes.
- Empfindlichkeit bestimmter Gewebe des Körpers für die von den inkorporierten Radionukliden ausgehende Strahlung.

Die **Inkorporation** läuft folgendermaßen ab:

Zunächst kommt es zu einer Ablagerung des Radionuklids an einer bestimmten Eintrittspforte.

> Als **Eintrittspforten** einer Inkorporation kommen in Frage:
> 1. Haut,
> 2. Schleimhaut,
> 3. Respirationstrakt,
> 4. Gastrointestinaltrakt und
> 5. Wunden.

Nur wenige Nuklide können durch die intakte Haut in den Körper eindringen. Allerdings können **bei Verletzung der Haut** Radionuklide auf dem Weg **über Blut und Lymphe** in Organe des Körperinneren gelangen. Ganz allgemein erfolgt der Transport der Radionuklide von der Eintrittspforte zu den Organen auf diesem Weg. Als nächstes erfolgt eine Ablagerung des inkorporierten Radionuklids in ganz bestimmten sogenannten „kritischen" Organen, die eine spezielle Affinität für diese Nuklide haben.

Die **Ausscheidung** (Clearance) kann entweder **direkt** durch glomeruläre Filtration oder durch tubuläre Sekretion oder durch beide Prozesse über die Niere erfolgen. Sie kann aber auch **indirekt** erfolgen, wenn zunächst eine Rezirkulation von Radionukliden, die vorher in bestimmten Organen gespeichert waren, in das Blut erfolgt und erst dann konsekutiv eine Ausscheidung über die Niere stattfindet. Die Ausscheidung kann schließlich auch über andere Ausscheidungswege erfolgen (Galle, Stuhl).

Symptomatik des Inkorporationsunfalles

– Eintrittspforte Respirationstrakt

Die Lunge stellt die häufigste Eintrittspforte dar, da bei jedem großen Strahlenunfall radioaktive Aerosole und radioaktive Gase entstehen. Wohin die inhalierten Radionuklide letztlich gelangen, ist abhängig von:

- dem Radionuklid,
- der Löslichkeit des Radionuklids und
- der Partikelgröße der eingeatmeten Aerosole.

Bei gut löslichen Radionukliden oder Partikeln, die kleiner als 5 µm sind, erfolgt ein rascher Übertritt ins Blut. Anschließend erfolgt der Transport in das sogenannte kritische Organ. Ein typisches Beispiel ist die Inkorporation von Jodnukliden. Radioaktive Jodisotope (J-129, J-131, J-132, J-133) sind ein hauptsächlicher Bestandteil unfallbedingter Freisetzung von Nukliden aus Kernkraftwerken, wobei insbesondere J-131 aus der Kernspaltung von U-235 entsteht. Im Vergleich zu anderen, bei derartigen Unfällen freigesetzten Radionukliden erfolgt eine selektive Anreicherung in der **Schilddrüse,** die also in diesem Falle das kritische Organ darstellt.

Ist die radioaktive Verbindung nicht löslich, wird sie im **Lungenparenchym** abgelagert. Handelt es sich um größere Partikel, etwa in der Größe von Chelaten, so wird die Substanz zunächst in den großen Bronchien abgelagert. Durch die sogenannte mukoziliäre Clearance wird die Substanz aus den Luftwegen schließlich in den Pharynx befördert und größtenteils verschluckt. So gelangt sie in den **Gastrointestinaltrakt.**

Bei löslichen radioaktiven Stoffen, die in die Blutbahn gelangen, wird eine Behandlung nur darin bestehen können, die Aufnahme des Radionuklids in das sogenannte kritische Organ, wenn möglich, zu verhindern.

Radioaktive Stoffe, die unlöslich sind und in der Lunge verbleiben, werden phagozytiert und auf dem Lymphweg in die regionalen und mediastinalen Lymphknoten transportiert. Dort ist eine Therapie unmöglich. Ein **Therapieversuch** mit **Expektorantien,** weiters **Inhalation** sowie als letzte Möglichkeit die **Lungenlavage** können eingesetzt werden.

– Eintrittspforte Gastrointestinaltrakt

Ein Übertritt von Radionukliden in den Gastrointestinaltrakt kann auf zwei Arten geschehen:

– **Direkter Eintritt** in den Gastrointestinaltrakt mit Nahrung oder Trinkwasser (Ingestion mit anschließender Resorption).

– Durch **mukoziliäre Clearance** kann ein ursprünglich in den Respirationstrakt eingedrungenes Radionuklid in den **Pharynx** gelangen und **anschließend verschluckt** werden.

Von entscheidender Bedeutung ist die Art des Radionuklids und die chemische Verbindung – in löslicher oder unlöslicher Form –, in der es vorliegt, d. h. ob es im Gastrointestinaltrakt resorbiert oder nicht resorbiert werden kann. Bei Resorption wird das Radionuklid in einem kritischen Organ abgelagert, so etwa J-131 in der Schilddrüse, Cs-137 und Cs-134 in der Muskulatur und Ca-47 sowie Sr-90 im Skelettsystem. Es sollte daher der Versuch unternommen werden, bei Vorliegen von löslichen resorbierbaren chemischen Verbindungen diese möglichst in eine unlösliche Form überzuführen, damit eine Resorption unterbleibt. Weiters kann das „kritische Organ" geschützt werden, indem eine endgültige Deposition des resorbierten Radionuklids durch die Gabe einer inaktiven Substanz blockiert wird, um so die Aufnahme des Radionuklids zu verhindern (z. B. Jodprophylaxe bei Kernkraftwerksunfällen). Liegt eine unlösliche Verbindung vor, so kommt es zur Strahlenbelastung des Darmepithels, die umso größer ist, je träger die Darmtätigkeit ist. Daher sollen – möglichst bald – milde Laxantien verabreicht werden.

3 Das akute Strahlensyndrom (ARS)

Das akute Strahlensyndrom (ARS) ist die Folge der Exposition und homogenen Bestrahlung des gesamten Körpers oder ausgedehnter Teile des Körpers (zumindest des Körperstamms) durch eine externe Strahlenquelle mit penetrierender Strahlung und hoher Dosisleistung. Der erzielte Effekt hängt ab von:

– der Strahlenqualität,
– der Dosisleistung und
– der akkumulierten Dosis.

Symptomatik

Der klinische Symptomenkomplex ist bestimmt durch die Schädigung zahlreicher wichtiger Organe und Organsysteme des Körpers, im besonderen aber jener, die eine hohe Strahlensensibilität aufweisen, wie etwa das hämatopoetische System und das Epithel des Gastrointestinaltraktes.

Klinischer Ablauf des ARS

1. Prodromalstadium
2. Latenzzeit
3. Auftreten manifester Symptome

Prodromalstadium

Prodromalerscheinungen treten innerhalb von Stunden nach dem Unfall auf. Sie bestehen in allgemeinem Krankheitsgefühl, Appetitverlust und Erbrechen.

Latenzzeit

Daran schließt sich eine Phase relativen Wohlbefindens an, die sogenannte **Latenzzeit,** die etwa 10–14 Tage dauern kann und ohne wesentliche klinische Symptome ist. Die Latenzzeit ist umso kürzer, je höher die absorbierte Dosis war.

Auftreten manifester Symptome

Die **Phase manifester Symptome** ist gekennzeichnet durch Hautveränderungen (Radiodermatitis), durch Blutbildveränderungen (Panzytopenie, Atrophie von Knochenmark, Milz und Lymphknoten) sowie durch das neuerliche Auftreten von Erbrechen und von schweren Durchfällen mit Meläna.

Pathologisch-anatomisch liegt diesen Symptomen die Schädigung der basalen Zellschichten der Haut sowie ihrer Anhangsgebilde, die Schädigung der hämatopoetischen Stammzellen sowie der Untergang des Epithels des Gastrointestinaltraktes zugrunde. Die Folgen davon sind:

– Radiodermatitis,
– Panzytopenie,
– Gerinnungsstörungen,
– Flüssigkeitsverlust,
– Elektrolytverlust,
– Blutverlust,
– Infektionsbereitschaft.

Allgemein wird die Strahlenwirkung mit Hilfe einer sogenannten **Dosis-Effekt-Kurve** abgeschätzt. Prinzipiell kann dabei jede Reaktion eines biologischen Systems auf Strahlung als Maß für die Größe des Effekts herangezogen werden, sofern die Reaktion eindeutig, klar erkennbar und reproduzierbar ist. Mit Hilfe dieser Dosis-Effekt-Kurve wurde auch die *Dosis letalis (LD)* für den Menschen bestimmt, wobei jene Dosis, die 50% der bestrahlten Individuen innerhalb von 30 Tagen tötet, als sogenannte $LD_{50/30}$ bezeichnet wird. Wie aus der Analyse kriegerischer oder

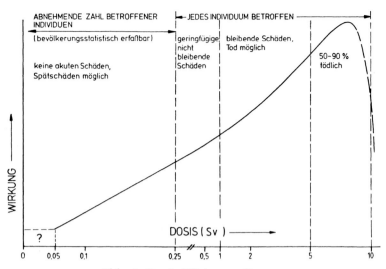

Abb. 1: Dosis-Wirkungs-Kurve.
Unterhalb 0,05 Sv sind keine gesicherten Wirkungen dokumentiert. Unterhalb der „Gefährdungsdosis" 0,25 Sv sind nur statistische Aussagen möglich (**stochastische Schäden**). Erst ab 0,25 Sv sind nachweislich Individuen betroffen (**deterministische Schäden**). Die Dosis von 1 Sv nennt man „**kritische Dosis**".

unfallbedingter Ganzkörperexpositionen von Menschen hervorgeht, liegt die LD$_{50/30}$ beim Menschen etwa in der Größenordnung von $3,5 \pm 1,5$ Gy [Gray] (350 ± 150 rd), wenn sie durch eine penetrierende Strahlung auf den ganzen Körper homogen verteilt erfolgte.

Im allgemeinen steht **je nach Höhe der absorbierten Gesamtkörperdosis** ein bestimmter **Symptomenkomplex im Vordergrund,** der durch die Schädigung eines ganz bestimmten Organsystems gekennzeichnet ist:
1. Hämatopoetisches Syndrom,
2. Gastrointestinales Syndrom und
3. Zentralnervöses Syndrom.

Die Erholung vom akuten Strahlensyndrom hängt weitgehend von der erhaltenen Gesamtkörperdosis und zu einem gewissen Teil auch von der Qualität der medizinischen Betreuung ab. Bei Dosen bis zu 2 Gy (200 rd) stehen Veränderungen seitens des hämatopoetischen Systems im Vordergrund.

Zwischen 2 Gy und 6 Gy (200–600 rd) überwiegen die Erscheinungen seitens des Gastrointestinaltraktes. Die Erholung dauert dabei wesentlich länger.

560

Bei Dosen zwischen 10 Gy und 50 Gy (1000–5000 rd) tritt unter zentralnervösen Erscheinungen, wie allgemeiner Erregung und tonisch-klonischen Krämpfen, die von einem komatösen Zustand gefolgt sind, in der Regel innerhalb von 72 Stunden der Tod durch akute Strahlenenzephalitis mit begleitendem Hirnödem ein.

Vorgehen beim ARS

Erhebung einer genauen und umfassenden Anamnese des Strahlenunfalles

Von allergrößter Bedeutung ist es, die Umstände des Strahlenunfalls zu rekonstruieren und vor allem Kenntnisse über die Art der Strahlung, über die erhaltene Dosis und die Dosisleistung zu erhalten.

Als Komplikationen können gleichzeitig Verletzungen oder andere Krankheiten ernster Natur vorliegen, die als sogenannte **Kombinationsschäden** bezeichnet werden.

Unter bestimmten Umständen, je nach Art des Strahlenunfalls, **kann gleichzeitig eine Kontamination oder Inkorporation von Radionukliden vorliegen.** In diesem Fall und bereits im Verdachtsfall ist durch spezielle Maßnahmen sicherzustellen, daß nicht eine Gefährdung der Helfer durch eine eventuelle Kontamination bzw. eine Kontamination von Spitalseinrichtungen stattfindet.

Klinische Untersuchung

Sie sollte rasch und genau vorgenommen werden und braucht sich nicht von einer normalen klinischen Untersuchung zu unterscheiden. Jedes Detail sollte sofort auf Tonband festgehalten werden, da es später von großer Wichtigkeit sein kann. Insbesondere sollte die Art des Strahlenunfalls und vor allem dessen Zeitpunkt genau festgestellt werden. Je höher die aquirierte Gesamtkörperdosis ist, desto schwerer wird die Symptomatik sein.

Laboruntersuchungen

Man muß sich im klaren sein, daß die Untersuchung des Blutbildes oft die einzige Informationsquelle ist, die Angaben über die absorbierte Dosis und damit über die endgültige Prognose zuläßt. Von großer Bedeutung ist ferner auch die Analyse der Ausscheidungsprodukte (Stuhl, Harn, Erbrochenes), um Aussagen über eine eventuelle Inkorporation und die Art des inkorporierten Radionuklids zu bekommen.

a) Untersuchung des Blutbildes:

Unbedingt zu fordern ist die Untersuchung des Differentialblutbildes. Nach einem Strahlenunfall kommt es zu einer

Abnahme der Zahl der Blutzellen in einer bestimmten zeitlichen Reihenfolge, und zwar:
1. Lymphozyten,
2. Granulozyten,
3. Thrombozyten und
4. Erythrozyten.

Wichtigster Indikator sind die Lymphozyten. Ein Abfall der Lymphozyten kann innerhalb von Stunden erfolgen **(Lymphozytensturz)**; ein Abfall auf 1000/mm^3 in 24 Sunden ist als ein sehr ernstes Symptom für die weitere Prognose zu werten.

Das Differentialblutbild muß sofort durchgeführt und in sechsstündigen Intervallen in den ersten 48 bis 72 Stunden wiederholt werden.

b) Bestimmung der Blutgruppe, da möglicherweise Transfusionen notwendig sind.

c) Lymphozytentypisierung, zur Vorbereitung einer eventuellen Knochenmarkstransplantation.

Das dazu vorgesehene Zentrum **muß kontaktiert werden, um einerseits auf die Notwendigkeit einer Knochenmarkstransplantation hinzuweisen,** andererseits sind die Abnahmebedingungen für bestimmte hämatologische Spezialuntersuchungen zu erfragen.

d) Zytogenetische Untersuchung und Analyse der Chromosomenaberrationen:

Die Analyse der Chromosomenaberrationen nach stattgefundener Exposition mit ionisierender Strahlung läßt Rückschlüsse auf das Ausmaß der absorbierten Dosis zu. Sie stellt somit eine Art biologisches Dosimeter dar.

e) Blutchemische Untersuchungen:

Von Bedeutung sind Serumelektrolyte, Hämatokrit sowie Leber- und Nierenfunktionsproben.

f) Bakteriologische Untersuchungen:

Mit zunehmender Panzytopenie und Immunsuppression nimmt die Möglichkeit bakterieller Infektionen drastisch zu. Auch ursprünglich apathogene Keime können dadurch zu einem erheblichen Problem werden. Ein initiales bakteriologisches Screening sollte daher unbedingt durchgeführt werden (Abnahmeorte: Nase, Rachen, Hände, Füße, Skalp, Axilla, Sputum, Vagina, Stuhl, Harn).

Symptomatische Therapie

Sie hat vor allem die Beruhigung des Patienten sowie die Behandlung von Brechreiz und Erbrechen zum Ziel.

Für eine symptomatische Behandlung sollten folgende Medikamente verabreicht werden:
- Sedativa (z. B. Valium® 10 mg i. m. etc.),
- Cortison (Dexamethason 4 mg i. v., Solu-Dacortin® 50 mg i. v./4 h),
- Antiemetika (Paspertin® 10 mg i. v., Torecan® 6,5 mg i. v.).

4 Die Strahlenverbrennung der Haut

Strahlenbedingte Schäden der Haut sind besonders kurz nach der Exposition schwer abzuschätzen. Typisch für strahlenbedingte Veränderungen der Haut ist es jedoch, daß alle Anhangsgebilde der Haut, wie Talgdrüsen, Schweißdrüsen, Haare, Nägel, Nervenendigungen und darüber hinaus auch die Endothelien von Kapillaren und Arteriolen, geschädigt werden, was zu obliterierenden Endarteriitiden und somit zu **sekundären trophischen Schäden** führt, die sehr ausgedehnt sein können und Nekrosen zur Folge haben.

Art und Ausmaß der Folgen einer radioaktiven Kontamination der Haut hängen von der Art des Radionuklids sowie der von diesem emittierten Strahlung ab. Die strahlenbedingten Hautveränderungen von Röntgen- und Gamma-Strahlen sind energieabhängig. Je niedriger die Energie ist, desto größer sind die Hautschäden. So sind Hautschäden, die durch Röntgen-Strahlen bedingt sind, größer als solche, die von Gamma-Strahlen stammen.

Strahlenbedingte Hautschäden können jedoch auch durch Korpuskularstrahlen bedingt sein. Beta-Teilchen können in tiefere Hautschichten eindringen und von dort die Subkutis bestrahlen. Sie stellen deshalb für die Haut eine besondere Gefahr dar. Zu bedenken ist ferner, daß viele Radionuklide neben Gamma-Strahlen auch Korpuskularstrahlen aussenden. Auch hier stellen die Beta-Strahlen die größere Gefahr für die Haut dar.

Alpha-Partikel sind zufolge ihrer verhältnismäßig großen Masse und ihrer geringen Eindringtiefe nicht imstande, über die basalen Zellschichten der intakten Haut hinaus in die Subkutis vorzudringen. Ihre eminente Gefährlichkeit beruht jedoch auf der Möglichkeit einer Inkorporation.

Symptomatik der Strahlenverbrennung

Wenn die Dosis, die auf die Haut appliziert wurde, eine gewisse Höhe überschreitet, laufen typische Hautveränderungen ab. So kommt es zwei bis drei Tage nach der Exposition zum Auftreten einer Hautrötung (**Früherythem, flüchtiges Erythem**). Diese Veränderungen klingen rasch, innerhalb von ein bis zwei Tagen, wieder ab. Acht bis zehn Tage nach Abklingen des sogenannten Früherythems, nach einer sogenannten Latenzzeit, kommt es zum Wiederauftreten eines gradmäßig etwas stärkeren Erythems, das sehr einer Verbrennung ähnelt und im Gegensatz zum Früherythem etwa acht Tage lang bestehen bleibt (**Späterythem, fixes Erythem**). Dieses Erythem geht langsam in eine Pigmentierung über. Wird die Haut höheren Strahlendosen ausgesetzt, so kann es im Anschluß an das Späterythem auch zur Blasen- und Ulkusbildung (**Frühulkus, feuchte Epitheliolyse, exsudative Strahlendermatitis**) kommen. In diesem Fall ist auch die Latenzzeit kürzer.

> Die Schwere und Geschwindigkeit des Auftretens strahlenbedingter Hautschäden ist von der Dosis und der Dosisleistung abhängig.

So kann es bei Strahlendosen über 50 Gy sofort zur Blasenbildung und zum Auftreten von Ulzera kommen. Bei Strahlendosen von 3–4 Gy kommt es zur temporären Epilation, die zwei bis drei Wochen nach der Exposition beginnt. Bei Dosen über 5 Gy ist die Epilation permanent.

5 Maßnahmen beim Strahlenunfall

5.1 Maßnahmen beim Unfall mit radioaktiver Kontamination

Eine externe Kontamination entsteht durch radioaktiven Staub, radioaktive Gase oder radioaktive Flüssigkeiten. Sie kann mitunter von einer inneren Kontamination (Inkorporation) gefolgt sein. Beim Vorliegen einer externen Kontamination muß daher zuerst als wichtigste Maßnahme eine Dekontamination ins Auge gefaßt werden, damit eine eventuelle Inkorporation wirksam verhindert wird.

Der Notarzt kann sich darauf beschränken, einige grundsätzliche, einfache Maßnahmen, wie die vorsichtige Entfernung der kontaminierten Kleidung und das Waschen kontaminierter Hautstellen, zu veranlassen, ohne sich jedoch selbst einer Kontamination auszusetzen.

Kontaminierte Personen können auch eine Gefahr für die Helfer darstellen, womit auch für diese die Gefahr einer Kontamination besteht. Der Notarzt soll, wenn vor Ort keine meßtechnischen Möglichkeiten zur Verfügung stehen, auch bei Vorliegen des Verdachtes auf Kontamination unbedingt den Abtransport des Verunfallten in eine Spezialabteilung veranlassen. Dazu soll der Patient in eine Hülle aus flüssigkeitsdichtem, nicht absorbierendem Material eingepackt werden.

Dekontaminationsmaßnahmen

Dekontaminationsmaßnahmen erfordern **spezielle Kenntnisse** sowie das Vorhandensein **meßtechnischer Einrichtungen**.

Folgendes Vorgehen wird dabei unbedingt einzuhalten sein:

- Messung zur Feststellung der Kontamination und zur Lokalisierung kontaminierter Stellen sowie zur Identifikation des die Kontamination verursachenden Radionuklids (Alpha-, Beta- oder Gamma-Strahler).

- Vorsichtiges Entfernen der kontaminierten Kleider des Verunfallten unter Verwendung von Handschuhen und geeigneten Schutzanzügen, evtl. mit Atemschutz, wobei besonders darauf geachtet werden muß, daß das die Kontamination verursachende Radionuklid nicht in die Luft gelangt und eingeatmet wird.

- Säubern des Patienten mit Hilfe von Wasser, Seife und milden Detergentien. Damit lassen sich zumeist 95% der kontaminierenden Aktivität entfernen.

- Sammeln der Kleider des Patienten und allen anfallenden kontaminierten Materials in wasserdichten Behältern zur Entsorgung desselben.

Liegen Wunden vor, so sollen diese sofort mit einer wasserdichten, festhaftenden Abdeckung (Folie, Pflaster) verschlossen werden. Ihr Vorhandensein und die Lokalisation sollen dem die spezielle Dekontamination durchführenden Personal genau gemeldet werden. Je nach Art des die Verunreinigung verursachenden Radionuklids kann beim Vorliegen von Wunden auch eine chirurgische Intervention wie etwa eine Exzision der Wunde notwendig sein, besonders dann, wenn eine Kontamination der Wunde mit Alpha-Strahlern vorliegt. Im allgemeinen sollen Wunden mit sterilem Wasser gereinigt werden. Eine venöse Blutung ist durchaus erwünscht, um evtl. Radionuklide aus der Wunde auszuwaschen; sie soll durch Anlegen einer Stauung sogar forciert werden. Liegt eine Wundkontamination vor, soll sofort mit der Sammlung von Ausscheidungsprodukten (Stuhl, Harn) begonnen werden, um möglichst bald die Diagnose einer evtl. eingetretenen Inkorporation stellen und das die Kontamination verursachende Radionuklid identifizieren zu können.

5.2 Maßnahmen beim Unfall mit Inkorporation radioaktiver Stoffe

Therapieziele bei Inkorporation
- **Verhinderung der Inkorporation an der Eintrittspforte:** Handelt es sich um intakte Haut, dann hat eine wirksame Dekontamination stattzufinden; auch bei Hautwunden (siehe oben) soll die Inkorporation möglichst verhindert werden.
- **Verhinderung des Transports in sogenannte kritische Organe** auf dem Blut- oder Lymphweg.
- **Verhinderung der Aufnahme im sogenannten kritischen Organ.** Dies ist selten möglich (Beispiel: Schilddrüse).
- Alle anderen Versuche sind meist erfolglos.

Die Radiojod-Prophylaxe

Bei Kernkraftwerks-Unfällen muß mit der Freisetzung großer Mengen **radioaktiver Jodisotope** gerechnet werden, die über weite Strecken transportiert werden. Die **Ingestion von Radiojod** kann durch eine strikte Nahrungsmittelkontrolle limitiert werden. Die Aufnahme von Radiojod in die Schilddrüse durch **Inhalation** läßt sich durch die **zeitgerechte Einnahme von Kaliumjodidtabletten blockieren.** Da aber Jodidtabletten eine altersabhängige Rate an unerwünschten Wirkungen aufweisen, muß für Altersgruppen eine **differenzierte Nutzen-Risiko-Analyse** vorgenommen werden.

Die Einnahme der Jodidtabletten wird für die **Gruppe der 0- bis 16-Jährigen** bereits ab einer Erwartungsdosis der Schilddrüse nach Inhalation von 50 mSv empfohlen. Für die Gruppe der **17- bis 45-Jährigen und für Schwangere und Stillende** wird die Tabletteneinnahme erst ab einer Erwartungsdosis von 250 mSv empfohlen. **Personen über 45 Jahren**

Tabelle 3: Kaliumjodid-Dosierungsschema

Altersgruppe	KJ (mg)	Jodid (mg)	Tagesdosen Tabletten à 65 mg KJ
Geburt bis < 1 Monat	16,2	12,5	$^1/_4$ Tbl.
1 Monat bis < 3 Jahre	32,5	25	$^1/_2$ Tbl.
3 Jahre bis < 13 Jahre	65	50	1 Tbl.
≥ 13 Jahre, Erwachsene, Schwangere, Stillende	130	100	2 Tbl.

wird die Einnahme von KJ-Tabletten **generell nicht empfohlen,** da ein erhöhtes Risiko der Auslösung von Hyperthyreosen und sogar thyreotoxischen Krisen besteht.

Kinder im 1. Lebensmonat erhalten nur **einmalig** $^1/_4$ Tablette, Schwangere und Stillende **maximal 2 Tagesdosen.** Für die übrigen Gruppen kann die Einnahme der Tabletten erforderlichenfalls auf mehrere Tage ausgedehnt werden.

> Die Kaliumjodidtabletten dürfen nur im Anlaßfall auf Anordnung der Gesundheitsbehörde eingenommen werden! Sie sind keine universell wirksamen „Strahlenschutztabletten". Sie schützen bei zeitgerechter Einnahme nur die Schilddrüse vor inkorporiertem Radiojod (siehe Abb. 2). Sie schützen nicht vor anderen radioaktiven Stoffen und nicht gegen Strahlung, die von außen auf den Körper einwirkt.

Es ist vorgesehen, daß $^2/_3$ der Bestände an KJ-Tabletten zentral in Apotheken, ärztlichen Hausapotheken und Krankenanstalten gelagert und im Anlaßfall ausgegeben werden.

Bezüglich der rechtzeitigen KJ-Gabe bei einer **kurzzeitigen Radiojodbelastung** sei auf Abbildung 2 verwiesen. Daraus läßt sich ersehen, daß KJ-Tabletten am wirkungsvollsten sind, wenn sie wenige Stunden vor bis gleichzeitig mit der Radiojodbelastung eingenommen werden. Bei einer länger dauernden Radiojodbelastung kann die Einnahme der Tabletten noch Stunden oder Tage nach Beginn der Belastung sinnvoll sein.

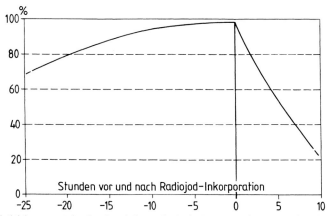

Abb. 2: Schilddrüsen-Blockadewirksamkeit bei Erwachsenen durch Gabe von 130 mg KJ in Abhängigkeit vom Zeitpunkt der KJ-Gabe relativ zum Zeitpunkt einer punktuellen Radiojod-Belastung.

Kontraindikationen

Folgende Personengruppen sollen KJ-Tabletten nicht einnehmen:
– Personen über 45 Jahre
– Personen, die an einer der folgenden seltenen Erkrankungen leiden:
  – Jodallergie,
  – Dermatitis herpetiformis,
  – Pemphigus vulgaris,
  – Jododerma tuberosum,
  – Hypokomplementämische Vaskulitis und
  – Myotonia congenita.

Es ist wichtig zu wissen, daß bei einer Inkorporation meist **auch** eine **Kontamination der Haut** vorliegt, daher muß diese zunächst beseitigt werden.

Das **Behandlungsziel nach Ingestion** von radioaktiven Verbindungen sollte sein:
– die Resorption möglichst zu verhindern,
– die Ausscheidung zu intensivieren,
– die Passagezeit der Substanz durch den Gastrointestinaltrakt zu verkürzen.

Da beim Inkorporationsunfall vor allem die Zeitdauer seit Beginn der Inkorporation sowie der Art des inkorporierten Radionuklids von Bedeutung für dessen Prognose sind, sollten die Untersuchungsergebnisse der Inkorporationsmessungen nicht abgewartet werden, sondern möglichst rasch Magenspülung und Laxansgabe erfolgen.

5.3 Ausrüstung für Dekontaminierung und Dekorporierung radioaktiver Stoffe

Die ÖNORM S 2602 schlägt für Dekontaminierungen und Dekorporierungen einen „Erste-Hilfe-Kasten" (Tab. 4) und eine „Strahlenschutz-Apotheke" (Tab. 5) vor. Beide Einrichtungen sind in erster Linie für jene Stellen gedacht, zu denen ein Strahlen-Verunfallter gebracht und dort weiterbehandelt wird. Die Kenntnis über die bereitzuhaltenden Mittel ist bestimmt auch für den Notarzt wertvoll.

Die zum Zeitpunkt dieser Niederschrift noch nicht fertiggestellte ÖNORM S 2604 sieht für Strahlenunfälle **Strahlenunfallerhebungsbögen** vor, in denen unter anderem die Körperstellen von Kontaminationen eingezeichnet und Angaben über Inkorporationsmöglichkeiten eingetragen werden können.

568

Tabelle 4: Benützung des Erste-Hilfe-Kastens
(gemäß Tabelle B.1 der ÖNORM S 2602)

Radionuklid	kontaminierte Wunden	Ingestion u. Inhalation
Jod	Einnahme von 2 × 130 mg KJ mit etwas Wasser; Bei Jod-Kontraindikation. 20 Tropfen (entspricht ca. 400 mg) Irenat-Tropfen, mit Wasser verdünnt	
Seltene Erden, Plutonium, Transplutonium-Elemente	Waschen der Wunde mit dem Inhalt der Ditripental-Heyl-(DTPA)-Ampulle	Inhalieren einer Ampulle DTPA (1 g) über den Taschinhalator
Caesium	Einnahme einer Kapsel Radiogardase-Cs zu 0,5 g mit etwas Wasser	
Strontium	Aufbringen des Rhodizonsäure-Dinatriumsalzes auf die Wunde (innerhalb 15 min zu streuen!), Abdecken mit Baumwollgewebe	Trinken der Calciumalginatlösung (10 g in einem Glas Wasser) mit Zucker gesüßt
Spaltproduktmischungen	Kombination oben angeführter Maßnahmen	

Tabelle 5: Benützung der Strahlenschutz-Apotheke
(gemäß Tabelle B.2 der ÖNORM S 2602)

Radionuklid	kontaminierte Wunden	Ingestion u. Inhalation
Tritium	Der Patient sollte täglich mindestens 5 bis 8 Liter Wasser trinken	
Jod	Einnahme von 2 × 130 mg KJ mit etwas Wasser; je Folgetag eine weitere Tablette zu 130 mg KJ. Bei Jod-Kontraindikation: Einnahme von 20 Irenat-Tropfen (entspricht ca. 400 mg); weiters alle 5 Stunden 10 Tropfen, jeweils mit Wasser verdünnt	

Fortsetzung Tabelle 5:

Radionuklid	kontaminierte Wunden	Ingestion u. Inhalation
Seltene Erden, Plutonium, Transplutonium-Elemente	1. Waschen der Wunde mit dem Inhalt der Ditripentat-Heyl-(DTPA)-Ampulle	1. Inhalieren: 1 Ampulle (1 g) DTPA mit Inhalator. Bei Ingestion Verabreichung einer Packung Magnesium-Sulfat (20 g auf 1 Glas Wasser)
	2. Langsame interavenöse Injektion (10 min) einer Ampulle Ditripentat-Heyl-(DTPA) in 20 ml physiologischer Kochsalzlösung oder 5%iger Glukoselösung oder Kurzinfusion (30–90 min) einer Ampulle Ditripentat-Heyl-(DTPA) in 250 ml physiologischer Kochsalzlösung	
Cäsium	6 mal täglich Einnahme einer Kapsel zu 0,5 g Radiogardase-Cs	
Strontium	Aufbringen des Rhodizonsäure-Dinatriumsalzes auf die Wunde (innerhalb 15 min zu streuen); Abdecken mit Baumwollgewebe	Trinken der Calciumalginatlösung (10 g in einem Glas Wasser), mit Zucker gesüßt
Uran	1. Waschen der Wunden mit der Natriumhydrocarbonat-Infusions-Lösung	
	2. Infusion mit der Natriumhydrogencarbonat-Lösung	
Polonium	3 mal täglich eine Kapsel Dimaval	
Spaltproduktmischung	Kombination der oben angeführten Maßnahmen	

6 Triage beim Strahlenunfall

Ein erfolgreiches Verhalten beim Strahlenunfall macht es notwendig, so rasch wie möglich genaue und umfassende Informationen über den Unfallhergang zu bekommen. Bei Strahlenunfällen werden Entscheidungen für bestimmte Maßnahmen von Personen mit besonderer Berufsausbildung in Zusammenarbeit mit solchen Personen, die eine Ausbildung im Management von Katastrophensituationen haben

(Notärzte), zu treffen sein. Zusätzlich können auch auf gesundheitspolitischer Ebene Entscheidungen zu treffen sein, um die Auswirkungen von Unfällen und Katastrophen auf größere Teile der Bevölkerung zu beeinflussen.

Bei jedem Unfallsereignis ist ein bestimmter Ablauf von Reaktionen typisch:
- Stadium allgemeiner Angst,
- Stadium allgemeiner Verwirrung,
- Stadium gezielter Gegenmaßnahmen.

Je kürzer Phase zwei andauert, desto besser und gezielter können Gegenmaßnahmen getroffen und desto wirksamer kann der Schaden eingegrenzt werden.

Für den Strahlenunfall sind daher notwendig:
- Eine enge Zusammenarbeit zwischen dem am Ort Verantwortlichen (lokaler Strahlenschutzbeauftragter) und den öffentlichen Stellen.
- Rasche und umfassende Information über Art, Hergang und Schwere des Unfalles.
- Vorausplanung für derartige Unfälle, Aufbau von Organisationsstrukturen sowie regelmäßige Übungen.
- Entscheidungsfindung während der Weiterentwicklung.

Beim Strahlenunfall sind zunächst zu unterscheiden:
- Unfälle, wo ein oder mehrere **Individuen** (typischerweise: Arbeitsunfall) betroffen sind.
- Unfälle, bei denen **große Teile der Bevölkerung** betroffen sind (nukleare Großkatastrophen).

Unfälle, wo ein oder mehrere Individuen betroffen sind
Dieser Typ von Strahlenunfall tritt relativ selten auf und betrifft nahezu ausschließlich im Strahlenbereich Beschäftigte. Zumeist handelt es sich bei den Betroffenen um Personen, die von Berufs wegen mit ionisierender Strahlung umgehen, eine spezielle Ausbildung haben und regelmäßig durch den Strahlenschutzbeauftragten hinsichtlich ihrer Tätigkeit und ihrer Strahlenbelastung überwacht werden. Im Gegensatz zu konventionellen Unfällen besteht bei Strahlenunfällen zumeist keine unmittelbare Lebensgefahr. Von großer Bedeutung ist eine enge Kooperation mit den lokalen Strahlenschutzbeauftragten.

Unfälle, bei denen große Teile der Bevölkerung betroffen sind

Hier handelt es sich um Großkatastrophen, z. B. nukleare Kriege, zivile nukleare Katastrophen, wie Unfälle in Reaktoren oder Kernkraftwerken, die mitunter eine großflächige Verstrahlung ganzer Landstriche, auch noch weit vom Unfallort entfernt, zur Folge haben können (z. B. Tschernobyl).

7 Zur Rolle des Arztes beim Strahlenunfall

Die **unmittelbaren Aufgaben des Notarztes** ohne Spezialausbildung lassen sich wie folgt zusammenfassen:
- Durchführung unmittelbar lebensrettender Maßnahmen.
- Mithilfe bei der Dekontamination.
- Beginn allgemein-therapeutischer Maßnahmen.
- Sammeln von Ausscheidungsprodukten zur späteren Analyse (Blut, Harn, Stuhl, Erbrochenes) sowie Analyse der Ausgangsdaten.
- Organisation des Transports zu Spezialabteilungen.

Die Bestimmung bzw. Abschätzung der erhaltenen Strahlendosis ist ebenso wie die Festlegung des weiteren therapeutischen Managements Aufgabe besonders geschulter Ärzte; dies gilt vor allem auch für die Überwachung und Behandlung von mittelfristigen Folgen und Spätfolgen.

Weiterführende Literatur

ANNALS ICRP: The Principles in General Procedures for Handling Emergency and Accidental Exposures of Workers. ICRP Publication 28, 1978

ANNALS ICRP: Biological Effects of Inhaled Radionuclides. ICRP Publication 31, 1979

ANNALS ICRP: Protection of the Public in the Event of Major Radiation Accidents: Principles for Planning. ICRP Publication 40, 1984

Empfehlungen des Unterausschusses 2 der österr. Strahlenschutzkommission: Kaliumjodid-Bevorratung; Information für Ärzte und Apotheker, 1990

Medizinische Maßnahmen bei Kernkraftunfällen. Veröffentl. der Strahlenschutzkommission Bd. 4, G. Fischer Verlag, Stuttgart–New York 1986

Medical Handling of Accidentally Exposed Individuals. Safety Series No. 88, IAEA Vienna 1988

Rahmenempfehlungen für die Festlegung und Durchführung von Maßnahmen zum Schutz der Bevölkerung vor ionisierender Strahlung in Fällen großräumiger radioaktiver Verunreinigung. Bundeskanzleramt, Sektion VII Wien, Forschungsbericht 2/89, 1989

ÖNORM S 2602: Betrieblicher Umgang mit offenen radioaktiven Stoffen; Maßnahmen bei radioaktiven Oberflächenkontaminationen

Größen, Einheiten, Definitionen

Aktivität (Radioaktivität):

Zahl der spontanen Kernumwandlungen (Zerfälle) pro Zeiteinheit
SI-Einheit: 1 Becquerel (Bq) = 1 Zerfall/s
(frühere Einheit: 1 Curie (Ci) = $3{,}7 \cdot 10^{10}$ Zerfälle/s)

Ionendosis:

Erzeugte Ladungsträger (eines Vorzeichens) pro Masseneinheit (Luft)
SI-Einheit: 1 Coulomb/kg (C/kg)
(frühere Einheit: 1 Röntgen (R) = $2{,}58 \cdot 10^{-4}$ C/kg)

Energiedosis:

Absorbierte Energie pro Masseneinheit
SI-Einheit: 1 Gray (Gy) = 1 J/kg
(frühere Einheit: 1 Rad (rd) = 0,01 Gy)

Äquivalentdosis:

Auf den Menschen bezogene Energiedosis (Energiedosis multipliziert mit
einem Strahlungs-Wichtungsfaktor (W_R)

Beispiele für W_R:

Röntgen-, Beta-, Gamma-Strahlung:	1
Alphastrahlung	20
Neutronen (je nach Energie)	5–20

SI-Einheit: 1 Sievert (Sv) = 1 J/kg
(frühere Einheit: 1 Rem (rem) = 0,01 Sv)

Effektivdosis:

Äquivalentdosis, bei der die unterschiedliche Empfindlichkeit von Geweben bzw. Organen durch Faktoren berücksichtigt wird (Einheit: ebenfalls 1 Sv).

Dosisleistung: Dosis pro Zeiteinheit
z. B. R/h, Sv/h

Notarzt-Systeme in Österreich

Burgenland

Notarztreferent der Bgld. Ärztekammer:

Prim. Dr. Gerhard Prenner
KH der Barmh. Brüder/Anästhesie, Intensiv Med.
Esterhazystraße 26
7000 Eisenstadt   Tel.: 02682/601 451
Privat: Sandgrubweg 25
7000 Eisenstadt   Tel.: 02682/41 61

Kärnten

Notarztreferent der Kärntner Ärztekammer:

OMR Dr. Hermann Leitner,
9470 St. Paul/Lavanttal   Tel.: 04357/23 87

Dr. Peter Schwarz
Widmanngasse 31/1
9500 Villach   Tel.: 04242/22 4 55

Flugeinsatzstelle Klagenfurt
Flughafen Wörthersee
9020 Klagenfurt   Tel.: 0463/43 4 62 und 17 77

Niederösterreich

Notarztreferent der NÖ. Ärztekammer:

Dr. Karl Belza
Untere Kirchengasse 2
2452 Mannersdorf   Tel.: 02168/23 71

Dr. Georg Reisner
Feldgasse 3
2733 Grünbach   Tel.: 02637/22 32

ÖAMTC-Hubschrauber
Christophorus 2 – Krems   Tel.: 02732/80 45 90/780

ÖAMTC-Hubschrauber
Christophorus 3 – Wr. Neustadt   Tel.: 02622/71 2 56/24

Oberösterreich

Notarztreferent der OÖ. Ärztekammer:

Dr. Herwig Aubel
Hauptplatz 16
4020 Linz   Tel.: 0732/27 72 90

Dr. Gerhard Schobesberger
Heilstättenstraße 23
4400 Steyr   Tel.: 07252/25 29 44
LKH Steyr   Tel.: 07252/62 36 10

Dr. Kurt Nagl
Prinz Eugenstraße 15
4840 Vöcklabruck   Tel.: 07672/61 70/15

Flugeinsatzstelle Linz
Flughafen Linz
4063 Hörsching   Tel.: 07221/72 4 45 und 0732/17 77

Salzburg

Notarztreferent der Salzburger Ärztekammer:

Dr. Franz Chmelizek, Leiter d. Notarztsystems Bundesland Salzburg
LKA Salzburg
Müllner Hauptstraße 48
5020 Salzburg   Tel.: 0662/44 82-0

Dr. Andrea Fleiß
Birkenring 20
5640 Badgastein   Tel.: 06434/40 12

Dr. Werner Aufmesser
Judenbühel 3
5550 Radstadt   Tel.: 06452/75 01

Dr. Wolfgang Tafatsch
B.-Pürstingerstraße 7
5760 Saalfelden   Tel.: 06582/23 21

Dr. Raimund Schiefer
St. Leonhardgasse 122 B
5580 Tamsweg   Tel.: 06474/62 93

Dr. Arno Seiss
Krankenhaus
5620 Schwarzach   Tel.: 06415/71 01-0

Doz. Dr. Rudolf Pointner
Krankenhaus
5700 Zell am See   Tel.: 06542/36 30-0

Flugeinsatzstelle Salzburg
Flughafen Salzburg
5035 Salzburg Postfach 9   Tel.: 0662/85 24 44 und 17 77

Steiermark

Notarztreferent der Steiermärk. Ärztekammer:

Prim. Dr. Kurt Hudabiunigg
UKH Graz, Anästhesie u. Intensivmedizin
Göstingerstraße 24
8020 Graz   Tel.: 0316/505-0

Flugeinsatzstelle Graz
Flughafen Thalerhof
8073 Feldkirchen bei Graz   Tel.: 0316/29 56 82 und 17 77

Tirol

Notarztreferent der Tiroler Ärztekammer:

Dr. Johann Koller
Univ. Klinik für Anästhesiologie
Anichstraße 25
6020 Innsbruck   Tel.: 0512/50 42 400

Flugeinsatzstelle Innsbruck
Kranebitterallee 97
6020 Innsbruck   Tel.: 0512/28 17 07 und 17 77

Flugeinsatzstelle Lienz
Flugfeld Lienz Nikolsdorf
9782 Nikolsdorf   Tel.: 04858/394 und 17 77

Vorarlberg

Notarztreferent der Vorarlbg. Ärztekammer:

Dr. Peter Spöttl
Flurgasse 30D
6800 Feldkirch/Gisingen   Tel.: 05522/303 41 06

LKH Feldkirch
Carinagasse 47
6807 Feldkirch/Tisis   Tel.: 05522/303
Flugeinsatzstelle Hohenems
Flugplatz
6845 Hohenems   Tel.: 05576/20 11 und 17 77

Wien

Notarztreferent der Wiener Ärztekammer:

Prim. Doz. Dr. Wilfried Ilias
KH d. Barmh. Brüder/Anästhesie
Gr. Mohrengasse 9
1021 Wien   Tel.: 0222/21 1 21-0

Österr. Rotes Kreuz
Wiedner Hauptstraße 32
1041 Wien   Tel.: 0222/58 9 00-0

Wiener Rettung
Radetzkystraße 1
1030 Wien   Tel.: 0222/71 1 19-0 oder 144

Arbeiter Samariterbund Österreich
Hollergasse 2–6
1150 Wien   Tel.: 0222/89 1 45-0

Malteser Hospitaldienst Austria
Johannesgasse 2
1010 Wien   Tel.: 0222/512 53 95 und
                                   0222/212 84 78

Johanniter Unfallhilfe in Österreich
Passauerplatz 6/16
1010 Wien   Tel.: 0222/533 42 37

Flugeinsatzstelle Wien-Meidling Objekt 5
Ruckergasse 62
1120 Wien   Tel.: 0222/85 35 11/10 und 17 77

Flugpolizei und Flugrettung Wien
Zentrale Wien
Abteilungsleiter   Tel.: 0222/53 1 26/46 18

Flugpolizei und Flugrettung Wien
Zentrale Wien
Einsatzreferat   Tel.: 0222/53 1 26/46 25

Flugpolizei und Flugrettung Wien
  Zentrale Wien
  Journaldienst   Tel.: 0222/53 1 26/47 00
ÖAMTC-Notarzthubschrauber Wien
                         Tel.: 0222/711 99 15 10
                              0222/711 99 13 35

Sachregister

BEITRÄGE ZUR ANAESTHESIOLOGIE, INTENSIV- UND NOTFALLMEDIZIN

Herausgegeben von Karl Steinbereithner, Wien, Hans Bergmann, Linz, Werner F. List, Graz und Sylvia Fitzal, Wien

Band 23 H. Bergmann, S. Fitzal, W. Kapp, K. Steinbereithner »BENZODIAZE-PINE − Klinische Bedeutung und Anwendung« 1987. 196 S., 58 Abb., 50 Tab., kt. DM 69, −, öS 480, −.

Band 24 R. Riegler »MEDIKOLEGALE PROBLEME DES ANAESTHESI-STEN« 1987. 77 S., 5 Abb., kt. DM 28, −, öS 190, −.

Band 25 H. Benzer, H. Bergmann, N. Mutz »DIE KÜNSTLICHE BEATMUNG AUF INTENSIVSTATIONEN« 1988. 390 S., 164 Abb., 31 Tab., kt. DM 135, −, öS 940, −.

Band 26 K. Peter, W. Schimetta, H. Bergmann, E. Gerlach, K. Meßmer, K. Stein-bereithner »HYDROXYÄTHYLSTÄRKE (HES) − Aktuelle Theorie und Praxis« 1988. 206 S., 97 Abb., 30 Tab., kt. DM 69, −, öS 480, −.

Band 27 W. Mauritz, H. Bergmann, K. Steinbereithner »MALIGNE HYPER-THERMIE« 1989. 239 S., 32 Abb., 43 Tab., kt. DM 83, −, öS 580, −.

Band 28 W. Mauritz »HERZ-LUNGEN-WIEDERBELEBUNG − experimenteller Vergleich verschiedener Verfahren« 1989. 132 S., 20 Abb., 15 Tab., kt. DM 48, −, öS 330, −.

Band 29 H. Gilly »REGELKREISGESTEUERTE MUSKELRELAXATION − Ergebnisse tierexperimenteller Untersuchungen« 1989. 177 S., 43 Abb., 20 Tab., kt. DM 56, −, öS 390, −.

Band 30 P. Sporn, W. Mauritz, W. Hackl, H. Bergmann »DIE ABDOMINELLE KATASTROPHE, PERITONITIS − PANKREATITIS − SEPSIS« 1989. 353 S., 104 Abb., 116 Tab., kt. DM 122, −, öS 850, −.

Band 31 H. Benzer, G. Pauser, H. Bergmann, W. Schimetta »HYDROXYÄTHYL-STÄRKE (HES), LUNGE − VOLUMEN − FLÜSSIGKEIT« 1990. 85 S., 25 Abb., 14 Tab., kt. DM 29, −, öS 198, −.

Band 32 W. F. List, W. Kröll »LANGZEITSEDIERUNG IN DER AUFWACH-UND INTENSIVSTATION« 1990. 152 S., 66 Abb., 28 Tab., kt. DM 60, −, öS 420, −.

Band 33 W. F. List, W. Kröll »POSTAGGRESSIONSSTOFFWECHSEL UND PARENTERALE ERNÄHRUNG« 1990. 229 S., 81 Abb., 53 Tab., kt. DM 93, −, öS 650, −.

Band 34 W. Hackl »MALIGNE HYPERTHERMIE HEUTE« Ergebnisse diagno-stischer, klinischer, experimenteller und epidemiologischer Untersuchungen. 1990. 116 S., 16 Abb., 34 Tab., kt. DM 40, −, öS 280, −.

Band 35 M. Baum, H. Gilly »EXPERIMENTELLE ANAESTHESIOLOGIE − GERÄTESICHERHEIT« 1990. 210 S., 44 Abb., 15 Tab., kt. DM 70, −, öS 490, −.

Band 36 E. Zadrobilek »HÄMODYNAMIK, EXTRAVASKULÄRES LUNGEN-WASSER UND GASAUSTAUSCH IM SEPTISCHEN SCHOCK UNTER DIFFE-RENZIERTER VOLUMENTHERAPIE« Eine klinisch-experimentelle Untersuchung. 1991. 134 S., 11 Abb., 18 Tab., kt. DM 48, −, öS 330, −.

Band 37 D. Balogh, H. H. Mehrkens, F. E. Müller »DIE BEHANDLUNG DES BRANDVERLETZTEN. EINE INTERDISZIPLINÄRE AUFGABE.« 1991. 112 S., 32 Abb., 13 Tab., kt. DM 55, −, öS 380, −.

Band 38 St. Necek, W. H. Löffler, V. Draxler »DER POLYTRAUMATISIERTE PATIENT. 1991. 324 S., 75 Abb., 46 Tab., kt. DM 140, −, öS 980, −.

Band 39 H. Gombotz, W. F. List »BLUTSPARMASSNAHMEN IM RAHMEN OPERATIVER EINGRIFFE« 1991. 207 S., 33 Abb., 47 Tab., kt. DM 99, −, öS 690, −.

Band 40 W. Kröll »HYPERTONE-HYPERONKOTISCHE LÖSUNGEN« Neue Möglichkeiten der Therapie beim hypovolämischen Schock. 1992. 112 S., 31 Abb., 19 Tab., kt. DM 42, −, öS 290, −.

Band 41 G. Prause, W. F. List »NOTFALLMEDIZIN − AKTUELL« Laienreani-mation − Katastrophenmedizin − akute Bewußtlosigkeit. 1993. 287 S., 46 Abb., 59 Tab., kt. DM 98, −, öS 690, −.

Band 42 Gilly, H., Schulte am Esch, J., Steinbereithner, K., Winker, N. »GEFAH-REN DER NARKOSEGASBELASTUNG AM ARBEITSPLATZ« 1993. kt. DM 63, −, öS 440, −

Bis zum Erscheinen eines Bandes gilt ein um 20% ermäßigter Vorbestellpreis. Bei Abnahme aller Bände ermäßigt sich der Preis um 20%.

VERLAG WILHELM MAUDRICH − WIEN · MÜNCHEN · BERN